医药卫生类普通高等教育校企合作"双元规划"精品教材

眼耳鼻喉口腔科学

杜晓东　主审

徐嫄嫄　罗　兵　赵丽娜　主编

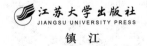 江苏大学出版社
JIANGSU UNIVERSITY PRESS

镇　江

图书在版编目（CIP）数据

眼耳鼻喉口腔科学 / 徐嫄嫄，罗兵，赵丽娜主编
. —镇江：江苏大学出版社，2023.5
ISBN 978-7-5684-1964-2

Ⅰ.①眼… Ⅱ.①徐… ②罗… ③赵… Ⅲ.①眼科学
②耳鼻咽喉科学 ③口腔科学 Ⅳ.①R77 ②R76 ③R78

中国国家版本馆 CIP 数据核字（2023）第 057853 号

眼耳鼻喉口腔科学

Yan Er Bi Hou Kouqiangke Xue

主　　编／徐嫄嫄　罗　兵　赵丽娜
责任编辑／王　晶
出版发行／江苏大学出版社
地　　址／江苏省镇江市京口区学府路 301 号（邮编：212013）
电　　话／0511-84446464（传真）
网　　址／http://press.ujs.edu.cn
排　　版／北京世纪鸿文制版技术有限公司
印　　刷／三河市恒彩印务有限公司
开　　本／889 mm×1 194 mm　　1/16
印　　张／23
字　　数／745 千字
版　　次／2023 年 5 月第 1 版
印　　次／2023 年 5 月第 1 次印刷
书　　号／ISBN 978-7-5684-1964-2
定　　价／69.00 元

如有印装质量问题请与本社营销部联系（电话：0511-84440882）

前　言

　　为适应我国高职高专专业教育发展与改革的需要，我们根据国家对高职高专类院校人才培养目标定位的指导原则编写了本教材。本教材可供医学三年制专科教学应用，也可作为基层临床医师工作中的参考书。

　　《眼耳鼻喉口腔科学》教材的编写遵循以下原则。①体现"三基五性"的教材编写基本原则。"三基"即基本知识、基本理论、基本技能；"五性"即思想性、科学性、先进性、启发性、适用性。其基本理论和基本知识以"必需""够用"为度，可适当扩展，强调基本技能的培养。②符合和满足高职高专教育的培养目标和技能要求。教材编写以专业培养目标为导向，以职业技能的培养为根本，满足3个需要（学科需要、教学需要和社会需要），力求体现高职高专教育的特色。③注重教材的整体优化，处理好不同教材内容的联系与衔接，避免遗漏和不必要的重复。④充分体现专业特色。⑤反映教改成果和学科的发展，注重培养学生的综合素质和创新能力。

　　本教材分为眼科学、耳鼻咽喉-头颈外科学、口腔科学三篇，在编写设计上，总体框架按眼、耳鼻咽喉、口腔顺序编排，同时各篇以"应用解剖与生理""检查法""疾病""预防保健""常用治疗操作"为顺序安排，便于阅读和查找。在编写过程中，本教材一方面兼顾执业医师考试的要求；另一方面，根据国内眼耳鼻喉口腔科临床工作领域的现状和发展，介绍各学科成熟的诊疗新进展及有关学科疾病的现代观点，规范医学名词。为了便于学生学习，教材中专业核心词汇列出英文，书末附有参考文献。

　　本教材系统地介绍了各学科的基础知识、常见病、多发病及常用的技术操作，便于教师教学参考及学生自学阅读。本教材的编者有着丰富的临床和教学工作经验。编者参阅了大量相关论著，汲取了其中的有益经验，在编写过程中刻苦钻研、精益求精。本教材吸收和采纳了不少专家学者的经验、意见和建议，并得到了有关领导和同志的大力支持，在此，谨向他们表示诚挚的感谢！

　　限于编者的编写能力和水平，书中难免存在疏漏之处，恳请各校师生和学者批评、指正。

编　者

编委会

目 录

第一篇　眼科学

第二篇 耳鼻咽喉 – 头颈外科学

第三篇　口腔科学

第一章 眼的应用解剖与生理

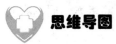 思维导图

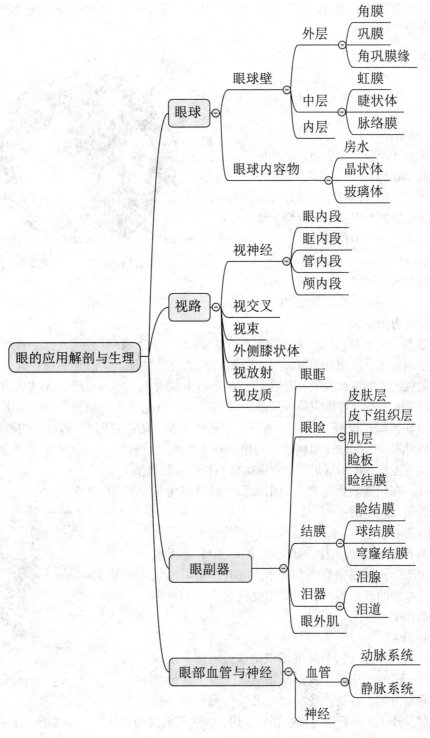

眼（eye）为视觉器官（visual organ），包括眼球、视路和眼副器三部分。眼球接受光线刺激并转换为视觉冲动，经由视路传导至视中枢形成视觉；眼副器对眼球具有保护和运动等作用。

第一节 眼球

眼球（eye ball）近似球形，由眼球壁与眼球内容物组成（图1-1-1）。正常成人眼球前后径约24 mm，垂直径约23 mm，水平径约23.5 mm。眼球位于眼眶内，借眶筋膜、韧带与眶壁相连，周围有脂肪衬托。眼球向前方平视时突出于外眶缘12~14 mm。

由颈内动脉分出眼动脉，颈内动脉在穿出海绵窦处发出眼动脉，眼动脉分成视网膜中央动脉与睫状动脉，以营养整个眼球。

一、眼球壁

眼球壁分为外、中、内三层。

（一）外层

眼球壁的外层为纤维膜，由坚韧致密的纤维组织构成。其前1/6为透明的角膜，后5/6为瓷白色、不透明的巩膜，两者移行部分为角巩膜缘。外层的生理功能为保护眼内组织、维持眼球形状，角膜还有屈光的作用。

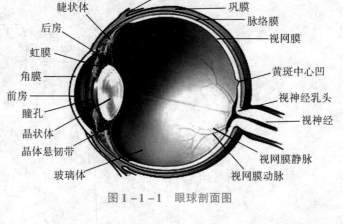

图1-1-1 眼球剖面图

1. 角膜（cornea）

角膜位于眼球正前方，略呈横椭圆形向前凸起，横径为11.5~12 mm，垂直径为10.5~11 mm。角膜周边厚约1 mm，中央厚0.5~0.57 mm。角膜前表面中央1/3区域为光学区。

（1）角膜在组织学上从外向内分为5层（图1-1-2）：①上皮细胞层：由5~6层鳞状上皮细胞组成，不角化，再生能力强，损伤后不留瘢痕，对细菌的抵抗力也强。②前弹力层：为一层无细胞、由胶原纤维和黏蛋白随机组成的连续性致密透明膜，损伤后不能再生，常留薄翳。③基质层：占角膜厚度的90%，由约200层表面平行的纤维束薄板组成，损伤后不可再生而由瘢痕替代。临床上根据损伤程度不同，角膜瘢痕可出现云翳、斑翳、白斑等体征。④后弹力层：为一层富有弹性的均质透明膜，较坚韧，抵抗力强，损伤后可再生。⑤内皮细胞层：为单层扁平细胞，具有角膜-房水屏障功能，受损后常引起基质层水肿，不能再生，只能由邻近内皮细胞扩展和移行来覆盖。

除上述5层外，在角膜表面还有一层泪液膜，具有防止角膜干燥和上皮细胞角化的作用。

（2）角膜的生理特点：①它是一层质地透明的薄膜，允许外界光线透入；具有很强的屈光性，屈光度为+43D。②无血管，其营养主要来源于角膜缘血管网和房水。③有丰富的感觉神经，即来自三叉神经的睫状神经，因此感觉敏锐度高，对保护角膜具有重要的作用。

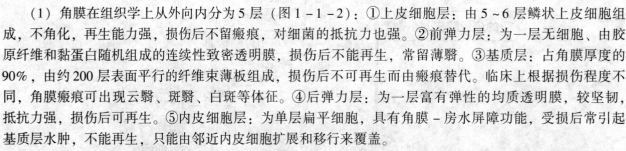

图1-1-2 角膜组织学结构图

2. 巩膜（sclera）

巩膜由坚韧致密、相互交错的纤维组织构成，占整个眼球壁外层的后5/6，巩膜前接角膜，表面覆盖结膜，后至视神经乳头部；后极部稍偏内侧，有视神经穿过，巩膜与视神经交接处分为内、外两层，外2/3移行于视神经鞘膜；内1/3为较薄的网状结构，称筛板，视神经纤维由此穿出眼球。巩膜表面有四条直肌和两条斜肌附着。巩膜后极部最厚约 1.0 mm，赤道部和眼外肌附着处较薄，筛板处巩膜最薄弱。巩膜颜色呈乳白色或瓷白色，但儿童因巩膜较薄可显内面的色素组织而呈淡青色；老人因脂肪沉着而呈浅黄色。巩膜具有保护眼内组织的作用。

3. 角巩膜缘（corneoscleral limbus）

角巩膜缘是角膜与巩膜的移行区，宽约 1 mm，角膜缘血管网位于此，其深处为前房角。角巩膜缘是前房角的外壁，内有巩膜静脉窦（又称 Schlemm 管，是围绕前房角一周的房水排出管）和小梁网（前房角外侧壁的网状结构，具有过滤作用，可阻止微粒或细菌进入 Schlemm 管）等结构（图 1 - 1 - 3）。房水通过前房角的小梁网及巩膜静脉窦外流。

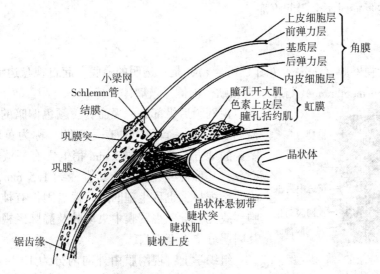

图 1 - 1 - 3　眼球前部径向切面示意图

角膜缘血管网由两层组成：浅层由结膜血管分支构成，位于结膜内；深层由睫状前血管分支构成，位于巩膜浅层。临床上所称的角膜浅层新生血管，即来源于角膜表浅的结膜血管；角膜深层新生血管，即来源于角膜深层的睫状血管。角膜、巩膜、虹膜、睫状体发炎时，可引起睫状血管充血，因睫状血管位置较深，故充血时颜色暗红，血管不能移动，临床上称为睫状充血。

临床上角巩膜缘的重要性在于：Schlemm 管、小梁网等前房角结构是房水排出的主要通道；角巩膜缘是内眼手术切口的重要通路，此处组织结构薄弱，眼球受外伤时容易破裂。

（二）中层

眼球壁的中层为葡萄膜（uvea），富含色素及血管，又称色素膜、血管膜。葡萄膜自前向后分为虹膜、睫状体和脉络膜，其具有营养、遮光和调节屈光的功能。

1. 虹膜（iris）

虹膜呈圆盘状，位于角膜与晶状体之间，将晶状体之前的腔隙分隔成前房和后房。虹膜表面不平，有隐窝和辐射状隆起的皱襞形成虹膜纹理。虹膜位于晶状体前，当晶状体脱位或手术摘除后，虹膜失去支持，在眼球运动时可出现虹膜震颤。虹膜中央的圆孔，称瞳孔（pupil），瞳孔正常直径为 2.5~4 mm。虹膜内有由副交感神经支配的环行瞳孔括约肌和由交感神经支配的放射状瞳孔开大肌，这两种肌肉协调运动可调节瞳孔的大小。

虹膜的功能是调节进入眼内的光线，保证视物清晰。虹膜周边与睫状体相连接的虹膜根部较为薄弱，眼球挫伤时易引起虹膜根部从睫状体上离断。虹膜富含来自三叉神经眼支的感觉神经纤维，其发生炎症时常引起剧烈的疼痛。

2. 睫状体（ciliary body）

睫状体前接虹膜根部，后与脉络膜相连，切面略呈三角形，呈带状环绕晶状体赤道部。睫状体与晶状体赤道部间有悬韧带相连。睫状体前 1/3 为肥厚部，称睫状冠，内表面有 70～80 条纵行放射状突起，称睫状突，睫状突的上皮细胞产生房水，营养眼内的组织；后 2/3 为扁平部，又称平坦部或睫状环。睫状体内有睫状肌，睫状肌含有纵行、放射状和环行 3 种平滑肌纤维。睫状肌收缩时悬韧带松弛，晶状体借本身的弹性增加屈光度，使视近物清晰，此功能称为调节。睫状体平坦部与脉络膜连接处为锯齿缘。

睫状体含有丰富的血管和来自三叉神经眼支的感觉神经纤维，其发生炎症时可引起剧烈的疼痛。

3. 脉络膜（choroid）

脉络膜前起自锯齿缘，后止于视盘周围，介于巩膜与视网膜之间，富含黑色素细胞，有充分遮光作用。脉络膜血管丰富，血容量大，约占眼球血液总量的 65%，营养视网膜外层及黄斑区。脉络膜无感觉神经分布，故其发生炎症时不会引起疼痛。

（三）内层

眼球壁的内层为视网膜（retina）（图 1-1-4），是一透明的薄膜，起自视盘边缘，向前止于锯齿缘，外侧借玻璃膜（Bruch membrane）与脉络膜相贴，内侧靠玻璃体支持。

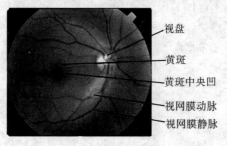

图 1-1-4　视网膜检眼图（即眼底图）

视盘
黄斑
黄斑中央凹
视网膜动脉
视网膜静脉

视网膜后极部有一无血管、颜色偏暗的区域，称黄斑，其直径约 1.5 mm。黄斑中央有一小凹，称为黄斑中心凹，是视力最敏锐的地方。黄斑鼻侧 3 mm 稍上方有一淡红色圆盘状结构，称视盘，又称视神经乳头，其直径约 1.5 mm，中央有小漏斗状凹陷，称视杯，也称生理凹陷。视盘因仅有神经纤维，没有感光细胞，故无视觉。视网膜中央动脉及静脉经视盘进入视网膜，并在其内层分支直至锯齿缘。

组织学上，视网膜由外向内分为 10 层：外层为视网膜色素上皮层，内层为视网膜神经感觉层，两层之间有潜在空隙，病理情况下可以分开形成视网膜脱离。视网膜神经感觉层分为 9 层，分别是锥体细胞层、外界膜、外颗粒层、外丛状层、内颗粒层、内丛状层、神经节细胞层、神经纤维层、内界膜。外 5 层由脉络膜血管供应，内 5 层由视网膜血管供应（图 1-1-5）。

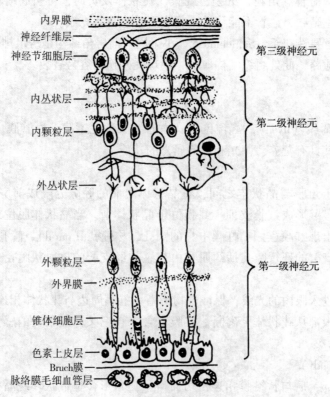

内界膜
神经纤维层
神经节细胞层　　　　　　　　第三级神经元
内丛状层
内颗粒层　　　　　　　　　　第二级神经元
外丛状层
外颗粒层
外界膜　　　　　　　　　　　第一级神经元
锥体细胞层
色素上皮层
Bruch膜
脉络膜毛细血管层

图 1-1-5　视网膜的组织示意图

视网膜神经感觉层由三级神经元构成。第一级神经元为感光细胞，分视锥细胞、视杆细胞两种。视锥细胞主要聚在黄斑区，司明视觉、形觉及色觉。若视锥细胞受损，则可引起中心视力下降及色盲。视杆细胞多分布在黄斑以外的视网膜周围部，司暗视觉。若视杆细胞受损害，则可引起夜盲。第二级神经元为双极细胞，起联络第一级和第三级神经元的作用。第三级神经元为神经节细胞，起传导作用。神经节细胞发出的神经纤维在视盘汇集并穿出眼球，形成视神经，起传导神经冲动作用。

视网膜血管有视网膜中央动脉与静脉，二者管径之比为 2：3。视网膜血管为终末血管，是人体唯一能利用检眼镜直接观察到的活体血管，其结构与脑血管相似，因而可通过观察眼底血管状态来估计心脑血管功能。

二、眼球内容物

眼球内容物包括房水、晶状体、玻璃体三部分，它们均为无血管无神经的透明体，具有屈光作用，与角膜一起构成眼的屈光系统，统称眼的屈光介质。

（一）房水

房水（aqueous humor）为充满前房及后房的透明液体，其总量为 0.25～0.3 mL，约占眼内容积的 4%，且处于动态循环中。房水由睫状突上皮细胞产生，由后房经瞳孔进入前房，再经前房角小梁网进入 Schlemm 管、集液管，最后经巩膜表面的睫状前静脉进入血液循环（图 1-1-6）。少量的房水在虹膜表面隐窝处被吸收。

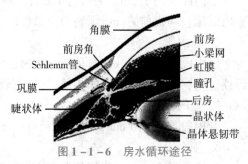

图 1-1-6　房水循环途径

房水是无色透明的液体，充满前房和后房，主要成分是水，含少量氯化物、蛋白质、葡萄糖、维生素 C 和谷胱甘肽等。房水呈弱碱性，主要功能是营养眼内组织（角膜、晶状体、玻璃体），维持眼内压。

（二）晶状体

晶状体（lens）位于虹膜与玻璃体之间，为无色、富有弹性的透明晶体，呈双面突的凸透镜形，借其悬韧带与睫状体相联系。晶状体后表面的凸度大于前表面的凸度。若外伤致悬韧带断离时，可致晶状体脱位。

晶状体由晶状体囊膜、晶状体皮质和晶状体核构成。随着年龄的增长，晶状体纤维出现生理性的老化，新的纤维将旧的纤维挤向中心，并逐渐硬化形成晶状体核，核外较新的纤维称为晶状体皮质。晶状体核变大、变硬，囊膜的弹性减弱，调节力降低而出现老视。

晶状体是重要的眼屈光介质之一，相当于 19D 的凸透镜，可与睫状肌共同作用来完成眼的调节，使近距离的物体能清晰地在视网膜上成像。其具有过滤紫外线的作用。晶状体无血管，其营养主要来自房水，当晶状体囊受损或房水代谢发生病理变化时，晶状体变混浊，将导致白内障。

（三）玻璃体

玻璃体（vitreous body）为无色透明的胶质体，充满晶状体后面的空腔内，约 4.5 mL。玻璃体前面有一凹面，称玻璃体蝶状窝。玻璃体无神经、血管，其营养来自脉络膜和房水。当玻璃体发生液化、混浊时，可出现眼前黑影飘动症状，临床上称飞蚊症。玻璃体具有屈光作用，并有支撑视网膜、保持眼球形态和维持眼内压的功能。

🔲 第二节 视路 🔲

从视网膜到大脑枕叶视中枢的神经传导通路，称视路（visual pathway）。视路包括视神经、视交叉、视束、外侧膝状体、视放射及视皮质（图1-1-7）。

（一）视神经

视神经（optic nerve）起于视盘、止于视交叉，由视网膜神经节细胞发出的神经纤维汇集而成。全长约 50 mm，分为眼内段、眶内段、管内段及颅内段（临床上所称的球后视神经炎是对后三段的概括）四部分。

1. 眼内段

眼内段长约 1 mm，为由约 120 万个神经节细胞的轴突组成的神经纤维，从视盘开始成束穿过巩膜筛板出眼球。筛板前的纤维无髓鞘，筛板以后的纤维开始有髓鞘包裹。

2. 眶内段

眶内段长 25~30 mm，呈 S 形弯曲，以利于眼球转动。视神经外由三层鞘膜包裹，鞘膜由相应的脑膜延续。鞘膜间隙与大脑鞘膜相通，内有脑脊液填充，故颅内压增高时常引起视盘水肿。

3. 管内段

管内段长 6~10 mm，为视神经通过颅骨视神经管的部分，其鞘膜与骨膜紧密相连，以固定视神经。

4. 颅内段

颅内段长 10 mm，为视神经出视神经管进入颅内到达视交叉前角的部分。

（二）视交叉

视交叉（optic chiasm）位于颅内蝶鞍上方，双眼视神经纤维在此处进行部分交叉：双眼视网膜鼻侧的纤维交叉至对侧（来自视网膜颞侧的纤维不交叉）。当邻近组织有炎症或肿块压迫时，即可出现颞侧偏盲。

（三）视束

视束（optic tract）是神经纤维经视交叉后重新排列的一段神经束，终止于外侧膝状体。每一视束包括同侧的颞侧纤维与对侧的鼻侧纤维，因此，当一侧视束有病变时常出现同侧偏盲。

（四）外侧膝状体

外侧膝状体（lateral geniculate body）位于大脑脚外侧、视丘枕的下外方，属于间脑的一部分。由视网膜神经节细胞发出的神经纤维在此换神经元后进入视放射。

（五）视放射

视放射（optic radiation）是视路中的中枢神经元，为换神经元后发出的神经纤维，经内囊和豆状核的后下方呈扇形散开，到达大脑皮质枕叶的视中枢。视放射经过的部位在大脑半球占有较大范围，如果邻近部位有病变，即可影响视放射而导致视野缺损。

（六）视皮质

视皮质（visual cortex）为位于大脑枕叶皮质相当于 Brodmann 分区的 17、18、19 区，即距状裂上、下唇和枕叶纹状区，全部视觉纤维在此终止，为人类视觉的最高中枢。

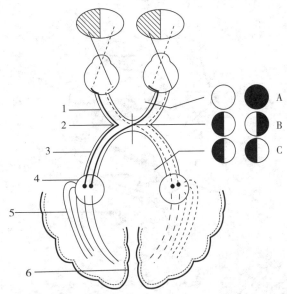

A—视神经损害（单眼失明）；B—视交叉损害（双眼异侧偏盲）；C—视束损害（双眼同侧偏盲）；
1—视神经；2—视交叉；3—视束；4—外侧膝状体；5—视放射；6—视皮质。

图 1-1-7　视路及其损害与视野的相应关系

视路各部位的神经纤维排列精确，因此视路不同部位受损时，可出现特定的视野改变，这对中枢神经系统病变的定位诊断有很大意义。

第三节　眼副器

眼副器包括眼眶、眼睑、结膜、泪器和眼外肌五部分。

一、眼眶

眼眶（orbit）为底朝前横置的四边锥形骨窝，由额骨、蝶骨、筛骨、腭骨、泪骨、上颌骨和颧骨构成（图 1-1-8）。眼眶容纳眼球及其附属结构，球周充填筋膜及脂肪，具有缓冲外力、保护眼球的作用。眼眶有四壁，除外侧壁较厚外，其余三壁均较薄，且在解剖上与四个鼻窦相邻，鼻窦、眼眶病变时易相互影响。

眶壁上有视神经孔、眶上裂、眶下裂，为神经和血管的通道。①视神经孔：位于眶尖，向后内上方与颅中窝相通，有视神经、眼动脉和交感神经纤维通过。②眶上裂：为眶上壁与眶外壁交界处裂隙，位于视神经孔外下方，亦与颅中窝相通，有动眼神经、滑车神经、展神经、三叉神经眼支、眼上静脉和部分交感神经纤维通过。此处受损可出现眶上裂综合征。③眶下裂：为眶下壁与眶外壁交界处裂隙，有三叉神经上颌支、眶下神经和眼下静脉分支通过。④眶上孔（眶上切迹）与眶下孔：眶上切迹为眶上缘内1/3处的凹陷，有眶上神经、三叉神经眼支及眶上动脉通过。眶下孔位于眶下缘内1/3、眶缘下约 4 mm 处，有三叉神经上颌支和眶下神经通过。

以上各裂孔与颅腔相通，故眼眶、颅腔的一些病变可互相影响，甚至引起严重的后果。另外，在眶深部，近眶尖约 1 mm 处的视神经和外直肌间有一睫状神经节，在眼科手术中常通过麻醉该神经节实施球后麻醉。

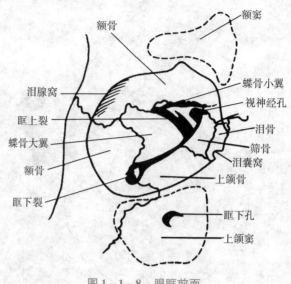

图 1 - 1 - 8　眼眶前面

二、眼睑

眼睑（eyelids）遮盖于眼球前表面，分上、下睑，眼睑的游离缘为睑缘，长有睫毛，并有汗腺、皮脂腺和睑板腺开口于此（图 1 - 1 - 9）。两睑缘于鼻侧各有一乳头状突起，其上有一小孔称泪点。上、下睑缘间的裂隙称睑裂，其内、外连接处分别称内眦和外眦，内眦处有一小的变态皮肤组织呈肉状隆起，称泪阜。平视时睑裂正常高度约 8 mm，上睑遮盖角膜上部 1 ~ 2 mm（图 1 - 1 - 9）。

眼睑在组织学上从外向内分为 5 层（图 1 - 1 - 10）。

1. 皮肤层

皮肤层为人体最薄柔的皮肤之一，易形成褶皱。

2. 皮下组织层

皮下组织层由疏松结缔组织及少量脂肪构成，易出现水肿和淤血肿胀。

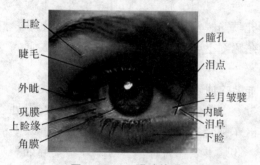

图 1 - 1 - 9　眼睑外观

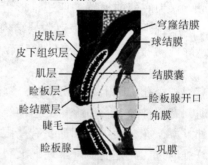

图 1 - 1 - 10　眼睑截面及结膜分布图

3. 肌层

肌层主要有眼轮匝肌、上睑提肌和米勒氏肌，司眼睑的运动。

（1）眼轮匝肌：横纹肌，位于皮下组织之后，其肌纤维的走行环绕于上下睑，收缩时眼睑闭合，受面神经支配。面神经麻痹时，眼轮匝肌失去收缩作用，眼睑不能闭合，易发生暴露性结膜、角膜炎。

（2）上睑提肌：该肌起源于眶尖的总腱环，一部分止于睑板上缘，一部分穿过眼轮匝肌止于上睑皮肤，具有提睑作用。受动眼神经支配，当动眼神经麻痹或提上睑肌先天发育不全时，可出现上睑下垂。

（3）米勒氏肌：为两块薄而小的平滑肌，上下睑各一，此肌在上睑较大，起自于提上睑肌深面的肌纤维中，向前下伴随提上睑肌走行。

4. 睑板层

睑板由致密的结缔组织及弹力纤维构成，质硬似软骨，为眼睑的支架。睑板内有垂直并开口于睑缘的睑板腺，睑板腺分泌的油脂状物有润滑睑缘、减少摩擦和防止泪液外溢的作用。若睑板腺阻塞，分泌物潴留，即可引起睑板腺囊肿。

5. 睑结膜层

睑结膜是紧贴在睑板内面并与睑板紧密相连的黏膜组织，透明而光滑，有清晰的微细血管分布。

眼部血液循环丰富，但由于眼睑静脉无静脉瓣，因此当面部有化脓性炎症时，如果处理不当，炎症有可能蔓延到海绵窦造成严重的后果。

眼睑的主要功能是保护眼球，反射性闭睑可防止眼球受损及异物进入；瞬目运动不仅可使泪液各成分均匀分布于眼球表面形成泪液膜，还可清除结膜囊内的微尘和细菌。

三、结膜

结膜（conjunctiva）是一层光滑而富有弹性的半透明黏膜。按其部位的不同可分为睑结膜、球结膜及穹窿结膜。由结膜形成的囊状间隙称结膜囊，结膜囊通过睑裂与外界相通（图 1 - 1 - 10）。

1. 睑结膜

其紧贴睑板内面。上睑结膜距睑缘约 2 mm 处有一与睑缘平行的浅沟，称睑板下沟，为异物易存留处。

2. 球结膜

它覆盖于巩膜前表面，止于角巩膜缘，并疏松地与巩膜相连，故易被推动。在泪阜颞侧有一半月形的球结膜皱襞，称半月皱襞，球结膜下注射即在此部位进行。

3. 穹窿结膜

其多皱褶，便于眼球运动，是结膜中最松弛的部分。

结膜有分泌黏液的杯状细胞和分泌少量浆液的副泪腺，两者共同分泌液体湿润角膜表面，参与泪膜的组成。结膜还有丰富的淋巴细胞，炎症时可形成滤泡。

四、泪器

泪器（lacrimal apparatus）包括泪腺与泪道两部分（图 1 - 1 - 11）。

1. 泪腺

泪腺位于眶缘外上方的泪腺窝内，被上睑提肌肌腱分隔为较大的眶部泪腺和较小的睑部泪腺。其排泄导管为 10～20 根，开口于外上穹窿部结膜处。结膜上还有副泪腺。泪液除具有湿润眼球的作用外，还有杀菌作用。

泪腺的血液主要由眼动脉的泪腺支供给。

泪腺神经有 3 种成分，其中第Ⅴ脑神经眼支的分支为感觉纤维；来自面神经中的副交感神经纤维和颅内动脉丛的交感神经纤维，司泪腺分泌。

2. 泪道

泪道是排泄泪液的通道，由泪点、泪小管、泪囊、鼻泪管组成。

（1）泪点：为泪道的起始部，在内眦部上、下眼睑边缘各有一针尖样的小孔，即为泪点，分别称为上泪点与下泪点。

（2）泪小管：始于泪点，前 1～2 mm 与睑缘垂直，然后转为水平方向。泪小管的总长为 8～10 mm，上、下泪小管先汇成总泪小管，再与泪囊相连。

（3）泪囊：位于眶内壁前下方的泪囊窝内，为泪道中最膨大的部分，上端为盲管，下端与鼻泪管相接，长约 12 mm，宽为 4～7 mm。

（4）鼻泪管：位于骨性鼻泪管内，上端与泪囊相接，下端开口于下鼻道，全长约 18 mm。鼻腔疾病可引起泪道感染或鼻泪管阻塞而引发溢泪。

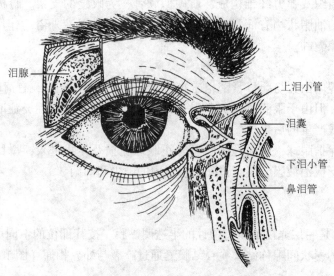

图 1-1-11　泪器

正常情况下，泪液自泪腺分泌，经排泄管进入结膜囊，依靠瞬目运动和泪小管的虹吸作用，自泪点经泪小管、泪囊、鼻泪管排泄至鼻腔。若某一部位发生阻塞，则泪液排出障碍，即可引起溢泪。

泪液具有湿润结膜、角膜，维护其生理功能和清洁、杀菌的作用。正常状态下，16 h 内分泌的泪液量为 0.5 ~ 0.6 mL。眼部受到有害物质刺激时，会反射性地分泌大量泪液以冲洗和稀释有害物质。在睡眠状态下，泪液的分泌基本停止，在疼痛和情绪激动时则大量分泌。

泪道的血液主要由睑内侧动脉、内眦动脉供给。泪道主要受三叉神经的滑车下神经支配。

五、眼外肌

眼外肌（extraocular muscle）有 4 条直肌和 2 条斜肌。4 条直肌分别是上直肌、下直肌、内直肌和外直肌，2 条斜肌分别是上斜肌和下斜肌。4 条直肌均起始于眶尖视神经孔周围的总腱环，止点距角膜缘不同。内直肌、下直肌、外直肌、上直肌分别附着于角膜缘后 5.5 mm、6.5 mm、6.9 mm、7.7 mm 处。上斜肌起始于眶尖总腱环旁蝶骨体的骨膜，先沿眼眶上壁向前至眶内上缘，穿过滑车转向后外附着于眼球赤道后外上部的巩膜上。下斜肌起自眼眶下壁前内侧上颌骨眶板近泪囊窝处，在下直肌和眶下壁之间向后外行，附着于眼球赤道部的后外侧巩膜上（图 1-1-12）。

各条眼外肌对眼球的运动，是对眼球向正前方而言，当变动眼位时，各肌的作用也有所变动。眼球的每一运动，是由各眼外肌协同完成的，两眼的运动也必须协调一致。各眼外肌相互协调，共同维持正常眼位和支持眼球运动。若眼外肌或其支配神经受损，功能不能协调，则引起斜视甚至复视（表 1-1-1）。

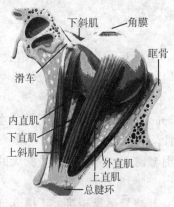

图 1-1-12　眼外肌眶上面观

表 1 - 1 - 1　眼外肌的运动功能

肌　肉	主要作用	次要作用	神经支配
外直肌	外转		外展神经
内直肌	内转		动眼神经
上直肌	上转	内转、内旋	动眼神经
下直肌	下转	内转、外旋	动眼神经
上斜肌	内旋	下转、外转	滑车神经
下斜肌	外旋	上转、外转	动眼神经

眼外肌的血液由眼动脉发出的肌支供给。

除外直肌受外展神经支配、上斜肌受滑车神经支配外，其余眼外肌均由动眼神经支配。

第四节　眼部血管与神经

一、血管

（一）动脉系统

眼动脉来自颈内动脉，经神经孔进入眶内，行程中发出分支供应眼球、眼外肌、泪腺和眼睑等，其主要分支有视网膜中央动脉、睫状后动脉、睫状前动脉和泪腺动脉。视网膜中央动脉营养视网膜内层；睫状后动脉在视神经周围穿入巩膜，分支营养脉络膜、巩膜、睫状体及视网膜外层；睫状前动脉来自眼动脉的肌动脉，分布于角膜、球结膜及虹膜睫状体；泪腺动脉分布于泪腺。

（二）静脉系统

眼球的静脉主要有视网膜中央静脉、涡静脉和睫状前静脉。

1. 视网膜中央静脉

视网膜中央静脉经眼上静脉或直接回流到海绵窦。

2. 涡静脉

涡静脉汇集脉络膜及部分虹膜睫状体的血液，经眼上静脉、眼下静脉回流到海绵窦。

3. 睫状前静脉

睫状前静脉收集虹膜、睫状体的血液。上半部经眼上静脉通过眶上裂注入海绵窦，下半部经眼下静脉通过眶下裂与翼状静脉丛相交通，进入颈外静脉。

二、神经

眼部有 6 对脑神经与眼有关，它们分别是第 Ⅱ 对脑神经——视神经；第 Ⅲ 对脑神经——动眼神经，支配眼内肌、上睑提肌、上直肌、内直肌、下斜肌和下直肌；第 Ⅳ 对脑神经——滑车神经，支配上斜肌；第 Ⅴ 对脑神经——三叉神经，司眼部感觉；第 Ⅵ 对脑神经——面神经，支配眼轮匝肌。第 Ⅷ 对脑神经——外展神经，支配外直肌；第 Ⅲ 和第 Ⅴ 对脑神经还与自主神经在眼眶内形成特殊的神经结构。眼内手术时常施行球后麻醉，阻断睫状神经节。

知识拓展

全国爱眼日

1992 年 9 月 25 日，王延华、徐广第、耿贯一、董坚首倡设立全国爱眼日。1996 年 1 月 19 日，原国家卫生部等 12 个部委在《关于开展"爱眼日"宣传教育活动的通知》中将每年的 6 月 6 日确定为全国爱眼日。每年全国爱眼日都有一个活动主题，活动旨在深入宣传眼保健和防盲知识，推动全社会的防盲工作，提高全民的眼保健意识。

▶ 思考题

1. 试述眼球壁各层的解剖结构及其生理功能。
2. 试述眼球内容物的组成及其生理功能。
3. 试述房水的主要循环途径。
4. 简述眼副器各部解剖结构及其生理功能。

第二章　眼科常用检查

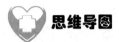

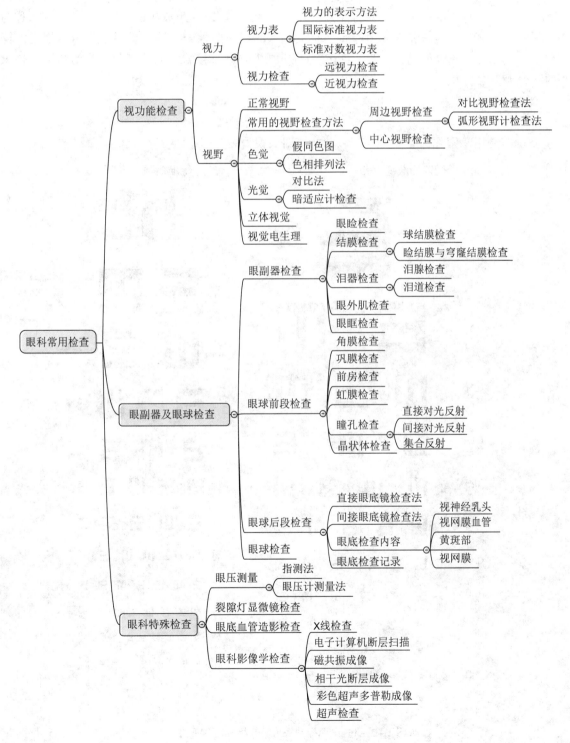

第一节　视功能检查

视功能检查包括主观检测视觉心理物理学检查（如视力、视野、色觉、暗适应、立体视觉等）及客观检测视觉电生理检查。

一、视力

视力即视敏度（visual acuity），反映的是黄斑中心凹的视功能，又称为中心视力。视力可分为远视力和近视力，距注视目标 5 m 或 5 m 以外的视力称为远视力；阅读时，距离注视目标 30 cm 的视力称为近视力。视力检查包括远视力检查和近视力检查，是最基本的视功能检查方法。世界卫生组织规定，较好眼的最好矫正视力低于 0.3 为低视力，低于 0.05 为盲。视力好坏直接影响人的工作及生活能力，临床上称 ≥1.0 的视力为正常视力。

（一）视力表

目前我国多使用"国际标准视力表"和"标准对数视力表"（图 1 - 2 - 1）。

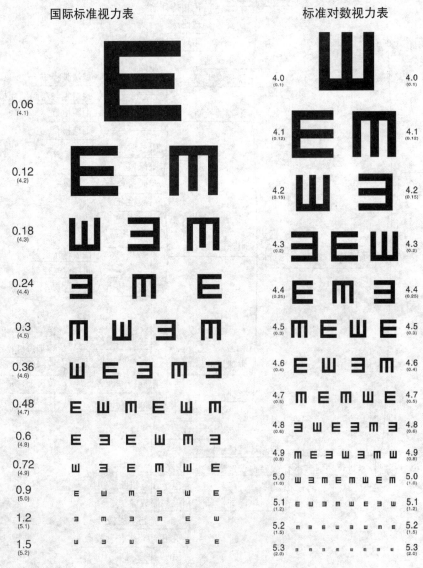

图 1 - 2 - 1　国际标准视力表与标准对数视力表

1. 视力的表示方法

视力的计算公式为 $V = d/D$，式中，V 为视力，d 为被检眼看见某视标的实际距离，D 为正常眼应看见该视标的距离。我国一般采用小数表示视力，而有些国家直接按视力计算公式的分数表示视力。例如：将视标置于 6 m（或 20 英寸）处，则视力记录为 6/6、6/12、6/30、6/60，或 20/20、20/40、20/100、20/200 等；若用小数表示视力，则视力记录为 1.0、0.5、0.2、0.1 等。

2. 国际标准视力表

国际标准视力表共 12 行 "E" 形视标，第 1 行代表的视力为 0.1，第 10 行代表的视力为 1.0，即从第 1 行起到第 10 行止，每行代表的视力增进 0.1。第 11 行代表的视力为 1.2，第 12 行代表的视力为 1.5。

3. 标准对数视力表

标准对数视力表是 20 世纪 50 年代由我国眼科专家缪天荣设计的，共 14 行 "E" 形或 "C" 形视标，第 1 行代表的视力为 4.0，第 14 行代表的视力为 5.3，从第 1 行起到第 14 行止，每行视力增进 0.1。这种视力表的优点为每行视角呈几何级递减，视力呈数学级递增，设计合理，便于对资料进行统计分析。

（二）视力检查

1. 远视力检查

①检查要求：视力表应有充足的照明，调整视力表的 1.0 行视标与被检眼等高。检查距离为 5 m，置平面反光镜者，则视力表距离镜面 2.5 m。检查顺序一般应为先右眼后左眼，先健眼后患眼。非检查眼用遮眼板或手掌遮盖但不要压迫眼球。如被检者戴镜，应先查裸眼视力，再查戴镜视力。

②检查方法：用视标指示棒从上向下指示视标，逐行检查，以被检者的最佳辨认行来确定其视力。若被检者在 5 m 处不能辨明 0.1 行视标时，则嘱被检者逐渐向视力表移近，至恰能辨清为止，按被检者与视力表距离（m）/5（m）×0.1 计算视力。若被检者在 4 m 处看清 0.1 行视标，则其视力为 4/5×0.1 = 0.08。若被检者在 1 m 处仍不能辨认，则检查指数，即被检者背光而坐，辨认检查者的手指数目，检查距离从 1 m 开始，逐渐移近，直到能正确辨认为止，记录其能够辨认指数的最远距离。例如，被检者在相距 30 cm 处能正确辨认手指数目，则将其视力记为 "指数 30 cm"。若被检者在最近处仍无法辨别手指数目，则改为检查眼前手动，记录其能辨认眼前手动的最远距离。如果被检者不能识别眼前手动，则检查光感（light perception，LP）。在暗室中，嘱被检者用遮眼板或手掌遮挡一只眼，用烛光或手电照射另一只眼（被检眼），测试被检眼能否感知光亮，同时记录感知光亮的距离（测试距离一般在 5 m 以内）。例如，被检者在 2 m 处可感知光亮，则其视力为 "光感/2 m"；若被检者不能感知光亮，则其视力为 "无光感"。对有光感者还应检查光源定位，方法为：嘱被检者向前方注视不动，检查者在被检眼前 1 m 处，从正前、上、下、左、右、左上、左下、右上、右下等 9 个方向随意变换光源位置，然后用 "＋" 和 "－" 表示光源定位的 "阳性" 和 "阴性"。

2. 近视力检查

采用标准近视力表，检查距离一般为 30 cm。双眼分别检查，先右眼后左眼。被检者能辨认的最小视标，即为被检眼的近视力，标准近视力为 1.0/30 cm。若被检者近视力不良，可增大或缩短距离，直到其能看清最小的视标。若被检者在 20 cm 处能看清 1.0 行视标，则将其视力记为 "1.0/20 cm"。对于戴镜者，应检查和记录其矫正近视力。

学龄前儿童可采用幼儿视力表或简单的图形进行视力检查。

二、视野

视野（visual field）是一眼注视正前方固定不动所能看到的空间范围；视野反映的是黄斑中心凹以外视网膜的功能，亦称周边视力。距注视点 30° 以内的范围称为中心视野，30° 以外的为周边视野。世界卫生组织规定，视野小于 10° 者，即使中心视力正常也属于盲。视野检查分中心视野检查和周边视野检查，许多眼病及中枢神经系统疾病均可引起视野的特征性改变，所以视野检查在疾病诊断中具有重要意义。

（一）正常视野

同一被检眼用不同大小、不同颜色的视标进行检查，所得视野范围不同。通常采用直径为 3 mm 的白色视标，所得动态视野的正常范围为上方55°、下方70°、鼻侧60°、颞侧90°。蓝色、红色、绿色视标对应的视野依次递减10°左右。正常生理盲点的中心位于注视点颞侧15.5°、水平中线下1.5°，其大小为垂直径7.5°±2°、横径5.5°±2°。中心视野范围内，除正常大小的生理盲点外，无异常暗点或缺损。生理盲点的位置及大小因人而异。在生理盲点的上、下缘均可见到狭窄的弱视区，为视盘附近大血管的投影。

（二）常用的视野检查方法

1. 周边视野检查

（1）对比视野检查法：被检者与检查者相对而坐，距离约1 m，双方眼睛维持在同一高度；若检查右眼，则遮盖被检者左眼和检查者右眼，另一眼互相注视，固定不动；检查者伸出手指于两人之间假定的平面上，从上下左右各方位的周边逐渐向中心移动，嘱被检者觉察到手指时即告知，比较被检者与检查者的视野。若双方同时察觉，则被检者视野大致正常，若检查者已察觉到而被检者没有察觉到，则被检者视野缩小。以同样方法检查左眼。

（2）弧形视野计检查法：现常用的是投射式弧形视野计。

检查者嘱被检者将下颌搁在下颌架上，调节下颌托，使被检眼与视野计中央在同一水平上，并固视固定点不动，严密遮盖另一眼。检查者将视标由周边向中央慢慢移动，当被检者初见视标时即将弧度数记于视野图纸上；旋转弧板，以同样方法检查（正常每隔30°查1次，共12次）；如需检查颜色视野，方法同上，以正确辨别视标颜色为准。将视野图纸上所记录的各点以线连接，即得出被检眼的视野范围，同时记录视标的大小、颜色及光线的强弱。下次复查视野时，各种检查条件均应相同，以便前后对照。

（3）注意事项。

①向被检者详细解释检查目的和方法，以取得被检者的高度配合。

②两眼分别测试，一般先测右眼，后测左眼。

③检查时最好不戴眼镜，如裸眼视力太差，可采用较大的视标。

④遮盖眼罩应比较低平，不影响被检眼的视野。

⑤调整座位和弧形视野计的高度以及下颌架的位置，使被检眼恰好对准弧形视野计的中心目标，并始终水平注视视野计的中心目标，保持眼球不动。

⑥白色视标应洁白无反光，有色视标应色彩鲜明，手持视标的柄长度约为一尺。

2. 中心视野检查

（1）检查方法：用平面视野计检查。

检查时被检者将下颌搁在下颌架上，被检眼固视白色圆盘，遮盖另一眼。检查者用视标先查出生理盲点，即在颞侧10°～20°内，分别沿上下左右方向将视标由外至内缓慢移动，嘱被检者看不见视标时立即告诉检查者，然后在视屏上用大头针做标记；再在视野计各径线上由外至内依次检查，如发现有暗点存在，即在该区仔细检查，用大头针将暗点的轮廓标记好；最后将生理盲点及暗点记录在中心视野图纸上，并标明视标的大小、颜色及检查的时间。

（2）注意事项。

①向被检者详细解释检查目的和方法，以取得被检者的高度配合。

②两眼分别测试，一般先测右眼，后测左眼。

③调整黑色视野屏的高度，使被检眼恰好对准其中心注视点，且在检查过程中被检者必须始终水平注视中心注视点，保持眼球不动。

④中心视野区的视力存在很大差异，在中心注视点处视力最好，越向周边视力越差。若一个视标在周边处反而比在中心处颜色白，则说明有中心暗点。

视野检查的其他方法：Amsler 方格表检查法，Goldmann 半球形定量视野计检查法以及自动化视野计检查法。

三、色觉

色觉是指人眼睛辨别各种颜色的能力，反映视网膜视锥细胞的功能，与视锥细胞中所含的感光色素有密切联系。色觉异常可分为先天性和后天性两种，先天性色觉异常是一种性连锁隐性遗传疾病，患者出生时即已具有，双眼对称，一般不发生改变；后天性色觉异常又称为获得性色觉异常，可继发于视神经及视网膜疾病、颅脑病变、全身疾病，随病变的好转或恶化而改变，一般不遗传。色觉障碍包括色盲和色弱。对颜色完全丧失辨别能力的，称色盲；对颜色辨别能力减弱的，称色弱。色盲有红色盲、绿色盲、全色盲等，最常见者为红绿色盲。

色觉检查属主观检测，从事交通运输、美术、化学、医学、建筑等行业者，必须要有正常色觉，因此，色觉检查是体检的必要项目。常用以下方法检测色觉。

1. 假同色图（pseudoisochromatic plates）

假同色图也称色盲本。在同一幅色彩图中，既有相同亮度不同颜色的斑点组成的图形、字母或数字，也有不同亮度相同颜色的斑点组成的图形、字母或数字。正常人以颜色来辨认色彩图中的图形、字母或数字，色盲者只能以明暗来判断色彩图中的图形、字母或数字。检查在自然光线下进行，检查距离为 0.5 m，双眼同时进行，被检者可佩戴矫正眼镜。检查时，先用示教图向被检者说明如何识图，再在假同色图中任选几幅图，嘱被检者辨认其中的数字、字母或图形，每幅图的辨认时间不能超过 5 s。能正确认出者色觉正常；不能正确认出者为色盲，可根据所附说明书判定是何种色盲；能够正确认出，但表现出困难或辨认时间延长者为色弱。

检查的注意事项：

①检查应在自然光线下进行，检查距离为 0.5 m，双眼同时进行，被检者可佩戴矫正眼镜，环境中切勿有红绿色背景，以免干扰检查结果。

②应不按照任何顺序，随意翻动假同色图，以避免被检者背诵结果。

2. 色相排列法

常用的色相排列法主要有 FM-100 色彩试验和 D-15 色盘试验。嘱被检者按颜色变化的规律将有色棋子依次排列，根据其排列顺序是否正常来判断被检者有无色觉异常以及色觉异常的性质和程度。

3. 色觉镜（anomaloscope）

色觉镜为一种光谱仪器，它利用红光与绿光适当混合时可形成黄光，但正常眼与色盲眼在调配时所用红光与绿光比例不同的原理，根据被检者调配的比例是否合适来判断被检者有无色觉异常以及色觉异常的性质和程度。

四、光觉

光觉是视器辨别各种不同光亮度的能力。明适应是指当人从暗处进入明处时，人眼能够看清视物的适应过程。明适应极为短暂，故明适应检查无任何临床意义。当人从明处进入暗处时，起初一无所见，随后逐渐能看清暗处的物体，眼的这种对光敏感度逐渐增大并达到最佳状态的过程称为暗适应（dark adaption）。这个适应过程是视杆细胞内的感光色素视紫红质复原的过程，暗适应的快慢主要反映视网膜杆体细胞的功能。暗适应检查可用于观察和诊断各种引起夜盲的疾病，如视网膜色素变性、维生素 A 缺乏症等。

常用的暗适应检查方法有以下两种。

1. 对比法

检查者与被检者在相同的明适应条件下，同时进入暗室，观察某一物体或夜光表或视力表上的最大视标（需有微弱光）。分别记录检查者与被检者在暗室内可辨别上述物体所需的时间，然后进行比较，以判断被检者的暗适应功能。

2. 暗适应计检查

比较精确的暗适应计是 Goldmann – Weekers 暗适应计。此种暗适应计为半球形，有精确的调光装置和自动描记系统，并附有适应前的照明系统，可测定视网膜各部位的功能。检查时嘱被检者进入暗室，坐于仪器前，面对球口，将头部置于固定位置，打开仪器中的灯光，让被检者注视仪器中的乳白色玻璃板5 min 达到明适应；然后关灯，将乳白色玻璃板换成黑白线条相间的玻璃板，逐渐增强玻璃板上的光亮度，以致超越被检者的光刺激阈，当被检者看到黑白线条时马上报告，然后检查者在暗适应表上记录。这种检查结果对于确诊有无夜盲及夜盲的程度和判断疗效是比较客观的依据。

五、立体视觉

立体视觉（stereoscopic vision）也称深度觉或空间视觉，是视觉器官感知物体立体形状及不同物体相互远近关系的能力。立体视觉一般以双眼单视为基础，外界物体在双眼视网膜相应部位所形成的像，经过大脑皮质视中枢的融合，综合成一个完整的、立体的单一物像。立体视觉是视觉的最高层次，反映视觉的总体质量水平。许多职业，如交通工具驾驶员，从事精细加工、绘画雕塑者等都需要具有良好的立体视觉。立体视觉可利用同视机或立体视觉检查图谱等方法进行检查。立体视敏度的正常值为≤60弧秒。

六、视觉电生理

视觉器官作为光的感受器，在观察周围景物的过程中，接收和汇集大量的视觉信息，视觉信息通过神经通路的传导，到达大脑皮质视中枢，在此进行分析和储存，最后形成完善的视觉，此过程主要呈现生物电活动。视觉电生理检查是利用视觉电生理仪测定视网膜受光照射或图形刺激时产生的生物电活动，包括眼电图（EOG）、视网膜电图（ERG）、视觉诱发电位（VEP）。

临床应用：①判断视神经、视路疾病；②鉴别伪盲；③检测弱视的治疗效果；④判断无语言能力儿童的视力；⑤预测屈光间质混浊患者的术后视功能等。

第二节 眼副器及眼球检查

眼副器及眼球检查，一般先右眼后左眼，先健眼后患眼，按从外向内和由前向后的顺序进行检查，以免遗漏或记录时混淆。检查时照明要充分，可在自然光线下进行，也可在装有聚光灯泡的手电筒的照射下进行。应注意比较双眼是否对称；区分结膜充血、睫状充血、混合性充血。检查时要认真仔细，动作轻柔，特别对眼外伤、角膜溃疡患者更应小心，以免造成眼球穿破伤。被检者疼痛剧烈影响检查时，可酌情滴用表面麻醉药，在无痛情况下进行。

一、眼副器检查

眼副器检查包括眼睑、结膜、泪器、眼外肌、眼眶等部位的检查。一般采用望诊和触诊检查，检查时应注意患者的精神状态和一般状况。

1. 眼睑检查

注意眼睑开合是否自如、两侧是否对称，有无内翻、外翻及上睑下垂等；有无水疱、脓疱、红肿、压痛、硬结、水肿、肿瘤等，如有应注意其部位、范围和程度，还应注意耳前及颌下淋巴结是否肿大、触痛；睑缘（睑弦）有无红赤、溃疡、鳞屑、黄痂等；睑板腺开口有无分泌物阻塞；睫毛排列是否整齐，有无倒睫或脱落等；若有外伤，注意眼睑有无擦伤、裂口、皮下淤血及气肿等，如有气肿，注意用手指触摸时有无捻发音。

2. 结膜检查

检查时最好用检眼灯或手电照明，必要时可加用放大镜。结膜检查包括球结膜、睑结膜和穹窿结膜的检查。

（1）球结膜检查：检查者用拇指与示指轻轻撑开被检者的上、下眼睑，球结膜即可暴露，嘱被检者向各方向注视，观察球结膜有无充血、充血的范围；是否伴有水肿、水肿程度；是否伴有分泌物、分泌物性状；是否光滑润泽，有无增生物，有无混浊、干燥斑；两眦部结膜有无三角形膜状物；结膜下是否出血，出血的部位与范围等。

（2）睑结膜与穹窿结膜检查：需翻转眼睑，观察睑结膜血管是否清晰，有无乳头或滤泡增生；有无瘢痕及其范围；睑结膜是否光滑、有无结石，结石是否高出结膜表面；睑内是否有局限性红肿及脓头，有无肉芽等新生物，有无异物存留，有无睑球粘连等。

翻转眼睑的方法如下。

①下睑翻转法（图1-2-2）：检查者洗净手后，嘱被检者向上注视，检查者用拇指将被检者的下睑轻轻下拉，即可暴露下睑和下穹窿结膜。

②上睑翻转法（图1-2-3）：嘱被检者向下注视，检查者将拇指放在被检眼上睑中央部近睑缘处，示指放在上睑中央相当于眉弓下凹陷处（图1-2-3a），两指同时夹住相应部位皮肤向前下方轻拉，然后用示指轻压睑板上缘，拇指同时将眼皮向上捻转，上睑即可翻转（图1-2-3b）。用拇指将已翻转的上睑固定于睑缘（图1-2-3c），若再施加压力，即可充分暴露。

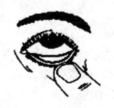 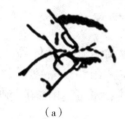 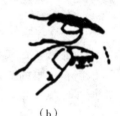 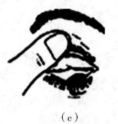

（a）　　　　　　　　（b）　　　　　　　　（c）

图1-2-2　翻转下睑法　　　　　　图1-2-3　翻转上睑法

注意区分结膜充血、睫状充血和混合性充血（表1-2-1）。

表1-2-1　结膜充血与睫状充血的鉴别

鉴别点	结膜充血	睫状充血
部位	以近穹窿结膜为主	以角巩膜缘周围为主
深浅	浅	深
颜色	鲜红色	紫红色
血管形态	呈网状、树枝状	呈放射状或轮廓不清
移动性	推动球结膜随之移动	无移动性
常见病	结膜炎	角膜病、虹膜病、青光眼等

混合性充血是指结膜充血和睫状充血同时存在，其临床意义同睫状充血，但病情更为严重。

3. 泪器检查

泪器检查包括泪腺检查与泪道检查。

（1）泪腺检查：正常情况下泪腺不能被触及，如有炎症或肿块可致泪腺增大，此时可在外上眶缘触及泪腺。检查泪液分泌功能，可进行Schirmer试验，试验方法如下：取5 mm×35 mm的滤纸条，将一端在5 mm处折弯后置于下穹窿内，其余部分悬垂于皮肤表面，轻闭双眼，5 min后从折叠处测量滤纸条被泪水渗湿的长度，如短于5 mm则表明泪液分泌减少。

（2）泪道检查：观察上、下泪点的位置是否正常，有无外翻、狭小或闭塞，注意内眦部泪囊区有无红肿、硬结，红肿范围、硬结程度及有无瘘管等。

如有溢泪可用下列方法检查泪道是否阻塞。

①荧光素钠试验：将1%～2%荧光素钠滴入结膜囊内，2 min后擤出鼻涕，如鼻涕带绿黄色，即表示泪液可以通过泪道。

②泪道冲洗：用3 mL注射器和6号钝性针头，向下泪点注入生理盐水（先垂直插入约1.5 mm，再沿泪小管呈水平方向推进3～5 mm），若生理盐水流入鼻腔或咽部，则表示泪道通畅；若生理盐水从原泪点反流，则表示泪小管阻塞；若生理盐水从上泪点反流，则表示鼻泪管阻塞；若有脓性分泌物，则表示被检者患有慢性泪囊炎。

行X线碘油造影或超声检查可进一步了解泪道阻塞的部位及泪囊大小，以便选择手术。

4. 眼外肌检查

观察眼球有无大小异常，有无突出或凹陷，两眼位置是否对称，有无眼球震颤或偏斜；观察眼位，嘱被检者两眼平视前方，观察角膜是否位于睑裂中央，高低位置是否一致；检查眼球的运动，嘱被检者依次向左、右、上、下及右上、右下、左上、左下八个方向注视，观察眼球向各方向转动有无障碍，以了解眼外肌的功能。

5. 眼眶检查

观察两侧眼眶有无外伤、畸形，是否对称；检查眼眶有无压痛及肿块，眶骨有无骨折，皮下有无气肿等；若眼球突出，应触查眶内压是否增高；若怀疑眶内有血管瘤，可做听诊检查和压迫眼球检查，或让被检者仰首及低头俯视，以观察眼球突出的情况；若怀疑眶内有其他肿块，可结合超声波检查、X线摄片或CT扫描等方法进行诊断。

二、眼球前段检查

眼球前段检查包括角膜、巩膜、前房、虹膜、瞳孔、晶状体等部位的检查。常用的简单方法是斜照法，即一手持带有聚光灯泡的手电筒，从眼的侧方距眼约2 cm处，聚焦照明检查部位，另一手持13D的放大镜置于眼前，检查角膜、前房、虹膜及晶状体；也可使用裂隙灯生物显微镜检查。

1. 角膜检查

检查者将被检者的上下眼睑撑开，让角膜充分暴露；用检眼灯或手电筒照明，或加用放大镜及使用裂隙灯显微镜检查，则可见到角膜的细微病变。观察角膜的大小、弯曲度、透明度，有无异物、上皮缺损、溃疡、瘢痕、新生血管，有无角膜后沉着物等。我国正常成人的角膜横径为11 mm，大于12 mm为大角膜，小于10 mm为小角膜。

角膜完整性检查：常用荧光素钠染色检查法。用消毒玻璃棒蘸无菌的1%～2%荧光素钠液置于下穹隆结膜上，1～2 min后观察结果。正常角膜不着色，若角膜上皮有缺损，则病变区被染成黄绿色。

角膜知觉检查：可从消毒的湿棉签中拉出一束细棉丝，用其尖端轻轻划过角膜表面，如不引起瞬目反射或两眼所需触力有明显不同，则表明角膜知觉减退。

2. 巩膜检查

注意巩膜颜色，若黄染多，则是肝胆疾病的表现；注意巩膜有无结节、是否充血，若巩膜炎反复发作，则巩膜局部可出现青紫色隆起，甚至形成巩膜葡萄肿；小儿巩膜全部变薄呈青蓝色，并伴有大眼球、大角膜，是先天性青光眼的表现；如有眼外伤，应细心检查巩膜有无裂口，有无内容物嵌顿，有无异物等。

3. 前房检查

检查前房的深浅度、内容物和前房角等情况。前房的内容物为房水。正常房水清澈透明，若虹膜、睫状体、脉络膜发生炎症可致房水混浊。轻微的房水混浊如阳光下之扬尘，称为丁达尔（Tyndall）征，在裂隙灯下清晰可见；较重的房水混浊可见渗出物附于角膜后壁（即角膜后壁沉淀物，KP），甚至形成条索状或团絮状渗出。对于眼外伤者，注意检查前房有无积血、是否有异物存留。

4. 虹膜检查

应利用检眼灯加放大镜检查虹膜，最好是在裂隙灯显微镜下进行。注意虹膜的颜色，虹膜纹理是否清晰，如有炎症则虹膜肿胀、纹理不清、隐沟消失；表面是否有光泽，有无结节、肿物；虹膜有无粘连、以及是前粘连还是后粘连，是部分粘连还是全部粘连；虹膜表面有无新生血管；如有眼外伤，应注意虹膜根部是否断离。

5. 瞳孔检查

正常瞳孔双侧等大、等圆。检查时应注意瞳孔之大小是否正常、两侧是否对称、边缘是否整齐；若边缘不整齐，注意有无前后粘连，瞳孔区有无机化膜等。检查瞳孔反射对于诊断视器及全身病变有重要意义。

（1）直接对光反射：嘱被检者注视远方，以消除集合反射；检查者用检眼灯或手电筒自被检者侧方照射一眼，正常者瞳孔立即缩小，撤去光照射后瞳孔随即散大。

（2）间接对光反射：当照射一眼瞳孔，另一眼瞳孔也立即缩小，这种现象称间接对光反射。检查方法同直接对光发射，但观察的是未照射眼睛的瞳孔反应。

（3）集合反射：又称调节或辐辏反射。嘱患者注视远方，然后嘱其立即注视距眼约 15 cm 的物体，此时注意观察双侧瞳孔的变化。正常者双侧瞳孔应同时缩小。

6. 晶状体检查

一般用斜照法检查晶状体，必要时可散瞳后用裂隙灯显微镜检查。检查时，注意晶状体是否混浊，如有混浊应注意其形状、颜色与程度，判断晶状体是否全部混浊；检查晶状体是否存在，有无脱位，是半脱位还是全脱位，是脱在前房还是玻璃体内。

三、眼球后段检查

眼球后段检查是指对眼后段即玻璃体、脉络膜、视网膜和视神经乳头进行的检查。眼底检查不仅对眼科疾病的诊断及治疗有重要意义，而且为某些全身性疾病的诊断和治疗提供重要线索和依据。眼底检查须借助于检眼镜（ophthalmoscope）来完成，常用的检眼镜有直接检眼镜（图 1-2-4）和间接检眼镜两种。

1. 直接检眼镜检查法

直接检眼镜包括照明系统与观察系统，照明系统主要由光源、集光镜、光栏圈、投射镜和反射镜组成。观察系统由观察孔和透镜转盘组成。透镜转盘上嵌有 +20D ~ -20D 的镜片，转动转盘，可调节屈光度，以适应检查者与被检者的屈光情况。直接检眼镜所看到的眼底像，是放大 16 倍的正像。眼底检查在暗室进行；一般先在小瞳孔下初步观察，如瞳孔过小或欲详查，可在排除青光眼的前提下散大瞳孔。常用散瞳药为 1% ~5% 的苯肾上腺素或 0.5% ~1% 托品酰胺。

检查时，检查者手持检眼镜，示指放在转盘上拨动转盘；查右眼时站在被检者右侧，用右手持检眼镜，用右眼检查；检查左眼时与此相反（三左三右方法）。

首先用彻照法检查屈光间质，将转盘拨至 +8D ~ +10D，距被检眼 10 ~ 20 cm，将检眼镜光线射入被检眼瞳孔区，正常情况下，瞳孔区呈均匀橘红色反光；如果屈光间质有混浊，则在红色的背景下可见点状、丝状或片状黑影。判断混浊部位的方法是：令被检者上、下、左、右转动眼球，若黑影移动方向与眼球转动方向一致，则混浊在角膜上；若眼球移动时，黑影的位置不变，则混浊位于晶状体上；若黑影移动方向与眼球转动方向相反，且在眼球突然停止转动后，黑影仍有飘动，则混浊位于玻璃体内。

然后检查眼底，将检眼镜靠近被检眼，并将转盘拨到"0"处，如有屈光不正，可拨动转盘至看清眼底为止。首先检查视神经乳头，令被检者向正前方平视，光线自颞侧约15°处射入，视神经乳头便可窥及；然后沿视网膜动脉分支检查血管及后极部各象限视网膜；检查黄斑部时，让被检者注视检眼镜光源，或将检眼镜光源向颞侧移动；最后让被检者向上、下、左、右各方向注视，改变检眼镜的投照角度，检查视网膜周边部。

2. 间接检眼镜检查法

目前，常用头戴式双目间接检眼镜。双目间接检眼镜包括照明部分、目镜、物镜及巩膜压迫器等。

通过间接检眼镜所看到的眼底像为放大 3～4 倍的倒像。

间接检眼镜检查，虽然眼底像为倒像，放大倍数较小，但可见范围大，与直接检眼镜相比，其优点是能比较全面地观察眼底，不易漏诊眼底病变；结合使用巩膜压迫器，可使检查范围扩大到眼底的周边部，有利于查找视网膜裂孔，以便于在直视下进行视网膜裂孔封闭等操作。因此，间接检眼镜已成为检查、治疗视网膜脱离的有力工具。因其放大倍数较低、所见眼底为倒像，初学者使用时有一定的困难（图 1－2－5 为正常眼底像）。

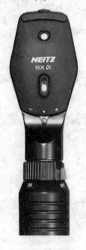

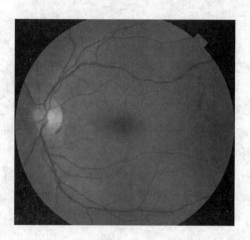

图 1－2－4　直接检眼镜 　　　　　　　　图 1－2－5　正常眼底像

3. 眼底检查内容

（1）视神经乳头：正常视神经乳头为圆形或略呈椭圆形，色淡红，边界清楚，有时颞侧可见脉络膜弧形斑。视神经乳头中央色泽稍淡，呈漏斗状凹陷，称为生理凹陷。生理凹陷大小与视神经乳头直径之比称为杯盘比，用杯/盘或 C/D 表示，正常 C/D≤0.3，两眼 C/D 相差≤0.2。凹陷底部隐约可见暗灰色小点，为巩膜筛板。检查时注意视神经乳头的大小、形状、颜色、边界是否清楚，乳头面有无新生血管、生理凹陷有无加深、扩大，以及杯盘比是否改变；有无出血、水肿、渗出、充血；视神经乳头上动脉有无搏动及血管是否屈膝等。

（2）视网膜血管：注意血管的粗细、比例、行径、弯曲度、管壁反光情况、分支角度及动静脉有无交叉压迫或拱桥现象；有无阻塞、新生血管及血管壁有无白鞘等。

（3）黄斑部：黄斑部位于视网膜后极，距视神经乳头颞侧缘 2～2.5PD（PD 为视神经乳头直径，1PD ＝1.5 mm）略偏下方，大小约 1 个视神经乳头或稍大，呈暗红色，无血管，其中心有一反光点称中心凹反光。青少年在黄斑周围可见一反光晕。检查时应注意中心凹反光是否存在，有无水肿、出血、渗出、色素紊乱及黄斑囊样变性或裂孔等。

（4）视网膜：正常视网膜是透明的，眼底颜色因脉络膜和色素上皮层的关系呈均匀的深橘红色，当脉络膜血管透见时，则眼底呈豹纹状。检查时应注意有无水肿、出血、渗出及色素沉着，有无机化物、新生血管及肿瘤，有无裂孔及脱离。

4. 眼底检查记录

眼底检查记录可以用文字描述，亦可以用示意图记录，或两者结合应用。若眼底有病变，应记录病变的部位、范围、隆起或凹陷，以及病变的形态、颜色、边界等。

四、眼球检查

我国正常人眼球突出度为 12～14 mm，平均为 13.6 mm，两眼相差不超过 2 mm，眶距约为 98 mm。检查时注意眼球位置是否正常，两侧是否对称；眼球是否突出，如有突出，应注意突出程度、方向与眼别；眼周皮肤是否伴有红肿及球结膜有无水肿等；眼球有无低陷，如有低陷，应注意低陷出现在单侧还是双侧；眼球有无震颤，如有震颤，应注意震颤的方向及其频率。

眼球突出度测量：检查时将眼球突出计（图1-2-6）嵌于被检者双眼之外侧眶缘，嘱其向前平视，然后检查者用单眼分别观察眼球突出计的反光镜，查出两眼角膜顶点投影在标尺上的毫米数，即为眼球突出度。

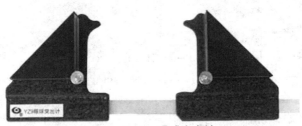

图1-2-6 眼球突出计

第三节 眼科特殊检查

一、眼压测量

眼压是指眼球内容物作用于眼球壁的压力。眼压正常范围为 10~21 mmHg（1.33~2.79 kPa）。常用的测量眼压的方法包括指测法和眼压计测量法。

1. 指测法

指测法是临床较为简单实用的粗略估计眼压高低的定性估计方法，依靠检查者的手指感觉，主观而不精确。检查者需要通过反复实践，具备一定的临床经验。

嘱被检者向下方自然注视，检查者把双手中指和环指固定于患者前额，两示指尖放在上睑板上缘皮肤面，两手交替轻压眼球，估计眼球的软硬度，从而判定眼压的高低，双眼分别进行。眼压正常时记录为 Tn，轻度、中度和高度增高分别记为 T_{+1}、T_{+2} 和 T_{+3}。轻度、中度和重度降低分别记为 T_{-1}、T_{-2} 和 T_{-3}。

2. 眼压计测量法

眼压计可分为压陷眼压计和压平眼压计。

①压陷眼压计：最常用的是修兹眼压计（图1-2-7），其测量值的大小取决于眼压计压针压陷角膜的深度。此检查方法简单，但所测出的数值可受到眼球壁硬度的影响，检查眼球壁硬度显著异常者时，会得到偏高或偏低的数值，此时可用两个砝码分别测量后查表校正，以消除眼球壁硬度造成的误差。

被检者低枕平卧，用1%丁卡因溶液滴眼2次后，被检者举起左手示指作为注视点，嘱被检者固视，使角膜恰在正中位。检查者左手轻轻分开被检眼的上、下眼睑，并分别固定于上、下眶缘，不向眼球施加任何压力。右手持眼压计支架，缓缓地将足板垂直放置于角膜中央，先用5.5 g砝码，读取指针刻度，如读数<3.0，需更换7.5 g的砝码再次测量，若读数仍<3.0时则用10 g的砝码测量。根据读数对照换算表查出眼压值，单位为mmHg。注意每次使用前后用75%乙醇消毒足板，连续测量不超过3次，测量后用抗生素滴眼药滴眼，预防感染。

②压平眼压计：压平眼压计以一定的重量加压于角膜中央，根据所压平角膜的面积大小来测定眼压。常用的有 Goldmann 压平眼压计和非接触式压平眼压计。

Goldmann 压平眼压计是目前国际上较通用的眼压计，其附装在裂隙灯生物显微镜上，被检者取坐位，在裂隙灯生物显微镜直观下进行测量。使用压平眼压计测量可避免眼球壁硬度对眼压值的影响。但近来的研究表明，角膜的厚度会影响其测量值。

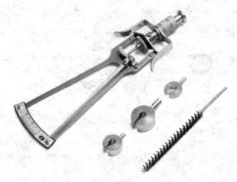

图1-2-7 修兹眼压计

非接触式压平眼压计是目前临床上比较常用的一种测量眼压的仪器。它利用可控的气体脉冲，将角膜压平一定面积，再用监测系统感受角膜表面反射的光线，将角膜压平到一定程度所需的时间记录下来，换算成眼压（单位为 mmHg）。其优点是避免了使用眼压计引起的交叉感染，并能应用于对表面麻醉药过敏的被检者；缺点是所测数值不够准确。

二、裂隙灯显微镜检查

裂隙灯生物显微镜简称裂隙灯显微镜（slit-lamp biomicroscope），为眼科极为常用的检查仪器，用它可在强光下放大 10～16 倍检查眼前节以及晶状体和玻璃体前部，不仅能看清楚表浅的病变，而且可以调节焦点和光源的宽度，形成光学切面，以看清深部组织及其前后关系。附加前置镜、接触镜、前房角镜、三面镜，可检查前房角、玻璃体和眼底。若再配备前房深度计、压平眼压计、照相机，则其用途更为广泛。

裂隙灯显微镜主要包括照明系统的裂隙灯和放大系统的显微镜两大部分（图 1-2-8）。裂隙灯系统由光源、集光透镜、光栅盘、滤光片、投射镜及反射镜或棱镜组成。显微镜系统由目镜和物镜构成，更换目镜或物镜，可获得不同的放大倍率，常用的放大倍率为 10 倍和 16 倍。转动镜筒上的调整环，可校正目镜上的焦点，以纠正检查者的屈光不正。显微镜的瞳孔间距离亦可自行调整。

裂隙灯显微镜检查在暗室进行。被检者坐在检查台前，调整裂隙灯高度，使被检者坐姿舒适；被检者将下颌放在下颌架上，前额顶住托架上的前额横挡。检查时一般使光线自颞侧射入，与显微镜成 45°左右，在检查深部组织如晶状体或玻璃体前部时，角度要小，可在 30°或 30°以下，检查玻璃体后部和眼底时，角度以 5°～10°为宜。一般先用低倍镜观察，看到的物像清晰且视野大，必要时用高倍镜观察。

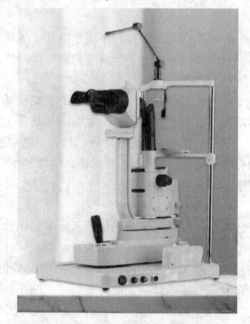

图 1-2-8 裂隙灯显微镜

常用裂隙灯显微镜检查方法有以下六种：弥散光线照射法、直接焦点照射法、角膜缘分光照射法、后部照射法、镜面反光照射法、间接照射法。以下介绍其中三种方法。

（1）弥散光线照射法：将裂隙充分开大，使弥散光线斜向投射在被检眼上，轻轻翻开上睑和下睑，用低倍镜依次观察眼睑、结膜、巩膜、角膜、虹膜和晶状体等，了解这些组织的大体情况。若发现病变，可用其他方法详细检查。

（2）直接焦点照射法：将裂隙灯的焦点和显微镜的焦点聚合在一起，将裂隙灯放在不同的角度，使用不同宽度的裂隙光投射到被检查组织上，形成光学切面，位于光学切面中的不同组织则形成清晰的层次关系。利用该法可分别观察不同病变组织的部位和深度，如可观察角膜、晶状体的弯曲度、厚度，病变的形态、位置，以及角膜后沉着物、房水中的浮游物等。它是最常用的检查方法。

（3）后部照射法：将裂隙灯的焦点照射于被检查组织后方的不透明组织上，将显微镜的焦点调整到被检查组织上，借助被检查组织后方反射的光线来观察眼的结构。该法常用来检查角膜上皮或内皮水肿、角膜上的纤细瘢痕及血管、晶状体的细小空泡及虹膜萎缩等。

三、眼底血管造影检查

眼底血管造影是把造影剂从肘静脉快速注入体内，利用眼底血管造影仪特定滤光片的眼底照相机连续拍摄眼底血管及其灌注的过程，观察眼底血管的微细结构、血流动力学改变以及眼底血管的生理、病理变化的方法。眼底血管造影分两种，即荧光素眼底血管造影（FFA）和吲哚菁绿血管眼底造影（IC-

GA）。FFA 是以荧光素钠为造影剂，主要观察视网膜血管的情况。ICGA 是以吲哚菁绿为造影剂，主要观察脉络膜血管的情况，有助于发现早期的脉络膜新生血管、渗漏等。

造影之前，应先了解被检者有无造影剂过敏史，有无青光眼、高血压以及心、肝、肾脏与血液系统疾病。注射造影剂前先做过敏试验，并做好抢救的准备工作。

四、眼科影像学检查

眼科影像学检查发展很快，目前已成为眼科临床诊断的常用方法。

1. X 线检查

眼部 X 线检查包括眼眶平片、眼内异物定位、视神经孔摄片、泪囊造影等，其在眼病的诊断、治疗及预后估计中都有重要的意义，适用于眼球突出、眼外伤、肿瘤、泪道阻塞、视神经视路病变等的检查。

2. 计算机断层扫描（computer tomography，CT）

CT 是以 X 射线为光源对检查部位进行扫描，根据人体不同组织对 X 射线的吸收不同取得信息，再经计算机辅助形成多个横断面的影像的检查方法。CT 可以清晰地显示骨骼、软组织和体内气体。眼部 CT 片可显示出眼球、眼外肌、视神经、泪腺等重要结构的影像。

CT 扫描平面分水平、冠状和矢状三个方向。每次扫描的层厚通常为 2 ~ 4 mm，检查视神经及其病变时扫描层厚为 1.5 mm，以鉴别神经纤维及其髓鞘。眼部 CT 可用于检测：①可疑眼内肿瘤；②眼眶病变；③眼外伤；④探查视神经和颅内占位性病变等，以寻找视功能障碍的原因。

3. 磁共振成像（magnetic resonance imaging，MRI）

磁共振成像是利用人体内氢原子核在磁场中受射频脉冲的激发产生核磁共振，共振信号经处理形成图像来描绘人体的正常器官或异常病变的方法。它是一种无辐射、无创伤、具有高分辨率的检查方法，可用于眼内、眶内及颅内病变的诊断。在发现病变，确定病变性质、位置及其与周围组织的关系上，其灵敏度优于 CT；由于它可消除骨质的干扰与伪影，特别适用于检测各段视神经及与眼相关的脑神经的病变。MRI 的禁忌证为体内磁性异物或使用治疗性磁性异物者，因为磁性异物在强磁场环境下可产生移动。

4. 光学相干断层成像（optical coherence tomography，OCT）

随着老龄人口的不断增加，黄斑疾病发生率逐年上升，断层成像检查愈发普遍。OCT 利用眼内不同组织对光的反射性不同，通过低相干性光干涉测量仪比较反射光波和参照光波，来测定反射光波的延迟时间和反射强度，从而分析出不同组织的结构和距离，经过计算机的处理形成图像，显示组织的断面结构。

5. 彩色超声多普勒成像（color doppler imaging，CDI）

CDI 以血流彩色作为指示，定位、取样及定量分析。CDI 可检测眼动脉、视网膜中央动脉、睫状后动脉血流状况以及眼球后段、眶内肿瘤等病变。

6. 超声检查

超声检查是利用声能的反射特性构成的波形或图像，进行疾病诊断的方法。在眼科超声常用于眼球生物测量、眼屈光间质混浊、眼内肿物、视网膜脱离、眼外伤、眼球突出检查及某些内眼手术的术前、术后检查，眼和眶部血流动力学研究。眼超声检查主要分 A 型超声检查和 B 型超声检查。

（1）A 型超声检查：将探头置于眼前，声波遇到界面就有声能的反射或散射称为回声，回声按返回时间顺序以波峰的形式依次排列在基线上，以波峰的高度表示回声的强度，波峰越高，回声越强。A 型超声的优点是测距精确，能将回声的强弱加以量化。

（2）B 型超声检查：探头在眼前移动，通过扇形或线阵扫描，回声以光点形式显示，即每一个回声在显示屏上形成一个光点，用光点亮度表示回声的强弱，光点越亮，回声越强。各界面的反射回声形成许多大小不等、亮度不同的光点，把光点连接起来就形成一幅声学切面图像。B 型超声可提供病灶的位置、大小、形态及其与周围组织的关系，可获得所探测病变直观、实际的影像。

▶ 思考题

1. 如何进行远视力检查及正确记录视力？
2. 如何鉴别结膜充血与睫状充血？
3. 试述使用直接检眼镜进行眼底检查的步骤及正常眼底结构。
4. 试述压陷眼压计的使用方法。

第三章　眼睑病

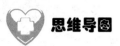 思维导图

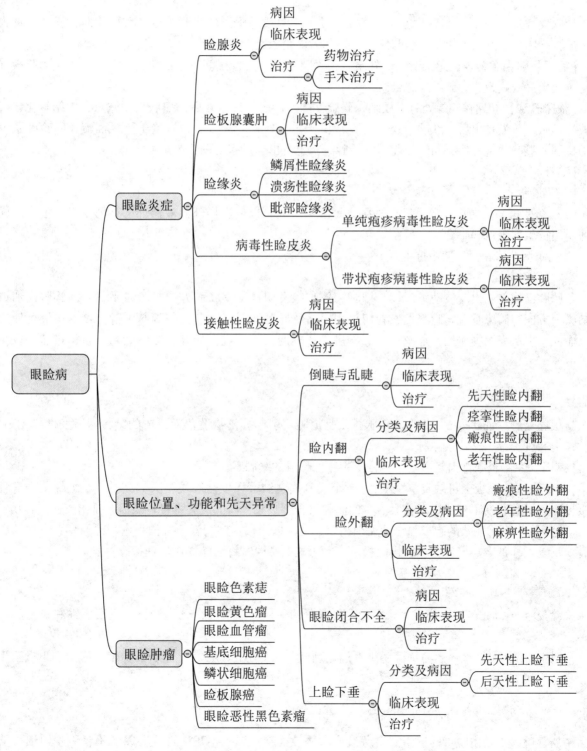

第一节 眼睑炎症

眼睑位于体表，易受微生物、尘土和化学物质的侵袭，发生炎症反应。眼睑各种腺体的开口多位于睑缘和睫毛的毛囊根部，易发生细菌感染。睑缘是皮肤和黏膜的交会处，眼睑皮肤和睑结膜的病变常可引起睑缘的病变。

一、睑腺炎

睑腺炎（hordeolum）是眼睑腺体的炎症，睫毛毛囊或其附属的皮脂腺或汗腺的化脓性炎症，称为外睑腺炎，又叫麦粒肿；如果是睑板腺感染，则称为内睑腺炎。

【病因】 多由葡萄球菌感染所致。外睑腺炎为睫毛毛囊皮脂腺急性化脓性炎症；内睑腺炎为睑板腺急性化脓性炎症或睑板腺囊肿继发感染。

【临床表现】 初期在睑缘处有一硬结，眼睑红肿、疼痛，2～3 d 后，皮肤出现脓点，硬结软化，可自行破溃排脓，脓液排出后，红肿消退。若炎症位于内、外眦部，由于其压迫了静脉回流，眼睑肿胀及疼痛均特别明显，严重者伴有同侧耳前淋巴结肿大，也可出现畏寒、发热等全身中毒症状。

【治疗】

1. 药物治疗

（1）初期可采用局部热敷，每日 3 次，每次 15 min，以促进局部血液循环，有助于炎症消退，同时局部使用抗生素眼液和眼膏。

（2）病情严重者全身使用抗生素。

2. 手术治疗

若脓肿已成熟，出现波动感可切开排脓。外睑腺炎切口于皮肤面方向与睑缘平行，内睑腺炎切口于睑结膜面方向与睑缘垂直。睑腺炎患者切忌用手挤压脓肿，因眼睑及面部静脉无静脉瓣，挤压可使细菌进入血液，引起海绵窦血栓，危及生命。脓肿未成熟时，不宜过早切开，更不能强行挤压排脓，以免感染扩散。

二、睑板腺囊肿

睑板腺囊肿（chalazion）为由睑板腺排出管道阻塞引起分泌物潴留而形成的睑板腺特发性、无菌性、慢性、肉芽肿炎症，又称霰粒肿。

【病因】 系睑板腺排出管道阻塞，分泌物潴留形成的囊肿。

【临床表现】 睑板上可触及单个或 2～3 个无红痛之结节样硬性肿块，大如樱桃，小如绿豆。病程进展缓慢，囊肿可长期不变或逐渐长大。小的囊肿可自行吸收，有的囊肿可自行破溃，排出胶样内容物。

【治疗】 小而无症状的睑板腺囊肿无须治疗，也可以热敷，较大者，宜做手术切除，切口方向与睑缘垂直。反复发作的老年患者，应警惕睑板腺癌的可能，必要时将切除物送病理检查。

三、睑缘炎

睑缘炎（blepharitis）是指发生于眼睑边缘部分的一种慢性炎症，分为鳞屑性、溃疡性和眦部睑缘炎三种。

【病因】 病因复杂。一般与细菌感染、理化刺激、屈光不正、慢性结膜炎、溢泪、隐斜、不良卫生习惯和身体衰弱有关。

（一）鳞屑性睑缘炎（blepharitis squamosa）

鳞屑性睑缘炎是由睑缘的皮脂溢出所造成的慢性炎症。屈光不正、视疲劳以及不良卫生习惯可能诱发鳞屑性睑缘炎。

【临床表现】睑缘红肿，睑缘皮肤表面及睫毛根部可见灰白色上皮鳞屑，睑缘表面有点状皮脂溢出，去除鳞屑与痂皮后可见发红充血的睑缘。睫毛易脱落但可再生，患者自觉眼部刺痛、奇痒。病程迁延不愈者，可致睑缘肥厚，后唇钝圆，泪点肿胀、外翻、溢泪。

【治疗】去除诱因，注意营养和体育锻炼。用3%硼酸溶液或生理盐水清洗睑缘，去除鳞屑。涂含有抗生素的皮质类固醇眼膏，可减轻充血，缓解症状。

（二）溃疡性睑缘炎（ulcerative blepharitis）

溃疡性睑缘炎是睫毛毛囊及其附属腺体的一种慢性或亚急性化脓性炎症，多由金黄色葡萄球菌感染引起，也可由鳞屑性睑缘炎感染后发展而成。屈光不正、视疲劳以及不良卫生习惯可能诱发溃疡性睑缘炎。

【临床表现】睑缘红肿糜烂，睫毛根部有多个小溃疡，溃疡上有黄色痂壳，去除痂壳后有脓液渗出。睫毛脱落后不能再生，形成秃睫，患者自觉眼睑红肿、疼痛、发痒及有烧灼感。其可引起慢性结膜炎，睑缘肥厚变形，泪点肿胀阻塞、溢泪，下睑湿疹，以致下睑瘢痕收缩、外翻。

【治疗】用3%硼酸溶液或生理盐水清洗睑缘，除去脓痂。用抗生素眼液和眼膏控制感染。

（三）眦部睑缘炎（angular blepharitis）

眦部睑缘炎多由莫-阿（Morax-Axenfeld）氏双杆菌感染所致，与维生素 B_2 缺乏有关。

【临床表现】本病多为双侧，主要发生于外眦部。患者自觉眼痒、有异物感和烧灼感。外眦部睑缘和外眦部皮肤充血、肿胀，并有浸渍糜烂。邻近结膜常伴有慢性炎症，表现为充血、肥厚、有黏性分泌物。严重者内眦部也受累。

【治疗】滴用0.25%~0.5%硫酸锌滴眼液，每日3~4次/天。此药可抑制莫-阿氏双杆菌所产生的酶。适当服用维生素 B_2 或复合维生素 B 可能有所帮助。如有慢性结膜炎，应同时进行治疗。

四、病毒性睑皮炎

常见的病毒性睑皮炎有以下两种。

（一）单纯疱疹病毒性睑皮炎（herpes simplex palpebral dermatitis）

【病因】由单纯疱疹病毒引起。病毒通常存在于人体内，当身体出现感冒、高热或抵抗力降低时，病毒趋于活跃。因发热性疾病常可致病，又称为热性疱疹性睑皮炎。

【临床表现】病变可发生于上、下睑，以下睑多见，病变范围与三叉神经眶下支分布范围相符。初发时睑部皮肤出现丘疹，常成簇出现，很快形成半透明水疱，周围有红晕。眼睑水肿，眼部有刺痛、烧灼感。水疱易破，渗出黄色黏稠液体。约1周后充血减退，肿胀减轻，水疱干涸，水疱结痂脱落后不留瘢痕，但可有轻度色素沉着，可有复发。如病变发生于睑缘处，有可能蔓延至角膜。在唇部和鼻前庭部，可有同样的损害出现。

【治疗】局部保持清洁，防止继发感染。不能揉眼。在结膜囊内滴用0.1%无环鸟苷滴眼液，防止病变蔓延至角膜。在皮损处涂敷3%无环鸟苷眼膏或0.5%疱疹净眼膏。

（二）带状疱疹病毒性睑皮炎（herpes zoster palpebral dermatitis）

【病因】由带状疱疹病毒感染三叉神经半月神经节或三叉神经第一支所致。

【临床表现】发病前常有轻重不等的前驱症状，如全身不适、发热等。继而在病变区出现剧烈的神经痛。数日后，患侧眼睑、前额皮肤和头皮潮红、肿胀，出现成簇透明小泡。疱疹的分布不越过睑和鼻的中心界限。小疱的基底有红晕，疱群之间的皮肤正常。数日后，疱疹内液体混浊化脓，形成深溃疡，约

2 周后结痂脱落。因皮损深达真皮层，脱痂后留下永久性瘢痕。炎症消退后，皮肤感觉数月后才能恢复。可同时发生带状疱疹性角膜炎或虹膜炎，当鼻睫神经受侵犯、鼻翼出现疱疹时，这种可能性更大。

【治疗】应适当休息，提高机体抵抗力，必要时服用镇痛药和镇静药。疱疹未破时，局部无须用药。疱疹破溃无继发感染时，患处可涂敷 3% 无环鸟苷眼膏或 0.5% 疱疹净眼膏。如有继发感染，可加用抗生素眼膏湿敷，2～3 次／天。滴用 0.1% 无环鸟苷滴眼液，防止角膜受累。对重症患者，全身应用无环鸟苷、抗生素及糖皮质激素。

五、接触性睑皮炎（contact dermatitis）

接触性睑皮炎是眼睑皮肤对某些致敏原所产生的过敏反应，可单独发生，也可合并头面部发生。

【病因】由接触致敏原引起，尤以药物性皮炎最为典型。常见的致敏原有眼局部应用的抗生素溶液、表面麻醉药、阿托品、汞制剂等；与眼睑接触的化学物质，也为常见的过敏原，如清洁液、染发剂、眼影粉、气雾剂、塑料制品（如眼镜架）等。全身接触某些致敏物质或某种食物也可发生接触性睑皮炎。

【临床表现】患者自觉眼部发痒及有烧灼感。急性期眼睑红肿，皮肤起泡，伴有渗液，渗液色微黄、质黏稠。慢性期，渗液减少，红肿减轻，皮肤表面变得粗糙，有痂皮及脱屑。有时伴有睑黏膜肥厚、充血、水肿。

【治疗】除去病因，立即中断对致敏原的接触和使用。急性期用生理盐水或 3% 硼酸溶液冷湿敷眼睑。局部应用皮质激素类药物滴眼及涂抹眼睑皮肤，不宜包扎。全身服用抗组胺药如扑尔敏等。反应严重者可口服激素类药物。

第二节 眼睑位置、功能和先天异常

眼睑的正常位置应该是眼睑与眼球表面紧密接触，形成一个毛细间隙，使泪液能吸附在这一毛细间隙中，随着瞬目动作向内眦流动，同时润泽眼球表面。上、下睑的睫毛分别向前上、下方整齐排列，它们阻挡尘埃、汗水等侵入眼内，但绝不与角膜相接触。在内眦部睑缘前唇的上、下泪点，依靠在泪阜基部，以保证泪液能顺利导入。一旦这些解剖关系发生异常，不但无法发挥正常的生理功能，还会给眼球带来危害。

一、倒睫与乱睫

倒睫（trichiasis）是指睫毛向后生长；乱睫（aberrant lashes）是指睫毛不规则生长。两者都可致睫毛触及眼球。

【病因】因毛囊周围的瘢痕收缩所致。凡能引起睑内翻的各种原因均能造成倒睫，其中以沙眼常见，特别是瘢痕期沙眼。此外，睑缘炎、睑腺炎、烧伤、外伤、手术等均可通过瘢痕的形成，改变睫毛方向，使睫毛倒向眼球。乱睫也可由先天畸形引起。

【临床表现】倒睫多少不一，有时仅 1～2 根，有时一部分或全部睫毛向后摩擦角膜。患者自觉症状为持续性异物感、流泪、羞明、眼睑疼挛等。患者体征为由倒睫摩擦引起的结膜充血、角膜混浊，甚至形成角膜溃疡。

【治疗】对少数和分散的倒睫，可用拔睫镊拔除，重新生长时可再拔。较彻底的方法是在显微镜下于倒睫部位切开除去毛囊，或行电解法破坏毛囊。对数多或密集的倒睫，应手术矫正，方法与睑内翻矫正术相同。

二、睑内翻

睑内翻（entropion）是指睑缘向眼球方向卷曲的一种位置异常。当睫毛触及角膜时称为倒睫。睑内翻常伴有倒睫。

【分类及病因】

1. 先天性睑内翻

先天性睑内翻多见于婴幼儿，大多由内眦赘皮、睑缘部轮匝肌过度发育或睑板发育不全所致。如果婴幼儿较肥胖及鼻梁发育欠饱满，也可引起睑内翻。

2. 痉挛性睑内翻

痉挛性睑内翻多见于下睑，由眼轮匝肌异常收缩、眼睑痉挛所致。

3. 瘢痕性睑内翻

瘢痕性睑内翻由睑结膜及睑板瘢痕性收缩所致。最常见的原因是沙眼。上、下睑均可发生。

4. 老年性睑内翻

老年人、下睑缩肌无力，眶膈和下睑皮肤松弛失去牵制眼轮匝肌的收缩作用，以及老年人眶脂肪减少所致。眼睑缺乏支撑，形成睑内翻。

【临床表现】 睑缘内卷，部分或全部睫毛倒向眼球表面。相应部位球结膜充血，严重者可致角膜混浊、溃疡，视力有不同程度的减退。有流泪、怕光、溢泪刺激症状，有异物感、摩擦感，致角膜溃疡者眼痛。

【治疗】 先天性睑内翻不急于手术治疗，可行眼睑按摩。部分患儿可自行好转。5~6岁后仍然内翻倒睫，可考虑手术治疗。老年性睑内翻，可行肉毒素局部注射，如无效可行手术治疗。瘢痕性睑内翻必须手术治疗。急性痉挛性睑内翻应积极控制炎症。

三、睑外翻

睑外翻（ectropion）是指眼睑向外翻转离开眼球，睑结膜常不同程度地暴露在外，常合并睑裂闭合不全，下睑比上睑更常见。轻者睑缘后唇离开眼球，外翻如涉及内眦侧泪点外翻则引起溢泪；重者睑结膜暴露，甚至眼睑闭合不全。

【分类及病因】

1. 瘢痕性睑外翻

瘢痕性睑外翻由眼睑皮肤面瘢痕性收缩所致。睑皮肤瘢痕可由创伤、烧伤、化学伤、眼睑溃疡、睑缘骨髓炎或睑部手术等引起。

2. 老年性睑外翻

老年性睑外翻仅限于下睑。由于老年人眼轮匝肌功能减弱，眼睑皮肤及外眦韧带也较松弛，因此其睑缘不能紧贴眼球，并因下睑重量而下坠，引起睑外翻。

3. 麻痹性睑外翻

麻痹性睑外翻也仅限于下睑。由于面神经麻痹，眼轮匝肌收缩功能丧失，又因下睑重量使之下坠，引起睑外翻。

【临床表现】 眼睑向外翻转，结膜暴露。下睑外翻波及下泪点，导致溢泪及下睑湿疹。结膜长期暴露致干燥充血，久之变粗糙肥厚。严重者可发生暴露性角结膜炎，甚至发生角膜溃疡、混浊。患者可表现为畏光、溢泪刺激症状，有异物感。

【治疗】 瘢痕性睑外翻须手术治疗，游离植皮术是最常用的方法，原则是增加眼睑前层的垂直长度，消除眼睑垂直方向的牵引力。老年性睑外翻也可行整形手术，做"Z"形皮瓣矫正，或"V－Y"成形术。治疗麻痹性睑外翻的关键在于治疗面瘫，可涂用眼膏、牵拉眼睑保护角膜和结膜，或做暂时性睑缘缝合术。

四、眼睑闭合不全

眼睑闭合不全指上、下眼睑不能完全闭合，导致部分眼球暴露，又称兔眼。

【病因】 最常见的病因为面神经麻痹，其次为瘢痕性睑外翻，另外，眼眶容积与眼球大小的比例失调，全身麻醉或重度昏迷时均可发生眼睑闭合不全。少数正常人睡眠时，睑裂也有一缝隙，但角膜不会暴露，称为生理性兔眼。

【临床表现】轻者用力闭眼尚能闭合，睡眠时因眼球上转（Bell 现象），仅下部球结膜外露，引起下方结膜充血、干燥、肥厚和过度角化。重者因角膜暴露，表面无泪液湿润而干燥，导致暴露性角膜炎。眼睑不能紧贴眼球，引起溢泪。

【治疗】去除病因，保护角膜。轻者滴人工泪液或涂抗生素眼药膏包扎，或戴亲水软性角膜接触镜。严重者可做眦部睑缘缝合术，缩短睑裂；或行睑缘缝合术，保护角膜。

五、上睑下垂

上睑下垂（ptosis）系指提上睑的肌肉提上睑肌和平滑肌（Müller 肌）的功能不全或丧失，以致上睑部分或全部下垂。轻者遮盖部分瞳孔，严重者则全部瞳孔被遮盖，不仅有碍美观和影响视力，先天性者还可造成重度弱视。

【分类及病因】

1. 先天性上睑下垂

先天性上睑下垂生来就有，有遗传性，是由动眼神经核或上睑提肌发育不良所致。

2. 后天性上睑下垂

（1）动眼神经麻痹性上睑下垂多为单眼，常合并动眼神经支配的其他眼外肌麻痹，可有复视出现。

（2）交感神经麻痹性上睑下垂由 Müller 肌功能障碍或交感神经节受损引起。

（3）肌源性上睑下垂多见于重症肌无力患者。

（4）机械性上睑下垂由眼睑本身重量增加引起，如沙眼、上睑肿瘤、组织增生等，均可引起眼睑本身重量增加。

（5）其他：如外伤引起的上睑下垂，眶内容物减少引起的假性上睑下垂，癔症引起的上睑下垂。

【临床表现】

（1）单眼或双眼上睑提肌功能不全或丧失，自然睁眼平视时，轻者上睑缘遮盖角膜上缘超过 2 mm，中等程度下垂者上睑缘遮盖角膜 1/2，重度下垂者上睑缘遮盖超过角膜 1/2 或遮盖全部角膜。

（2）双眼上视时，下垂侧眉毛高竖，以额肌皱缩来补偿上睑提肌功能的不足，患侧额部皮肤有明显横行皱纹。双侧下垂者常需仰头视物。部分先天性上睑下垂者可合并上直肌功能不全或麻痹。

（3）重症肌无力引起的肌原性上睑下垂可以是单侧性的，但多为双侧性，伴有或不伴有眼外肌运动障碍。晨轻夜重，多见于晨起或休息后减轻，下午疲劳时或连续瞬目后，症状明显加重，注射新斯的明后明显减轻。

【治疗】先天性上睑下垂以手术治疗为主，为避免发生弱视应尽早手术。后天性上睑下垂应先进行病因治疗或药物治疗，无效者再考虑手术治疗。

第三节　眼睑肿瘤

眼睑肿瘤（tumor of eyelid）可分为良性和恶性两类。临床上以良性肿瘤为多见。恶性肿瘤中又以基底细胞癌为多见，其次是睑板腺癌和鳞状细胞癌。因眼睑肿瘤暴露于表面，处理时除要考虑肿瘤本身外，还要兼顾眼睑对眼球的保护功能和美容问题。

（一）眼睑色素痣

大多数患者多出生时即有眼睑色素痣（pigmented nevus of eyelid），少数患者在青春期出现。眼睑色素痣在患者婴儿期生长较快，而后生长缓慢，到成年后逐渐停止发展，有一部分可自行消失，仅有极少一部分可以恶变成黑色素瘤。眼睑色素痣可带棕色或黑色色素，外观扁平或略现隆起，亦有的呈乳头状。

若其静止不变，则无须治疗。若其迅速增大，有溃烂出血等现象，则需手术切除。

（二）眼睑黄色瘤

黄斑瘤（xanthelasma）是眼睑黄色瘤的一种，多见于老年人、女性，常见于双上睑和（或）双下睑皮肤内侧，常为对称性分布，为扁平、稍隆起皮肤表面的橘黄色斑块，呈长椭圆形或长三角形。病理为真皮内多数泡沫状组织细胞。黄斑瘤为脂肪代谢障碍性皮肤病，原发性者常有家族性高脂蛋白血症，继发者常有某些血清蛋白升高疾病，可伴或不伴有血脂异常。其可行激光或手术切除。

（三）眼睑血管瘤

眼睑血管瘤（hemangioma of eyelid）不是真正的肿瘤，是一种血管组织的先天性发育异常，为常见的良性肿瘤之一，可在患者出生时已存在，或在患者出生后6个月内发生，青春期后逐渐长大，它可分为毛细血管瘤和海绵状血管瘤。毛细血管瘤典型的病变为紫红色，轻微隆起，质软，表面有小凹陷，多在患者1岁后停止生长，以后逐渐消退。海绵状血管瘤病变区为暗红色或青紫色的隆起性皮下结节状肿块，由血窦组成，质软、易于压缩，形状不规则，大小不等，色紫蓝，哭泣时肿瘤增大，患者无自觉症状。病变生长较快。

儿童单纯型血管瘤有自行消退趋向，可暂时观察，但较大的、发展快的容易引起并发症的肿瘤应积极治疗。治疗的方法有向病变内注入类固醇皮质激素、电凝、冷冻、激光、手术切除等。

（四）基底细胞癌

基底细胞癌（basal cell carcinoma）是眼睑最常见的恶性肿瘤，发病率占眼睑恶性肿瘤的50%，多见于老年人，恶性程度低，病程较长。

早期典型者，肿瘤呈半透明珍珠样小结节状隆起，中央有小窝，一般呈肉红色，有的含色素，近似黑痣。其质地较硬，周围可有曲张的血管围绕，颇似乳头状癌及疣，一般生长极慢、不痛，渐向四周扩展，经数周或数月后中央破溃，形如火山口。溃疡常附有痂皮，取之易出血，一般向平面发展，但也可向深部侵蚀，晚期可破坏眼睑、鼻背、面部、眼眶及眼球等组织而使患者丧失视力。基底细胞癌一般不引起远处转移，但若处理不当，则可迅速发展增大。

早期可手术彻底切除。基底细胞癌对放射治疗敏感，放射治疗可用于距睑缘较远的和面积小的肿瘤，或是两种疗法结合使用。

（五）鳞状细胞癌

鳞状细胞癌（squamous cell carcinoma）是皮肤表皮细胞的一种恶性肿瘤，发病率约为眼睑恶性肿瘤的8%，多见于50岁以上老年人，男性多于女性。其好发于眼睑皮肤与结膜交界处的皮肤棘细胞层，随肿瘤之发展，可出现疼痛，恶性程度高，侵袭性强，可以破坏眼睑、眼球、眼眶、鼻窦及面部等。一般它易沿淋巴组织转移到附近组织，如转移到耳前及颌下淋巴结甚至全身。这是其与基底细胞癌的不同点。

鳞状细胞癌临床上可分为两种类型。溃疡型：溃疡底部坚硬、充血，溃疡较深，高低不平，边缘高起，甚至外翻，有时呈火山口状。菜花状或乳头状：肿瘤向表面发展，可以很大，表面呈菜花状或乳头状，表面若有破溃感染，则有腥臭味。

其早期破坏范围广泛，需彻底切除，其不如基底细胞癌那样对放射治疗敏感，一般手术切除后结合放射治疗或化学治疗。如肿瘤面积过大，可先做放射治疗，使肿瘤组织缩小，以便于手术切除。

（六）睑板腺癌

睑板腺癌（carcinoma of meibomian gland）是原发于睑板腺的恶性肿瘤，发病率介于基底细胞癌和鳞状细胞癌之间。临床上女性患者较男性多，老年人多见，上睑较下睑发病率高。

其病变位置在睑板腺，仅在皮肤表面可触及小硬结，相应睑结膜面可见到黄白斑点，形似睑板腺囊肿。病变早期需与睑板腺囊肿相鉴别。早期不破溃，肿瘤发展后可至睑板以外，少数肿瘤弥散性发展，使睑板变厚、眼睑变形，也有肿瘤坏死，结膜破溃，显露出黄白色结节状肿瘤组织摩擦角膜，引起角膜溃疡。晚期睑缘受累，皮肤溃疡，黄白色癌瘤由破溃处露出，一部分还可以沿结膜向眼眶深部发展导致眼球突出，睑板腺癌通过淋巴管可较早地向耳前淋巴结和下颌下淋巴结转移。

睑板腺癌对放射治疗不敏感，以手术治疗为主。如其向淋巴结转移，除需切除局部病灶，甚至行眶内容剜除术外，还需行淋巴结清扫术，以挽救患者生命。

（七）眼睑恶性黑色素瘤

眼睑恶性黑色素瘤（malignant melanoma of eyelid）部分来源于黑痣恶变，发展迅速，易于转移。黑色素瘤好发于内外眦部，向皮肤和结膜两个方向发展，初起似黑痣或大小不等、高低不平的黑色素结节，表面粗糙，色素可浓淡不一，有的甚至无色素（无色素性恶性黑色素瘤）；在大的结节外围还可有卫星小结节，附近色素弥散，血管充盈，有的迅速发展成大肿块，也有的发展为菜花状被误诊为鳞癌。患者疼痛不明显，但最终病灶形成溃疡、易出血，合并感染时可引起疼痛。

因本病为高度恶性肿瘤，一经确诊应立即治疗。其对放射治疗不敏感，故应手术切除，切除范围要大，距病变区需 3 cm。如眼睑及球结膜受累，应做眶内容剜除术；如有淋巴结转移，应进行清扫。预后不良。

▶ 思考题

1. 如何鉴别诊断外睑腺炎、内睑腺炎、睑板腺囊肿？
2. 简述睑内翻的分类以及治疗方法。
3. 常见的眼睑恶性肿瘤有哪些？
4. 患者，男性，19 岁。主诉：右眼上睑无痛性肿物半个月，伴红痛 2 天。眼科检查：视力正常，右眼上睑中央皮下触及豆粒大小硬结，局部红肿有压痛，睑结膜面见紫红色隆起物。根据以上情况，请对该患者做出诊断并拟订治疗计划。

第四章　泪器病

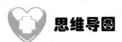思维导图

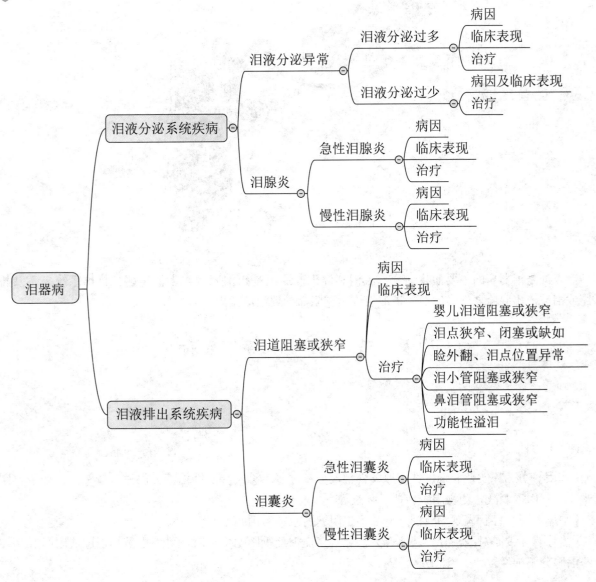

泪器在结构和功能上分为两部分：泪液分泌部和泪液排出部（图 1 - 4 - 1）。泪液分泌部包括泪腺、副泪腺、睑板腺和结膜杯状细胞等外分泌腺。泪腺是反射性分泌腺，在受到外界刺激或人激动时分泌大量泪液，起到冲刷和稀释刺激物的作用。副泪腺是基础性分泌腺，分泌少量泪液，起到在正常情况下湿润角膜和结膜，减少眼睑和眼球间摩擦的作用。睑板腺分泌脂质，结膜杯状细胞分泌黏蛋白，共同参与泪膜的组成，保持眼表润滑。泪道排出部是泪液排出眼外的通道，简称泪道，由上、下泪小点，上、下泪小管，泪总管，泪囊和鼻泪管组成。

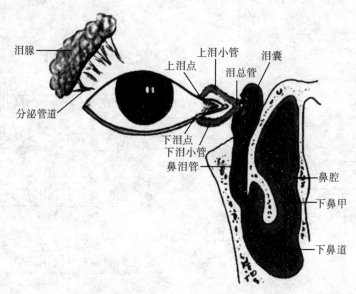

图 1 - 4 - 1　泪器的结构

流眼泪是泪器病的主要症状，分为流泪和溢泪。流泪是指泪腺分泌泪液增多，排出系统来不及排出而导致泪液流出眼睑之外。溢泪是指泪液排出受阻而导致泪液溢出眼睑之外。

第一节　泪液分泌系统疾病

一、泪液分泌异常

（一）泪液分泌过多

【病因】分为原发性和继发性。原发性泪液分泌过多罕见，继发性泪液分泌过多较常见，如情感因素刺激、理化因素刺激、药物刺激、神经刺激等。

【临床表现】症状表现为流泪，应与泪道阻塞所致的溢泪相鉴别。

【治疗】主要是对因治疗，若所有方法无效，流泪严重影响生活时，可考虑破坏泪腺或阻断蝶腭神经节的泪腺分泌神经，减少泪液分泌。

（二）泪液分泌过少

由于泪液过少，泪膜异常，眼睛失去一层保护性屏障，可导致干性角膜炎或干眼症，影响视力，较难治愈。

【病因及临床表现】分为先天性和后天性，以后天性常见。先天性眼泪缺乏可见于 Riley - Day 综合征（家族性自主神经功能障碍），表现为无泪、角膜知觉缺乏和神经麻痹性角膜炎。后天性泪液分泌过少常见于 Sjögren 综合征（干燥性角结膜炎），这是一种累及多系统的自身免疫性疾病，病因不明。它主要表现为眼干、口干，角膜荧光素染色可见上皮呈弥散性点状缺损，严重者可出现睑球粘连，角膜形成新生血管，影响视力。

【治疗】主要是对症治疗，减轻眼部干燥，以局部治疗为主，可滴用人工泪液，如玻璃酸钠和甲基纤维素；也可采用泪小点封闭治疗，减少泪液丢失。

二、泪腺炎

（一）急性泪腺炎

其临床上较少见，多单侧发病，常见于儿童，常并发于麻疹、流行性腮腺炎和流行性感冒。

【病因】多为细菌、病毒感染所致，致病菌以金黄色葡萄球菌或淋球菌感染多见，感染途径可为眼睑、结膜、眼眶或面部化脓性炎症直接扩散，远处化脓性病灶转移，或来源于全身感染。

【临床表现】可分别或同时累及泪腺的睑叶或（和）眶叶，表现为眶外上方局部肿胀、疼痛，可扪及包块，有压痛，上睑水肿下垂呈"S"形，结膜充血水肿，有黏性分泌物，提起上睑可见泪腺组织充血肿大，可伴有耳前淋巴结肿大。

【治疗】根据病因和症状治疗。细菌、病毒感染，可全身应用抗生素或抗病毒药物，局部热敷。脓肿形成时，应及时切开引流，睑部泪腺炎可通过结膜面切开，眶部泪腺炎可通过皮肤切开。

（二）慢性泪腺炎

其多累及双侧泪腺，是一种进展缓慢的增殖性炎症。

【病因】主要原因是免疫反应，多为眼眶或全身疾病的一部分，如炎性假瘤、甲状腺相关眼病、良性淋巴上皮病变、Sjögren 综合征、肉瘤样病、淋巴瘤或白血病累及泪腺时。

【临床表现】泪腺无痛性肿大，在外上眶缘下可触及较硬的包块，可伴有上睑下垂，眼球向内下偏位，向外上注视时可有复视，但眼球突出少见。

【治疗】针对病因或原发病治疗。炎性假瘤、良性淋巴上皮病变和肉瘤样病可局部或全身应用糖皮质激素；Sjögren 综合征可应用免疫抑制药和抗炎类药物，辅以人工泪液滴眼。

第二节 泪液排出系统疾病

泪液排出系统疾病主要包括泪道阻塞或狭窄和泪囊炎。

一、泪道阻塞或狭窄

泪点、泪小管和泪总管由于管径狭窄、位置表浅且与结膜囊毗邻相通，容易受到炎症、外伤的影响而发生阻塞；鼻泪管下端和开口处是解剖学的狭窄段，容易受到鼻腔病变的影响而发生阻塞。

【病因】

（1）泪点外翻，不能接触泪湖，常见于老年性眼睑松弛或睑外翻。

（2）泪点异常，包括泪点狭窄、闭塞或缺如。

（3）泪小管至鼻泪管的阻塞或狭窄，可见于先天性闭锁、炎症、肿瘤、结石、外伤、异物和药物毒性等因素引起的泪道功能或结构不全，使泪液不能排出。

（4）其他原因导致的泪道阻塞或狭窄，如鼻腔阻塞等。

【临床表现】主要症状是溢泪。

先天性鼻泪管下端发育不完全是婴儿溢泪的主要原因，可单眼或双眼发病，若继发泪囊感染，可出现黏液脓性分泌物，引起新生儿泪囊炎。

中老年人溢泪多与功能性或器质性泪道阻塞有关，在刮风或寒冷时加重。溢泪可造成不适感，影响正常工作和生活。长期泪液浸渍，可引起慢性刺激性结膜炎、下睑和颜面部湿疹性皮炎。患者不断揩拭眼泪，长期作用可致下睑松弛和外翻，加重溢泪症状。

【治疗】

1. 婴儿泪道阻塞或狭窄

可将示指放在泪囊区，有规律地按摩及压迫，每日 3～4 次，坚持数周，促使鼻泪管下端开放。若伴有泪囊炎表现，可滴用抗生素眼液，减轻炎症并防止炎症蔓延。大多数患儿可随着鼻泪管开口发育开通而自愈，或压迫使鼻泪管开通而痊愈。若保守治疗无效，可考虑行泪道探通术。

2. 泪点狭窄、闭塞或缺如

泪点狭窄可用泪道扩张器或泪道探针探通治疗；泪点闭塞或缺如可行泪点成形术。

3. 睑外翻、泪点位置异常

可行睑外翻矫正术，使泪点复位。

4. 泪小管阻塞或狭窄

泪小管阻塞可选用激光治疗，打通阻塞物，术后置管 3～6 个月；泪小管狭窄可用泪道置管术治疗，泪道内留置硅胶软管 3～6 个月。

5. 鼻泪管阻塞或狭窄

轻度者可行泪道疏通成形加置管术；重度者可行经内眦皮肤径路泪囊鼻腔吻合术或经鼻腔内镜下泪囊鼻腔吻合术。

6. 功能性溢泪

可用硫酸锌和肾上腺素滴眼液收缩泪囊黏膜。

二、泪囊炎

（一）急性泪囊炎

【病因】 多在慢性泪囊炎的基础上发生，最常见的致病菌为金黄色葡萄球菌或溶血性链球菌，与侵入细菌毒力强或机体抵抗力弱有关。

【临床表现】 患眼充血、流泪，泪囊区红、肿、热、痛，若炎症波及鼻根部、颜面部可引起眶蜂窝织炎，严重者可出现畏寒、发热等全身不适症状。数日后脓肿形成，局部有波动感，可自行穿破排脓，炎症减轻或形成瘘管而经久不愈，泪液长期经瘘管溢出。

【治疗】 早期局部和全身应用抗生素，局部热敷和理疗，控制炎症。炎症期忌泪道探通或泪道冲洗，以免感染扩散，引起眶蜂窝织炎；若炎症未能控制，脓肿形成，应切开排脓并放置引流条，待伤口愈合、炎症消退后再按慢性泪囊炎处理。

（二）慢性泪囊炎

慢性泪囊炎是最常见的泪囊病，多见于中老年女性，特别是绝经期妇女。

【病因】 多继发于鼻泪管狭窄或阻塞之后，泪液滞留于泪囊内，伴发细菌感染引起，多单侧发病。常见致病菌为肺炎链球菌和白念珠菌，一般不发生混合感染。

【临床表现】 溢泪为其主要症状。可见内眦部结膜充血、下睑皮肤潮红形成湿疹；压迫泪囊区，有黏液或黏液脓性分泌物自上、下泪点溢出；泪道不通，泪道冲洗时，可见黏液、脓液与冲洗液自上、下泪点反流。

慢性泪囊炎分泌物中含有大量的致病菌，使结膜囊长期处于带菌状态。角膜上皮损伤、眼外伤或施行眼科手术时极易引起感染，导致角膜炎、眼内炎等严重并发症。因此，须高度重视慢性泪囊炎对眼球构成的潜在性威胁，在内眼手术前，必须先治疗慢性泪囊炎。

【治疗】

1. 药物治疗

用抗生素滴眼液滴眼，滴药前先挤压排空泪囊内的分泌物，也可用生理盐水冲洗泪道，然后注入抗生素药液。药物治疗只能暂时减轻症状。

2. 手术治疗

开通阻塞的鼻泪管是慢性泪囊炎治疗的关键，可行鼻腔泪囊吻合术。

▶　思考题

1. 简述泪器的组成。

2. 简述泪道阻塞或狭窄的病因、临床表现及治疗方法。

3. 患者，王某，女，50岁，右眼流泪2年，加重6个月。检查：右眼结膜充血，泪囊区稍隆起，压迫泪囊部有黏脓性分泌物自下泪点流出。请问：①该患者患的是什么疾病？②可采用哪些治疗方法？

第五章　结膜病

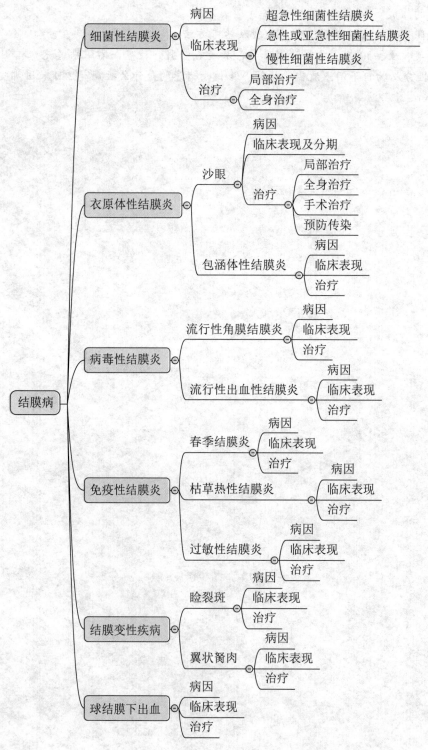

第一节　细菌性结膜炎

细菌性结膜炎（bacterial conjunctivitis）是一种常见的由细菌感染引起的急性结膜炎症眼病，按发病快慢可分为超急性（24 h内）、急性或亚急性（几小时至几天）、慢性（数天至数周）细菌性结膜炎。

【病因】超急性细菌性结膜炎多由奈瑟菌属细菌（淋球菌或脑膜炎球菌）引起，主要通过生殖器—眼接触或生殖器—手—眼传播而感染。急性或亚急性细菌性结膜炎最常见的致病菌是肺炎双球菌、金黄色葡萄球菌和流感嗜血杆菌。病原体可随季节变化，慢性细菌性结膜炎可由急性结膜炎演变而来，或由毒力较弱的病原菌感染所致，多见于鼻泪管阻塞或慢性泪囊炎患者，或慢性睑缘炎或睑板腺功能异常者。金黄色葡萄球菌和莫拉菌是慢性细菌性结膜炎最常见的两种病原体。

【临床表现】

1. 超急性细菌性结膜炎（hyperacute bacterial conjunctivitis）

潜伏期短（10 h至2～3 d不等），病情进展迅速，结膜充血水肿伴有大量脓性分泌物。有15%～40%的患者可迅速引起角膜混浊、浸润，周边或中央角膜溃疡，若治疗不及时，几天后可发生角膜穿孔。

新生儿淋球菌性结膜炎多为产道感染，双眼常同时受累，畏光、流泪，结膜高度水肿，重者结膜突出于睑裂之外，可有假膜形成。眼部结膜分泌物由病初的浆液性很快转变为脓性，脓液量多，不断从睑裂流出，故又有"脓漏眼"之称，常有耳前淋巴结肿大和压痛表现。严重病例可并发角膜溃疡甚至眼内炎。成人淋球菌性结膜炎的临床表现类似新生儿。

2. 急性或亚急性细菌性结膜炎（acute or subacute bacterial conjunctivitis）

急性或亚急性细菌性结膜炎又称"急性卡他性结膜炎"，俗称"红眼病"，传染性强，多见于春秋季节，可散发感染，也可流行于学校、工厂等集体生活场所。发病急，临床表现为结膜充血、有异物感、有脓性或黏液脓性分泌物，累及角膜时可有畏光、流泪等症状。双眼可先后发病。该病为自限性疾病，病程10～14 d。

3. 慢性细菌性结膜炎（chronic bacterial conjunctivitis）

慢性细菌性结膜炎进展缓慢，持续时间长，可单侧或双侧发病。症状多种多样，主要表现为眼痒、有烧灼感、干涩感、眼刺痛及视力疲劳。结膜轻度充血，可有睑结膜增厚、乳头增生表现，分泌物为黏液性或白色泡沫样。

【治疗】

1. 局部治疗

（1）分泌物较多时，可用3%硼酸水溶液或生理盐水冲洗结膜囊。冲洗时，患者须将头部偏向患侧，以防带有脓性分泌物的冲洗液进入健眼。

（2）局部充分滴用有效的抗生素眼药水和眼药膏。急性阶段每半小时1次，病情缓解后可逐渐减少次数。

2. 全身治疗

（1）奈瑟菌感染性结膜炎应全身及时使用足量的抗生素，肌注或静脉给药。成人大剂量肌注青霉素或头孢曲松钠，还可联合口服阿奇霉素或盐酸多西环素，新生儿用青霉素静脉滴注。

（2）由流感嗜血杆菌感染而致的急性细菌性结膜炎，或伴有咽炎、急性化脓性中耳炎的患者局部用药的同时应口服头孢类抗生素或利福平。

（3）预防：患者的用具必须与他人的用具分开，并要经常消毒；注意个人卫生，保持手的清洁，不要用手揉眼并须勤洗手。

第二节　衣原体性结膜炎

衣原体是介于细菌与病毒之间的微生物，归于立克次体纲、衣原体目，具有细胞壁和细胞膜，以二分裂方式繁殖，可寄生于细胞内形成包涵体。衣原体目分为二属。属Ⅰ为沙眼衣原体，可引起沙眼、包涵体性结膜炎和性病淋巴肉芽肿；属Ⅱ为鹦鹉热衣原体，可引起鹦鹉热。衣原体性结膜炎（chlamydial conjunctivitis）包括沙眼、包涵体性结膜炎、性病淋巴肉芽肿性结膜炎等。

一、沙眼

沙眼（trachoma）是由沙眼衣原体感染所致的一种慢性传染性结膜角膜炎，是致盲的主要疾病之一。沙眼在发展中国家常见，多发于儿童及少年时期，潜伏期为 5～14 d，沙眼衣原体由我国汤飞凡、张晓楼等于 1955 年用鸡胚培养的方法首次分离。

【病因】 地方性流行性沙眼多由 A、B、C 或 Ba 抗原型所致，D～K 型主要引起生殖泌尿系统感染以及包涵体性结膜炎。沙眼多为双眼发病，通过直接接触或污染物间接传播，节肢昆虫也是传播媒介。易感危险因素包括不良的卫生条件、营养不良、酷热或沙尘气候。热带、亚热带地区或干旱季节容易传播该病。

【临床表现及分期】

（1）一般起病缓慢，多为双眼发病，但双眼的轻重程度可有不等。

（2）急性期症状包括畏光、流泪、有异物感，有较多黏液或黏液脓性分泌物。慢性期无明显不适，仅眼痒、干燥、有异物感和烧灼感，重复感染时，刺激症状可加重，且可出现视力减退。晚期因后遗症可严重影响视力，甚至失明。

（3）体征：急性期，可出现眼睑红肿，结膜充血，乳头增生，上、下穹窿部结膜布满滤泡，可合并弥散性角膜上皮炎及耳前淋巴结肿大；慢性期，结膜充血减轻，结膜污秽肥厚，同时有乳头及滤泡增生，病变以上穹窿及睑板上缘结膜显著，并可出现角膜血管翳，且在病变过程中，结膜的病变逐渐为结缔组织所取代，形成瘢痕。瘢痕化最早出现在上睑结膜的睑板下沟处，称之为 Arlt 线，渐成网状，以后全部变成白色平滑的瘢痕。角膜缘滤泡发生的瘢痕化改变，临床上称为 Herbet 小凹。沙眼角膜血管翳及睑结膜瘢痕为沙眼的特有体征。

（4）后遗症与并发症：睑内翻与倒睫、上睑下垂、睑球粘连、角膜混浊、实质性结膜干燥症、慢性泪囊炎。

（5）分期：

国际上常用 MacCallan 分期法对沙眼进行表征和分期。

Ⅰ期：早期沙眼。上睑结膜出现未成熟滤泡，轻微上皮下角膜混浊、弥散点状角膜炎和上方细小角膜血管翳。

Ⅱ期：沙眼活动期。

Ⅱa 期：滤泡增生，角膜混浊、上皮下浸润和明显的上方浅层角膜血管翳。

Ⅱb 期：乳头增生，滤泡模糊，可以见到滤泡坏死、上方表浅角膜血管翳和上皮下浸润。瘢痕不明显。

Ⅲ期：瘢痕形成（同我国Ⅱ期）。

Ⅳ期：非活动性沙眼（同我国Ⅲ期）。

我国在 1979 年也制定了适合我国国情的分期方法。

Ⅰ期（进行活动期）：上睑结膜乳头与滤泡并存，上穹隆结膜模糊不清，有角膜血管翳。

Ⅱ期（退行期）：上睑结膜自瘢痕开始出现至大部分变为瘢痕。仅留少许活动性病变。

Ⅲ期（完全瘢痕期）：上睑结膜活动性病变完全消失，代之以瘢痕，无传染性。

1987 年，世界卫生组织（WHO）介绍了一种新的简单的分期法来评价沙眼严重程度，分期标准如下。

结膜滤泡期：上睑结膜有 5 个以上滤泡。

沙眼炎症期：弥散性浸润、乳头增生、血管模糊区 >50%。

沙眼瘢痕期：典型的睑结膜瘢痕。

沙眼倒睫期：严重倒睫或眼睑内翻。

角膜混浊期：不同程度的角膜混浊。

【治疗】

1. 局部治疗

常用 0.1% 利福平眼药水、0.5% 新霉素眼药水等滴眼。夜间使用红霉素类、四环素类眼膏，疗程最少 6 周。

2. 全身治疗

急性期或是严重的沙眼患者，应全身用药，口服多西环素、红霉素等。

3. 手术治疗

针对沙眼的后遗症及并发症进行手术治疗。

【预防】

培养良好的卫生习惯，不用手揉眼；避免接触感染。

二、包涵体性结膜炎

包涵体性结膜炎（inclusion conjunctivitis）是一种通过性接触或产道传播的急性或亚急性滤泡性结膜炎。由于表现有所不同，临床上又分为新生儿包涵体性结膜炎和成人包涵体性结膜炎。

【病因】由 D～K 型沙眼衣原体引起，通过性接触或手—眼接触传播到结膜，可通过接触游泳池的水间接传播疾病。新生儿经产道分娩也可能感染。

【临床表现】成人包涵体性结膜炎发生于接触病原体后 1～2 周，单眼或双眼发病。其表现为轻、中度眼红、眼部刺激症状和有黏液脓性分泌物，耳前淋巴结肿大，睑结膜和穹隆结膜滤泡形成，乳头形成，多位于下方。随着病情发展，可有周边部角膜浸润。临床上成人包涵体性结膜炎可有结膜瘢痕但无角膜瘢痕，极少引起虹膜睫状体炎，可能同时存在其他部位如生殖器、咽部的衣原体感染征象。

新生儿包涵体性结膜炎的潜伏期为出生后 5～14 d，感染多为双侧，开始有水样或少许黏液样分泌物，随着病程进展，分泌物明显增多并呈脓性。严重病例有伪膜形成、结膜瘢痕化表现。衣原体还可引起新生儿其他部位的感染，威胁新生儿生命，如衣原体性中耳炎、呼吸道感染、肺炎。

【治疗】局部使用抗生素眼药水及眼膏。衣原体感染可波及呼吸道、胃肠道，因此全身治疗很有必要，并加强对伴侣的疾病检查与治疗。

第三节　病毒性结膜炎

病毒性结膜炎（viral conjunctivitis）是一种常见感染，由多种病毒引起。病变程度因个体免疫状况、病毒毒力大小不同而存在差异，通常有自限性。临床上按病程分为急性和慢性病毒性结膜炎，急性病毒性结膜炎包括流行性角膜结膜炎、流行性出血性结膜炎、咽结膜热、单疱病毒性结膜炎和新城疫病毒结膜炎等；慢性病毒性结膜炎包括传染性软疣性睑结膜炎、水痘－带状疱疹性睑结膜炎、麻疹性角结膜炎等。

一、流行性角膜结膜炎

【病因】其是一种传染性强的接触性传染病，由 8 型、19 型、29 型和 37 型腺病毒引起。

【临床表现】潜伏期为 5~7 d。起病急，常双眼发病，双眼可先后发病，视力有不同程度减退，常流行发生。早期分泌物少且为水样，下睑结膜和下穹隆部结膜有大量滤泡，患侧耳前淋巴结肿大和压痛。1~2 周后结膜急性炎症状减轻，而中央部角膜出现数目不等的圆点状上皮下浸润，形似钱布。上皮下浸润可持续数月甚至数年之久，逐渐吸收，极个别情况下浸润最终形成瘢痕，造成永久性视力损害。

【治疗】局部频滴抗病毒和抗生素眼药水，若角膜出现基质浸润，可用少量激素类眼药水滴眼，注意个人卫生。

二、流行性出血性结膜炎

【病因】其是由 70 型肠道病毒（偶由 A24 型柯萨奇病毒）引起的一种暴发流行的自限性眼部传染病。

【临床表现】潜伏期短，24 h 内发病，常见症状为眼痛、畏光、有异物感、流泪、睑结膜滤泡、结膜下出血、眼睑水肿等，伴有上皮角膜炎和耳前淋巴结肿大。少数人发生前葡萄膜炎，部分患者还有发热不适及肌肉痛等全身症状。本病有自限性，一般持续 10 d 左右或更短。婴幼儿一般不患此病，即使感染，症状也轻。

【治疗】当结膜囊分泌物多时，可用无刺激性的冲洗剂，如 2% 硼酸水溶液或 0.9% 生理盐水冲洗结膜囊。局部频滴抗病毒和抗生素眼药水，睡前涂眼膏。注意个人卫生。

第四节 免疫性结膜炎

免疫性结膜炎（immunologic conjunctivitis）又称变态反应性结膜炎，是结膜对外界过敏原的一种超敏性免疫反应。

一、春季结膜炎

春季结膜炎（vernal conjunctivitis）又名春季卡他性结膜炎，是反复发作的、季节性、免疫性眼表疾病，主要影响儿童和青少年，20 岁以下男性多见，严重者危害角膜，可损害视力。

【病因】确切病因尚不明确，通常认为和花粉有关，各种微生物的蛋白质成分、动物皮屑和羽毛等也可能致敏。

【临床表现】主要的症状是眼部奇痒，其他症状有疼痛、畏光、有异物感和烧灼感、流泪和黏性分泌物增多。根据眼部体征的不同，临床上把春季结膜炎分为睑结膜型、角结膜缘型及混合型。

睑结膜型的特点为上睑结膜巨大乳头呈铺路石样排列。乳头形状不一，外观扁平，包含有毛细血管丛。球结膜呈典型的暗红色。

角结膜缘型更常见于亚洲及非洲。其重要临床表现是在角膜缘有黄褐色或污红色胶样增生，上方角膜缘尤为明显。

混合型的特点为睑结膜和角膜同时出现上述两型临床表现。

【治疗】尚无根治办法，有自限性，短期用药可减轻症状。用药：滴用抗组胺药物，联合血管收缩药，非甾体类药物及免疫抑制药对本病也有一定疗效，可适量应用糖皮质激素，并注意激素的不良反应。

二、枯草热性结膜炎（hay-fever conjunctivitis）

枯草热性结膜炎又名季节性过敏性结膜炎（seasonal allergic conjunctivitis），是眼部过敏性疾病最常见的类型。本病在患者接触致敏原后发作，患者脱离致敏原后，症状很快缓解甚至消失。

【病因】其致敏原主要为植物的花粉。季节性发作，春季多见。

【临床表现】通常双眼发病，起病迅速，最常见的症状为眼痒，也可有异物感、烧灼感、流泪、畏光及黏液性分泌物等表现，高温环境下症状加重。

患者主要体征为结膜充血及非特异性睑结膜乳头增生，有时合并有结膜水肿或眼睑水肿，小孩更易出现。本病很少影响角膜，偶有轻微的点状上皮性角膜炎的表现。许多患者有过敏性鼻炎及支气管哮喘病史。

【治疗】

1. 一般治疗

脱离过敏原、冷敷眼睑。

2. 药物治疗

常用的有抗组胺药、肥大细胞稳定药、非甾体抗炎药及血管收缩药，对于病情严重、使用其他药物治疗无效的患者可以考虑短期使用糖皮质激素。

3. 脱敏治疗

如果致敏原已经明确，可以考虑脱敏治疗。

三、变应性结膜炎（allergic conjunctivitis）

变应性结膜炎是由眼部组织对过敏原产生超敏反应所引起的炎症，有速发型和迟发型两种。

【病因】引起速发型变应性结膜炎的致敏原有花粉、角膜接触镜及其清洗液等；迟发型过敏性结膜炎一般由药物引起，如睫状肌麻痹剂阿托品和后马托品，氨基糖苷类抗生素，抗病毒药物碘苷和三氟胸腺嘧啶核苷，缩瞳药等。

【临床表现】眼部奇痒，可有异物感，伴有结膜分泌物。接触致敏物质数分钟后迅速发生的反应为速发型超敏反应，如眼部瘙痒、眼睑水肿、结膜充血及水肿。在滴入局部药物后 24 ~ 72 h 发生的反应为迟发型超敏反应，表现为眼睑皮肤急性湿疹、皮革样变。睑结膜乳头增生、滤泡形成，严重者可引起结膜上皮剥脱。下方角膜可见斑点样上皮糜烂。

【治疗】消除过敏因素。局部滴糖皮质激素眼药水（如0.1%地塞米松）、血管收缩药（0.1%肾上腺素或1%麻黄素），伴有睑皮肤红肿、丘疹者，可用2% ~ 3%硼酸水溶液湿敷。用非甾体抗炎药、抗组胺药以及细胞膜稳定剂点眼，可明显减轻症状。严重者可加用全身抗过敏药物，如氯苯那敏、阿司咪唑、抗组胺药或激素等。

第五节　结膜变性疾病

一、睑裂斑

睑裂斑（pinguecula）是发生于睑裂区近角膜缘处球结膜的一种呈黄白色、无定形的结膜变性损害。

【病因】睑裂斑主要位于鼻侧区域，因此有学者认为，睑裂斑与鼻梁对阳光的反射导致的光化学损伤有直接关系。此外，眼睑闭合对睑裂区球结膜造成的重复性损伤也被认为是一个致病因素。

【临床表现】多为鼻侧发生且多为双侧性。睑裂部接近角膜缘处的球结膜出现三角形隆起的斑块，三角形基底朝向角膜。睑裂斑通常无症状，有些患者偶会有充血、表面变粗糙表现，发生睑裂斑炎。

【治疗】一般无须治疗。对发生睑裂斑炎者，给予作用较弱的激素或非甾体抗炎药局部点眼即可。

二、翼状胬肉

翼状胬肉（pterygium）是一种向角膜表面生长的与结膜相连的纤维血管样增生组织，常发生于鼻侧的睑裂区。翼状胬肉的存在不仅影响美观，还会引起角膜散光，导致视力下降，胬肉如果遮盖视轴区，会严重影响患者的视力。

【病因】日光中的紫外线可能是引起翼状胬肉的主要原因。另外，遗传也是引起翼状胬肉的一个不可忽视的因素，其他尚有许多因素如局部泪液异常、Ⅰ型变态反应、人乳头瘤病毒感染等都被认为与翼状胬肉的发生有重要联系。

【临床表现】常见于长期户外工作者，如渔民、农民等。多双眼发病，以鼻侧多见。一般无明显症状，或仅有轻度异物感，当病变接近角膜瞳孔区时，因引起角膜散光或遮挡瞳孔区而导致视力下降。睑裂区肥厚结膜及其下纤维血管组织呈三角形向角膜侵入，翼状赘生组织，尖向角膜。当胬肉较大、肥厚水肿时，可妨碍眼球运动。

典型的翼状胬肉可分为头、颈、体三部分。翼状胬肉的体部通常起自球结膜，在角巩膜缘转为颈部。翼状胬肉的头部是指位于角膜的部分，此处的胬肉与下面的角膜紧密相连。进展期胬肉充血肥厚，静止期胬肉色灰白，较薄，呈膜状。

【治疗】胬肉小而静止时一般无须治疗，但应尽可能减少风沙、阳光等对其的刺激。胬肉进行性发展，侵及瞳孔区时，可以进行手术治疗，但手术后有可能复发。手术方式有单纯胬肉切除或结膜下转移术，胬肉切除＋球结膜瓣转移、移植或羊膜移植术。联合角膜缘干细胞移植、自体结膜移植、β射线照射、局部使用丝裂霉素等，可以降低胬肉复发率。

第六节　球结膜下出血

球结膜下血管破裂或其渗透性增加可引起球结膜下出血（subconjunctival hemorrhage）。由于球结膜下组织疏松，出血后易积聚成片状。本病通常单眼多见，可发生于任何年龄。

【病因】患者可有激烈咳嗽、呕吐等病史。外伤、结膜炎、高血压、动脉硬化、肾炎、血液病、某些传染性疾病等也可引起本病。

【临床表现】初期血呈鲜红色，以后逐渐变为棕色。一般7～12 d内自行吸收。若出血量大，可沿眼球全周扩散。如果本病反复发作，应着重进行全身系统疾病的检查。

【治疗】首先寻找出血原因，针对原发病进行治疗。出血早期可局部冷敷，两天后热敷，每天2次，可促进出血吸收。

▶ 思考题

1. 简述急性细菌性结膜炎的常见致病菌、临床表现及治疗。

2. 简述沙眼的临床表现及并发症。

3. 患者，女性，29岁。主诉：右眼大量分泌物，伴红痛2天。眼科检查：视力正常，右眼结膜囊见黏脓性分泌物，球结膜充血，睑结膜血管模糊，角膜未见异常，余眼科检查未见异常。①做出诊断。②拟订治疗计划。

第六章　眼表疾病

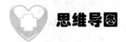**思维导图**

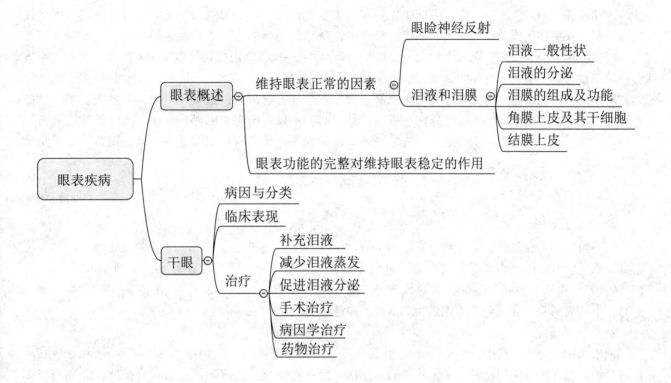

第一节　眼表概述

眼表 (ocular surface) 在解剖学上为上下睑缘所包括的眼表面组织，主要是结膜及角膜组织。但是清晰视觉的获得和维持不仅要有健康的眼表上皮，还要求眼球表面必须覆盖一层稳定的泪膜。正常及稳定的泪膜是维持眼表上皮正常结构及功能的基础，眼表上皮和泪膜之间互相依赖、互相影响。因此，广义的眼表包括结膜、角膜、眼睑、泪器及泪道，泛指参与维持眼球表面健康的防护体系中的所有眼副器。

一、维持眼表正常的因素

(一) 眼睑神经反射

主动性和非随意性闭睑动作对眼球的保护起到了重要作用，当外界刺激出现时，眼睑会发生保护性闭睑反射，保护性闭睑动作可使角、结膜等眼表组织避免与外界损伤因素接触。同时眼睑的非随意瞬目动作可以使泪膜经常保持稳定，正常人一般每 5~10 s 发生一次，将泪膜均匀地涂布于眼表，并且对眼表泪液的流量及蒸发速度进行相应调节，维持眼表泪膜的稳定性。

眼睑的保护性反射一旦受损，会使眼表易于遭受到外界有害因素的侵袭，引起眼表及角膜损害。如严重的化学伤、热烧伤以及机械性外伤造成眼睑缺损时，不仅影响患者的面容，还常由于眼球的暴露和瞬目功能的损害，导致泪膜不稳定，可造成眼表上皮的损害，严重时可引起暴露性角膜溃疡，甚至角膜穿孔而失明。

(二) 泪液和泪膜

1. 泪液一般性状

泪液组成中绝大部分是水 (98.2%)，并含有少量无机盐、蛋白质、溶菌酶、免疫球蛋白、补体系统等其他物质。其中的蛋白质包括促脂素、乳铁蛋白和溶解酶，它们具有杀菌作用。泪液中 K^+、Na^+ 和 Cl^- 浓度高于血浆。泪液中还有少量葡萄糖 (5 mg/dL)、尿素 (0.04 mg/dL)。泪液 pH 范围为 5.20~8.35，平均为 7.35，正常情况下泪液为等渗性，渗透压 295~309 mOsm/L。

2. 泪液的分泌

泪液由泪腺分泌，其中95%以上由主泪腺分泌，少部分泪液来自副泪腺。泪液在眼表面形成泪膜。泪液分泌包括基础分泌和反射分泌，前者的分泌活动无神经支配，日夜不停；后者受交感神经和副交感神经等的支配，当机体受到局部或全身的物质或精神刺激时，通过神经反射产生泪液分泌效应，大量分泌泪液，导致流泪。眼睑闭合时压力增加，泪液沿泪点、泪小管、泪囊、鼻泪管途径流动，最后排入下鼻道。虽然泪液的分泌是连续不断的，但其基础分泌量较少，平均每分钟不到 1 μL。因为泪液是不断分泌、不断流动代谢的，分泌量又较少，再加上眼表的蒸发，所以正常情况下看不到大量泪液存在，只有泪液大量生成或泪道受阻时才可有大量泪液从眼表溢出。

3. 泪膜的组成及功能

泪膜是覆盖于眼球表面的一层液体，为眼表结构的重要组成部分，分眼球前泪膜 (结膜表面) 和角膜前泪膜 (角膜表面)。

(1) 泪膜的结构：有三层，表面的脂质层，主要由睑板腺分泌形成；中间的水液层，主要由泪腺和副泪腺分泌形成；底部的黏蛋白层，主要由眼表上皮细胞及结膜的杯状细胞分泌形成。

(2) 泪膜的成分：泪膜厚约 7 μm，总量约 7.4 μL，含有 IgA、溶菌酶、电解质等成分。

(3) 泪膜的功能：填补上皮间的不规则界面，保证角膜光滑；湿润及保护角膜和结膜上皮；通过机械冲刷及内含的抗菌成分抑制微生物生长；为角膜提供氧气和所需的营养物质。

4. 角膜上皮及其干细胞

眼表上皮来源于各自的干细胞，角膜上皮来源于位于角膜缘的干细胞，由于干细胞不断地增殖、分化和迁移，因此角膜上皮是高度分化、可以迅速进行自我更新的组织。角膜缘干细胞属于单能干细胞，存在于角膜缘基底细胞层中，角膜缘的 Vogt 栅栏结构即角膜缘干细胞所在区，角膜缘附近丰富的血管网滋养代谢旺盛的干细胞。如果角膜缘干细胞缺乏，上皮创伤将不能愈合，会出现持续性的上皮缺损或结膜上皮和新生血管向角膜内生长。角膜缘干细胞是分开角膜和结膜的独特结构，是角膜上皮增殖和移行的动力来源，对于维持角膜上皮的完整性有重要作用。

5. 结膜上皮

结膜是非角化复层鳞状上皮，光滑的结膜可以使眼睑滑过角膜，提供保护，涂布泪膜，带走外源性物质。在结膜上皮细胞间镶嵌有数量不等的杯状细胞，结膜上皮细胞分泌的黏蛋白是泪膜重要的组成部分。松弛的结膜会破坏泪膜的稳定性，光滑的结膜囊对眼球运动和维持正常的睑球关系意义重大。正常的穹隆结构被破坏，导致瘢痕性睑内翻、倒睫，引起继发性角膜损伤和瘢痕。外伤导致角膜及角膜缘完全破坏后，周围的结膜上皮向前移动，覆盖角膜表面。一些细胞会发生形态上的改变，它们不具备角膜缘干细胞的多能性，所以不能分化成角膜表型，也不具备成熟角膜上皮的生化学标记，因此造成角膜失去透明性，临床上称为角膜表型结膜化。

二、眼表功能的完整对维持眼表稳定的作用

角膜、结膜和泪膜及其相应的影响要素在维持眼表稳定过程中应当视为一个整体性概念。应充分考虑角、结膜和泪膜之间的相互影响，眼表上皮的来源、移植床的微环境状况和泪膜稳定与否。任何环节遭受破坏，均可引起眼表异常。

第二节 干眼

任何原因引起的泪液质或量异常，或动力学异常导致的泪膜稳定性下降，并伴有眼部不适和（或）眼表组织病变称为干眼（dry eye），或是角结膜干燥症（keratoconjunctivitis sicca）。最新研究强调了泪液渗透压升高和眼表炎症在干眼发病中的作用，定义干眼是泪液和眼球表面多因素疾病，造成眼表损害、泪膜不稳定以及视觉障碍，伴有泪液渗透压升高和眼表炎症。

【病因与分类】干眼病因繁多，病理过程复杂，组成眼表的任何一个功能单位发生改变，都可能引起干眼。1995 年，美国干眼研究小组提出的分类方法，主要将干眼分为泪液生成不足型和蒸发过强型两种类型。前者是由泪腺疾病或者功能不良导致的干眼，即为水样液缺乏性干眼（aqueous tear deficiency，ATD），又可分为 Sjögren 综合征所致干眼（SS－ATD）及非 SS－ATD，后者主要指睑板腺功能障碍（meibomain gland dysfunction，MGD）。由于干眼的病因复杂，各种影响相互交织，因此有学者主张将干眼根据泪液缺乏成分分为以下四种类型：水样液缺乏性、黏蛋白缺乏性、脂质缺乏性以及泪液动力学（分布）异常性。干眼的分类并不是完全独立的，实际上，它们的分类常常交叉，甚至同时存在，很少单独出现。

【临床表现】干眼病最常见的症状是眼部不适，有异物感、干涩感，其他症状有烧灼感、眼胀感、眼痛、畏光、眼红等。应仔细询问病史，寻找可能导致干眼的病因。对于严重的眼干，应注意全身病史，询问是否伴有口干、关节痛，以排除 Sjögren 综合征；是否长期使用减少泪液分泌的药物，如普萘洛尔、安定、氯丙嗪等。

干眼的体征包括球结膜血管扩张、球结膜失去光泽、增厚水肿、皱褶，泪河变窄或中断，睑裂区角膜上皮不同程度点状脱落，荧光素着染。干眼病早期轻度影响视力，病情发展后，可出现丝状角膜炎，晚期泪河干涸，出现角膜溃疡，角膜变薄、穿孔，角膜瘢痕形成后，严重影响视力。

【治疗】

1. 补充泪液

替代治疗应用自体血清或人工泪液，严重患者应尽量使用不含防腐剂的人工泪液。

2. 减少泪液蒸发

（1）应避免长时间使用电脑，少接触空调及烟尘。

（2）泪小点封闭。

（3）可佩戴湿房镜、硅胶眼罩、治疗性角膜接触镜等。

3. 促进泪液分泌

口服溴己新、毛果芸香碱、新斯的明等药物可以促进部分患者泪液的分泌。全身应用糖皮质激素或雄激素可以抑制免疫介导的 Sjögren 综合征，提高泪腺分泌功能。

4. 手术治疗

自体颌下腺移植适合治疗重症干眼病。

5. 病因学治疗

避免服用可减少泪液分泌的药物，如降压药、抗抑郁药、阿托品类似物等，针对眼睑闭合不全造成干眼可行眼睑的重建等。

6. 抗炎与免疫治疗

现已明确，炎症是干眼发病机制中的重要环节。对重度干眼可局部使用皮质类固醇激素和免疫抑制剂治疗，但是应注意皮质类固醇激素可能有引起眼压升高和晶状体混浊的副作用。常用的免疫抑制剂有 0.05% ~0.1% 环孢素 A 或 0.05% 他克莫司。

▶ 思考题

1. 简述泪膜的三层结构及其功能。

2. 患者，女，48 岁。主诉：双眼干燥、有异物感半年余。眼科检查。查体：双眼视力，右眼 1.0，左眼 0.8，结膜充血（+），角膜上皮点状脱落，FL（+），眼后段（−）。Schirmer 试验示：右眼 3 mm，左眼 4 mm。BUT 示：右眼 3 s，左眼 5 s。根据以上情况，请对该患者做出诊断，并拟订治疗计划。

第七章 角膜病与巩膜病

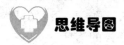

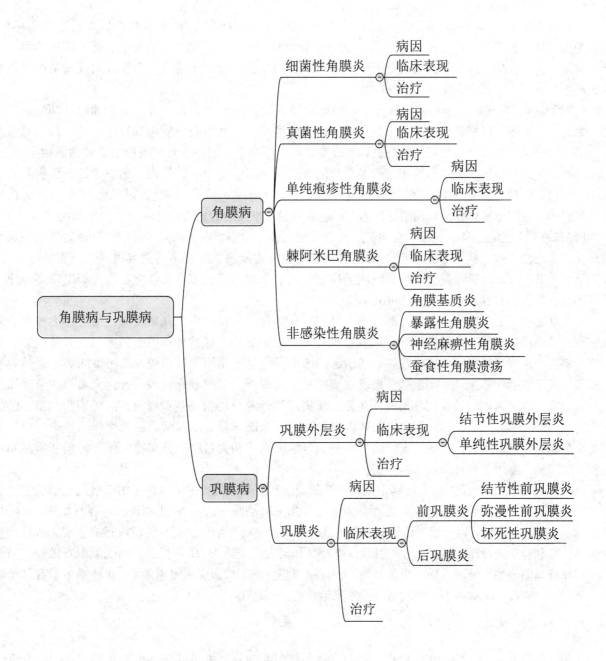

第一节 角膜病

角膜和巩膜一起构成眼球最外层的纤维膜，同时角膜也是重要的屈光间质，是外界光线进入眼内在视网膜上成像的必经通路。从前到后，角膜可分为上皮细胞层、前弹力层、基质层、后弹力层和内皮细胞层等五层结构，上皮细胞层表面还覆盖有一层泪膜。角膜病是我国的主要致盲病之一。角膜病主要有炎症、外伤、先天性异常、变性、营养不良和肿瘤等，其中感染性角膜炎症更为多见。角膜是重要的屈光介质，角膜病尤其是位于角膜中央的病灶，严重影响视力，所以要给予角膜病患者积极的治疗。

一、细菌性角膜炎

细菌性角膜炎（bacterial keratitis）由细菌感染引起，出现角膜上皮缺损及缺损区下角膜基质坏死，又称为细菌性角膜溃疡（bacterial corneal ulcer）。病情持续进展可发生角膜溃疡穿孔，甚至眼内感染，最终导致眼球萎缩。即使药物能控制炎症也可能残留广泛的角膜瘢痕、角膜新生血管或角膜葡萄肿等后遗症，严重影响视力，甚至失明。

【病因】本病为病原微生物感染所致，可引起角膜炎的细菌种类繁多，常见的为葡萄球菌、链球菌科、铜绿假单胞菌、肠杆菌科等。由于抗生素和激素的滥用，一些机会致病菌如草绿色链球菌、克雷伯菌、类白喉杆菌、沙雷菌等引起的感染也日渐增多。不同环境下，细菌性角膜炎的主要致病菌种类不一。细菌性角膜炎的诱发因素包括眼局部因素及全身因素。局部因素多为角膜外伤后感染或剔除角膜异物后感染，干眼、慢性泪囊炎、佩戴角膜接触镜也是重要的危险因素。全身因素包括年龄、糖尿病、免疫缺陷、酗酒等，可降低机体对致病菌的抵抗力，或造成角膜对细菌的易感性增加。

【临床表现】起病急骤，患者自觉畏光、疼痛、流泪、眼睑痉挛而无法睁眼，绿脓杆菌感染者眼痛难以忍受以至无法入眠。病变早期角膜上出现界线清楚的上皮溃疡，溃疡下有边界模糊、致密的浸润灶，周围组织水肿，浸润灶迅速扩大，继而形成溃疡，溃疡表面和结膜囊多有脓性分泌物。如出现多个化脓性浸润灶，常提示有混合感染。前房可有不同程度积脓。

肺炎球菌引起的角膜炎，表现为椭圆形、带匐行性边缘、较深的中央基质溃疡，指后弹力膜有放射性皱褶，常伴前房积脓及角膜后纤维素沉着，也可导致角膜穿孔。绿脓杆菌引起的感染具有特征性，该型溃疡多发于角膜异物剔除术后或戴接触镜引起的感染，也见于使用了被绿脓杆菌污染的荧光素钠溶液或其他滴眼液。起病迅速、发展迅猛，患者眼痛明显，出现严重的睫状充血或混合性充血，甚至球结膜水肿。角膜呈现迅速扩展的浸润及黏液性坏死，溃疡浸润灶及分泌物略带黄绿色，前房积脓严重。感染如未得到控制，可导致角膜坏死穿孔、眼球内容物脱出或全眼球炎。淋球菌或脑膜炎球菌感染所致的角膜炎来势凶猛，发展迅速，表现为眼睑高度水肿、球结膜水肿和大量脓性分泌物，伴有角膜基质浸润及角膜上皮溃疡。新生儿患者常致角膜穿孔。

【治疗】迅速控制感染，对未能确定致病菌及其敏感药物的角膜炎，需尽快采用广谱高效的抗生素治疗，即使用高浓度的抗生素眼药水频繁滴眼（每15～30 min 滴眼一次），严重病例，可在开始30 min 内，每5 min 滴药一次，然后再根据细菌培养和药敏试验等实验室检查结果，调整使用敏感抗生素。特别严重的病例，可联合全身使用抗生素治疗。并发虹膜睫状体炎者，应给予1%阿托品眼药水或眼膏散瞳。局部使用胶原酶抑制药如依地酸二钠、半胱氨酸等，抑制溃疡发展。口服大量维生素C、B族维生素有助于溃疡愈合。溃疡穿孔、眼球内容物脱出者，可考虑治疗性角膜移植术。

二、真菌性角膜炎

真菌性角膜炎（fungal keratitis）是一种由致病真菌引起的致盲率极高的感染性角膜病变。随着抗生素和糖皮质激素的广泛使用，其发病率不断升高。

【病因】多由植物致角膜外伤，如树枝、甘蔗叶、桑枝等致伤或接触牲畜皮毛；或有长期使用激素和抗生素病史、过敏性结膜炎史、佩戴接触镜史。致病真菌主要是镰孢菌属真菌、弯孢菌属真菌、曲霉菌属真菌和念珠菌属真菌四大类。

【临床表现】亚急性经过、病程长，抗生素治疗无效。起病缓慢者仅有异物感，刺激症状轻微。角膜浸润灶呈白色或乳白色，质密，略高出病灶周围平面，呈井状凹陷或呈牙膏样或苔垢样外观，硬脆，缺少黏性，形状不规则，呈毛糙不齐或伪足样向周围伸展，周围可有卫星样结节性浸润灶。底部可有放射状后弹力层皱褶，溃疡外围可有内皮斑块状浸润混浊。前房积脓，呈灰白色，黏稠或呈糊状黏附在溃疡处的角膜内皮面。

【治疗】局部使用抗真菌药治疗。两性霉素 B 和那他霉素眼药水是治疗真菌性角膜炎的一线药物。对由丝状真菌属引起的真菌性角膜炎，首选那他霉素眼药水治疗；抗真菌药物联用有协同作用，可减少药物用量，降低不良反应，目前较为肯定的联用方案有氟胞嘧啶＋两性霉素 B 或氟康唑，利福平＋两性霉素 B 等。并发虹膜睫状体炎者，应使用 1% 阿托品眼药水或眼膏散瞳。不宜使用糖皮质激素。

三、单纯疱疹性角膜炎

由单纯疱疹病毒引起的角膜感染，称为单纯疱疹性角膜炎（herpes simplex keratitis，HSK），该病在角膜病中致盲率占第一位。本病的临床特点为反复发作，由于目前尚无有效控制复发的药物，多次发作后角膜混浊逐次加重，常最终导致失明。

【病因】主要由单纯疱疹病毒 I 型感染引起，原发感染常发生在幼儿，原发感染后病毒长期潜伏在三叉神经节。当机体抵抗力下降，如感冒、发热、过度疲劳或使用免疫抑制药、皮质类固醇后，病毒将重新释放出来引起角膜炎。

【临床表现】

（1）患眼多为复发的病例。原发单纯疱疹病毒感染常发生在幼儿阶段，表现为急性滤泡性结膜炎。

（2）复发感染多见于成年人，角膜有树枝状、地图状溃疡灶或柱状基质炎病灶。前房一般无渗出物，重症病例可出现灰白色稀淡积脓。如无合并化脓菌感染，溃疡面一般较洁净且无分泌物黏附。

（3）反复发作的病例，常有新、旧病灶并存，旧病灶呈不同程度的瘢痕性混浊，常有新生血管，新病灶可为浸润灶。

【治疗】总体治疗原则为抑制病毒在角膜里的复制过程，减轻炎症反应引起的角膜损害。使用抗病毒药物治疗，阿昔洛韦眼药水白天频滴患眼，睡时涂眼膏。必要时加服抗病毒药物。亦可将干扰素或干扰素诱导剂配合抗病毒药物治疗。对溃疡型病例，适当加用广谱抗生素滴眼。口服阿昔洛韦 400mg，2 次/d，持续 1 年，可减少 HSK 复发率。已穿孔的病例可行治疗性穿透角膜移植术。

四、棘阿米巴角膜炎

棘阿米巴角膜炎（acanthamoeba keratitis）由棘阿米巴原虫感染引起，是一种严重威胁视力的角膜炎。该病常表现为一种慢性、进行性的角膜溃疡，病程可持续数月之久。

【病因】主要见于角膜接触镜佩戴者，诱因是角膜上皮擦伤，病因是角膜接触了棘阿米巴原虫污染的水源，常见的污染途径是角膜接触镜护理液被污染或患者戴角膜接触镜游泳、洗澡时角膜接触镜被污染。

【临床表现】约 85% 的患者与角膜接触镜的使用有关，角膜外伤、角膜移植和接触被棘阿米巴原虫污染的水源也是常见的原因。多为单眼病，患眼畏光、流泪伴视力减退，眼痛剧烈，病程可长达数月。本病临床表现多样，容易和单纯疱疹性角膜炎、真菌性角膜溃疡相混淆。而且，本病不同阶段的临床表现也不同。感染初期表现为上皮混浊、微囊样水肿或假树枝状，上皮可完整，少数患者（2.0%~6.6%）可出现特征性放射状角膜神经炎。随着病变进展，角膜出现中央或旁中央环状浸润，可伴有上皮缺损；也可表现为中央盘状病变，基质水肿增厚并有斑点或片状混浊。晚期由于组织中蛋白酶和胶原酶的释放，导致基质溶解、形成脓肿、角膜溃疡甚至穿孔。

【治疗】停戴角膜接触镜，疾病早期可试行病灶区角膜上皮刮除。抗棘阿米巴药物治疗，药物选用二咪或联咪类药（0.15%羟乙醛酸双溴丙咪）、咪唑类（咪康唑 10 mg/mL）或强化新霉素。糖皮质激素药物的应用有恶化病情的危险，一般不主张使用。

五、非感染性角膜炎

（一）角膜基质炎（interstitial keratitis）

角膜基质炎是角膜基质深层的非化脓性炎症，主要表现为不同程度、不同形状的角膜基质水肿。梅毒、结核、麻风、单纯疱疹病毒感染、带状疱疹和腮腺炎是本病的常见病因，发病机制可能是感染原导致血循环抗体与抗原在角膜基质内发生剧烈免疫反应。根据病因治疗，可使用糖皮质激素控制炎症、缩短病程。

（二）暴露性角膜炎（exposure keratitis）

暴露性角膜炎是指角膜失去眼睑保护而长期暴露在空气中，引起干燥、上皮严重脱落，进而继发感染的角膜炎症。常见引起角膜暴露的病因有眼睑缺损、眼睑外翻、眼球突出、深度麻醉、昏迷及手术后睑闭合不全。本病的临床特征为刺激症状明显，病变在角膜下方，常呈点状角膜上皮炎，干燥时间长，角膜上皮剥脱，基质浅层混浊，若继发感染可引起角膜溃疡。本病的治疗关键在于去除角膜暴露的因素。

（三）神经麻痹性角膜炎（neuroparalytic keratitis）

神经麻痹性角膜炎是指三叉神经遭受损害，角膜的正常感觉及营养障碍，瞬目运动及反射性泪液减少导致的角膜炎症。造成三叉神经损害的常见病因有听神经瘤、头面部外伤、单纯疱疹性角膜炎及带状疱疹性角膜炎、手术损伤等。本病的临床特征为角膜知觉下降、自觉刺激症状轻，病变常在睑裂部，呈点状角膜上皮炎。严重者继发感染可致化脓性角膜溃疡。早期采用不含防腐剂的人工泪液、促进角膜上皮生长药物、抗感染治疗，必要时行睑裂缝合术。

（四）蚕食性角膜溃疡（rodent corneal ulcer）

蚕食性角膜溃疡是一种慢性、自发性、边缘性进行的角膜溃疡。目前的研究表明，它可能是一种自身免疫性疾病。患者有剧烈眼痛、畏光、流泪及视力下降症状。病变初期，周边部角膜浅基质层浸润，随后浸润区出现角膜上皮缺损，形成溃疡。缺损区与角膜缘之间无正常角膜组织分隔。溃疡沿角膜缘环形发展，浸润缘呈潜掘状，略为隆起，最终累及全角膜。临床上本病分良性型和恶性型，良性型多见于中老年人，常单眼发病，症状相对较轻，易治愈；恶性型多见于年轻人，常双眼发病，症状重，发展快，部分造成角膜穿孔而较难治疗。可使用糖皮质激素及免疫抑制药治疗本病。

第二节　巩膜病

巩膜为眼球壁最外层，质地坚韧，呈瓷白色。巩膜主要由胶原纤维和少量弹性纤维致密交错排列而成。巩膜前表面有球结膜和筋膜覆盖，不与外界直接接触；内表面则毗邻脉络膜上腔。巩膜内细胞成分和血管很少，其组织学特点决定了巩膜的病理改变比较单一，通常表现为巩膜胶原纤维的变性、坏死、炎性细胞浸润和肉芽肿性增殖反应，形成炎性结节或弥散性炎性病变。由于巩膜血管和神经少，代谢缓慢，不易发病；但巩膜一旦发生炎症，病程易迁延反复，组织修复能力缓慢，炎症对药物治疗反应不明显。巩膜炎通常与系统性免疫性疾病有关。根据炎症累及部位，巩膜炎可分为巩膜外层炎和巩膜炎。

一、巩膜外层炎

巩膜外层炎（episcleritis）是一种复发性、暂时性、自限性的巩膜外层组织的非特异性炎症。女性多发，好发于 20 ~ 50 岁青壮年，约 1/3 的患者双眼同时或先后发病。其多见于角膜缘至直肌附着点的区域内，并以睑裂暴露部位最常见，可反复发病，持续数年，复发病变可出现在原部位或不同部位。根据临床表现不同，巩膜外层炎可分为结节性巩膜外层炎和单纯性巩膜外层炎。

【病因】病因尚未明了，多认为是外源性抗原抗体过敏反应。患者可伴发红斑狼疮、类风湿关节炎、痛风、感染或胶原血管病。

【临床表现】

1. 结节性巩膜外层炎

其主要表现为急性发生的 2 ~ 3 mm 的局限性结节样隆起，有疼痛和压痛。病程约数天至数周，可自行消退，但多有复发。

2. 单纯性巩膜外层炎

其主要特点为周期性发作，每次持续一天至数天，间隔 1 个月。病变部位的巩膜外层和球结膜弥散性充血水肿，可有轻微疼痛和灼热感，一般不影响视力。

【治疗】本病具有自限性，一般无须特殊治疗，炎症严重或频繁发作者可用激素眼药水点眼治疗，必要时可全身应用非甾体抗炎药或糖皮质激素药物。

二、巩膜炎

巩膜炎（scleritis）为巩膜基质层的炎症，其病情和预后远比表层巩膜炎严重，对眼的结构和功能有一定破坏性。本病好发于 40 ~ 60 岁，女性多见，50% 以上为双眼发病。巩膜炎的病理特征为细胞浸润、胶原纤维破坏和血管重建。巩膜炎可分为前巩膜炎和后巩膜炎，后者诊断较为困难。

【病因】巩膜炎可能和免疫或感染有关，多伴有全身胶原性、肉芽肿性或代谢性疾病。少数可由微生物直接感染所致。

【临床表现】

1. 前巩膜炎

病变位于赤道部之前，伴剧烈疼痛，每次发作可持续数周，病程反复、迁延可达数月至数年。按照病变的特征，前巩膜炎可分为以下三种类型。

（1）结节性前巩膜炎：病变区巩膜具有单个或多个紫红色充血肿胀的炎症性结节样隆起，结节样隆起质硬，有压痛，不能推动。

（2）弥漫性前巩膜炎：其主要表现为巩膜弥漫性充血，球结膜水肿，预后相对较好。

（3）坏死性巩膜炎：其较少见，但破坏性大，常可引起视力损害。发病初期表现为局部巩膜炎症性斑块，病灶边缘炎症反应重于中央，眼痛剧烈与炎症表现不成比例，此后病灶可迅速向周围蔓延扩展，严重者可发生巩膜变薄、软化、坏死和穿孔。

2. 后巩膜炎

临床少见，为发生于赤道部后的肉芽肿性炎症。多单眼发病，眼前段一般无明显改变。主要表现为程度不同的眼痛和压痛，眼睑及球结膜水肿，眼球轻度突出以及眼球运动障碍和复视多见，如发生葡萄膜炎、渗出性视网膜脱离等并发症，视力可明显下降。

【治疗】

1. 病因治疗

积极寻找病因，并对其进行有针对性的治疗。

2. 对症治疗

对单纯性表层巩膜炎，可通过冷敷或滴用预冷人工泪液以减轻症状。巩膜变薄时，可戴护目镜。

3. 抗炎治疗

局部滴用糖皮质激素可减轻结节性或弥漫性前巩膜炎的炎症反应，可根据病情选用全身非甾体抗炎药，如口服消炎痛，25 ~ 50 mg，2 ~ 3 次/天。对于严重病例则应全身和局部应用足量糖皮质激素，但慎于结膜下注射。若糖皮质激素疗效差，可考虑采用免疫抑制剂治疗。

4. 手术治疗

若巩膜坏死、穿孔，可试行巩膜加固术或异体巩膜移植术。

5. 并发症治疗

巩膜炎并发青光眼时，应及时降低眼压；巩膜炎并发虹膜睫状体炎时，应予以散瞳治疗。

▶ 思考题

1. 试述如何鉴别细菌性角膜炎与真菌性角膜炎。

2. 简述巩膜炎的临床表现及治疗方法。

第八章 葡萄膜病

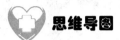思维导图

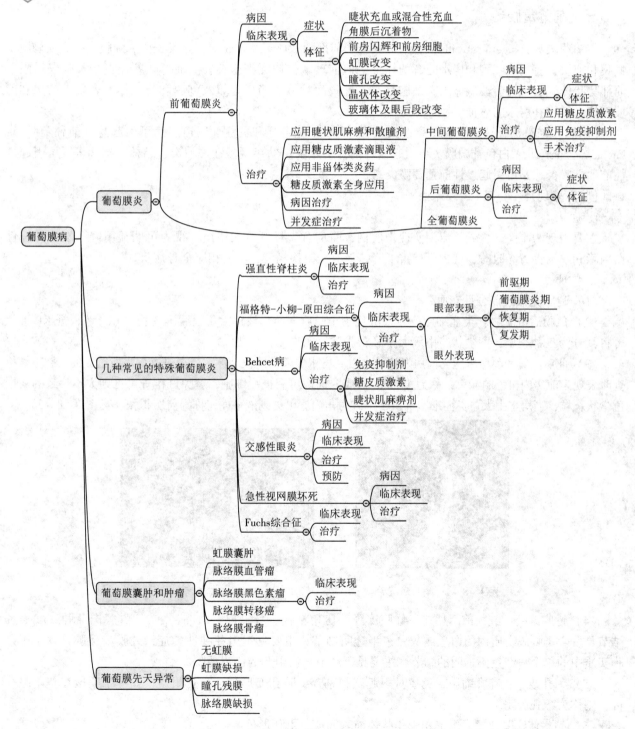

第一节　葡萄膜炎

葡萄膜炎（uveitis）是指发生于葡萄膜、视网膜、视网膜血管以及玻璃体的炎症。葡萄膜炎多见于青壮年人，易合并全身性自身免疫性疾病，常反复发作，可引起一些严重并发症，是一类常见而又重要的致盲性眼病。按解剖位置可将葡萄膜炎分为前葡萄膜炎、中间葡萄膜炎、后葡萄膜炎和全葡萄膜炎。此种分类还对病程进行了规定，小于3个月为急性，大于3个月为慢性。

一、前葡萄膜炎

前葡萄膜炎（anterior uveitis）包括虹膜炎、前部睫状体炎和虹膜睫状体炎3类。虹膜炎指炎症局限于虹膜和前房，有前房细胞和房水闪辉的体征，但前玻璃体内无细胞存在。前部睫状体炎指炎症仅局限于前部睫状体，表现为前玻璃体内有细胞存在，虹膜睫状体炎指炎症累及虹膜和睫状体，表现为前房和前玻璃体内细胞和房水的体征。

【病因】强直性脊柱炎、牛皮癣性关节炎、Reiter综合征和炎症性肠道疾病可引起急性前葡萄膜炎；Fuchs综合征、儿童白色葡萄膜炎可引起慢性前葡萄膜炎；幼年型慢性关节炎、结核、梅毒等既可引起急性前葡萄膜炎，又可引起慢性前葡萄膜炎。

【临床表现】

1. 症状

主要表现为眼痛、畏光、流泪、视物模糊，前房有大量纤维素渗出，视力可明显下降，发生并发性白内障和继发性青光眼时，视力可严重下降。伴有全身疾病者，可有相应全身症状。

2. 体征

（1）睫状充血或混合性充血。

（2）角膜后沉着物：炎症细胞或色素沉积于角膜后表面，被称为角膜后沉着物（KP）。根据KP形状可将其分为三种类型，即尘状、中等大小和羊脂状（见图1-8-1）。

（3）前房闪辉和前房细胞：前房闪辉是由血-房水屏障功能被破坏，蛋白进入房水所造成的，裂隙灯检查时表现为前房内白色的光束，称为Tyndall效应。前房可有炎症细胞，裂隙灯检查可见到大小一致的灰白色尘状颗粒，当房水中大量炎症细胞沉积于下方房角内，可见到液平面，称为前房积脓（见图1-8-2）。

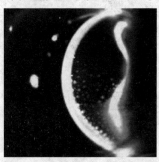 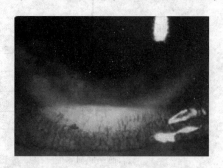

图1-8-1　角膜后沉着物　　　　图1-8-2　前房积脓

（4）虹膜改变：虹膜前后粘连、虹膜膨隆、房角粘连。可出现Busacca结节、虹膜肉芽肿。Busacca结节是发生于虹膜实质内的白色或灰白色半透明结节，主要见于肉芽肿性炎症；虹膜肉芽肿是发生于虹膜实质中的单个粉红色不透明的结节，主要见于结节病所引起的前葡萄膜炎。

（5）瞳孔改变：瞳孔缩小，炎症时引起虹膜粘连，瞳孔变形甚至瞳孔闭锁，如纤维膜覆盖整个瞳孔区，则称为瞳孔膜闭。

（6）晶状体改变：色素可沉积于晶状体前表面遗留下环形色素。

（7）玻璃体及眼后段改变：前玻璃体内可出现炎症细胞，反应性黄斑囊样水肿或视盘水肿。

3. 前葡萄膜炎的并发症

可有并发性白内障、继发性青光眼、低眼压和眼球萎缩等。

【治疗】

1. 应用睫状肌麻痹和散瞳剂

应根据临床需要选择合适的药物，如阿托品、托吡卡胺、后马托品滴眼液等。结膜下注射混合散瞳剂（阿托品＋肾上腺素＋可卡因）可以拉开新鲜的虹膜后粘连。

2. 应用糖皮质激素滴眼液

糖皮质激素滴眼液有醋酸泼尼松龙、氟米龙或氟美瞳，还有地塞米松滴眼液等。根据炎症轻重选择滴药浓度及频率，逐渐减量，浓度由高到低，滴药频率由高到低。

3. 应用非甾体抗炎药

如普拉洛芬、双氯芬酸钠等，主要用于手术后或外伤后的抗炎。

4. 糖皮质激素全身应用

如果前房出现成形性或纤维素样渗出时，可给予糖皮质激素口服，逐渐减量。

5. 病因治疗

由感染因素所引起的炎症，应给予相应的抗感染治疗。

6. 并发症治疗

发生继发性青光眼者，可给予降眼压药物点眼治疗；发生并发性白内障者，应在炎症得到很好控制的情况下，行白内障摘出和人工晶状体植入术。

二、中间葡萄膜炎

中间葡萄膜炎（intermediate uveitis）是累及睫状体平坦部、玻璃体基底部、周边视网膜和脉络膜的一种炎症性和增殖性疾病。其发病无性别、种族及遗传的差异，好发于儿童及青壮年，多数病例累及双眼。

【病因】病因尚不完全清楚，可能是一种自身免疫性疾病，可伴发其他全身疾病。

【临床表现】

1. 症状

发病隐匿，轻者可无任何症状或仅出现飞蚊症，重者可有视物模糊、暂时性近视；黄斑受累或出现白内障时，可有明显视力下降，少数患者可有眼红、眼痛等表现。

2. 体征

（1）眼前段改变：前节炎症轻微，可有角膜后沉着物、前房闪辉、少数房水细胞、虹膜周边粘连、前房角凝胶状沉积物和粘连、虹膜后粘连，少数儿童患者可有急性虹膜睫状体炎的表现。

（2）玻璃体及睫状体扁平部改变：下方玻璃体雪球样混浊，偶见下方睫状体平坦部雪堤样改变，雪堤一般表现为前缘锐利，后缘不整齐，常增厚或形成指样突起伸入玻璃体内。

（3）视网膜脉络膜损害：易发生下方周边部视网膜炎、视网膜血管炎和周边部的视网膜脉络膜炎。

【治疗】对视力大于 0.5 且无明显眼前段炎症者，可不给予治疗，定期随访观察。对视力下降至 0.5 以下并有明显的活动性炎症者，应积极治疗。

1. 应用糖皮质激素

口服泼尼松，初始剂量为 $1 \sim 1.2 \ mg/(kg \cdot d)$，随病情好转逐渐减量，用药时间一般宜在半年以上。于有眼前节炎症者，可滴用糖皮质激素滴眼液，应用糖皮质激素时应注意眼部和全身的不良反应。

2. 应用免疫抑制剂

在炎症难以控制时，宜选用其他免疫抑制剂，如苯丁酸氮芥、环磷酰胺、环孢霉素等免疫抑制剂。

3. 手术治疗

药物治疗无效者，可行睫状体扁平部冷凝治疗；出现视网膜新生血管者，可行激光光凝治疗；对于持续密集的玻璃体混浊、玻璃体积血、牵拉性视网膜脱离等，可行玻璃体切除手术。

三、后葡萄膜炎

后葡萄膜炎（posterior uveitis）是一组累及脉络膜、视网膜、视网膜血管和玻璃体的炎症性疾病，临床上包括脉络膜炎、视网膜炎、脉络膜视网膜炎、视网膜脉络膜炎和视网膜血管炎等。

【病因】感染如病毒、细菌、真菌、寄生虫等合并全身性疾病，如 Behcet 病、福格特 – 小柳 – 原田综合征、溃疡性结肠炎、结节性多动脉炎、系统性红斑狼疮、多发性硬化等；一些原发于眼部的疾病，如交感性眼炎、地图状脉络膜视网膜炎、急性视网膜色素上皮炎、全葡萄膜炎等；恶性肿瘤如淋巴瘤、白血病、转移癌等。

【临床表现】

1. 症状

其主要取决于炎症的类型、受累部位及严重程度。患者可有眼前黑影或暗点、闪光、视物模糊或视力下降等症状，合并全身性疾病者则有相应的全身症状。

2. 体征

常见的体征有：玻璃体内炎症细胞和混浊；局灶性脉络膜视网膜浸润病灶；视网膜血管炎，出现血管鞘、血管闭塞和出血等；视网膜或黄斑水肿。一般不出现眼前段改变，偶尔可出现前房闪辉、房水中少量炎症细胞。

【治疗】

感染因素所致者，应给予相应的抗感染治疗。由免疫因素引起的炎症主要使用免疫抑制剂治疗。对于非感染因素引起的后葡萄膜炎，当存在威胁视功能的炎症时，应采用糖皮质激素联合免疫抑制剂治疗。有眼前节炎症者，可滴用糖皮质激素滴眼液。

四、全葡萄膜炎

全葡萄膜炎（generalized uveitis or panuveitis）是指累及整个葡萄膜的炎症，常伴有视网膜和玻璃体的炎症。当感染因素引起的全葡萄膜炎症主要局限于玻璃体或房水时，称为眼内炎。国内常见的全葡萄膜炎主要为福格特 – 小柳 – 原田综合征、Behcet 病性全葡萄膜炎等。

第二节　几种常见的特殊葡萄膜炎

一、强直性脊柱炎

强直性脊柱炎（ankylosing spondylitis）是一种病因尚不完全清楚、主要累及中轴骨骼的特发性慢性炎症疾病，多发于 20 ~40 岁成人，20% ~25% 的患者并发急性前葡萄膜炎。

【病因】病因尚未明确，与 HLA – B27 抗原相关。

【临床表现】此病多发于青壮年人，男性占大多数，常诉有腰骶部疼痛和僵直，于早晨最为明显，活动后减轻。绝大多数患者表现为急性、非肉芽肿性前葡萄膜炎，极少数患者可出现后葡萄膜炎。葡萄膜炎一般发生在强直性脊椎炎之后，多为双眼受累，但一般先后发病，易复发，双眼往往呈交替性发作。X线检查可发现软骨板模糊、骨侵蚀、骨硬化、关节间隙纤维化、钙化、骨化及骨性强直等改变。

【治疗】前葡萄膜炎的治疗主要使用糖皮质激素滴眼液、睫状肌麻痹剂和非甾体抗炎药。脊柱病变应对症治疗。

二、福格特－小柳－原田综合征

福格特－小柳－原田综合征（Vogt－Koyanagi－Harada syndrome，VKH综合征）是以双侧肉芽肿性全葡萄膜炎为特征的疾病，常伴有脑膜刺激征、听力障碍、白癜风、毛发变白或脱落，多发于20～50岁成人，是一种累及全身多系统的炎症性疾病。

【病因】 由自身免疫反应所致，还与HLA－DR4、HLA－DRw53抗原相关。

【临床表现】

1. 眼部表现

（1）前驱期（葡萄膜炎发病前约1周内）：有类似病毒感染表现，患者可有颈项强直、头痛、耳鸣、听力下降和头皮过敏等改变。

（2）葡萄膜炎期（葡萄膜炎发生后2周内）：约持续数周，突然双眼视物模糊。患者最初表现为后葡萄膜炎，出现脉络膜增厚、视神经乳头充血、水肿、视神经乳头周围视网膜脉络膜水肿隆起，伴有视网膜色素上皮损害，多发性视网膜下积液可导致视网膜脱离。如果炎症不能得到及时有效的控制，则炎症累及眼前节形成全葡萄膜炎。

（3）恢复期：活动性葡萄膜炎症逐渐消退，视网膜色素上皮和脉络膜色素脱失，眼底呈现晚霞状改变，并出现Dalen－Fuchs结节和相应的萎缩灶。

（4）复发期：恢复期患者在劳累、感冒、受到精神刺激、过敏时可使葡萄膜炎复发，出现慢性肉芽肿性全葡萄膜炎，并伴有肉芽肿性前葡萄膜炎的急性发作。虹膜出现Busacca结节和Koeppe结节、局灶性萎缩。可出现多种并发症，如继发性青光眼、白内障、脉络膜新生血管、视神经萎缩而导致视力严重下降或丧失。

2. 眼外表现

除上述表现外，在疾病的不同时期，还可出现脱发、毛发变白、白癜风等眼外改变。神经系统可出现颈项强直、头痛、意识模糊、脑脊液淋巴细胞增多等表现。患者发病时可出现听力下降，持续数月甚至数年，也常有耳鸣。

【治疗】

（1）初发者主要给予泼尼松口服，一般开始剂量为1～1.2 mg/（kg·d），于10～14 d开始减量，维持剂量为15～20 mg/d（成人剂量），治疗需8个月以上。

（2）前葡萄膜炎的治疗主要使用糖皮质激素滴眼液。

（3）对于复发的患者，一般应给予其他免疫抑制剂，如苯丁酸氮芥、环磷酰胺、环孢霉素A、硫唑嘌呤等，通常联合小剂量糖皮质激素治疗。

（4）针对继发性青光眼和并发性白内障，应进行相应的对症治疗。

三、Behcet病

Behcet病（Behcet disease）是一种以复发性葡萄膜炎、口腔溃疡、皮肤损害和生殖器溃疡为特征的多系统受累的疾病。

【病因】 可能与细菌、疱疹病毒感染有关，主要通过T细胞介导的自身免疫反应而引发疾病。

【临床表现】

1. 非肉芽肿性全葡萄膜炎

眼部反复发作的非肉芽肿性全葡萄膜炎，主要表现为眼红、眼痛、畏光、流泪、视力下降、尘状角膜后沉着物，房水闪辉及细胞、前房积脓、虹膜后粘连，偶尔有前房积血。眼后节主要表现为视网膜血管炎，后期出现视网膜血管闭塞。常见并发症为并发性白内障、继发性青光眼、视神经萎缩。

2. 口腔溃疡

口腔溃疡为多发性，反复发作，疼痛明显。

3. 皮肤损害

皮肤损害呈多形性改变，主要表现为结节性红斑、痤疮样皮疹、溃疡性皮炎、脓肿等。针刺处出现结节或脓疱（皮肤过敏反应阳性）是此病的特征性改变。

4. 生殖器溃疡

生殖器溃疡为疼痛性，愈合后可遗留瘢痕。

5. 其他

可出现关节红肿、血栓性静脉炎、神经系统损害、消化道溃疡、附睾炎等。

【治疗】

1. 应用免疫抑制剂

可选用苯丁酸氮芥、环磷酰胺、环孢素、硫唑嘌呤等。

2. 应用糖皮质激素

眼前段受累者，可给予糖皮质激素滴眼液点眼；出现严重的眼后段受累可大剂量短期使用糖皮质激素，与其他免疫抑制剂联合应用。

3. 应用睫状肌麻痹剂

其用于眼前段受累者。

4. 并发症治疗

针对并发症，如并发性白内障和继发性青光眼，应行相应的对症治疗。

四、交感性眼炎

交感性眼炎（sympathetic ophthalmia）是指发生于一眼穿通伤或内眼手术后的双侧肉芽肿性葡萄膜炎，受伤眼被称为诱发眼，另一眼则被称为交感眼。

【病因】主要由外伤或手术造成眼内抗原暴露并激发自身免疫应答所致。

【临床表现】大多数病例发生于穿通伤后 4~8 周，但可发生于伤后 5~56 d。一般发病隐匿，多为肉芽肿性炎症，表现为前葡萄膜炎、后葡萄膜炎、中间葡萄膜炎或全葡萄膜炎，其中以全葡萄膜炎为多见。可出现与福格特 - 小柳 - 原田综合征相似的晚霞状眼底和 Dalen - Fuchs 结节，也可出现一些眼外病变，如白癜风、毛发变白、脱发、听力下降或脑膜刺激征等。

【治疗】对眼前段受累者，可给予糖皮质激素点眼和睫状肌麻痹剂等治疗。对于表现为后葡萄膜炎或全葡萄膜炎者，则应选择糖皮质激素口服或其他免疫抑制剂治疗。

【预防】眼球穿通伤后及时修复创口，避免葡萄膜嵌顿及预防感染。对修复无望的眼球破裂伤，可慎行眼球摘除术。

五、急性视网膜坏死

急性视网膜坏死（acute retinal necrosis，ARN），是一种以视网膜坏死、视网膜动脉炎、玻璃体混浊和后期视网膜脱离为特征的疾病，可发生于任何年龄，多单眼受累。

【病因】可能是由疱疹病毒感染所引起的。

【临床表现】多隐匿发病，出现眼红、眼痛或眶周疼痛，早期出现视物模糊、眼前黑影，病变累及黄斑区时可有严重视力下降。眼前段可有轻至中度的炎症反应，易发生眼压升高。视网膜坏死病灶呈黄白色，边界清晰，早期多见于中周部，呈斑块状（"拇指印"状），以后融合并向后极部推进。视网膜血管炎是本病的另一重要体征，动脉、静脉均可受累，但以动脉炎为主，可伴有视网膜出血。疾病早期可有轻度至中度玻璃体混浊，以后发展为显著的混浊，并出现纤维化。在恢复期，坏死区常形成多个视网膜裂孔，导致视网膜脱离。

【治疗】

1. 抗病毒治疗

应用阿昔洛韦，静脉滴注，每日 3 次，治疗 10 ~ 21 d，逐渐减量，全身抗病毒治疗至少 6 周。

2. 应用抗凝剂

可选用肝素，也可选用小剂量的阿司匹林口服（75 ~ 125 mg/d）。

3. 应用糖皮质激素

在抗病毒治疗的同时可选用泼尼松口服治疗。

4. 激光光凝及手术光凝

激光光凝及手术光凝对预防视网膜脱离可能有一定的作用。

六、Fuchs 综合征

Fuchs 综合征（Fuchs syndrome）是一种以虹膜脱色素为特征的慢性非肉芽肿性葡萄膜炎，90% 为单眼受累，发病隐匿。

【临床表现】一般无明显眼部不适，有些患者可有视物模糊、眼前黑影症状。检查可见中等大小或星芒状角膜后沉着物弥漫分布于角膜后，轻度房水闪辉和少量细胞，虹膜脱色素，可出现 Koeppe 结节，但不发生虹膜后粘连。易发生晶状体后囊下混浊和眼压升高，前玻璃体内可有混浊和细胞，少数病例有下方周边部的视网膜脉络膜炎症病灶。

【治疗】一般不需要糖皮质激素点眼，更无须全身治疗。前房炎症明显时，可给予短期点眼治疗。非甾体消炎药可能有助于炎症的控制。对发生并发性白内障者，可行白内障超声乳化摘除和人工晶状体植入术，对眼压升高者，给予降眼压药物。

第三节　葡萄膜囊肿和肿瘤

一、虹膜囊肿

虹膜囊肿（iris cyst）的病因有多种，包括先天性、外伤植入性、炎症渗出性和寄生虫性等。其中以外伤植入性最常见，前葡萄膜炎所致的虹膜囊肿也较为常见。虹膜囊肿表现为虹膜局限性隆起，也可向后房伸展，于瞳孔区可见到虹膜后有黑色隆起块，易被误诊为黑色素瘤。当囊肿增大占据前房或堵塞房角时，可引起难以控制的青光眼。

对于无症状或较小的虹膜囊肿，应密切观察。可采用激光或手术治疗。

二、脉络膜血管瘤

脉络膜血管瘤（choroidal angioma）是母斑病中的一种，它是在先天血管发育不良的基础上发展起来的一种良性肿瘤，可孤立地出现于眼底后极部或弥漫地侵入大部分脉络膜。伴有颜面血管瘤或脑膜血管瘤以及青光眼者，称为 Sturge – Weber 综合征。

脉络膜血管瘤多发生于青年人，病变常从视盘及黄斑部附近开始，可为孤立性，表现为一淡红色圆形或近似球形隆起；也可为弥漫性，表现为广泛、弥散、扁平、边界不清楚的番茄色增厚。易引起视网膜脱离而致视力高度减退，或并发顽固性青光眼而失明。B 超显示扁平隆起的病灶，常伴有浆液性视网膜脱离。荧光素眼底血管造影检查和视野也有相应改变。脉络膜血管瘤可采用激光治疗。

三、脉络膜黑色素瘤

脉络膜黑色素瘤（melanoma of choroid）是成年人最常见的眼内恶性肿瘤，在我国仅次于视网膜母细胞瘤，多见于 50 ~ 60 岁，常为单侧性。

【临床表现】根据肿瘤生长形态，表现为局限性及弥漫性两种，前者居多。局限性肿瘤表现为凸向玻璃体腔的球形隆起肿物，周围常有渗出性视网膜脱离；弥漫性肿瘤沿脉络膜水平发展，呈普遍性增厚而隆起不明显，易被漏诊或误诊，并易发生眼外或全身性转移，可转移至巩膜外、视神经、肝、肺、肾和脑等组织，预后甚差。可因渗出物、色素及肿瘤细胞阻塞房角，肿瘤压迫涡状静脉，或肿瘤坏死所致的大出血等，引起继发性青光眼。在肿瘤生长过程中，可因肿瘤高度坏死而引起眼内炎或全眼球炎，因此脉络膜黑色素瘤也是一种较为常见的伪装综合征。

【治疗】小的肿瘤可随访观察，或作局部切除、激光光凝或放疗。肿瘤发展较快、后极部肿瘤累及视神经、肿瘤较大、继发性青光眼或视网膜脱离者选择眼球摘除术。肿瘤已向眼外蔓延者，应做眶内容摘除术。

四、脉络膜转移癌

脉络膜转移癌（metastatic carcinoma of the choroid）多见于40～70岁患者，女性多见，可为单眼或双眼，左眼多于右眼。脉络膜转移癌为其他部位的恶性肿瘤细胞经血运或淋巴系统转移到眼内组织，好发于中老年患者，原发癌多为乳腺癌、肺癌，其次为消化道癌。由于转移癌生长较快，可压迫睫状神经，早期就伴有剧烈眼痛和头痛。眼底表现为后极部视网膜下灰黄色或黄白色、结节状的扁平隆起，晚期可发生广泛视网膜脱离。诊断时应详细询问患者肿瘤病史，查找原发病灶。CT、MRI、超声波和FFA检查有助于脉络膜转移癌的诊断。

尚未确诊眼内转移癌前，勿轻易使用糖皮质激素。一般多为癌症晚期，已有颅内或其他部位的转移，除非为解除痛苦，眼球摘除术已无治疗意义。

五、脉络膜骨瘤

脉络膜骨瘤（choroidal osteoma）是一种骨性迷离瘤，好发于女性，双眼居多。双眼可同时发病或间隔数年发病，患者视力下降、眼前出现旁中心暗点，或有复视、视物变形，可伴有同侧偏头痛，偶尔伴有恶心、喷射性呕吐。肿瘤多位于视盘附近，呈黄白色或橘红色的扁平隆起，可见色素沉着，肿物边缘不规则，似伪足向四周伸出，可形成视网膜下新生血管膜，伴有出血或浆液性视网膜脱离。FFA、超声波及CT检查有助于诊断。目前尚无确切有效的治疗方法。

第四节　葡萄膜先天异常

一、无虹膜

无虹膜（aniridia）是一种少见的眼部先天畸形，几乎都是双眼受累。前房内看不见虹膜，前房角处常能查到残留的虹膜根部。双眼发病，患者视力较差。常伴有角膜、前房、晶状体、视网膜和视神经异常，属常染色体显性遗传。

二、虹膜缺损

虹膜缺损（coloboma of iris）分为典型性虹膜缺损和单纯性虹膜缺损两种。典型性虹膜缺损是位于下方的完全性虹膜缺损，形成梨形瞳孔，尖端向下，与手术切除者的不同点在于其缺损边缘为色素上皮所覆盖，常伴有其他眼部先天畸形，如睫状体或脉络膜缺损等。单纯性虹膜缺损为不合并其他葡萄膜异常的虹膜缺损，表现为瞳孔缘切迹、虹膜孔洞、虹膜周边缺损、虹膜基质和色素上皮缺损等，多不影响视力。

三、瞳孔残膜

瞳孔残膜（persistent pupillary membrane）系胚胎时供应晶状体的血管膜于出生后未完全消失所致。

其特点是为棕色丝条状组织，一端源于虹膜缩轮，跨过瞳孔缘，另一端止于晶状体表面或达对侧虹膜表面；粗细不一，多少不等，不影响瞳孔运动。有时残膜交织成蜘蛛网状，浓密时可影响视力，必要时可行激光切除治疗。

四、脉络膜缺损

脉络膜缺损（coloboma of choroid）多位于视盘下方，缺损大时可包括视盘在内，脉络膜与色素上皮层同时缺损，透过菲薄的视网膜可见白色巩膜，境界清楚，边缘有少许色素，表面可见视网膜血管。脉络膜缺损常和先天性虹膜缺损同时发生。

▶ 思考题

1. 简述前葡萄膜炎的临床表现及治疗方法。

2. 患者，男，32岁。主诉：右眼痛、视力下降伴眼红1周。行眼科检查。右眼视力0.4，睫状充血（＋＋），角膜后见羊脂状KP（＋），前房闪辉，瞳孔6点位后粘连，晶状体透明，眼底未见异常。根据以上情况，请对该患者做出诊断，并拟订治疗计划。

第九章　青光眼

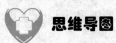

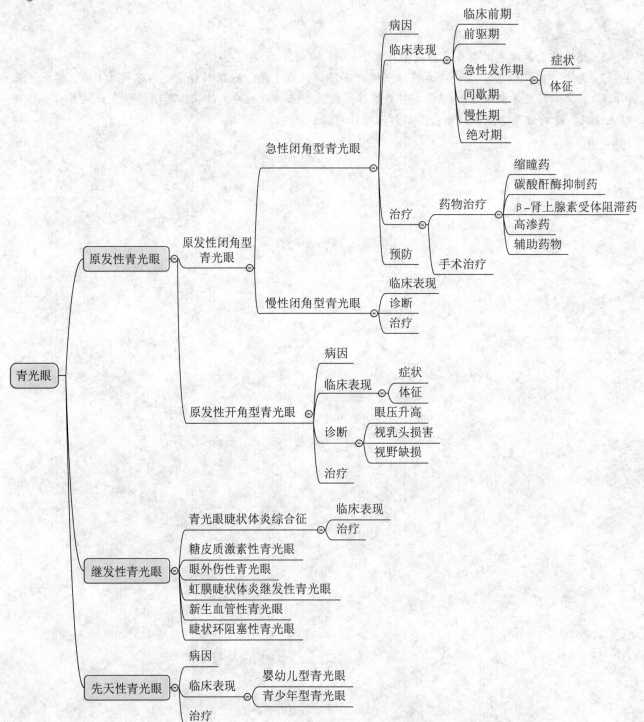

青光眼（glaucoma）是以病理性眼压增高所导致的视神经凹陷性萎缩和视野缺损为特征的眼病。青光眼视神经萎缩和视野缺损的发生、发展与眼压升高的水平和视神经对压力损害的耐受性有关。青光眼是致盲的主要眼病之一，若能及早进行正确治疗，多数患者可避免失明。

眼压是指眼球内容物对眼球壁的压力。生理性眼压的稳定性，有赖于房水生成量与排出量的动态平衡。房水自睫状突生成后，经后房越过瞳孔到达前房，然后主要通过两个途径外流。①小梁网通道：经前房角小梁网进入 Schlemm 管，再通过巩膜内集合管至巩膜表层睫状前静脉。②葡萄膜巩膜通道：通过前房角睫状体带进入睫状肌间隙，然后进入睫状体和脉络膜上腔，最后穿过巩膜胶原间隙和神经血管间隙出眼。在正常人大约 20% 的房水经由葡萄膜巩膜通道外流。

眼压的高低主要取决于房水循环中的三个因素：①睫状突生成房水的速率；②房水通过小梁网流出的阻力；③上巩膜静脉压。如果房水生成量不变，则房水循环途径中任一环节发生阻碍，房水不能顺利流通，眼压即可升高。大多数青光眼眼压升高的原因是房水外流阻力增高，或房水引流系统异常（开角型青光眼），或是周边虹膜堵塞了房水引流系统（闭角型青光眼）。青光眼的治疗着眼于采用各种方法，或增加房水排出，或减少房水生成，以达到降低眼压、保存视功能的目的。

我国正常人眼压范围为 10 ~ 21 mmHg（1.33 ~ 2.79 kPa），正常眼压不仅反映在眼压的绝对值上，还有双眼对称、昼夜压力相对稳定等特点。两眼眼压一般对称，正常双眼眼压差异不应大于 5 mmHg（0.67 kPa），24 h 眼压波动范围不应大于 8 mmHg（1.06 kPa）。如果眼压≥24 mmHg（3.19 kPa）或两眼压差≥5 mmHg（0.67 kPa），昼夜差≥8 mmHg（1.06 kPa），则为可疑青光眼。临床上，部分患者眼压虽已超过统计学正常上限，但长期随访发现患者并不出现视神经、视野损害，这种疾病称为高眼压症；部分患者眼压在正常范围，却发生了青光眼典型的视神经萎缩和视野缺损，这种疾病称为正常眼压青光眼。因此，患者眼压升高不一定是患了青光眼，而眼压正常也不能排除患了青光眼。但是，这并非意味眼压的测量不重要，眼压升高仍是导致视神经和视野损害的重要因素。一般而言，眼压越高，对眼的危害越大。所以，应该正确认识正常眼压和病理眼压。

临床上根据房角形态（开角或闭角）、病理机制（明确或不明确）以及发病年龄三个主要因素，一般将青光眼分为原发性、继发性和先天性三大类。

原发性青光眼又可分为急性闭角型青光眼、慢性闭角型青光眼、原发性开角型青光眼。先天性青光眼又可分为婴幼儿型青光眼、青少年型青光眼、先天性青光眼伴有其他先天异常。继发性青光眼是指因其他眼病、全身疾病等引发的青光眼。

第一节　原发性青光眼

原发性青光眼（primary glaucoma）是指病因机制尚未阐明的一类青光眼，为双眼患病，有一定的遗传趋向。根据眼压升高时前房角的状态是关闭或是开放，又分为闭角型青光眼（angle-closure glaucoma）和开角型青光眼（open angle glaucoma）。据统计，我国以闭角型青光眼居多，而欧美以开角型青光眼多见。

一、原发性闭角型青光眼

原发性闭角型青光眼是由于周边虹膜阻塞小梁网或与小梁网产生永久性粘连，造成前房角关闭、房水流出受阻，引起眼压升高的青光眼。

（一）急性闭角型青光眼

急性闭角型青光眼（acute angle-closure glaucoma），是一种以眼压急剧升高并伴有相应症状和眼前段组织改变为特征的眼病，又称急性充血性青光眼，多见于 50 岁以上女性，男、女发病比约为 1∶2，可双眼同时或先后发病，与遗传因素有关。

【病因】 病因尚未充分阐明。

1. 解剖因素

目前认为解剖因素是急性闭角型青光眼主要的发病因素。其表现为小眼球、小角膜、前房浅、房角窄，晶状体较厚、位置相对靠前，使瞳孔缘与晶状体前表面接触紧密，房水通过瞳孔时阻力增加，后房压力相对高于前房，推挤虹膜向前膨隆，前房更浅，房角进一步变窄，形成了生理性瞳孔阻滞，导致虹膜向前膨隆，一旦周边虹膜与小梁网发生接触，房角即告关闭，眼压急剧升高，导致急性闭角型青光眼急性发作。

2. 诱因

情绪激动、精神创伤、过度疲劳、气候突变、暗处停留时间过久、暴饮暴食、滴用散瞳药等为本病的诱因。

【临床表现】 急性闭角型青光眼有以下几个不同的临床阶段（分期），不同的病期各有其一定的特点。

1. 临床前期

当一眼已被确诊为本病时，另一眼只要具有前房浅、房角狭窄等解剖因素，尚未发作，则该眼处于本病临床前期；或虽两眼均未发病，但有家族史且前房浅，做激发试验可使眼压升高者，则其处于本病临床前期。

2. 前驱期（先兆期）

前驱期出现一过性或反复多次的小发作，发作多出现在傍晚时分，表现为轻度的眼胀痛伴同侧偏头痛、视力减退、鼻根部酸胀，轻度睫状充血、角膜轻度雾状混浊、眼压略高，休息后上述症状、体征可自行缓解。

3. 急性发作期

起病急，表现出典型的急性闭角型青光眼的症状（图1-9-1）。

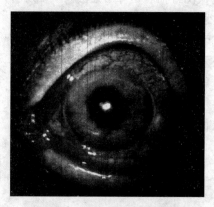

图1-9-1 急性发作期

（1）症状：突然发作剧烈的眼胀、眼痛，伴剧烈的头痛、恶心、呕吐。有时易被误诊为胃肠道疾病、颅脑疾病等。视力迅速下降，甚至仅留光感。

（2）体征：

①眼睑水肿，混合充血或伴球结膜水肿。

②角膜水肿，呈雾状或毛玻璃状，角膜内皮可有色素性KP。

③瞳孔中等散大，常呈竖椭圆形，对光反射迟钝或消失，有时可见局限性后粘连。

④虹膜因水肿而纹理不清，后期可留有萎缩区。

⑤前房极浅，周边部前房几乎完全消失，房角镜检查可见房角完全关闭。

⑥眼压升高，可高达50 mmHg以上，指测眼压时眼球坚硬如石。

高眼压缓解后，症状减轻或消失，眼前段常留下永久性组织损伤。如角膜后色素沉着、虹膜节段性萎缩及色素脱落、晶状体前囊下点状或片状灰白色混浊（青光眼斑），统称急性闭角型青光眼三联征，有诊断意义。

4. 间歇期

小发作缓解后，房角重新开放，症状和体征减轻或消失，不用药或仅用少量缩瞳药就能将眼压维持在正常范围内。但瞳孔阻滞的病理基础尚未解除，遇到诱发因素时疾病可再次急性发作。

5. 慢性期

急性大发作或反复小发作后，房角广泛粘连（通常 >180°），小梁网功能严重损害，眼压中度升高，视力进行性下降。眼底可见青光眼性视盘凹陷，并有相应的视野缺损。

6. 绝对期

眼压持续升高过久，眼组织特别是视神经遭到严重破坏，视力已降至无光感且无法挽救，偶可因眼压过高或角膜变性而出现顽固性眼痛。

【治疗】急救处理原则：先用药物综合治疗以迅速降低眼压，待眼压下降后及时选择适当的手术。

1. 药物治疗

（1）缩瞳药：用 1% ~2% 毛果芸香碱溶液，每 3 ~5 min 滴眼一次，待眼压降低、瞳孔缩小，改为 1 ~2 h 滴眼一次，然后每日滴 4 次。亦可开始先用 0.25% 毒扁豆碱滴眼，每 10 min 滴 1 次，每次 1 滴，3 次后改滴 1% 毛果芸香碱溶液。

（2）碳酸酐酶抑制药：能抑制房水分泌，常用醋氮酰胺布林佐胺滴眼液。一般首次药量为 500 mg，以后每次 250 mg，降压作用可保持 6 h 左右。同时服氯化钾或氨苯蝶啶，以减少其排钾的不良反应。对磺胺类药物过敏及肾功能与肾上腺皮质功能严重减退者禁用。

（3）β - 肾上腺素受体阻滞药：通过抑制房水生成而降低眼压。常用 0.25% ~0.5% 噻吗洛尔滴眼液，每日滴眼 2 次。用药时注意心率变化，对心脏房室传导阻滞、窦性心动过缓和支气管哮喘者禁用。

（4）高渗药：本类药能升高血浆渗透压，吸取眼内水分，使眼压迅速下降，但作用时间短，一般仅用于术前降压。常用的有甘露醇、高渗葡萄糖、甘油等。

（5）辅助药物：神经营养药物可起到一定的保护视神经的作用。必要时可给予止吐、镇静、安眠药物。

2. 手术治疗

所有急性闭角型青光眼都需要手术治疗，以防复发。药物治疗仅能暂时缓解房角闭塞及短期降低眼压，而未解除瞳孔阻滞，因此，待眼压下降后须进行手术治疗，手术方法选择如下。

（1）周边虹膜切除术或激光虹膜切开术：适用于急性闭角型青光眼的临床前期、前驱期、急性大发作期后房角仍然开放或粘连范围 <1/3 周、眼压稳定在 21 mmHg 以下者。

（2）滤过性手术：适用于房角粘连已达 2/3 周、眼压不能被缩瞳药控制的患者。手术方法有小梁切除术、非穿透性小梁手术、激光巩膜造瘘术、房水引流装置植入术等。

（3）减少房水生成的手术：适用于晚期青光眼疼痛症状较明显的患者。手术方法有睫状体的冷凝术、透热术和光凝术。

【预防】

（1）闭角型青光眼是重要而常见的致盲眼病，必须贯彻预防为主的方针，宣传有关青光眼的知识，争取做到早期诊断、早期治疗。

（2）对已确诊的闭角型青光眼患者，应积极治疗，定期检查眼压和视野。由于急躁恼怒、抑郁悲伤、过度兴奋与劳累紧张均可使本病发作，因此，有青光眼症状者，必须保持心情开朗，避免情绪过度激动。

（3）平时要摄生有当，起居有常，饮食有节，劳逸结合。室内光线要充足，不宜在暗室内工作，不看或少看电视。

（4）老年人要慎用或不用散瞳药。

（5）由于本病发病属双侧性，双眼可先后发病，如一眼已确诊，另一眼虽未发作，亦须密切予以观察，定期检查，或考虑采取必要的预防性措施，如做预防性虹膜切除。

（6）对疑似病例，应追踪观察，必要时做激发试验，以明确诊断，及早治疗。

（二）慢性闭角型青光眼

慢性闭角型青光眼房角闭塞是由于虹膜与小梁网接触后，逐渐发生粘连，使小梁功能渐进性受损，眼压逐渐升高。本病一般不会急性发作，发病年龄较急性闭角型青光眼早。

【临床表现】 少数患者没有明显症状，发作时仅有轻度眼胀、头痛、视物模糊。但因眼压逐渐升高，眼底及视野呈进行性损害，晚期可出现视盘凹陷、萎缩，视野损害，视力下降或完全丧失。

【诊断】 根据病史、眼压、房角状态，诊断并不困难。对于早期可疑病例，可给予激发试验，以明确诊断。

【治疗】 治疗原则与药物治疗同急性闭角型青光眼。手术方式的选择如下。

1. 虹膜周边切除术与氩激光房角成形术

用于房角粘连范围不大者。

2. 滤过性手术（如小梁切除术）

用于房角大部分粘连者。

二、原发性开角型青光眼

原发性开角型青光眼（primary open-angle glaucoma）是一种眼压升高而致视神经损害、视野缺损，终至失明的眼病，亦称慢性单纯性青光眼。其特点为发病隐匿，进展缓慢，高眼压状态下前房角宽而开放，多见于 20～60 岁的患者，男性略多于女性，多为双眼发病。

【病因】 原发性开角型青光眼的眼压升高是由房水排出通道病变，使房水排出的阻力增加所致。病变部位主要在小梁网和 Schlemm 管，如小梁网内皮增生水肿、间隙变窄或消失，Schlemm 管变性，阻滞房水外流，导致眼压升高。原发性开角型青光眼的发病机制尚未完全明确，可能与遗传有关。

【临床表现】

1. 症状

患者早期自觉症状不明显或无自觉症状，可有轻度雾视、眼胀等症状。早期不易发现，患者多在视野严重受损甚至已经单眼失明时才注意而就医。

2. 体征

（1）眼压：早期眼压不稳定，呈波动性升高，早期通过绘制 24 h 眼压曲线有助于诊断。24 h 眼压差 ≥8 mmHg，激发试验为阳性体征。

（2）视野：典型的早期视野改变为旁中心暗点、弓形暗点。随着病情发展，可出现鼻侧阶梯、环形暗点、向心性缩小，晚期仅存颞侧视岛和管状视野（图 1-9-2）。除视野改变外，黄斑功能也受到损害，出现获得性色觉障碍、视觉对比敏感度下降及某些视觉电生理异常。

（3）眼底：主要是视盘（视神经乳头）的改变。典型的眼底表现为：①视盘生理凹陷进行性扩大和加深，杯/盘（C/D）>0.6（图 1-9-3）；②双眼凹陷不对称，双眼 C/D 差值 >0.2；③视神经乳头上或其周围浅表呈线状出血；④视网膜神经纤维层缺损。

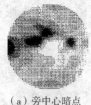

（a）旁中心暗点　　（b）弓形暗点及鼻侧阶梯

（c）象限性缺损　　（d）管状视野和颞侧视岛

图 1-9-2　开角型青光眼视野改变

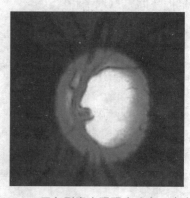

图 1-9-3　开角型青光眼眼底改变（青光眼杯）

【诊断】

（1）眼压升高：须注意在病变早期，眼压并不呈持续性升高，应绘制 24 h 眼压曲线，以发现高眼压或昼夜波动增大。

（2）视神经乳头损害：C/D > 0.6，或双眼 C/D 差值 > 0.2；若发现视神经乳头凹陷进行性扩大和加深，则更有诊断意义。

（3）视野缺损：可重复性的旁中心暗点或鼻侧阶梯，常为青光眼性早期视野损害的征象。

以上三项指标中有两项为阳性，检查房角属开角，诊断即可成立。

【治疗】本病的早期诊断、及时治疗十分重要。一般主张以药物治疗为主，当不能控制时则考虑手术治疗。

1. 药物治疗

本病若局部滴用 1~2 种药物即可使眼压控制在安全水平，视野和眼底改变不再进展，患者能配合治疗并定期复查，则可先试用药物治疗。药物使用以浓度最低、次数最少、效果最好为原则。先从低浓度开始，若眼压不能控制，则改用高浓度；若眼压仍不能控制，改用其他降眼压药或联合用药，保持眼压在正常范围。常用的药物如下。

（1）缩瞳药：如用 1%~2% 毛果芸香碱溶液滴眼，3~4 次/d。

（2）β-肾上腺素受体阻滞药：常用 0.25%~0.5% 噻吗洛尔滴眼液滴眼，2 次/d，或用 0.5% 盐酸左布诺洛尔滴眼液滴眼，1~2 次/d。有心传导阻滞、窦房结病变、支气管哮喘者忌用噻吗洛尔滴眼液。

（3）左旋肾上腺素：用 1% 溶液滴眼，1~2 次/d，严重高血压、冠心病患者不宜使用；或用 0.1% 保目明滴眼。

（4）碳酸酐酶抑制药和高渗药：如口服乙酰唑胺、静脉滴注 50% 高渗葡萄糖、静脉滴注 20% 甘露醇等。

2. 激光治疗

如药物治疗不理想，可试用氩激光小梁成形术。

3. 滤过性手术

滤过性手术以往仅用于没有条件进行药物治疗，或药物治疗无效或无法耐受长期用药者。近来有人主张一旦诊断明确，且已有明显视神经乳头、视野改变时，滤过性手术可作为首选的治疗手段，并认为直接进行滤过性手术比长期药物治疗失败后再做手术的效果更好。

第二节　继发性青光眼

继发性青光眼是由其他眼病、全身疾病或用药反应引起的青光眼。

一、青光眼睫状体炎综合征

青光眼睫状体炎综合征（glaucomato-cyclitic syndrome）的病因尚不十分清楚，好发于青壮年男性，常为单眼发病、反复发作。

【临床表现】发作性眼压升高，角膜上皮水肿，出现羊脂状角膜后沉着物（KP），房水无明显混浊，瞳孔中等程度散大，前房浅、房角开放、无虹膜后粘连。发作数天后常自行缓解，预后较好。但如长期反复发作，也会产生视盘及视野的损害。

【治疗】①发作期局部滴用或结膜下注射地塞米松或泼尼松龙；②滴 0.25%~0.5% 噻吗洛尔滴眼液；③口服乙酰唑胺及消炎痛。

二、糖皮质激素性青光眼

长期应用糖皮质激素类药物，可引起眼压升高。多数病例停用此类药物后眼压可逐渐恢复正常。个别停药后眼压仍持续升高，使用降眼压药无效者，可考虑手术治疗。

三、眼外伤性青光眼

1. 前房积血

眼球钝挫伤可引起前房积血而导致眼压升高。前房积血导致的眼压升高与积血量有关，积血量超过前房 1/2，特别是反复积血者易发生继发性青光眼。眼压超过 65 mmHg（8.64 kPa），药物控制不满意者可并发角膜血染而严重影响视力。治疗方法：局部滴用糖皮质激素、噻吗洛尔，必要时服用乙酰唑胺或静脉滴注甘露醇控制眼压。对于前房大量积血，2～3 d 不见吸收者，可行前房穿刺、冲洗，排出前房积血，预防角膜血染的发生。

眼球钝挫伤后可引起大量出血，血液流入前房或玻璃体内可发生溶血性青光眼或血影细胞性青光眼。①溶血性青光眼，由红细胞的破坏产物和吞噬血红蛋白的巨噬细胞阻塞小梁网而引起，因其常合并一定的炎症反应，其治疗方法为局部应用糖皮质激素、散瞳药及碳酸酐酶抑制药，必要时亦可行前房穿刺冲洗。②血影细胞性青光眼，由蜕变的红细胞阻塞小梁网引起，患者应于早期进行前房穿刺冲洗或进行玻璃体切除术，若眼压仍然升高，则可应用降眼压药物，药物不能控制眼压时，可考虑滤过性手术。

2. 房角后退

眼球钝挫伤后，可发生房角后退性青光眼。其表现与原发性开角型青光眼相似，诊断要依靠外伤史，房角镜检查可见房角异常增宽。同原发性开角型青光眼。

3. 眼异物伤

眼异物伤后异物存留，可由于炎症、铜锈或铁锈的沉积，使小梁网发生阻塞引起眼压升高。根据引起青光眼的原因不同，选择合适的治疗方法。

四、虹膜睫状体炎继发性青光眼

继发性青光眼是虹膜睫状体炎常见的并发症，产生的主要原因是虹膜后粘连引起的瞳孔闭锁及膜闭。由于瞳孔阻塞，后房房力高于前房，而发生虹膜膨隆，周边前粘连，以致眼压升高。继发性青光眼的预防原则是：治疗虹膜睫状体炎时，应及时扩瞳；虹膜后粘连致瞳孔闭锁时，应及早行虹膜切除术或激光虹膜切开术；广泛虹膜周边前粘连时，应做滤过性手术。

五、新生血管性青光眼

新生血管性青光眼是视网膜中央静脉阻塞、糖尿病性视网膜病变、视网膜中央动脉阻塞、视网膜脱离等视网膜疾病常见的并发症。由于视网膜缺氧而产生血管生成因子，引起虹膜及小梁网表面有新生纤维血管膜形成并覆盖在前房角表面，后期纤维血管膜收缩，形成周边粘连，导致眼压升高。

【防治】本病治疗较困难，应重在预防，当发现虹膜有红变迹象时进行视网膜光凝术可阻断其发展。局部可滴用 β 受体阻滞剂（如噻吗洛尔）、睫状肌麻痹剂及糖皮质激素（禁用缩瞳药降低眼压），同时全身应用乙酰唑胺及高渗药。

六、睫状环阻塞性青光眼

睫状环阻塞性青光眼又称恶性青光眼，多见于抗青光眼滤过性手术后。发病机制是晶状体或玻璃体与水肿的睫状体相贴，后房房水不能流入前房而逆流至晶状体和玻璃体后方进入玻璃体腔，将晶状体－虹膜隔向前推，使前房变浅，眼压升高。

药物治疗：应尽快滴 1%～2% 阿托品充分麻痹睫状肌；静脉滴注高渗剂如 20% 甘露醇，使玻璃体脱水，有利于前房恢复；口服乙酰唑胺，以降低眼压；应用糖皮质激素控制炎症反应，减少渗出，防止粘连。药物治疗无效时需及时考虑手术，行巩膜后切开术，抽吸玻璃体内积液并重建前房，必要时需做晶状体摘除及前段玻璃体切除。

🔲 第三节　先天性青光眼 🔲

先天性青光眼（congenital glaucoma）与遗传有一定关系，是胚胎发育时期前房角发育异常，小梁网及 Schlemm 管系统不能发挥有效的房水引流功能而使眼压升高的一类青光眼。根据发病年龄的早晚，先天性青光眼分为婴幼儿型青光眼和青少年型青光眼。

【病因】本病病因尚不完全清楚。一般认为，先天性青光眼属常染色体显性、隐性或多因素遗传病，常伴其他先天异常如虹膜缺损、白内障及心脏病等。青少年型青光眼为房角结构发育不全或未发育，或房角组织被一层中胚叶残膜覆盖，阻塞了房水排出通道，导致眼压升高而发病，双眼发病多见。

【临床表现】

1. 婴幼儿型青光眼

婴幼儿型青光眼见于新生儿或婴幼儿时期。常出现畏光、流泪、眼睑痉挛等症状。眼科检查：①眼球扩大，前房加深，呈轴性近视；②角膜直径增大，横径常大于 12 mm，角膜上皮水肿，外观呈雾状混浊；③眼压升高，常在全麻下测量；④眼底可见青光眼性视乳头凹陷，且出现早、进展快。

2. 青少年型青光眼

青少年型青光眼于 6~30 岁发病。早期一般无自觉症状，发展到一定程度可出现虹视、眼胀、头痛等症状。患者的房角多数是开放的，视野、眼底表现与开角型青光眼相似；有轴性近视；眼压升高，但波动较大。

【治疗】手术是治疗先天性青光眼的主要措施，一旦确诊应及早进行手术治疗。常用手术有房角切开术、小梁切开术等。术前用药物控制眼压。

▶ 思考题

1. 试述影响眼压的主要因素。
2. 试述急性闭角型青光眼的临床表现及治疗。
3. 原发性开角型青光眼的诊断依据是什么？
4. 患者，女性，58 岁。主诉：2 h 前因情绪激动出现右眼视力下降、眼痛、头痛，伴恶心、呕吐、畏光流泪。既往无发作史。检查：右眼视力0.2（不能矫正），眼压35 mmHg。眼睑水肿、球结膜轻度水肿、混合性充血，角膜上皮雾状水肿，前房浅，瞳孔散大，晶状体未见混浊，眼底查视不清。左眼前房浅，未见其他异常。根据以上情况，请对该患者做出诊断，并拟订治疗计划。

第十章 晶状体病

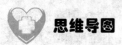 思维导图

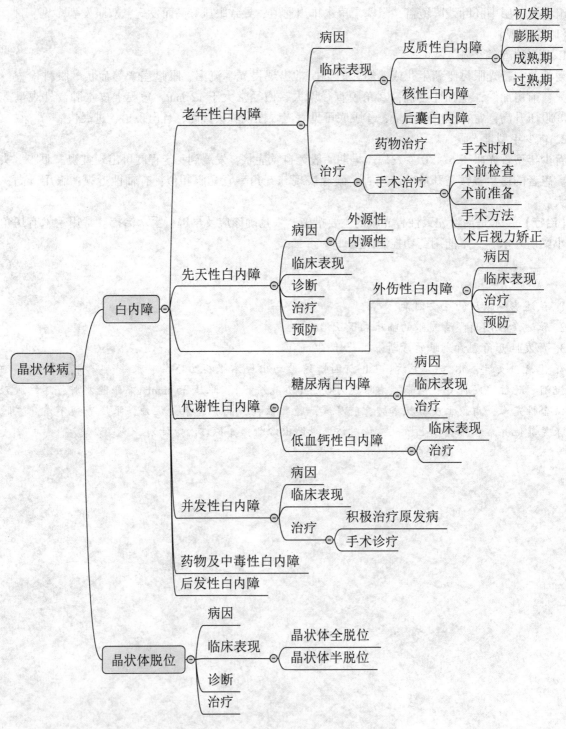

晶状体为双凸面、有弹性、无血管的透明组织，具有复杂的代谢过程，其营养主要来源于房水和玻璃体。正常情况下，晶状体能将光线聚焦于视网膜，并能通过调节作用看清远、近物体，是眼屈光介质的重要组成部分。晶状体的主要病变是晶状体透明度改变，发生白内障；晶状体位置改变，发生异位或脱位；先天性晶状体异常。晶状体病均可引起明显的视力障碍。

第一节　白内障

白内障（cataract）是指各种原因导致的晶状体失去透明性而产生混浊的眼病。白内障不仅是临床常见病，而且已成为首位致盲性眼病。全世界盲人中有46%是因为白内障而致盲，我国每年新增白内障盲人约为40万人。白内障的发病机制比较复杂，一般认为是综合因素所致，与营养、代谢、环境、机体外伤和遗传等多种因素有关。晶状体轻度混浊不影响视力者，没有临床意义，当晶状体混浊使视力下降时，才认为是有临床意义的白内障。在流行病学调查中，将晶状体混浊并使视力下降至0.7或以下作为白内障的诊断指标。

白内障有多种分类方法，根据发病原因，白内障可分为老年性白内障、外伤性白内障、并发性白内障、代谢性白内障、先天性白内障、辐射性白内障、中毒性白内障及后发性白内障等。白内障的治疗，目前尚无特效方法。能够明确病因者，针对病因治疗；不能明确病因者，局部滴用改善晶状体新陈代谢及加强混浊吸收的药物。当白内障影响工作和生活时，采用手术治疗。

一、老年性白内障

老年性白内障（senile cataract），又称年龄相关性白内障（age-related cataract），多发生于50岁以上的老年人，是白内障中最常见的一种类型，患病率随年龄增长而增高。年龄相关性白内障是全球重要的致盲性眼病，随着人类寿命的延长，人口渐趋老龄化，其患病率也相应增加，因此年龄相关性白内障的治疗和康复非常重要。

【病因】病因复杂，一般认为它是晶状体老化过程中逐渐出现的退行性改变，可能是营养、代谢、遗传、环境等因素综合作用的结果。目前认为，氧化损伤是形成白内障的最初因素。氧化损伤晶状体的细胞膜，使膜对钠离子的通透性增加，晶状体内的钠离子增加，导致水的流入，引起皮质性白内障；氧化损伤也可使晶状体核内的可溶性晶状体蛋白聚合，形成不溶性的高分子量蛋白，引起核性白内障。

流行病学研究表明长期接触紫外线、过嗜烟酒、患心血管疾病等人群的白内障发病率较高。

【临床表现】多为双眼同时或先后发病，主要症状为渐进性、无痛性视力下降，直至眼前手动或仅有光感。患者早期眼前可有固定不动的黑影，随病情发展可出现单眼复视或单眼多视。核性白内障患者可出现近视加重和老视减轻现象。

根据晶状体混浊部位的不同，老年性白内障一般分为皮质性、核性、后囊三种类型。

1. 皮质性白内障

它是最为常见的类型，根据其病程可分为四期。

（1）初发期：晶状体周边部皮质出现灰白色楔形混浊，尖端指向晶状体中央，混浊在瞳孔区还不明显，常需散瞳才能发现，视力多正常（图1-10-1）。此期混浊发展缓慢，可经数年才达下一期。

（2）膨胀期：又称未成熟期。晶状体周边的皮质混浊面积逐渐增大，混浊的皮质吸收水分膨胀，晶状体体积增大，虹膜向前推使前房变浅，诱发急性闭角型青光眼，散瞳检查时要注意眼压的变化。

用斜照法检查时，晶状体前后皮质呈不均匀的灰白色混浊，因虹膜瞳孔缘部与混浊的晶状体皮质之间尚有透明皮质，光线投照侧的虹膜阴影投照在深层的混浊皮质上，在该侧瞳孔内出现新月形投影，称虹膜投影，这为此期的特点（图1-10-2）。在裂隙灯下仍可看到皮质内板层分离、空泡、水裂。视力明显减退，眼底难以看清。

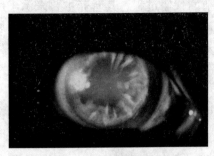 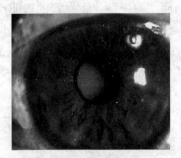

图1-10-1　老年性白内障初发期　　　　图1-10-2　老年性白内障膨胀期——虹膜投影

（3）成熟期：晶状体全部混浊呈均匀乳白色，皮质水肿消退，体积和前房深度恢复正常，虹膜投影消失，眼底无法窥见，视力降至手动或光感，但光定位和色觉正常（图1-10-3）。

（4）过熟期：成熟期持续时间较久（数年），混浊皮质逐渐分解、液化成乳糜状，棕黄色晶状体核沉于囊袋下方（图1-10-4）。晶状体内水分丢失，体积缩小，囊膜皱缩。前房变深，可出现虹膜震颤。当晶状体核下沉时，患者可突然感到视力提高。

在过熟期，当液化皮质漏出可诱发晶状体过敏性葡萄膜炎或晶状体溶解性青光眼；当眼受剧烈震荡时可使晶状体核脱入前房或玻璃体引起继发性青光眼；由于晶状体悬韧带发生退行性改变，易发生晶状体脱位。

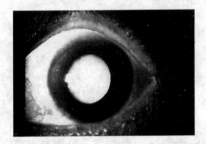 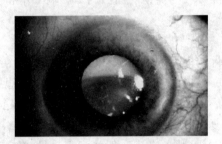

图1-10-3　老年性白内障成熟期　　　　图1-10-4　老年性白内障过熟期

2. 核性白内障

核性白内障较少见，患者在40岁左右发病，病情进展慢。混浊始于胚胎核或成人核，直至成人核完全混浊。早期晶状体核呈灰黄色，周边部透明，视力不受影响。晶状体核的混浊开始呈灰黄色，以后逐渐加重而呈黄褐色、棕色或棕黑色，临床称棕色或黑色白内障。散瞳后用透照法检查，在周边部红色反光中，可见中央有一盘状暗影（图1-10-5）。早期视力不受影响，以后晶状体核密度增加，屈光指数明显增强，故常呈现近视。

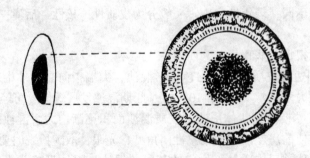

图1-10-5　老年性核性白内障

3. 后囊白内障

后囊白内障表现为在晶状体后囊膜下的皮质浅层出现黄色混浊，其间夹杂着小空泡和金黄色或白色结晶样颗粒，外观似锅巴状，因此后囊白内障又称盘状白内障。由于混浊位于视轴区，早期即可出现视力障碍。后期合并晶状体皮质和核混浊，发展成为成熟期白内障。

【治疗】

1. 药物治疗

目前尚无疗效肯定的药物，故以手术治疗为主。

（1）局部滴谷胱甘肽、卡他灵、法可林等眼药水，3~4 次/d，1~2 滴/次。

（2）口服维生素 C、维生素 B_2 等。

2. 手术治疗

年龄相关性白内障的治疗以手术治疗为主。

（1）手术时机。

既往认为白内障成熟期为最佳手术时期，由于显微手术技术的进步以及人工晶体的广泛应用，当白内障患者视力低于 0.1，已影响工作和生活时，即可手术治疗。某些因工作对视力要求较高的患者，在具备良好的医疗技术条件下，视力为 0.3 或 0.4 时也可手术。

（2）术前检查。

1）全身检查如下。①血压：应控制在正常或接近正常范围。②血糖：糖尿病患者的空腹血糖最好控制在 8.3 mmol/L 以下。③心电图、胸透、肝功能检查正常。④血常规、尿常规、出血时间、凝血时间正常。

2）眼部检查如下。①视功能检查：包括远近视力、光感、光定位、红绿色觉。②裂隙灯生物显微镜检查：观察前房的情况、晶状体混浊的程度、角膜内皮的状况、虹膜有无改变。③测量眼压。④测量角膜曲率及眼轴长度，以计算 IOL（人工晶体）的度数。⑤泪囊检查。⑥有条件时做角膜内皮镜检查，必要时可做眼部电生理检查及超声波检查。

（3）术前准备。

1）心理准备：介绍术前、术中、术后的注意事项和预后的一般情况。

2）术前用药：术前滴 3 天抗生素滴眼液；术前 1 h 充分散瞳。

（4）手术方法。

①白内障囊内摘出术：是指将整个晶状体包括囊膜完整摘出。手术较简单，可不用手术显微镜。不发生后发性白内障。但手术切口大、术中对眼内，尤其对玻璃体扰动大，发生并发症的概率大，现在已较少采用。

②白内障囊外摘出术合并后房型人工晶状体植入：白内障囊外摘出术是指截除晶状体前囊后，将皮质及核摘除，而保留后囊膜。这种手术可减少眼内组织颤动、玻璃体脱出、视网膜脱离和黄斑囊样水肿等并发症的发生和角膜内皮的损伤。术后将后房型人工晶状体植入，可迅速恢复并建立双眼单视和立体视觉。但术后可能发生后发性白内障，少数患者发生晶状体皮质过敏。

③超声乳化白内障吸出术合并后房型人工晶状体植入术：该术式也是白内障囊外摘出术，其有较多的优点，采用小的巩膜缘切口，应用超声乳化仪将晶状体核粉碎成乳糜状后吸出，再植入后房型人工晶状体。由于该手术具有切口小、伤口愈合快、术后角膜散光小、手术用时短、视力恢复迅速等优点，是目前最流行的手术方法。

（5）术后视力矫正。

白内障摘除后的无晶状体眼呈高度远视状态，一般视力为 +10D~+12D，为矫正视力，患者可植入人工晶体或术后佩戴框架眼镜及角膜接触镜。

二、先天性白内障

先天性白内障（congenital cataract）是一种在胎儿发育过程中晶状体发育障碍的疾病。一般在出生前即已存在，少数于出生后才逐渐形成。本病多不影响视力，也有病例至儿童期视力才受到影响，部分病例的晶状体混浊较重，可妨碍视觉发育，日久则发展为弱视。

【病因】 各种影响胎儿晶状体发育的因素都可能引起先天性白内障。

1. 外源性

母亲妊娠期前 3 个月受风疹、水痘、单纯疱疹等病毒感染；妊娠期营养不良、受放射线照射、大剂量服用某些药物（如四环素、激素等）都可影响胎儿晶状体发育。

2. 内源性

与遗传有关，以常染色体显性遗传多见。

【临床表现】 可双眼或单眼发病，多为静止性，少数出生后继续发展。患儿视力障碍程度可因混浊发生部位和形态不同而异。患儿多因出生后几个月仍看不见外界东西，瞳孔内呈白色反光而被发现。根据晶状体混浊部位、形态，先天性白内障可分为前极白内障、后极白内障、花冠状白内障、点状白内障、核性白内障、全白内障等类型。先天性白内障常合并其他眼病，如斜视、眼球震颤、先天性小眼球等。

【诊断】 根据病史及晶状体混浊形态即可明确诊断。先天性白内障合并其他系统畸形时，应选择进行实验室检查，如染色体、血糖、尿糖和酮体检查等，可以帮助了解病因。

【治疗】 治疗原则：恢复视力，减少弱视和盲的发生。

若先天性白内障为静止性，则其对视力影响不大，一般无须治疗，宜定期随诊观察。若先天性白内障明显影响视力，则应尽早手术，一般宜在婴儿 3~6 个月时进行，最迟不超过 2 岁。手术愈早，患儿获得良好视力的概率愈大。术后无晶状体眼应进行屈光矫正和视力训练，预防弱视和促进融合功能的发育。

【预防】 内源性先天性白内障具有遗传性，注意优生优育。外源性先天性白内障应做好孕妇早期保健护理，特别是母体受孕后头 3 个月内，避免风疹等病毒感染。

三、外伤性白内障

外伤性白内障（traumatic cataract）是指眼部受到钝挫伤、穿通伤、辐射性损伤及电击伤等引起的晶状体混浊，外伤的性质和程度不同，引起的晶状体混浊也有不同特点。外伤性白内障视力下降程度与损伤部位、程度有关，如瞳孔区晶状体受伤，则视力障碍严重。

【病因】 本病多因眼部钝挫伤、穿通伤致晶状体囊膜破裂，房水进入晶状体内，造成晶状体纤维混浊、肿胀；或由于机械性外力损伤晶状体和脉络膜，晶状体代谢障碍而发生混浊。另外，辐射线和电击等物理性因素，可对晶状体及其他眼内组织产生热、电离、电解等作用，而使晶状体混浊。

【临床表现】

症状：有外伤史及相应的眼部症状，视力骤然或逐渐下降。

体征：晶状体混浊。

【治疗】 晶状体局限性混浊，对视力影响不大时，可随诊观察。晶状体已全混浊但光感、光定位、色觉良好者应做白内障摘出手术。因外伤性白内障多为单眼，在白内障摘出时尽量植入人工晶状体。

【预防】 本病预防的关键是防止眼外伤。要加强安全教育，注重劳动保护，健全规章制度，遵守操作规程。要教育儿童不要玩弄锐利、有弹性、有爆炸性的物品。在高山、沙漠、雪地，以及磨工、车工、电焊工等工作时均要戴防护眼镜。

四、代谢性白内障

代谢性白内障（metabolic cataract）系代谢障碍引起的晶状体混浊，常见的类型如下。

（一）糖尿病白内障

白内障是糖尿病的并发症之一，主要分为两种：真性糖尿病白内障和糖尿病患者的老年性白内障。

【病因】 晶状体的能量来源于房水中的葡萄糖。糖尿病白内障（diabetic cataract）的发病机制是血糖增高，晶状体内葡萄糖增多、渗透压升高，晶状体吸收水分，晶状体纤维肿胀变性，致使晶状体混浊。

【临床表现】 真性糖尿病白内障多发生于糖尿病患者，多见双眼发病，发展迅速，在短时间内发展成完全性白内障。视力可见明显下降，常伴有屈光变化，当血糖升高时，血液中无机盐含量下降，房水渗入晶状体内，使之变凸而出现近视；当血糖降低时，晶状体内水分渗出，晶状体变为扁平而出现远视。

【治疗】①积极治疗糖尿病；②白内障明显影响视力时，在有效控制血糖的前提下做白内障摘出手术；③术后积极预防感染和出血。

（二）低血钙性白内障

低血钙性白内障（hypocalcemic cataract）又称手足搐搦性白内障（tetanic cataract），由血清钙过低引起，低钙增加了晶状体囊膜的渗透性，晶状体内电解质失衡，出现代谢障碍，导致晶状体混浊。

【临床表现】患者有手足搐搦、骨质软化和白内障3项典型改变。双眼晶状体前后皮质内有辐射状或条纹状混浊，与囊膜间有透明带隔开。囊膜下可见红、绿或蓝色结晶微粒。混浊可逐渐发展至皮质深层。如果间歇发作低血钙，晶状体可有板层混浊，发展为全白内障或者静止发展。

【治疗】①补充足量维生素D、钙剂，纠正低血钙，给予低磷饮食，必要时可用甲状旁腺制剂；②白内障明显影响视力时，可做白内障摘出手术。

五、并发性白内障

并发性白内障（complicated cataract）是由眼部的炎症或退行性病变，影响晶状体的营养和代谢而引起的晶状体混浊。其中以慢性葡萄膜炎并发性白内障较为多见。临床表现为在原发眼病的基础上，晶状体逐渐混浊。多为单眼发病，亦可为双眼发病。

【病因】葡萄膜炎、青光眼、眼压过低、视网膜色素变性、视网膜脱离、高度近视等眼病，使晶状体囊膜的通透性发生改变，引起晶状体营养或代谢障碍，晶状体逐渐混浊。

【临床表现】患者有原发眼病的表现，常为单眼发病。由眼前段炎症引起的混浊多由前皮质开始。由眼球后段疾病所引起的并发性白内障，则先于晶状体后极部囊膜及后囊下皮质出现颗粒状灰黄色混浊，并有较多空泡形成，以后逐渐向晶状体核中心部及周边部扩展，形成放射状菊花样混浊。继之向前皮质蔓延，逐渐使晶状体全混浊，以后水分被吸收，囊膜变厚，晶状体皱缩，有钙化等改变。由青光眼引起的并发性白内障多由前皮质及核部开始，由高度近视所致者多并发核性白内障。

【治疗】当视力下降不明显时，以药物治疗为主。当视力下降影响患者的生活、工作时，采取手术治疗。

（1）积极治疗原发病。

（2）手术治疗。

对晶状体明显混浊，已影响工作和生活者，如患眼光定位准确，红绿色觉正常，可考虑手术治疗，但手术必须在眼部炎症消退3个月以后进行。手术前后应继续控制原发病，术后局部或全身应用皮质类固醇，剂量较一般白内障手术后大且用药时间较长。

六、药物及中毒性白内障

长期应用某些药物或接触化学药品可导致晶状体混浊，容易引起晶状体混浊的药物有糖皮质激素、氯丙嗪，化学物品有三硝基甲苯、二硝基酚、萘和汞等。其中以三硝基甲苯最常见。

防治：应加强眼保护，接触放射线时应佩戴防护眼镜，以防放射性白内障。若白内障明显影响视力，则可手术治疗。

七、后发性白内障

后发性白内障（after-cataract）是指白内障囊外摘出术后或外伤性白内障部分皮质吸收后所形成的晶状体后囊膜混浊。患者有白内障囊外摘出术或晶状体外伤史，残留的皮质和脱落在晶状体后囊上的上皮细胞增生，造成后囊混浊和有薄厚不等白色机化物组织及Elschnig珠状小体，常伴有虹膜后粘连。患者视物障碍的程度取决于后囊膜的厚度及混浊程度。

后发性白内障如明显影响视力则可采用手术治疗。为预防后发性白内障，做白内障囊外摘出术时应操作轻巧、尽量少留皮质，减少术后反应。

第二节 晶状体脱位

正常情况下，晶状体由晶状体悬韧带悬挂于睫状体上，晶状体的前后轴与视轴几乎一致。如果晶状体悬韧带部分或全部破裂或缺损，可使悬挂力减弱或不对称，导致晶状体的位置异常。若出生时晶状体就不在正常位置，则称为晶状体异位。若出生后因先天因素、外伤或一些疾病使晶状体位置改变，则称晶状体脱位。

【病因】 先天性悬韧带发育不全或松弛无力，外伤引起悬韧带断裂，以及眼内一些病变，如葡萄肿、牛眼或眼球扩展使悬韧带机械性伸长，眼内炎症，如睫状体炎使悬韧带变性，均能导致晶状体脱位或半脱位。

【临床表现】 外伤性晶状体脱位者，有眼部挫伤史及其他损伤体征。先天性晶状体脱位多为遗传病，如见于 Marfan 综合征、Marchesani 综合征和同型胱氨酸尿症。

1. 晶状体全脱位

晶状体悬韧带全部断裂，晶状体可脱位至如下位置。

（1）前房内：晶状体多沉下前房下方，晶状体直径比位于正常位置时小，但凸度增加，边缘带金色光泽，使透明的晶状体呈油滴状，混浊的晶状体则呈白色盘状物。虹膜被脱位的晶状体挤压，因虹膜影响到前房角，房水外流受阻，导致眼压急性升高。

（2）玻璃体腔内：晶状体呈一透明的球状物，早期尚可活动，后期固定于下方，并与视网膜粘连。日久后晶状体变混浊。可导致晶状体过敏性葡萄膜炎和继发性青光眼。

（3）晶状体嵌于瞳孔区：晶状体一部分凸至前房内，影响房水循环而致眼压急性升高。

严重外伤时，角巩膜缘破裂，晶状体可脱位至球结膜下，甚至眼外。

当晶状体全脱位离开瞳孔区后，患眼的视力为无晶状体眼视力，前房加深，虹膜震颤。在脱位的早期，晶状体可随体位的改变而移动。

2. 晶状体半脱位

瞳孔区可见部分晶状体，散瞳后可见部分晶状体赤道部，该区悬韧带断裂。Marfan 综合征患者的晶状体常向上移位，Marchesani 综合征和同型胱氨酸尿症患者的晶状体常向下移位。前房深浅不一，虹膜震颤。患者所出现的症状取决于晶状体移位的程度。如果晶状体的前后轴仍在视轴上，则仅出现由悬韧带松弛、晶状体凸度增加而引起的晶状体性近视。晶状体半脱位后，患者可发生单眼复视，即眼底可见到双像，一个像为通过晶状体区所形成，另一个像较小，为通过无晶状体区所见。

【诊断】 根据病史、症状和裂隙灯下检查结果，可做出较明确的诊断。

【治疗】 根据晶状体脱位程度进行治疗。

1. 晶状体完全脱位

脱入前房内和嵌于瞳孔区的晶状体，应立即手术摘除。晶状体脱入玻璃体腔者，如无症状，可以随诊观察。如果发生并发症，如晶状体过敏性葡萄膜炎、继发性青光眼或视网膜脱落时，需将晶状体取出。若晶状体脱位于结膜下，应手术取出并缝合角巩膜伤口。当伤口接近或超过角膜缘后 6 mm 时，应在周围冷凝，以防发生视网膜脱离。

2. 晶状体半脱位

若晶状体透明，且患者无明显症状和并发症时，可不必手术。由晶状体半脱位所引起的屈光不正，可使用镜片矫正。如果晶状体半脱位明显，有发生全脱位的危险，或所引起的屈光不正不能用镜片矫正，也应考虑手术摘除晶状体。

▶ 思考题

1. 老年性白内障根据其形成的部位分为哪几类？

2. 简述老年性皮质性白内障的临床分期及各期的临床表现。

3. 患者，女性，70岁。主诉：右眼视物模糊2年，近3个月视力下降明显，且在情绪激动时偶感眼胀痛。检查发现：右眼视力0.05，眼压21 mmHg，晶状体体积增大呈乳白色混浊，眼底窥视不清，虹膜投影阳性；左眼无明显异常发现。根据以上情况，请对该患者做出诊断，并拟订治疗计划。

4. 患者，男性，56岁，有糖尿病史10年，近1年视力逐渐下降，无眼痛症状。检查发现：右眼视力0.3，左眼视力0.1。请问：①对该患者可能的诊断是什么？②还需要进行哪些检查？

第十一章 玻璃体病

 思维导图

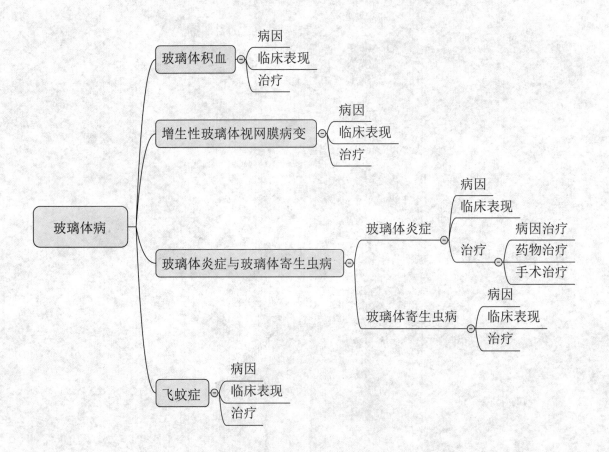

玻璃体是由胶原、透明质酸和水构成的透明凝胶体，充满于玻璃体腔内，体积约4.5 mL，占眼球内容积的80%。玻璃体的生理功能有：①保持玻璃体腔高度透明，减少光的散射，是重要的屈光介质，屈光指数为1.336，与房水相似；②对眼球起到填充和保护作用，对视网膜等周围组织有支持、减震作用，维持眼球外形；③玻璃体本身无血管和神经组织，其营养通过邻近组织扩散，还能主动转运营养物质，防止细胞及大分子侵入玻璃体。

第一节 玻璃体积血

玻璃体本身无血管，不发生出血。玻璃体积血（vitreous hemorrhage）多因眼内血管性疾病和损伤引起，也可由全身性疾病引起。

【病因】

1. 视网膜血管病

如视网膜静脉阻塞、视网膜静脉周围炎、糖尿病性视网膜病变、视网膜血管炎、视网膜血管瘤病等，病变血管出血进入玻璃体内，导致玻璃体积血。

2. 眼外伤或手术

如眼球穿通伤、眼内异物、眼球钝挫伤及内眼手术等损伤视网膜及葡萄膜的血管，引起玻璃体积血。

3. 其他眼底病变

如视网膜裂孔和视网膜脱离，Terson综合征（蛛网膜下隙玻璃体积血综合征）等。

【临床表现】

1. 少量出血时

患者自觉眼前黑影飘动，视力下降，眼底检查可见玻璃体内有细小点状混浊或漂浮物。

2. 大量出血时

患者视力急剧减退，或仅有光感。裂隙灯检查可见玻璃体内有大量红细胞，或鲜红色血块。B型超声检查可见玻璃体内出血呈密集的点状、团状或条索状中低回声（图1-11-1）。随着时间的推移，少量出血可以全部吸收，患者视力可以部分或完全恢复；大量或反复出血可引起增殖性玻璃体视网膜病变，进而继发牵拉性视网膜脱离，也可导致血影细胞性青光眼等并发症。

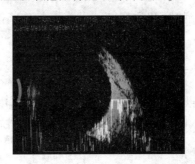

图1-11-1 B型超声图像

【治疗】

（1）积极治疗原发病。

（2）少量积血无须特殊处理，可等待其自行吸收；也可应用止血药、透明质酸酶、尿激酶等药物，通常中等量的积血可在3~6个月内吸收。

（3）若积血超过3个月仍不吸收或合并有视网膜脱离者，可行玻璃体切割术。

第二节　增生性玻璃体视网膜病变

增生性玻璃体视网膜病变（proliferative vitreoretinopathy，PVR）是由玻璃体内及视网膜表面的细胞增殖、收缩造成的牵拉性视网膜脱离。

【病因】常见于孔源性视网膜脱离或视网膜复位术后。

【临床表现】眼底检查可见玻璃体内出现棕色颗粒，视网膜僵硬和固定皱褶形成，最终导致视网膜漏斗形成和"牵牛花"样视网膜脱离。

【治疗】以手术治疗为主。采用玻璃体切割术，使视网膜复位，最后用长效气体或硅油填充玻璃体腔完成手术。

第三节　玻璃体炎症与玻璃体寄生虫病

一、玻璃体炎症

【病因】玻璃体炎症常继发于周围组织如视网膜、脉络膜的炎症，也可由外伤或手术将细菌带入玻璃体而引起。

【临床表现】患者有不同程度的视物模糊或视力下降，玻璃体内可见炎性细胞或炎性渗出，不同程度的玻璃体混浊，可伴有前房积脓。

【治疗】

1. 病因治疗

非感染性玻璃体炎症的治疗同原发病的治疗，详见相关章节。

2. 药物治疗

根据细菌培养和药物敏感试验的结果，可给予抗生素或抗真菌药物，给药途径有结膜囊点眼、球结膜下注射、眼内注药或静脉给药。

3. 手术治疗

玻璃体切割术能够清除玻璃体腔脓肿和致病菌，迅速恢复玻璃体的透明度，有利于前房内感染物质的排除，广泛应用于眼内炎的治疗。

二、玻璃体寄生虫病

【病因】常见的玻璃体寄生虫病是猪囊尾蚴病，是由人吞食了混有猪绦虫卵或节片的食物被感染所致，虫卵穿过小肠黏膜，经血液进入眼内，首先停留在脉络膜，然后进入视网膜下腔，最后可穿透视网膜进入玻璃体。

【临床表现】

1. 当虫体活着时

患者自觉症状轻微，随着虫体长大，患者自觉视力下降，眼前有圆形暗影。

2. 当虫体死亡后

炎症反应迅速增强，患者视力严重下降，可发生严重的葡萄膜炎、视网膜脱离等。

【治疗】存在于视网膜下的猪囊尾蚴可首选药物治疗，如吡喹酮；若猪囊尾蚴进入玻璃体腔，可采用玻璃体切割术取出虫体，合并视网膜脱离时修复视网膜。

第四节 飞蚊症

【病因】玻璃体液化和后脱离是飞蚊症的主要原因，常见于老年人和高度近视者。

【临床表现】患者自觉眼前有飘动的小黑影、发丝或蛛网，尤其在看白色明亮背景时症状明显。

【治疗】对主诉有飞蚊症的患者，应散瞳仔细检查眼底，若发现有危害视力的眼底病变如视网膜裂孔，应按有关治疗原则处理。

▶ 思考题

1. 简述玻璃体积血的常见原因及临床表现。

2. 简述飞蚊症的常见病因及临床表现。

3. 患者，女性，57岁，因右眼前黑影飘动、视力下降2个月就诊。患者既往有明确高血压病史，未正规治疗，无外伤史。检查：双眼晶体混浊（＋＋），右眼玻璃体血性混浊（＋＋＋＋），部分机化，眼底窥不进。左眼玻璃体混浊（＋＋），眼底见视网膜血管细，可见动静脉压迹征。①做出该患者右眼的诊断。②为该患者制订治疗方案。

第十二章　视网膜与视神经病

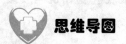思维导图

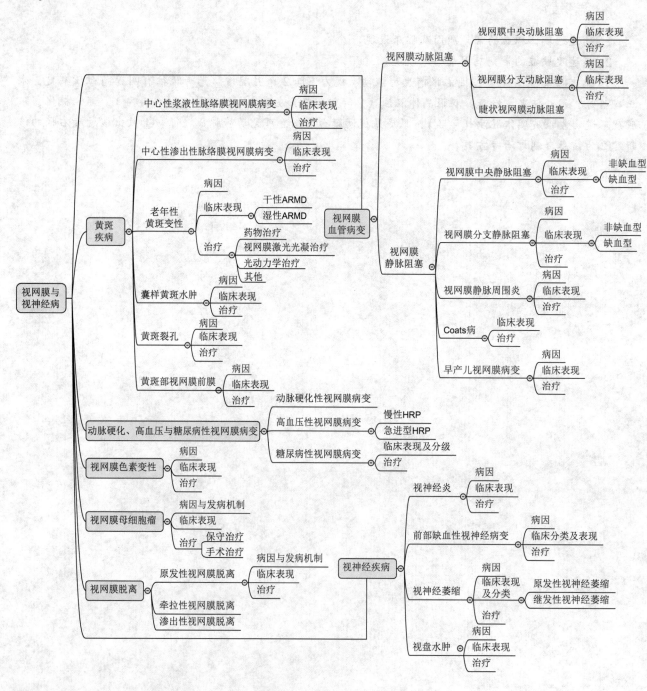

第一节　视网膜血管病变

引起视网膜血管变化并导致视网膜病变的原因很多，如视网膜血管的机械性阻塞、血管炎症以及糖尿病、高血压等都可导致视网膜血管病变。

一、视网膜动脉阻塞

视网膜动脉阻塞是严重损害视力的急性发作的眼病，视网膜中央或分支动脉或睫状动脉的阻塞，造成相应区域视网膜缺血、缺氧，视细胞迅速死亡，使视功能急剧下降。

（一）视网膜中央动脉阻塞（central retinal artery occlusion，CRAO）

【病因】视网膜中央动脉主干的阻塞，动脉粥样硬化、视网膜中央动脉痉挛、炎症，引起中央动脉压迫的疾病，凝血异常，栓子栓塞等都可造成中央动脉阻塞。

【临床表现】单侧视力突发无痛性迅速下降至指数，光感甚至视力丧失。患眼瞳孔散大，直接对光反射消失或极度迟缓，间接对光反射存在。眼底表现为视网膜动脉高度狭窄，呈线状，常可见血柱呈节段状或串珠状。动脉小分支可看不到，静脉也变细。视网膜弥散性水肿，后极部尤为明显，黄斑中心凹处因没有视网膜内层，而不受视网膜中央动脉阻塞的影响，呈圆形暗红色斑，称为"樱桃红斑"（图1-12-1）。

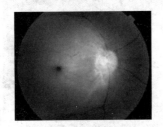

图1-12-1　视网膜中央动脉阻塞

眼底荧光素血管造影表现为视网膜动脉充盈时间明显延迟。视网膜动脉管腔内荧光素流变细，可呈节段状或搏动性充盈。一些患眼黄斑周围的小动脉荧光素充盈突然中断，如树枝折断状，形成无灌注区。

【治疗】视网膜中央动脉阻塞属眼科急诊，视网膜在完全缺血条件下90 min后出现不可逆损害。确诊后应尽早尽快予以抢救性治疗，包括采取降低眼压的措施，如眼球按摩、前房穿刺术、口服乙酰唑胺等，使栓子松动向末支移动；吸入95%氧气及5%二氧化碳混合气体；球后注射（妥拉苏林）或全身应用血管扩张药，如吸入亚硝酸异戊酯或舌下含服硝酸甘油含片；全身应用抗凝药，如口服阿司匹林等；如疑有巨细胞动脉炎，应给予全身皮质类固醇激素治疗，预防另一只眼受累。查找全身疾病，对症治疗。

（二）视网膜分支动脉阻塞（branch retinal artery occlusion，BRAO）

【病因】视网膜某一分支动脉的阻塞最常见于颞上分支。以栓子栓塞及炎症为主要原因，其他病因同视网膜中央动脉阻塞。

【临床表现】单侧性无痛性部分视野缺损，可有不同程度视力下降，视野某一区域有固定暗影。检眼镜下表现为眼底分支动脉狭窄，血柱呈节段状。受累动脉供血区视网膜灰白水肿。FFA早期可见该支动脉无灌注或为充盈迟缓，相应静脉回流时间延长。

【治疗】一经确诊，立即治疗。治疗方法同视网膜中央动脉阻塞。

（三）睫状视网膜动脉阻塞（cilioretinal artery occlusion）

在我国，约有15%的人有睫状视网膜动脉阻塞。单纯性睫状视网膜动脉阻塞，表现为中心视力急剧下降，在视盘-黄斑区，视网膜出现水肿。视网膜中央动脉阻塞合并睫状视网膜动脉阻塞时，患者视力常无光感，视网膜水肿更严重，范围更广泛，超过后极范围，黄斑区不能见到"樱桃红斑"。FFA 显示脉络膜背景荧光呈弱荧光或无荧光。一经确诊，立即治疗。治疗方法同视网膜中央动脉阻塞。

二、视网膜静脉阻塞

视网膜静脉阻塞（retinal vein occlusion，RVO）是仅次于糖尿病性视网膜病变的第二位最常见的视网膜血管病，按阻塞发生部位可分为以下两种类型。

（一）视网膜中央静脉阻塞（central retinal vein occlusion，CRVO）

【病因】高血压和中央动脉硬化造成的对中央静脉的压迫、中央静脉炎症、血液黏度增高、颈动脉狭窄或阻塞、大动脉炎、高眼压、视盘玻璃疣等的压迫可使中央静脉内血液回流受阻、血栓形成，引起视网膜中央静脉阻塞。常为多因素共同致病。

【临床表现】单侧性无痛性视力下降，眼底各象限的视网膜静脉迂曲扩张，视网膜内出血呈火焰状，沿视网膜静脉分布（图 1-12-2）。视盘和视网膜水肿，黄斑区尤为明显，可形成黄斑囊样水肿。根据临床表现和预后，视网膜中央静脉阻塞可分为非缺血型和缺血型。在病程早期，视网膜内大片出血，FFA 显示大片遮蔽荧光，在未被出血遮蔽的区域出现毛细血管无灌注区，静脉回流迟缓，视网膜静脉和毛细血管荧光渗漏。

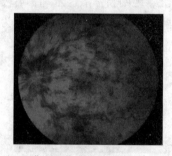

图 1-12-2　视网膜中央静脉阻塞导致的火焰状视网膜出血

（1）非缺血型：表现为视力轻、中度下降，视网膜静脉轻度迂曲、扩张，视网膜出血较少，视网膜轻度水肿。FFA 无或有较少的毛细血管无灌注区。

（2）缺血型：表现为视力严重下降，多数患者的视力在 0.1 以下，可有瞳孔直接对光发射迟钝或消失，视网膜静脉高度迂曲、扩张，部分被视网膜出血和水肿掩盖而呈节段状、腊肠状，视网膜广泛出血、明显水肿，有大量的棉絮斑，视盘水肿。

【治疗】目前尚无有效治疗药物，应针对病因治疗，预防血栓形成。眼局部治疗的重点在于预防和治疗并发症，对于黄斑水肿，存在血管炎时，可口服糖皮质激素；近年玻璃体腔内注射曲安奈德治疗黄斑水肿的研究取得明显疗效，但部分患者易复发。对于缺血型 CRVO，应行全视网膜光凝术。

（二）视网膜分支静脉阻塞（branch retinal vein occlusion，BRVO）

【病因】视网膜动静脉交叉处增厚硬化的动脉壁对静脉的压迫为主要原因，其次为局部和全身炎症。

【临床表现】单侧性无痛性部分视野缺损，视力可正常或降低。眼底表现为阻塞支静脉迂曲扩张，受阻静脉引流区视网膜浅层出血、视网膜水肿及棉絮斑。BRVO 也可分为以下两种类型。

（1）非缺血型：阻塞区毛细血管扩张渗漏，有明显毛细血管无灌注区形成。

（2）缺血型：有大片毛细血管无灌注区，甚至累及黄斑区，视力预后差，易出现视网膜新生血管，进而引发玻璃体积血，甚至牵拉性或孔源性视网膜脱离。

【治疗】首先应针对全身性疾病进行病因治疗，可给予神经营养药物改善视网膜营养，给予活血化瘀中药促进出血吸收，改善微循环。有小片的毛细血管无灌注区或血管渗漏时，可行局部视网膜光凝术。视网膜存在大面积无灌注区或新生血管时，应行全视网膜光凝术。黄斑区视网膜血管渗漏引起黄斑水肿时，应行黄斑格栅状光凝术。已发生玻璃体积血，经保守治疗后无好转或已发生牵拉性视网膜脱离者，应行玻璃体切割术。

三、视网膜静脉周围炎

本病多见于青年男性，常双眼先后发病，其特点为反复发生视网膜玻璃体积血，双眼周边部小血管闭塞，引起增生性玻璃体视网膜病变，有时可合并新生血管性青光眼。

【病因】病因不明。过去认为其与结核分枝杆菌感染有关，部分患者结核菌素皮肤试验阳性。

【临床表现】患者多为青年男性，双眼多先后发病，早期表现为视物模糊和眼前漂浮物。患眼表现为无痛性视力急剧下降，出血可快速吸收，视力部分恢复，但玻璃体积血常反复发生，患眼最终因牵拉性视网膜脱离而失明。眼底检查可见病变主要位于周边部，病变视网膜小静脉迂曲扩张，管周白鞘，伴视网膜浅层出血。出血可进入玻璃体，造成程度不等的出血性混浊。反复出血者，可见机化膜或条索，严重者有牵拉性视网膜脱离。FFA 显示受累小静脉管壁着色，毛细血管扩张，染料渗漏，周边有大片毛细血管无灌注区和新生血管膜。

【治疗】玻璃体大量出血时，应给予止血药物治疗。嘱患者注意休息，避免剧烈运动。在玻璃体积血基本吸收后，在 FFA 指导下，对病变区进行光凝治疗，消除无灌注区，促进新生血管消退，减少出血。玻璃体积严重血，经保守治疗无吸收或发生增生性玻璃体视网膜病变者，应做玻璃体手术和眼内激光光凝术。

四、Coats 病

Coats 病又称为外层渗出性视网膜病变，病因尚不清楚，好发于男性青少年，多单眼受累。病程进展缓慢，早期常无自觉症状，不易察觉，直至视力显著下降或出现白瞳、外斜时才引起注意。

【临床表现】婴幼儿患者常因患眼斜视、白瞳征而引起家长注意，学龄儿童常因在视力检查时发现一眼低视力来诊，就诊时眼底改变多为晚期。病变早期多位于颞侧，病变大多位于视网膜血管第二分支后，出现扭曲、扩张或串珠状，可有微动脉瘤、不规则囊样扩张或串珠状。病变区眼底有大片黄白色视网膜下渗出物，有时可掺杂有发亮的胆固醇结晶。病灶区有点状、斑状出血，可伴新生血管膜，累及黄斑时可见星状或环形硬性渗出，大量液性渗出造成渗出性视网膜脱离。严重者可继发虹膜睫状体炎、新生血管性青光眼、并发性白内障，终致眼球萎缩。FFA 显示病变区视网膜血管扩张迂曲、毛细血管扩张、荧光素渗漏，有时可见毛细血管无灌注区及新生血管。

【治疗】早期病变可行激光光凝或冷冻治疗，对于玻璃体和视网膜增生严重或发生视网膜脱离者，可考虑行玻璃体视网膜手术。

五、早产儿视网膜病变

早产儿视网膜病变（retinopathy of prematurity，ROP）是早产儿和低体重儿发生的一种视网膜血管增生性病变。本病绝大多数见于胎龄小于 32 周、体重小于 1 500 g 的早产儿，有出生后吸高浓度氧病史。早期筛查和治疗可以阻止病变的发展。

【病因】视网膜血管未完全发育成熟期间，由未完全血管化的视网膜对氧产生血管收缩和血管增生而引起。此期内暴露于高浓度氧，引起毛细血管内皮细胞损伤，血管闭塞，刺激纤维血管组织增生。

【临床表现】患者多为早产儿、低体重儿，双眼发病。病变早期在视网膜的有血管区和无血管区之间出现分界线是 ROP 临床特有体征，分界处增生性病变，视网膜血管走行异常，以及不同程度的牵拉性视网膜脱离，晚期前房变浅或消失，可继发青光眼、角膜变性。

ROP 的国际分类如下。

（1）分区：根据病变范围分Ⅰ区、Ⅱ区、Ⅲ区。

Ⅰ区：以视盘为中心，以视盘至黄斑中心凹距离的 2 倍为半径的圆形区域。

Ⅱ区：以视盘为中心，以视盘至鼻侧锯齿缘的距离为半径画圆，除去Ⅰ区以外的环形区域。

Ⅲ区：视网膜上除去Ⅰ、Ⅱ区以外的剩余月牙形区域。

（2）范围：按累计的钟点数目计。

（3）分期：根据病变的严重程度分为5期。

1期：分界线期，视网膜无血管区与进行性增殖的视网膜血管组织之间，出现一条细而明亮的分界线。

2期：嵴期，分界线增高，呈嵴状隆起。

3期：增殖期，嵴伴有视网膜外纤维血管组织增殖。按增殖组织的量分为轻、中、重三型。

4期：不完全视网膜脱离。

4A：视网膜脱离未累及黄斑。

4B：视网膜脱离侵犯黄斑中心凹。

5期：视网膜全脱离呈漏斗状。

【治疗】37周以下早产儿出生后应及时检查眼底。1期病变者定期随诊；对2期至3期病变无血管区者，进行激光或冷冻治疗；对4期或5期病变者，可以进行手术及光凝治疗。

第二节　黄斑疾病

一、中心性浆液性脉络膜视网膜病变

中心性浆液性脉络膜视网膜病变（central serous chorioretinopathy，CSC）简称中浆，本病多见于青壮年男性（25～50岁），单眼或双眼发病，通常为自限性疾病，但可复发，多次复发后视力不易恢复。

【病因】原因不明。目前认为脉络膜毛细血管的高灌注以及视网膜色素上皮失代偿，导致屏障功能受损是该病的可能病因。该病与多种因素有关，感冒、过度劳累和情绪波动、妊娠及大剂量全身应用糖皮质激素等可诱发该病。

【临床表现】患者自觉程度不等的视力下降，视物变形、变小，伴有色觉改变；眼前节无任何炎症表现，眼底黄斑区可见1～3PD大小、圆形或椭圆形扁平盘状浆液性脱离区，沿脱离缘可见弧形光晕，中心凹反射消失。病变后期，盘状脱离区视网膜下可有众多细小黄白点，视野出现中心或旁中心相对或绝对暗点。FFA检查可见，静脉期在视网膜浆液性脱离区内出现一个或数个荧光素渗漏点，它们呈喷射状上升或墨渍样弥散扩大；渗漏较重者，晚期视网膜下液荧光素染色，可显示出浆液性脱离区轮廓。多数病例在3～6个月内自愈，视力恢复。

【治疗】禁用糖皮质激素和血管扩张药，首次发作可观察，反复发作可激光光凝渗漏点。

二、中心性渗出性脉络膜视网膜病变

中心性渗出性脉络膜视网膜病变（central exudative chorioretinopathy，CEC）简称中渗，是一种发生于黄斑或其附近的脉络膜视网膜肉芽肿性炎症病变。患者多为中青年，单眼发病居多。

【病因】原因仍不明确。其发病与弓形体病、组织胞浆菌病和莱姆病、结核分枝杆菌和病毒感染等有关。

【临床表现】患者中心视力下降，视物变形，或有中心暗点。眼底改变：可见黄斑部视网膜下一圆形灰白色膜状物，周围有出血，有时可见星芒状渗出，病变部视网膜水肿，或有少量视网膜下液。FFA显示典型的视网膜下新生血管渗漏荧光素，恢复期可见病变区透见荧光或色素遮挡荧光，机化膜荧光素染色。

【治疗】查找可能的病因，如有阳性发现可对因治疗，如没有阳性发现可进行适当的非特异性抗炎治疗，对位于黄斑中心凹200 μm以外的脉络膜新生血管膜可进行视网膜激光光凝治疗，对黄斑中心凹下病变可进行光动力学治疗或经瞳孔温热激光治疗。一般不使用糖皮质激素治疗。

三、老年性黄斑变性

老年性黄斑变性（senile macular degeneration）又称年龄相关性黄斑变性（age-related macular degeneration，ARMD），多起病于 50 岁以上，发病率随年龄增加，根据临床表现可分干性和湿性两型。

【病因】确切病因尚未明确，可能与遗传因素、黄斑长期慢性光损伤、代谢及营养因素等有关。

【临床表现】非渗出型患者在早期无任何症状，以后中心视力进行性下降，Amsler 方格表显示视野缺损。渗出型患者双眼可先后发病，视力下降迅速，视物时直线或边缘扭曲，中心或周边视野出现暗点。OCT 检查结果因病变性质不同而表现多样，如玻璃膜疣、出血、渗出、水肿、RPE 脱离、神经上皮脱离、CNV 及萎缩等。

1. 干性 ARMD

干性 ARMD 又称萎缩性或非新生血管性 ARMD。眼底检查可见黄斑区色素紊乱，散在大小不等的玻璃膜疣，视网膜色素上皮增生和萎缩，视网膜和脉络膜毛细血管萎缩融合，出现地图状萎缩。造影早期，玻璃膜疣及色素脱色处窗样缺损的强荧光，随背景荧光而增强、减弱或消退。造影晚期，荧光增强，脉络膜毛细血管萎缩，闭塞处呈弱荧光区。

2. 湿性 ARMD

湿性 ARMD 又称渗出性或新生血管性 ARMD。眼底检查可见黄斑部玻璃疣融合，黄斑部脉络膜新生血管，视网膜和色素上皮有浆液或出血性脱离，视网膜下出血、渗出和机化瘢痕。典型性脉络膜新生血管造影早期可显示边界清楚的强荧光，有时可见脉络膜新生血管的形态，造影过程中新生血管迅速渗漏荧光素，并互相融合。晚期背景荧光消退后，病变处仍呈现相对强荧光，有时在病灶区可见边界不清或伴有视网膜色素上皮脱离的强荧光，称为隐匿性新生血管。

【治疗】目前仍无特效药物和有效预防措施。

1. 药物治疗

长期口服含叶黄素的抗氧化复合制剂有延缓病变发展的作用。

2. 视网膜激光光凝治疗

位于黄斑中心凹 200 μm 以外的脉络膜新生血管膜可采用激光光凝治疗。

3. 玻璃体腔注射抗血管生成药物

玻璃体腔注射抗血管生成药物对于湿性黄斑变性有较好疗效。

4. 光动力学治疗

对于中心凹下典型的脉络膜新生血管膜及病变面积较小的病灶，可以选择光动力学治疗。

5. 其他

经瞳孔温热激光治疗、视网膜下手术切除 CNV、黄斑转位手术等都有一定疗效。

四、囊样黄斑水肿

囊样黄斑水肿（cystoid macular edema，CME）并非独立的一种眼病，可由多种疾病引起。

【病因】视网膜血管病如视网膜静脉阻塞、糖尿病性视网膜病变等；炎症如葡萄膜炎、视网膜血管炎等；内眼手术后，如青光眼、白内障、视网膜脱离手术后，以上这些均可引起囊样黄斑水肿。

【临床表现】患者自觉视力下降，视物变形。眼底检查可见黄斑水肿，反光增强，典型者可见囊样改变。FFA 检查具有特征性表现，静脉期黄斑区毛细血管渗漏，造影晚期荧光素在囊腔内积存，呈现放射状排列的花瓣状强荧光（图 1 - 12 - 3）。光学相干断层扫描可更准确地检查出 CME

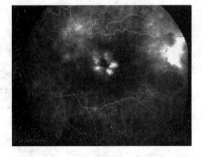

图 1 - 12 - 3　囊样黄斑水肿眼底血管造影

及其严重程度。

【治疗】根据病因，对症治疗。对于炎症所致者，应给予糖皮质激素抗炎治疗；视网膜血管病所致者，可采用黄斑格栅样激光光凝治疗；玻璃体牵拉引起的黄斑水肿，可考虑玻璃体手术。近年发现，玻璃体内注射长效糖皮质激素曲安奈德治疗多种病因所致 CME 的效果较好，但患者有复发可能。

五、黄斑裂孔

黄斑裂孔（macular hole）是指黄斑的神经上皮层局限性全层缺损，是临床常见的黄斑病变，严重损害患者的中心视力。

【病因】黄斑裂孔按发病原因可分为继发性和特发性，继发性黄斑裂孔由外伤、黄斑变性、炎症、高度近视等引起多见。特发性黄斑裂孔发生在老年人无其他诱发眼病的相对健康眼，多见于女性。

【临床表现】患者中心视力下降，黄斑中心或中心凹旁可见新月形、椭圆形或圆形发红的视网膜裂孔（图 1 - 12 - 4）。视野有中心或旁中心暗点，FFA 可显示黄斑区视网膜裂孔处呈窗样缺损。Gass 将特发性黄斑裂孔分为 4 期：Ⅰ期为裂孔形成前期，仅中心凹脱离，视力轻度下降，中心凹可见黄色斑点或黄色小环，约半数病例会自发缓解；Ⅱ期至Ⅳ期为全层裂孔期，Ⅱ期裂孔 <400 μm，呈偏心的半月形、马蹄形或椭圆形；Ⅲ期裂孔为 >400 μm 的圆孔，Ⅱ期~Ⅲ期玻璃体后皮质仍与黄斑粘连；Ⅳ期出现已发生玻璃体后脱离的较大裂孔，可见 Weiss 环。

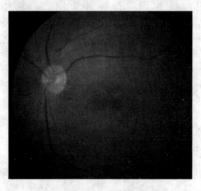

图 1 - 12 - 4　黄斑裂孔

【治疗】黄斑裂孔可长期不发展，随访观察。对裂孔进行性发展，视力出现减退或视网膜脱离者，应行玻璃体切除手术。

六、黄斑部视网膜前膜

黄斑部视网膜前膜（macular epiretinal membrane），简称黄斑前膜，指黄斑部视网膜内表面生长的无血管性纤维增殖膜，根据发病原因常分为特发性黄斑前膜、继发性黄斑前膜和先天性黄斑前膜。

【病因】黄斑前膜发病与内眼手术、某些炎症性眼病、出血性视网膜血管疾病、眼外伤等有关。

【临床表现】患眼视力正常或仅有轻微视物变形，眼底检查可见黄斑区呈不规则反光或强光泽，似覆盖一层玻璃纸。随着膜的增厚和收缩，可出现视网膜表面条纹和小血管扭曲，形成黄斑皱褶。此时，眼底可见后极部灰白纤维膜，边界不清，视网膜皱纹，黄斑区视网膜血管严重扭曲并可向中央牵拉移位，可伴有黄斑水肿、异位或浅脱离，OCT 可精确测量黄斑部视网膜前膜厚度。

【治疗】目前尚无有效治疗药物，如患眼视力轻度下降，无须处理。如患眼视力进行性下降，有明显的视物变形，可行玻璃体切除黄斑前膜剥除术。

第三节　动脉硬化、高血压与糖尿病性视网膜病变

一、动脉硬化性视网膜病变（arteriosclerotic retinopathy）

动脉硬化一般包括动脉粥样硬化、老年性动脉硬化和小动脉硬化等。人眼视网膜动脉除在视盘内的主干及紧邻视盘旁的大分支血管外，其余分支的管径均在 100 μm 以下，且无肌层，属于小动脉。动脉硬化很少累及视网膜动脉，偶可发生在视网膜中央动脉进入视神经后至筛板之间的一段，是引起视网膜中央动脉阻塞的原因之一。

眼底发生的视网膜动脉硬化为老年性动脉硬化和小动脉硬化。眼底表现：视网膜动脉弥散性变细、颜色变淡、动脉反光增宽，血管走行平直；动静脉交叉处可见静脉隐蔽和静脉斜坡现象；视网膜特别是后极部可见渗出和出血，一般不伴有水肿。

二、高血压性视网膜病变（hypertensive retinopathy，HRP）

高血压是以体循环动脉压增高为主要表现的临床综合征，分为原发性和继发性两大类。原发性高血压占高血压的 95% 以上，它又分为缓进型和急进型，70% 的原发性高血压患者有眼底改变。眼底改变与年龄、血压升高的程度、病程的长短有关。年龄愈大、病程愈长，眼底改变的发生率愈高。

1. 慢性 HRP

长期缓慢持续的高血压使动脉血管痉挛、变窄，血管壁增厚，严重时出现渗出、出血和棉絮斑。

临床上根据病变进展和严重程度，将慢性 HRP 分为四级。

Ⅰ级：主要表现为血管收缩、变窄。动脉反光带增宽，有静脉隐蔽现象，在动静脉交叉处透过动脉看不到其下的静脉血柱。

Ⅱ级：主要表现为动脉硬化。视网膜动脉普遍或局限性缩窄，反光增强，呈铜丝或银丝状，动静脉交叉处表现为隐匿合并偏移（Salus 征），远端膨胀（静脉斜坡）或被压呈梭形（Gunn 征），并可呈直角偏离。

Ⅲ级：主要表现为渗出，可见棉絮斑、硬性渗出、出血及广泛微血管改变。

Ⅳ级：在Ⅲ级改变的基础上，伴有视盘水肿和动脉硬化的各种并发症。

2. 急进型 HRP

急进型 HRP 由短期内血压急剧升高引起，表现为视网膜血管显著缩窄，最主要的改变是视盘水肿和视网膜水肿，称为高血压性视神经视网膜病变（hypertensive neuroretinopathy）。眼底可见视网膜火焰状出血、棉絮斑、硬性渗出及脉络膜梗死灶（Elschning 斑）。其常见于妊娠高血压综合征、恶性高血压以及嗜铬细胞瘤等患者。

三、糖尿病性视网膜病变

糖尿病性视网膜病变（diabetic retinopathy，DR）是最常见的视网膜血管病，其发生率与糖尿病病程及控制程度有关。视网膜微血管病变是 DR 的基本病理过程。

【临床表现及分级】早期患者一般无自觉症状，随着疾病发展，出现视力下降，闪光感，视物变形、眼前黑影飘动和视野缺损等症状，最终导致失明。糖尿病性视网膜病变的眼底典型表现为视网膜毛细血管微血管瘤形成，血管扩张，管壁渗漏造成视网膜水肿、渗出、出血；进而发生毛细血管和小动脉闭塞，视网膜缺血，视网膜新生血管生长；新生血管引起视网膜和玻璃体大量出血，随着纤维组织增生，形成增生性玻璃体视网膜病变，进而发生牵引性视网膜脱离。

一般按 DR 发展阶段和严重程度，临床将 DR 分为非增生型 DR（nonproliferative diabetic retinopathy，NPDR）（单纯型或背景型）和增生型 DR（proliferative diabetic retinopathy，PDR）。1985 年，中华眼科学

会眼底病学组制定了六级分期标准（表1-12-1），2002年，国际眼科学术会议拟定了新的临床分级标准，该标准以散瞳检眼镜检查所见为基础，对病变严重程度的描述更为准确，便于国际交流（表1-12-2）。

表1-12-1　糖尿病性视网膜病变的临床分期

病变严重度		眼底表现
非增生型	I	以后极部为中心，出现微动脉瘤和小出血点
	II	出现黄白色硬性渗出及出血斑
	III	出现白色棉絮斑和出血斑
增生型	IV	眼底有新生血管或并有玻璃体积血
	V	眼底有新生血管和纤维增生
	VI	眼底有新生血管和纤维增生，并发牵拉性视网膜脱离

表1-12-2　糖尿病性视网膜病变国际临床分级标准

病变严重程度	散瞳眼底检查所见
无明显视网膜病变	无异常
轻度NPDR	仅有微动脉瘤
中度NPDR	微动脉瘤，存在轻于重度PDR的表现
重度NPDR	出现下列任何1个改变，但无NPDR表现 1. 任一象限中有多于20处视网膜内出血 2. 在两个以上象限有静脉串珠样改变 3. 在1个象限有显著的视网膜内微血管异常
PDR	出现1种或多种改变： 新生血管形成、玻璃体积血或视网膜前出血
糖尿病性黄斑水肿分级	
无明显糖尿病性黄斑水肿	后极部无明显视网膜增厚或硬性渗出
轻度糖尿病性黄斑水肿	后极部存在部分视网膜增厚或硬性渗出，但远离黄斑中心
中度糖尿病性黄斑水肿	视网膜增厚或硬性渗出接近黄斑但未涉及黄斑中心
重度糖尿病性黄斑水肿	视网膜增厚或硬性渗出涉及黄斑中心

1. NPDR

微动脉瘤：是临床上最早出现的DR体征。呈小圆点状，常出现于眼底后极部，尤其在黄斑区，多分布在颞侧。

视网膜内出血：呈圆形斑点状或火焰状，见于视网膜深层。

硬性渗出：呈蜡黄色点、片状，边界比较清楚，最常见于后极部。硬性渗出环的中心含有微动脉瘤，累及黄斑部时，可出现大片星芒斑。黄斑的硬性渗出是严重影响视力的主要原因。

视网膜水肿：表现为视网膜肿胀变厚，呈不透明外观；黄斑水肿表现为囊样；FFA表现为黄斑拱环扩大。

视网膜内微血管异常（intraretinal microvascular abnormalities，IRMA）：静脉呈串珠状或腊肠状，动脉变窄，类似于分支动脉阻塞；出现棉絮斑；这些预示将有新生血管形成，因此也称为增殖前期DR。

2. PDR

PDR最主要的标志是新生血管形成，因新生血管管壁异常，大量荧光素渗漏。新生血管位于视网膜表面，好发于视盘及沿血管弓生长，其周围有纤维增生，并向玻璃体生长。这种粘连和新生血管膜收缩，能引发牵拉性视网膜脱离。新生血管也是引起出血的主要原因，包括视网膜前出血和玻璃体积血。PDR

若不及时治疗，常导致失明。

【治疗】应严格控制血糖，定期进行眼底检查，对于 NPDR 和 PDR，采取全视网膜光凝术（panretinal photocoagulation，PRP）治疗，防止或抑制新生血管形成，促使已形成的新生血管消退。如有黄斑水肿，可行黄斑格栅样光凝。对新生血管膜所引起的玻璃体积血和视网膜脱离等并发症，应行玻璃体切除术，术中同时行眼内光凝。

第四节　视网膜色素变性

原发性视网膜色素变性（retinitis pigmentosa，RP）是一组遗传眼病，属于光感受器细胞及色素上皮（RPE）营养不良性退行性病变。

【病因】可能与基因异常或产物缺陷有关。该病有多种遗传方式，可为性连锁隐性遗传、常染色体隐性或显性遗传，也可散发。

【临床表现】夜盲为最早期表现，并呈进行性加重，进行性视野缩小。眼底检查：赤道部视网膜血管旁色素沉着，典型的呈骨细胞样改变，首先出现在视网膜赤道部，随病程延长范围增大；视神经乳头呈蜡黄色；视网膜血管一致性狭窄，以上称为 RP 三联征。

视野检查：发病早期视野表现为进行性缩小，晚期形成管状视野。FFA 检查，眼底弥散性斑驳状强荧光，严重者有大面积透见荧光区，色素沉着处为荧光遮蔽。眼电生理检查：ERG 在发病早期即出现振幅降低及潜伏期延长，甚至无波形。EOG 也同时异常。

【治疗】目前尚无有效疗法，长期随访。

第五节　视网膜母细胞瘤

视网膜母细胞瘤（retinoblastoma，RB）是婴幼儿最常见的眼内恶性肿瘤，占小儿恶性肿瘤第二位，90% 的患儿在 3 岁前发病，约 30% 的患儿双眼受累，成年人发病罕见，无种族、地域及性别差异。RB 有较高的自发退化率，达 1.8% ~ 3.2%，高于其他肿瘤 1 000 倍。

【病因与发病机制】视网膜母细胞瘤有遗传型视网膜母细胞瘤和非遗传型视网膜母细胞瘤两种，约 40% 的病例属遗传型，为常染色体显性遗传。60% 为非遗传型，为视网膜母细胞突变所致。已有研究证实，RB 基因的缺失或失活是 RB 发生的重要机制。一对 RB 等位基因同时缺失或变异、失活即导致 RB 产生。

【临床表现】按 RB 的临床过程将其分为眼内期、青光眼期、眼外期和全身转移期。早期不易发现，约半数患儿因肿瘤发展到眼底后极部，出现白瞳征（leucocoria），即瞳孔区出现黄白色反光，或因肿瘤位于后极部造成患眼视力低下，发生失用性斜视而被家人发现，就医诊查时，才发现双眼患病。

眼底检查可见视网膜上有圆形或椭圆形边界不清的灰白色实性隆起肿块，可向玻璃体隆起，也可沿脉络膜扁平生长。肿块表面的视网膜血管扩张、出血，可伴渗出性视网膜脱离。瘤组织可穿破视网膜进入玻璃体及前房，造成玻璃体混浊、假性前房积脓，或在虹膜表面形成灰白色肿瘤结节。瘤组织可穿破巩膜侵及球外和眶内，出现眼球表面肿块或导致眼球突出等。瘤细胞亦可沿视神经向颅内转移，还可经淋巴管向附近淋巴结及通过血液循环向全身转移，导致患者死亡。视网膜母细胞瘤还存在自行消退、三侧性视网膜母细胞瘤以及第二恶性肿瘤的特殊改变。

B 型超声检查对于本病的临床诊断具有重要意义，可显示玻璃体内弱回声或中强回声光团与眼底光带相连。CT 与 MRI 均可显示肿瘤的位置、形状、大小及眼外蔓延情况。

【治疗】要根据肿瘤的大小、位置与发展程度，采用不同的疗法。选择治疗方法时首先考虑保存患儿的生命，其次考虑保存患眼和视力。

1. 保留治疗

激光疗法：对于较小肿瘤，可用激光光凝、TTT 及 PDT 治疗。冷冻疗法：对于早期周边部较小的肿瘤，可采取直视下经巩膜冷凝治疗。外部放射治疗：适于肿瘤较大或分散，家属不愿行眼球摘除者。化学疗法：可用在冷冻治疗后以巩固疗效。对于巨大肿瘤，采用化学减容法使肿瘤体积缩小，再进行局部治疗。

2. 手术治疗

眼球摘除术：适于肿瘤巨大或化疗失败者，需在距巩膜壁后 10 mm 处剪断视神经；眼眶内容物摘除术：适于瘤组织已穿破眼球向眶内生长、视神经管扩大等。术后联合放射治疗，但大多预后不良。

第六节 视网膜脱离

视网膜脱离（retinal detachment，RD）指视网膜神经上皮与色素上皮的分离。根据发病原因分为原发性、牵拉性和渗出性三类。

一、原发性视网膜脱离

原发性视网膜脱离（primary retinal detachment，RRD）是指视网膜萎缩变性或玻璃体牵引形成视网膜神经上皮全层裂孔，液化的玻璃体经裂孔进入视网膜神经上皮与色素上皮之间，形成视网膜脱离。

【病因与发病机制】视网膜裂孔形成和玻璃体牵拉与液化是视网膜脱离形成的两大要素。格子样变性、蜗牛迹样变性、囊样变性、视网膜劈裂形成裂孔，玻璃体的后脱离对附着部位视网膜反复牵拉，液化的玻璃体经裂孔进入视网膜下形成视网膜脱离。老年人，以及高度近视、无晶状体眼、有人工晶状体眼、有眼外伤等人群易发生 RRD。

【临床表现】早期表现为眼前漂浮物、闪光感及幕样黑影遮挡（与脱离区对应），并逐渐变大，RD 累及黄斑时视力明显减退。眼前段检查可见房水闪辉，玻璃体腔色素漂浮。眼底可用间接检眼镜、巩膜压迫器或用三面镜散瞳详细检查，可见脱离的视网膜呈灰白色隆起，脱离范围可由局限性脱离至视网膜全脱离，病程长者可造成视网膜表面增殖及固定皱褶。裂孔最多见于颞上象限，其次为鼻上、颞下象限，裂孔的形态有圆形、马蹄形、L 形等，锯齿缘截离为半月形（图 1-12-5）。晚期视网膜脱离者，如果长期视网膜脱离不治疗或手术失败，可导致虹膜后粘连和瞳孔闭锁，并发白内障及继发性青光眼。

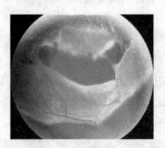

图 1-12-5 原发性视网膜脱离

【治疗】原则上，裂孔性视网膜脱离一旦确诊应尽快手术封闭裂孔，放出视网膜下液，减轻玻璃体对视网膜的牵引力。手术方法有巩膜外垫压术、巩膜环扎术，复杂病例选择玻璃体切除手术。可采用激光光凝、电凝、冷凝裂孔周围等方法封闭裂孔，患者预后视力取决于黄斑是否脱离及脱离的时间长短。

二、牵拉性视网膜脱离

增生型糖尿病性视网膜病变、早产儿视网膜病变、视网膜血管病变并发玻璃体积血及眼外伤等均可使玻璃体内及玻璃体视网膜交界面出现纤维增生膜，进而造成牵拉性视网膜脱离（tractional detachment of retinal）。在视网膜受牵拉处也可产生牵拉性视网膜裂孔，形成牵拉并原发性视网膜脱离。针对牵拉性视网膜脱离患者需尽早施行玻璃体切除联合视网膜复位术。

三、渗出性视网膜脱离

视网膜色素上皮或脉络膜的病变可能会引起液体集聚在视网膜神经上皮下，造成视网膜脱离，这类视网膜脱离称为渗出性视网膜脱离（exudative detachment of retina，ERD）。其有两种类型，即浆液性视网膜脱离和出血性视网膜脱离，这两种类型均无视网膜裂孔。前者见于原田氏病、葡萄膜炎、后巩膜炎、葡萄膜渗漏综合征、恶性高血压、妊娠高血压综合征、中浆、Coats 病、脉络膜肿瘤等；后者主要见于湿性 ARMD 及眼外伤。本病主要是针对原发病进行治疗。

第七节　视神经疾病

一、视神经炎

视神经炎（optic neuritis）泛指视神经的炎性脱髓鞘、感染、非特异性炎症等疾病，发生于球内段的称为视神经乳头炎，发生于眶内段、管内段、颅内段的称为球后视神经炎。

【病因】炎性脱髓鞘是视神经炎较常见的原因，视神经炎常为炎性脱髓鞘首发症状，经常伴有脑白质的临床或亚临床病灶，并有部分患者最终转化为多发性硬化；局部和全身感染均可累及视神经而导致感染性视神经炎；自身免疫性疾病如系统性红斑狼疮、Wegener 肉芽肿、Behcet 病、干燥综合征、结节病等均可引起视神经的非特异性炎症。部分患者可能为 Leber 遗传性视神经病变。

【临床表现】成人患者多为单眼视力急剧下降，可在一两天内发生视力严重障碍，甚至无光感，部分患者未经治疗视力也会逐渐恢复，伴有闪光感、眼球转动时疼痛，色觉异常或视野损害；儿童视神经炎约半数为双眼患病，发病急，但预后好。

眼部检查见瞳孔对光反射可表现为传入性瞳孔运动障碍，视神经乳头炎患者表现为视神经乳头充血、水肿，表面及周围可有出血、水肿，球后视神经炎患者眼底无改变或仅有视神经乳头轻度充血。视野检查典型表现为中心型暗点，病变主要侵犯视神经鞘及周边部神经纤维者，多表现为视野的向心性缩小。视觉诱发电位（VEP）可表现为 P100 波（P1 波）潜伏期延长、振幅降低。对于诊断或高度怀疑为视神经炎的患者，应当在发病 2 周内常规行眼眶及头颅 MRI 检查，确定是否存在发展成为多发性硬化的高危病变。

【治疗】积极寻找病因，并根据病因进行相应治疗，可补充 B 族维生素，保护视神经；针对全身性自身免疫性疾病进行正规、全程的皮质激素治疗。

二、前部缺血性视神经病变

缺血性视神经病变（ischemic optic neuropathy）是以突然视力减退，视神经乳头水肿和与生理盲点相连的象限性缺损视野为特点的一组综合征。根据发病部位的不同，其分为前部缺血性视神经病变和后部缺血性视神经病变。由于后部缺血性视神经病变缺乏病理依据，多为推测，故不叙述。

【病因】凡引起供血障碍的疾病都可引起该病，常见的有视盘局部血管病变，如眼部动脉炎症、动脉硬化或栓子栓塞；血黏度增加；眼部血流低灌注，如全身低血压、颈动脉或眼动脉狭窄、急性失血、眼压增高。

【临床分类及表现】根据病因，前部缺血性视神经病变可分为非动脉炎性和动脉炎性。

非动脉炎性（nonarteritic）：多见于 40 ~ 60 岁患者，可有糖尿病、高血压、高脂血症等危险因素，相对的夜间性低血压可能在本病中起作用，特别是服用抗高血压药物的患者，25% ~ 40% 的人另一只眼也会发病。

动脉炎性（arteritic）：较前者少见，主要为颞侧动脉炎或巨细胞动脉炎所致的缺血性视神经病变，以

70～80 岁的老人多见。动脉炎性前部缺血性视神经病变是因睫状后短动脉闭塞性阻塞导致的筛板前或筛板部视神经梗死。其视力减退、视盘水肿表现较前者更明显，且可双眼同时发生。怀疑为巨细胞动脉炎时，可做颞动脉活组织检查。其常有风湿性多肌痛症，由于颞动脉受累，患者可出现局限性或弥漫性头痛等症状。

临床表现为突然发生无痛、非进行性的视力减退。开始为单眼发病，数周至数年可累及另侧眼，发病年龄多在 50 岁以上。眼底检查：视盘多为局限性灰白色水肿，相应处可有视盘周围的线状出血，早期视盘轻度肿胀呈淡红色，乃视盘表面毛细血管扩展所致。视野缺损常为与生理盲点相连的弓形或扇形暗点，与视盘的改变部位相对应。FFA 表现为视盘弱荧光或充盈延迟、缺损。

【治疗】针对全身性疾病治疗，改善眼部动脉灌注。全身应用糖皮质激素，以缓解循环障碍所致的水肿、渗出。应用血管扩张药，改善微循环。口服醋氮酰胺降低眼压，相对升高眼灌注压。

三、视神经萎缩

视神经萎缩（optic atrophy）是指任何疾病引起视网膜神经节细胞及其轴突发生退行性变，致使视盘颜色变淡、苍白，视功能严重障碍。

【病因】颅内高压或颅内炎症及占位，如脑膜炎、肿瘤；视网膜病变，包括血管性病变、炎症、变性；视神经病变，包括血管性病变、炎症、中毒性病变、梅毒性病变；外伤性病变，如颅脑或眶部外伤；代谢性及遗传性疾病、B 族维生素缺乏等。

【临床表现及分类】临床上根据眼底表现，将视神经萎缩分为原发性和继发性两大类。

1. 原发性视神经萎缩（primary optic atrophy）

原发性视神经萎缩，为筛板以后的视神经、视交叉、视束以及外侧膝状体的视路损害，其萎缩过程是下行的。视盘色淡或苍白，边界清楚，视杯可见筛孔，视网膜血管一般正常。

2. 继发性视神经萎缩（secondary optic atrophy）

继发性视神经萎缩，原发病变在视盘、视网膜脉络膜，其萎缩过程是上行的。视盘色淡、秽暗，边界模糊不清，生理凹陷消失；视网膜动脉变细，血管伴有白鞘；后极部视网膜可残留硬性渗出或未吸收的出血。视野、视觉电生理、CT、MRI 等对疾病诊断均有辅助作用，必要时行神经科检查，以寻找病因。

【治疗】积极治疗原发疾病，同时予以 B 族维生素药物及血管扩张、高压氧等治疗。

四、视盘水肿

视盘水肿（papilloedema）不是一个独立的疾病，它是由全身和局部的多种因素引起的视盘非炎症性、阻塞性水肿，通常无视功能障碍。

【病因】最常见的原因是颅内的肿瘤、炎症、外伤及先天畸形等神经系统疾病所致的颅内压增高；其他原因则有恶性高血压、肺心病、眼眶占位病变、葡萄膜炎、低眼压等。

【临床表现】患者一般没有明显视功能障碍，病变累及黄斑时视力受影响，可伴有颅内压增高的症状，如头痛、呕吐等。

典型的视盘水肿分为 4 型。早期型：视盘充血模糊，边界模糊，周围有线状出血。进展型：双侧视盘肿胀、充血明显，周围通常有火焰状的出血、棉绒斑，黄斑部可有星形渗出或出血。慢性型：视盘呈圆形隆起，视杯消失，出现闪亮的硬性渗出，表明视盘水肿时间较长。萎缩型：视盘色灰白，边界不清，隆起度降低，视网膜血管变细，视力下降甚至丧失。

视野检查：生理盲点扩大，慢性视盘水肿发展至视神经萎缩时，中心视力丧失，周边视野缩窄。

【治疗】针对导致颅内压增高的原发病进行治疗。

▶ 思考题

1. 试述视网膜中央动脉阻塞的眼底表现。

2. 简述视网膜脱离的分类及病因。

3. 简述糖尿病性视网膜病变的临床分期。

4. 患者，女性，55 岁。主诉：右眼视力下降一周，不伴有疼痛症状。查体：右眼视力 0.15，矫正不提高；左眼视力 0.5，矫正视力 0.8，双眼眼前节未见明显异常。右眼眼底：视网膜内出血呈火焰状，沿视网膜静脉分布。血管走形迂曲，视盘和视网膜水肿，黄斑区囊样水肿。请问：①对该患者可能的诊断是什么？②还需要做哪些检查？

5. 患者，女性，55 岁。主诉：双眼视力下降 1 年，右眼为重。既往史：糖尿病史 20 余年。血糖控制一般。查体：右眼指数/眼前，左眼 0.2，双眼眼前节未见异常，右眼玻璃体混浊，眼底窥不清。左眼底见视盘界清，色可，视网膜散在棉絮斑，有片状出血，黄斑轻水肿，周围见黄色点状渗出。请问：①该患者患有什么疾病？②还需要进行什么检查及处理？

第十三章 眼外伤

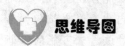
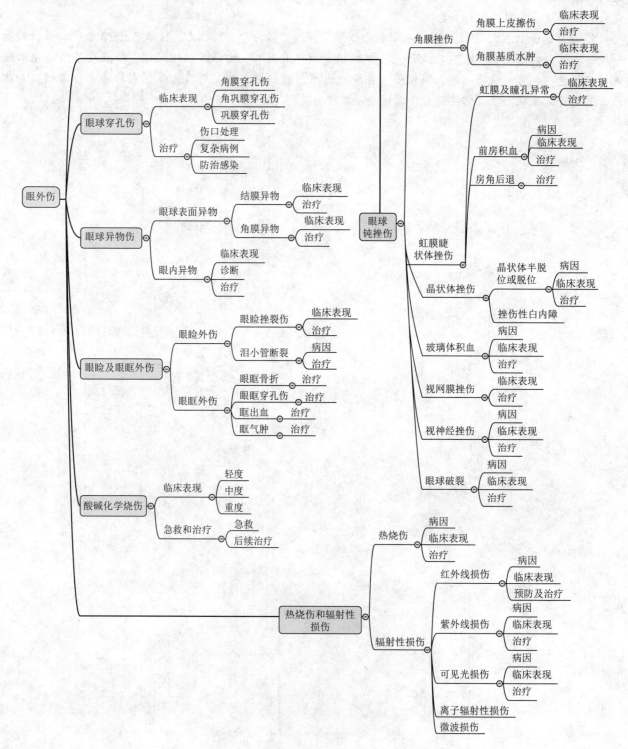

眼外伤（ocular injury）是由于机械性、物理性或化学性因素作用于眼部，所引起的眼球及眼副器的病理性损害。由于眼球前部暴露，其受伤概率远高于身体其他部位；眼球结构极为精细、脆弱，即使是"轻微"的眼外伤，也可引起严重的后果，眼外伤是引起单眼失明的首要原因。眼外伤患者中男性居多，儿童和青壮年发病率高。眼外伤不仅会对患者造成严重的身心伤害，影响生活质量，也会带来沉重的家庭和社会经济负担。因此，对眼外伤的防治应引起社会的极大重视。

眼外伤按致伤原因可分为机械性和非机械性两类，前者包括钝挫伤、穿孔伤和异物伤等；后者有热烧伤、化学伤、辐射伤等。机械性眼外伤最为常见，而且损害极其严重。

第一节　眼球钝挫伤

眼球钝挫伤（ocular blunt trauma）由机械性钝力引起，可造成眼球或眼副器的损伤。致伤物除在打击部位产生直接损伤外，由于眼球是个不易压缩的球体，外力在眼内和眼球壁传递，还可造成各种间接性损伤。常见的致伤原因有拳头、砖石、球类打击，跌撞、交通事故及爆炸的冲击等。

一、角膜挫伤

（一）角膜上皮擦伤

【临床表现】患者有明显疼痛感、畏光、流泪，伴视力下降，角膜荧光素染色可见上皮缺损区荧光素着色。若发生感染，可引起角膜溃疡。

【治疗】可用促进上皮细胞修复再生的眼药水和抗生素眼膏包扎患眼，加速上皮愈合。

（二）角膜基质水肿

【临床表现】患者可有不同程度的视力下降，裂隙灯检查可见角膜基质层增厚、水肿及混浊，后弹力层皱褶，可呈局限性。

【治疗】可用糖皮质激素滴眼液和高渗液（如50%的葡萄糖）滴眼，必要时可用散瞳药。

二、虹膜睫状体挫伤

（一）虹膜及瞳孔异常

【临床表现】

（1）虹膜瞳孔缘撕裂，可见不规则裂口。

（2）瞳孔括约肌损伤或断裂，可引起外伤性瞳孔散大；瞳孔不圆，对光反应迟钝或消失。

（3）严重者虹膜根部离断，虹膜根部呈半月形缺损，瞳孔呈"D"形（图1-13-1），可出现单眼复视。若整个虹膜从根部完全离断，则称为外伤性无虹膜。

（4）睫状肌或支配睫状肌的神经受损时，可伴有调节麻痹、近视力障碍。

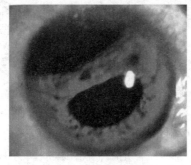

图1-13-1　虹膜根部离断，瞳孔呈"D"形

【治疗】

（1）虹膜瞳孔缘撕裂无须特殊处理。

（2）外伤性瞳孔散大时，轻者可能恢复或部分恢复，重者不能恢复，可行瞳孔成形术。

（3）虹膜根部离断伴有复视症状时，可行虹膜根部缝合术，将离断的虹膜缝合于角巩膜缘内侧。

（4）调节麻痹者，可配镜矫正近视力。

（二）前房积血

【病因】 眼挫伤可使虹膜或睫状体血管破裂，导致血液进入前房。

【临床表现】 少量出血仅房水中出现红细胞，出血较多时积血呈红色液平面，大量出血可充满整个前房，严重时前房完全充满血液，可呈黑色。当积血量大或在积血吸收过程中再次出血时，可引起继发性青光眼；如不及时控制眼压，可引起角膜血染，角膜基质呈棕黄色圆盘状混浊。

【治疗】

（1）患者应静卧休息，取半卧位，适当应用镇静药，双眼包扎以制动眼球。

（2）应用止血药，可联合应用糖皮质激素。

（3）有虹膜炎表现时，应及时散瞳。

（4）监测眼压，眼压升高时，应用降眼压药物。

（5）对前房积血吸收慢，或眼压升高经降眼压治疗不佳者，应行前房冲洗，避免角膜血染和视神经损害。

（三）房角后退

房角后退是指挫伤使睫状肌的环形纤维与纵行纤维分离，虹膜根部向后移位，前房角加宽、变深。有前房出血的患者，在出血吸收后多能查到房角后退。少数患者房角后退较广泛，在伤后数月或数年，因房水排出受阻可引起继发性青光眼，称为房角后退性青光眼。

【治疗】 大范围房角后退者，要定期观察眼压。眼压正常者，可不予处理；眼压升高者应及时使用噻吗洛尔眼液，无效者可考虑行滤过性手术。

三、晶状体挫伤

（一）晶状体半脱位或脱位

【病因】 悬韧带部分或全部断裂。

【临床表现】 悬韧带部分断裂时，晶状体向悬韧带断裂的对侧移位，在瞳孔区可见部分晶状体的赤道部，可见虹膜震颤，患者可有散光或单眼复视。

晶状体全脱位时，向前可脱入前房或嵌顿于瞳孔区，引起继发性青光眼；向后脱入玻璃体，引起前房变深，虹膜震颤，患者出现高度远视（图1-13-2）。

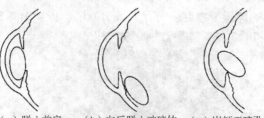

（a）脱入前房　　（b）向后脱入玻璃体　　（c）嵌顿于瞳孔区

图1-13-2　晶状体脱位

【治疗】 晶状体半脱位时，可试用眼镜矫正散光。晶状体脱入前房或嵌顿于瞳孔者，应立即手术摘除晶状体。晶状体脱入玻璃体，可引起继发性青光眼、视网膜脱离等并发症，患者应行玻璃体手术。

（二）挫伤性白内障

挫伤性白内障主要表现为晶状体混浊，晶状体可有多种混浊形态，引起不同程度的视力下降。患者应根据视力情况决定是否采用白内障摘出联合人工晶体植入术。

四、玻璃体积血

【病因】眼球钝挫伤引起睫状体、脉络膜或视网膜血管损伤，导致血液进入玻璃体。

【临床表现】参见"第十一章　玻璃体病"。

【治疗】参见"第十一章　玻璃体病"。

五、视网膜挫伤

【临床表现】钝挫伤常引起一过性后极部视网膜灰白色水肿，视力下降，称为视网膜震荡。一些病例在伤后3~4周水肿消退，视力恢复较好；而有些引起黄斑部色素紊乱，视力明显减退。严重的可伴有视网膜出血，甚至引起锯齿缘离断、黄斑裂孔及视网膜脱离。

【治疗】视网膜震荡者，可应用糖皮质激素、血管扩张药、神经营养类药物及维生素类药物。

六、视神经挫伤

【病因】钝力打击可引起视神经鞘内出血或视神经管骨折，导致视路传导障碍。

【临床表现】患者视力减退或丧失，瞳孔直接对光反应消失，但间接对光反应仍存在。眼底检查：早期可正常，或有视盘水肿，晚期视盘苍白萎缩。严重的打击可导致视神经从眼球撕脱，如果患者发生这种情况，则视力完全丧失。

【治疗】视神经挫伤者可给予糖皮质激素、脱水药、神经营养类药物和维生素类药物等治疗。保守治疗无效时，可给予手术减压治疗。

七、眼球破裂

【病因】严重的钝挫伤可导致角膜、巩膜全层裂开，称为眼球破裂。眼球破裂多发生于角巩膜缘处，也可在直肌下。

【临床表现】患者视力急剧减退至光感或更差，眼压多降低，前房及玻璃体积血，球结膜因富有弹性常保持完整，大量的球结膜下出血可将伤口掩盖，但隐约能看到裂口处脱出的葡萄膜，眼球在破裂方向上运动受限。

【治疗】眼球破裂伤治疗时应仔细探查伤口，尽可能做初期清创缝合术，术后给予抗生素和糖皮质激素控制炎症和感染，再根据条件1~2周后行二期手术，部分患者可保留眼球及部分视力。除非眼球结构完全破坏，无法修补，否则不应做初期眼球摘除术。

第二节　眼球穿孔伤

眼球穿孔伤（perforating injury of eyeball）是指眼球壁被锐器刺破或被异物碎片击穿，常伴有眼内损伤或组织脱出，有时可合并异物碎片存留眼内。临床上以刀、针、剪等刺伤，或敲击金属飞溅出的碎片击伤较为常见。

【临床表现】眼球穿孔伤大多发生在眼球前部，按伤口的部位可分为三类。

1. 角膜穿孔伤

患眼有明显的眼痛、畏光、流泪和视力减退等症状。角膜有穿孔伤口，若伤口较小且规则，常自行闭合，无眼球内容物脱出。伤口大且不规则者，常有虹膜脱出、嵌顿，瞳孔呈梨形，前房变浅或消失，或前房积血，严重者可伴有晶状体破裂及白内障，或眼后段损伤。

2. 角巩膜穿孔伤

伤口累及角膜和巩膜可引起虹膜睫状体、晶状体和玻璃体的损伤、脱出，常合并有眼内出血。患眼有明显的疼痛、畏光、流泪和视力减退等症状。

3. 巩膜穿孔伤

较小的巩膜伤口可被结膜下出血掩盖，不仔细检查，难以发现。大的伤口常伴有脉络膜、玻璃体和视网膜的损伤及眼内出血等。

【治疗】眼球穿孔伤是眼科急症，伤后需立即包扎，送眼科急症处理。治疗原则是立即手术缝合伤口，防治感染和并发症，复杂病例可分期手术。

1. 伤口处理

单纯性角膜伤口小于 3 mm，前房存在，可不缝合，仅包扎伤眼。伤口大于 3 mm，应在显微镜下严密缝合伤口，恢复前房。对有眼内组织嵌顿的伤口，若脱出的虹膜无明显污染，脱出时间在 24 h 以内，可用抗生素溶液冲洗后送还眼内；脱出的睫状体应予复位，如睫状体破碎需要切除，应先在周围电凝，然后切除；脱出的晶状体和玻璃体应予切除。对锯齿缘后的巩膜伤口，缝合后应在其周围行透热电凝，以防视网膜脱离。

2. 复杂病例

复杂病例多采用分期手术，即初期缝合伤口，恢复前房，控制感染；在 1~2 周内，再行内眼手术，处理外伤性白内障、玻璃体积血、异物或视网膜脱离等。

3. 防治感染

术后全身应用抗生素和激素，注射破伤风抗毒素等。用抗生素眼液频繁滴眼，并用散瞳药。

第三节　眼球异物伤

眼球异物伤是常见的眼外伤。异物分为金属异物和非金属异物，不同性质的异物所引起的损伤及处理不同。异物按照所在部位的不同，分为眼球表面异物和眼内异物。

一、眼球表面异物

眼球表面异物是指存留于角膜、结膜和巩膜上的异物。异物常为灰尘、煤灰、铁屑或爆炸造成的火药、粉尘等。常见有结膜异物和角膜异物。

（一）结膜异物

【临床表现】患者可有异物感、流泪等症状，异物多位于上睑板下沟或穹隆部。

【治疗】仔细寻找异物，可用生理盐水冲出或行表面麻醉后拭出异物。

（二）角膜异物

【临床表现】患者有明显眼痛、异物感、流泪等症状，异物可位于角膜浅层或深层，铁屑异物可形成锈斑。

【治疗】对于浅层异物，用1%丁卡因表面麻醉后，用无菌棉签拭去；对于较深的异物，可用无菌注射针头或异物针剔除，如有锈斑，尽量一次刮除干净；如异物较大，已部分穿透角膜进入前房，应在显微镜下手术取出异物；若异物较多可分期取出，先取暴露的浅层异物，深层的可暂不处理。治疗时应严格执行无菌操作，术后用抗生素眼液及眼膏无菌包扎，预防和控制感染。

二、眼内异物

眼内异物大多数为磁性（如铁类）与非磁性金属异物（如铜、铝、铅等），也可为非金属异物如玻璃、碎石、植物性及动物性异物。异物大多位于眼球后段，少数位于前房、虹膜或晶状体内，也可嵌入球壁或贯通眼球进入眼眶。任何开放性眼眶或眼球外伤，都应怀疑并排除异物。敲击金属是最常见的受伤方式。

【临床表现】眼内异物除造成伤道组织损伤、诱发感染外，还有异物本身的刺激性损伤、化学及毒性反应：①不活泼的异物，如陶瓷、玻璃等，通常眼球能较好耐受。②金属异物如铁、铜等，在眼内溶解氧化，氧化物与组织蛋白结合，沉着于眼内各组织，形成铁质沉着症或铜质沉着症，导致视力减退、视野缺损，甚至失明。③异物的持续性刺激，可引起局部角膜水肿、反复发生的虹膜睫状体炎；玻璃体内的异物可引起细胞增生、牵拉性视网膜脱离和眼球萎缩。

【诊断】眼内异物的诊断应根据以下几点综合分析。

（1）患者多有明确的外伤史，少数可无自觉症状，或有一过性眼痛、视力下降及眼前黑影飘动等。

（2）眼部检查发现穿孔伤口是诊断的重要依据。如角膜有线状伤口或全层瘢痕，对应的虹膜部位有穿孔，晶状体局限性混浊，表明有异物进入眼内。巩膜伤口较难发现，必要时探查可疑部位。若屈光介质尚透明，可在裂隙灯或检眼镜下直接看到眼内异物。必要时行前房角镜或三面镜检查，有助于发现前房角或眼底周边部的异物。

（3）影像学检查如 X 线、超声、CT 或 MRI 等检查，可确定有无眼内异物，明确异物的性质、大小、位置。MRI 不能用于检查磁性异物。

【治疗】眼内异物一般应及早手术取出，手术方式取决于异物的位置、大小、性质及眼部并发症情况。①前房及虹膜异物，可做角膜缘切口取出，磁性异物可用电磁铁吸出，非磁性异物用镊子夹出。②晶状体异物，若晶状体大部分透明，可不必立即手术；若晶状体已混浊，可连同异物一起摘除。③玻璃体或球壁异物，对小的、新进的玻璃体内磁性异物，可采用电磁铁吸出；对大的、粘连的、非磁性异物，需行玻璃体手术摘除，同时处理并发症；异物较小且已完全包裹于球壁内，不一定要勉强取出。

第四节 眼睑及眼眶外伤

一、眼睑外伤

（一）眼睑挫裂伤

【临床表现】眼睑皮肤薄，皮下组织疏松，血管丰富，挫伤后易引起眼睑水肿，皮下出血或血肿，甚至眼睑肿胀不易睁开。皮下出血呈青紫色，通常于 1~2 周内逐渐吸收。严重挫伤或锐器切割伤时，眼睑皮肤可出现全层裂伤，损伤甚至深达肌层、睑板和睑结膜。

【治疗】眼睑淤血或肿胀明显时，早期可行冷敷，48 h 后改为热敷，以促进吸收。

眼睑裂伤有眼睑皮肤和深层组织裂伤时，应尽早清创缝合，清创时应尽量保存皮肤组织，尽可能顺着皮肤纹理、分层缝合，以减少瘢痕形成。伴有上睑提肌断裂时，应修复上睑提肌，以免发生上睑下垂。

（二）泪小管断裂

【病因】常见于内眦部眼睑外伤，如锐器造成的直接切割伤，或因眼睑突然向外牵拉间接撕裂薄弱的内眦部。

【治疗】手术是唯一的治疗方法，应在伤后尽早行泪小管吻合术，并在术后留置硅胶软管 3~6 个月。

二、眼眶外伤

（一）眼眶骨折

暴力可引起眶壁及其临近颅骨、鼻窦骨折。较轻的挫伤常引起眶内侧壁骨折，出现眼睑或眼眶皮下气肿。眶下壁骨折可使眶内容向下沉入上颌窦，眼球向下移位、内陷，常伴有顽固性复视。严重的撞击伤可引起眶上壁（颅底）骨折，出现球结膜及眼眶大量瘀血；若累及眶上裂及视神经孔，表现为上睑下垂，眼球突出，眼球运动障碍，瞳孔散大，瞳孔直接对光反应消失，间接对光反应存在，视力极度减退或完全失明，称为眶尖综合征。

【治疗】

（1）对眼眶骨折的患者，应注意有无神经系统损伤，并及时处理。

（2）单纯眶骨缘骨折无骨折片移位者，无须特殊处理，让其自然愈合。

（3）眶底骨折使眼球移位者，可考虑经上颌窦复位。

（4）颅底及视神经管骨折，应请有关科室会诊，给予及时处理。

（二）眼眶穿孔伤

眼眶穿孔伤是指因锐器切割引起的眼睑、眼球和眶深部组织的损伤。如果眼外肌及支配眼外肌的神经受到损伤，则出现眼球运动障碍。

【治疗】 对软组织损伤应分层清创缝合，同时应用抗生素和破伤风抗毒素防治感染。

（三）眶出血

眶出血是指血管破裂，出血进入眶内，或在眶内形成血肿。眶出血是眼眶外伤常见的并发症。

【治疗】 通常仅需观察。早期可冷敷或加压包扎，24 h 后改为湿热敷，也可全身使用止血药物或抗生素等。当出血引起急性眶内压升高时，需及时做眶减压术。

（四）眶气肿

眶气肿是指由于眶壁骨折和黏膜撕裂，表面眶组织与鼻旁窦沟通，空气在眼睑或眼眶组织内积聚而引起的气肿。眶骨骨折一般不自行发生眶气肿，只有当上呼吸道压力增大，如打喷嚏或擤鼻子时才可能导致空气进入眶组织内。X 线、CT 和 MRI 检查可清楚地显示眶内部有气体存在。

【治疗】 眶内气体大多在数天内被吸收，肿胀消失，因此无须特殊治疗。也可用绷带加压，嘱患者避免用力或急促呼吸。

第五节　酸碱化学烧伤

眼化学烧伤是由化学性溶液、粉尘或气体接触眼部所致，其中以酸烧伤和碱烧伤最常见，需急诊处理，多发生在化工厂、实验室或施工现场。

酸烧伤多由硫酸、盐酸、硝酸等引起，强酸能使组织蛋白凝固坏死，凝固的蛋白质可阻止酸向深层渗透，损伤相对较轻；碱烧伤常由氢氧化钠、生石灰、氨水等引起，碱能使组织中的脂肪和蛋白质溶解，很快渗透到深层和眼内，引起持续性的破坏。因此，碱烧伤的后果要比酸烧伤的后果严重得多。

【临床表现】 根据酸碱烧伤后的组织损伤程度，酸碱化学烧伤可分为轻度、中度和重度三种类型。

1. 轻度

其多由弱酸或稀释的弱碱引起，表现为眼睑及结膜轻度充血水肿，角膜上皮点状脱落或水肿。数日后水肿消退，上皮修复，不留瘢痕，无明显并发症，视力多不受影响。

2. 中度

其由强酸或较稀的碱引起，表现为眼睑皮肤可有水泡或糜烂；结膜水肿，出现小片缺血坏死；角膜明显混浊水肿，上皮层完全脱落，或形成白色凝固层。治愈后可遗留角膜斑翳，影响视力。

3. 重度

其大多由强碱引起，表现为结膜广泛苍白坏死；角膜全层呈灰白或瓷白色；由于角膜基质层溶解，角膜溃疡、穿孔；可伴有葡萄膜炎、继发性青光眼及白内障；晚期可致眼睑畸形、眼球粘连等，最终可引起视功能或眼球的丧失。

【急救和治疗】

1. 急救

现场急救的关键是迅速就地用大量清水或其他水源反复、彻底冲洗，如有固体化学物质，应先拭除。冲洗时应翻转眼睑，转动眼球，充分暴露穹隆部，彻底冲洗 30 min 以上。送至医疗单位后，可根据情况再次冲洗，并检查结膜囊内是否还有异物存留；也可进行前房穿刺术，以减轻眼内组织的损伤。

2. 后续治疗

（1）伤后早期局部或全身应用抗生素和糖皮质激素，抑制炎症反应及新生血管形成。用 1% 阿托品每日散瞳，防止虹膜后粘连。局部及全身大量应用维生素 C，也可应用胶原酶抑制药，防止角膜穿孔。

（2）切除坏死的球结膜及角膜上皮组织，防止眼球粘连。一些患者在两周内出现角膜溶解变薄，可口服乙酰唑胺等，降低眼内压，防止角膜穿孔，或行全角膜板层移植术，并保留植片的角膜缘上皮，以挽救眼球，也可做羊膜移植、角膜缘干细胞移植和对侧球结膜移植。每次换药时用无菌玻璃棒小心分离睑球粘连。

（3）伤后晚期主要针对并发症进行处理。手术矫正睑球粘连、睑外翻，进行角膜移植术等。出现继发性青光眼时，及时用药物降眼压，药物无效时，可行抗青光眼手术治疗。

第六节　热烧伤和辐射性损伤

一、热烧伤

【病因】接触性热烧伤是由高温液体如沸水、热油和铁水等溅到眼部引起的热损伤；火焰性热烧伤是由火焰喷射引起的眼部热损伤。沸水和热油的热烧伤一般较轻。

【临床表现】轻者眼睑出现红斑、水疱，结膜充血、水肿，角膜轻度混浊。重者可有眼睑、结膜、角膜和巩膜的深度烧伤，甚至组织坏死；组织愈合后可出现瘢痕性睑外翻、眼睑闭合不全、角膜瘢痕、睑球粘连甚至眼球萎缩。

【治疗】治疗原则是防治感染，促进创面愈合，预防睑球粘连等并发症。

轻度热烧伤，局部可滴用抗生素眼液和散瞳药。严重的热烧伤，应除去坏死组织，处理大致同严重的碱烧伤。出现角膜坏死时，可行羊膜移植或角膜移植术。晚期主要是针对并发症进行治疗。

二、辐射性损伤

辐射性损伤是由电磁波谱中各种辐射线造成的损伤，常见有微波、红外线、可见光、紫外线、X 线、γ 射线等造成的损伤。

（一）红外线损伤

【病因】红外线损伤由高温熔化的玻璃、金属等所产生的大量红外线引起，短波红外线可被晶状体和虹膜吸收，引起白内障（曾称为"吹玻璃工人白内障"）。

【临床表现】最初在晶状体后囊下皮质出现空泡，逐渐变为点状、线状混浊，并联结成网状或碟状，沿视轴向内发展为板层混浊；有时可见前囊表层剥离，一端卷曲飘浮在前房内，这是本病的典型改变。

【预防及治疗】 接触红外线人员应戴含氧化铁的特制防护眼镜；当晶状体全部混浊时，可施行白内障摘出术。

（二）紫外线损伤

【病因】 紫外线损伤是由电焊或雪地、沙漠反射日光紫外线引起的结膜及角膜上皮细胞损伤，又称为电光性眼炎或雪盲。

【临床表现】 一般在受到紫外线照射后3~8 h发作，患者有强烈的异物感、畏光、流泪及眼睑痉挛等症状，结膜混合性充血，角膜上皮点状脱落。如无并发症，24 h后症状减轻或消失。

【治疗】 对症处理，减轻疼痛，可滴0.5%丁卡因、抗生素眼药水及眼膏等。进行电焊等工作时应佩戴防护面罩或眼镜预防紫外线损伤。

（三）可见光损伤

【病因】 可见光损伤是由热和光化学作用引起的黄斑损伤。观察日食导致的视力损伤，又称为日食盲。眼科的各种强光源检查仪器及手术显微镜也可能造成这种损伤。

【临床表现】 患者常有中心暗点、视物变形，视力不同程度下降，早期可见黄斑灰白色水肿，几天后黄斑区有少数黄白色小点或色素紊乱。

【治疗】 患病早期可口服泼尼松、能量合剂和血管扩张药等，肌内注射维生素B_1、维生素B_{12}等。加强教育，禁止直视太阳、电弧光等强光源。

（四）离子辐射性损伤

X线、γ射线、中子或质子束均可引起眼部损伤，对肿瘤行放射治疗是常见的引起离子辐射性损伤的原因。眼部组织中以晶状体上皮最为敏感，累积剂量在2 Gy以上，即可引起放射性白内障。严重者还可引起放射性视网膜或视神经病变，导致视力下降，甚至完全失明。应注意加强防护，从事放射工作者应戴铅防护眼镜，对行头颈部放射治疗者，眼部宜加用有效的屏蔽防护。

（五）微波损伤

微波广泛用于雷达、卫星通信和工农业生产。微波损伤与其功率及频率有关，频率越高，组织穿透力越小，微波大部分被表浅组织吸收转变为热能，可引起眼睑、结膜及角膜烧伤。频率较低的微波，穿透性较强，可能引起白内障或视网膜出血。微波工作人员应注意防护，可佩戴特制的防护眼镜。

▶ 思考题

1. 简述眼球穿孔伤的主要临床表现。
2. 简述晶状体全脱位时，晶状体可到达的位置及可能引起的并发症。
3. 简述眼内异物的诊断依据。
4. 患者，男性，38岁，某石灰厂工人，不慎将石灰水溅入右眼内，右眼疼痛，有烧灼感、流泪10 min。请对该患者做出诊断并说一说该患者的急救原则及后续治疗手段。
5. 患者，男性，30岁。主诉：右眼有异物飞入后疼痛、流泪3天。行眼科检查。查右眼视力：0.1，结膜混合性充血（++），角膜表面见大小约2 mm×3 mm黄白色溃疡灶，周围水肿，前房见1 mm积脓。请问：①对该患者可能的诊断是什么？②还需要做什么检查？

第十四章　眼的屈光与调节

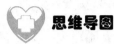
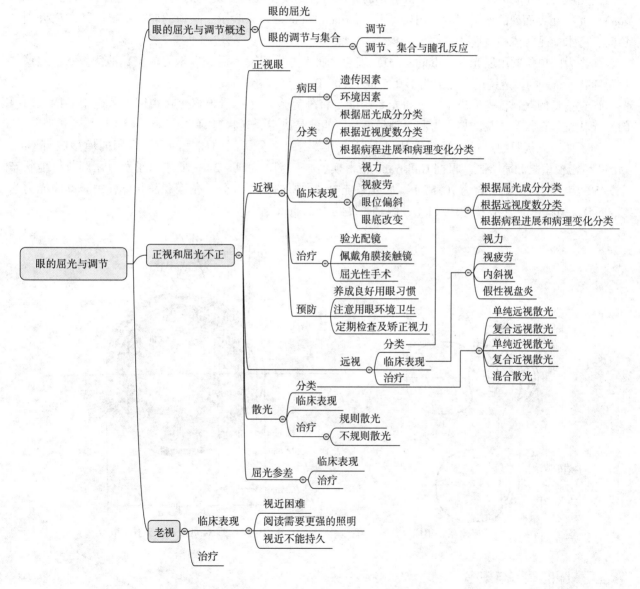

眼球是以光线作为适宜刺激的视觉器官，其重要特征之一就是光学属性。从光学角度看，眼球是一个无比精密的复合光学系统，眼球中的任何屈光问题，都将影响正常的光学成像和视觉感受。

第一节　眼的屈光与调节概述

一、眼的屈光

当光从一种介质进入另一种不同折射率的介质时，光线在界面处发生的偏折现象，称为屈光（refraction），光线在界面处的偏折程度，用屈光力（refractive power）来表示。眼球的屈光系统由外向内分别是角膜、房水、晶状体和玻璃体（图 1-14-1）。

屈光力的单位常用屈光度（diopter，D）表示，屈光力是透镜焦距（以米为单位）的倒数。如透镜的焦距为 0.5 m，则该透镜的屈光力为 1/0.5 m = 2.00 D。

视觉信息的获得首先取决于眼球屈光系统能否将外界入射光线清晰聚焦在视网膜黄斑中心凹，即眼的屈光状态是否得当。眼的屈光力和眼轴长度是否匹配是决定屈光状态的关键。

为了便于分析眼的成像和计算方便，人们常用模型眼来分析眼的屈光问题。常用的模型眼有 Gullstrand 精密模型眼和简略眼。根据 Gullstrand 精密模型眼（图 1-14-2），眼球总屈光力在调节松弛状态下为 58.64 D，最大调节时为 70.57 D。屈光系统中最主要的屈光成分是角膜和晶状体，角膜的屈光力为 43.05 D，晶状体的屈光力为 19.11 D，眼轴长度约为 24 mm。

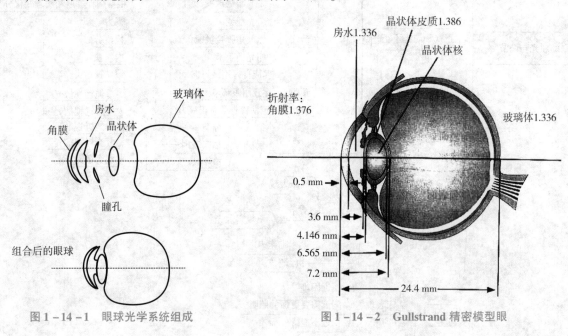

图 1-14-1　眼球光学系统组成　　　　图 1-14-2　Gullstrand 精密模型眼

二、眼的调节与集合

（一）调节

当眼看远处目标时，睫状肌处于松弛状态，晶状体在悬韧带的牵引下形状相对扁平，物体发出的平行光线经过眼球的屈光系统折射后，物像刚好聚焦在视网膜上；但当眼注视近处目标时，由于物体发出的光线是发散性的，若眼的屈光力不变，则光线聚焦于视网膜之后，故视网膜上的物像朦胧不清。为了看清近距离目标，睫状肌收缩，悬韧带松弛，晶状体由于自身的弹性而变凸，从而增加眼的屈光力，使近距离物体成像在视网膜上，眼的这种作用称为调节（accommodation）（图 1-14-3）。调节力也以屈光度为单位，如一正视眼注视 40 cm 处目标，则其调节力为 1/0.4 m = 2.50 D。

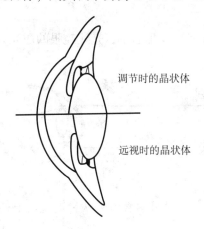

调节时的晶状体

远视时的晶状体

图 1 - 14 - 3　眼的调节

（二）调节、集合与瞳孔反应

当双眼由远看近时，在产生调节时，为了保持双眼单视，双眼还将内转，这种现象称为集合。调节越大，集合也越大，二者保持协同关系。在调节与集合发生的同时，还伴有双眼瞳孔缩小，以保证物像清晰。调节、集合和瞳孔缩小是在动眼神经支配下实现的眼的三联动现象，又称近反应（图 1 - 14 - 4）。

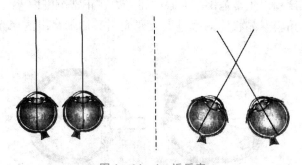

图 1 - 14 - 4　近反应

第二节　正视和屈光不正

一、正视

当眼调节静止时，外界的平行光线经眼的屈光系统折射后，恰好在视网膜黄斑中心凹聚焦，这种屈光状态称为正视（emmetropia）（图 1 - 14 - 5）。若外界的平行光线不能在视网膜黄斑中心凹聚焦，则称为屈光不正（refraction error），可分为近视、远视和散光三大类。

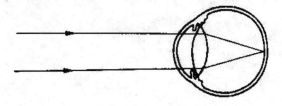

图 1 - 14 - 5　正视

二、近视

近视（myopia）是在眼调节静止时，外界的平行光线经眼的屈光系统折射后聚焦在视网膜之前的一种屈光状态（图1-14-6）。

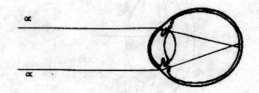

图1-14-6　近视

【病因】 引起近视的原因尚不完全清楚，多数学者认为近视与下列因素有关。

1. 遗传因素

调查发现近视眼有遗传倾向。

2. 环境因素

在青少年学生及近距离工作者中近视眼较多，这表明近视的发生与后天过度近距离用眼有密切关系。

【分类】

1. 根据屈光成分分类

（1）轴性近视：眼轴长度超出正常范围，而眼的屈光力在正常范围内。

（2）屈光性近视：由于角膜、晶状体曲率过大或屈光指数增加，眼的屈光力超出正常范围，而眼轴长度在正常范围内（图1-14-7）。

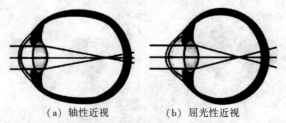

（a）轴性近视　　　　（b）屈光性近视

图1-14-7　轴性近视和屈光性近视

2. 根据近视度数分类

（1）轻度近视：低于-3.00 D的近视。

（2）中度近视：-3.00～-6.00 D的近视。

（3）高度近视：-6.00 D以上的近视。

3. 根据病程进展和病理变化分类

（1）单纯性近视：在眼球发育基本稳定后发展的近视，度数在-6.00 D以内，大部分患者的眼底无病理变化，用适当的镜片可将视力矫正至正常。

（2）病理性近视：20岁以后眼球仍在发展，近视度数常超过-6.00 D，并合并有眼部组织的一系列病理性变化。

【临床表现】

1. 视力

患者远视力减退，近视力正常。

2. 视疲劳

由于调节与集合不协调，可有视物模糊、眼胀、头痛等症状。

3. 眼位偏斜

常见于中高度近视患者，易引起外隐斜或外斜视。

4. 眼底改变

低中度近视，眼底一般无变化。高度近视，眼底呈豹纹状，视盘附近有近视弧形斑（图1-14-8）；后极部脉络膜常有萎缩灶，黄斑部可有出血或形成新生血管膜，或色素沉着呈圆形黑色斑（Fuchs斑）；周边部视网膜可见有格子状、囊样变性，视网膜裂孔，严重者可发生视网膜脱离；玻璃体液化、混浊和后脱离。

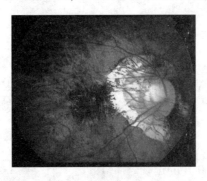

图1-14-8　高度近视弧形斑和豹纹状眼底

【治疗】

1. 验光配镜

验光后佩戴适当度数的凹透镜（图1-14-9），是目前最常用、最安全的治疗方法。镜片度数的选择原则是以使患者获得正常视力的最低度数为宜。过度矫正，可诱发调节痉挛，导致视疲劳和近视度数的加深。

2. 佩戴角膜接触镜

角膜接触镜俗称隐形眼镜，是一种贴附于角膜表面，用于矫正视力的镜片，使用过程中应注意预防感染等并发症的发生。

3. 屈光性手术

屈光性手术是以手术的方法改变眼的屈光状态，包括角膜屈光手术、眼内屈光手术和后巩膜加固术等。须严格掌握手术适应证和禁忌证，尽量避免并发症发生。

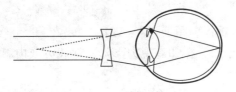

图1-14-9　近视眼的矫正

【预防】

1. 养成良好用眼习惯

姿势端正，眼与阅读物之间的距离保持在25~30 cm；不在乘车、走路或卧床情况下看书或玩手机；用眼1 h后应向远处眺望，使调节得以放松。

2. 注意用眼环境卫生

勿在阳光直射或暗光下阅读或写字。

3. 定期检查及矫正视力

三、远视

远视（hyperopia）是眼在调节静止时，外界的平行光线经眼的屈光系统折射后聚焦在视网膜之后的一种屈光状态（图1-14-10）。

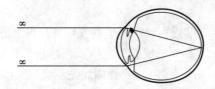

图 1 - 14 - 10　远视

【分类】

1. 根据屈光成分分类

（1）轴性远视：眼轴长度较正常人短，常见于小儿发育期或小眼球患者。

（2）屈光性远视：眼轴长度正常而眼的屈光力减弱，多见于角膜低平及术后无晶状体眼。

2. 根据远视度数分类

（1）轻度远近：低于 +3.00 D 的远近。

（2）中度远视：+3.00 ~ +5.00 D 的远视。

（3）高度远视：+5.00 D 以上的远视。

【临床表现】

1. 视力

轻度远视，因使用调节进行代偿，远近视力均正常；中度远视，可能远视力正常，近视力下降；高度远视，远近视力都下降，看近比看远更模糊。

2. 视疲劳

远视眼因使用过多的调节，无论看远或看近，易出现视物模糊、眼球酸胀感、头痛，甚至恶心、呕吐等视疲劳症状。

3. 内斜视

因过度使用调节，必然伴随过多的集合，常引起内隐斜或共同性内斜视。

4. 假性视盘炎

远视眼底常可见视神经乳头小、色较红、边界模糊，类似视盘炎，但矫正视力正常或与以往相比无变化，视野无改变，长期观察眼底无改变，称为假性视盘炎。另外，远视眼常伴有小眼球、浅前房，散瞳前要注意检查前房角情况。

【治疗】　远视眼用凸透镜进行矫正（图 1 - 14 - 11）。

（1）轻度远视无症状者可不予矫正，如有视力下降、视疲劳或内斜视者，即使远视度数低也应配镜矫正。

（2）中度远视或中年以上远视者应配镜矫正视力，消除视疲劳症状及防止内斜视的发生。

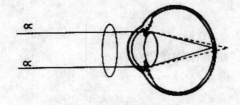

图 1 - 14 - 11　远视眼的矫正

四、散光

散光（astigmatism）是指由于眼球在不同子午线上屈光力不同，平行光线经该眼球屈光系统后不能形成一个焦点（图 1 - 14 - 12）。散光多由角膜的曲率半径不均匀所致，由晶状体引起的较少见。

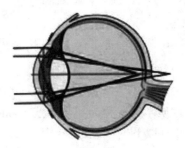

图 1 – 14 – 12 散光

【分类】散光根据两条主子午线的相互位置关系可分为规则散光和不规则散光。最大屈光力主子午线和最小屈光力主子午线相互垂直者为规则散光，不相互垂直者为不规则散光。规则散光又分为顺规散光、逆规散光和斜向散光。最大屈光力主子午线在 90° ±30° 位置的散光称为顺规散光，最大屈光力主子午线在 180° ±30° 位置的散光称为逆规散光，其余为斜向散光（图 1 – 14 – 13）。

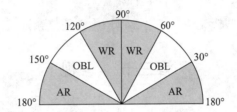

WR—顺规散光；AR—逆规散光；OBL—斜向散光。

图 1 – 14 – 13 规则散光按子午线定位分类

散光根据两条主子午线聚焦点与视网膜的位置关系可分为以下 5 种类型（图 1 – 14 – 14）。

1. 单纯远视散光

一主子午线像聚焦在视网膜上，另一主子午线像聚焦在视网膜之后。

2. 复合远视散光

两主子午线像均聚焦在视网膜之后，但聚焦位置前后不同。

3. 单纯近视散光

一主子午线像聚焦在视网膜上，另一主子午线像聚焦在视网膜之前。

4. 复合近视散光

两主子午线像均聚焦在视网膜之前，但聚焦位置前后不同。

5. 混合散光

一主子午线像聚焦在视网膜之前，另一主子午线像聚焦在视网膜之后。

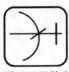 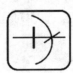

单纯远视散光　　复合远视散光　　单纯近视散光　　复合近视散光　　混合散光

图 1 – 14 – 14 散光的分类

【临床表现】散光对视力的影响程度取决于散光的度数和轴向。小度数的顺规散光对视力影响小；大度数的散光、斜向散光和逆规散光对视力影响大。

散光患者可出现视物模糊，看远看近均不清楚，多伴有视疲劳症状，高度散光者常眯眼视物，以达到针孔或裂隙的作用。高度不对称散光或斜向散光者可有头位倾斜和斜颈。

【治疗】

1. 规则散光

轻度规则散光如无症状，可不予矫正。视力下降、视疲劳者应验光佩戴柱镜矫正，注意柱镜的度数和轴向。

2. 不规则散光

对于角膜引起的不规则散光，可试用硬性角膜接触镜矫正。

五、屈光参差

双眼屈光状态不同（度数不同或性质不同）称为屈光参差（anisometropia）。

【临床表现】轻度屈光参差（2.00 D 以下），一般无临床意义。屈光参差超过 2.50 D 时，因双眼视网膜的物像差超过 5%，超过双眼的融像能力，会引起大脑融像困难，一方面可有头晕、阅读困难等双眼视功能异常的表现；另一方面视力较差眼所形成的较模糊的物像可被大脑抑制，日久易导致弱视或失用性斜视。

【治疗】

（1）戴镜能适应者，应给予充分矫正，经常戴镜，可保持双眼单视。对充分矫正不能适应者，则应使低度数眼充分矫正，对另一眼做适当的部分矫正。

（2）如屈光参差过大，框架眼镜无法矫正者，可试戴角膜接触镜或行屈光性手术。

第三节　老视

随着年龄增长（从 40~45 岁开始），眼的调节功能逐渐减退，出现阅读或近距离工作困难，这种现象称为老视（presbyopia）。引起调节功能减退的主要原因是晶状体硬化，弹性减弱；其次是睫状肌功能减弱。

【临床表现】老视是一种生理现象，每个人均会发生老视。远视者老视症状出现较早，近视者老视症状出现较晚；从事近距离精细工作者比从事远距离工作者更容易较早出现老视症状；手臂较短的矮个子比手臂较长的高个子更容易较早出现老视症状。

1. 视近困难

患者看远处不受影响，看近处模糊不清，常不自觉地将注视目标移远。

2. 阅读需要更强的照明

在光线不足时近视力更差，因为足够的光线既能增加书本与文字之间的对比度，又能使老视者瞳孔缩小，景深加大，视力提高。

3. 视近不能持久

因调节力减退，老视者要在接近双眼调节极限的状态下近距离工作，所以视近不能持久。

【治疗】佩戴适当度数的凸透镜以补偿调节力的不足，正视眼在 45 岁时约需 +1.50 D，以后每 5 年增加 +0.50 D，60 岁后不再增加。有屈光不正者，应在对远距离屈光不正进行矫正的基础上，再进行老视眼镜的验配。

▶ 思考题

1. 简述眼调节的机制及作用。
2. 简述病理性近视的可能眼底表现。
3. 简述远视的临床表现及矫正。
4. 简述老视的临床表现及矫正。
5. 远视和老视是否为同一问题？

第十五章　斜视与弱视

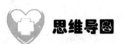

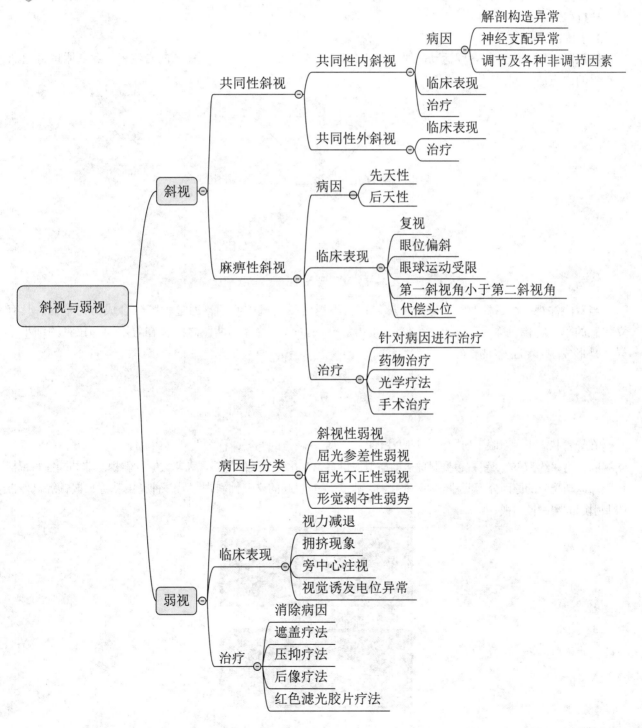

斜视与弱视是眼科的常见病、多发病，儿童期的斜视与弱视和视觉发育密切相关。

眼球的运动依靠眼外肌的收缩和松弛而完成，双眼各有四条直肌、两条斜肌（参见本篇第一章第一节）。这些肌肉在中枢神经支配下，保持协调一致的运动。按照其活动的基本方式可分以下 3 种。

1. 协同肌

单眼某一眼外肌行使主要作用时，参与协助完成该动作的其他眼外肌称为协同肌。例如，上转时上直肌和下斜肌为协同肌，下转时下直肌和上斜肌为协同肌。

2. 拮抗肌

单眼运动时互相制约的眼外肌互为拮抗肌。如内直肌与外直肌、上直肌与下直肌、上斜肌与下斜肌互为拮抗肌。

3. 配偶肌

使双眼成同方向、同角度运动的肌肉称为配偶肌（图 1 - 15 - 1）。例如，向右注视时，右眼的外直肌和左眼的内直肌为配偶肌。

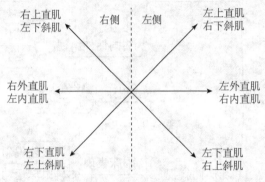

图 1 - 15 - 1　双眼向各方向注视的配偶肌

当双眼注视一个目标时，物像同时投射在两眼视网膜黄斑中心凹，通过大脑融合成为完整的、具有立体感的单一物像，称为双眼单视（binocular single vision）。物体与两眼之间存在着空间和位置的细小差异，是形成融合和立体视觉的基础。

第一节　斜视

在异常状态下，双眼不协同，在双眼注视时出现某一眼位的偏斜，称为斜视（strabismus）（图 1 - 15 - 2）。斜视的患病率约为 3%。斜视根据眼球运动与斜视角有无变化分为共同性斜视和非共同性斜视。非共同性斜视根据眼球运动受限的原因分为两种：一种是由神经肌肉麻痹引起的麻痹性斜视，另一种是由粘连、嵌顿等机械性限制引起的限制性斜视。

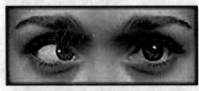

（a）内斜视

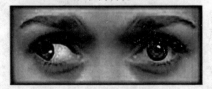

（b）外斜视

图 1 - 15 - 2　斜视

一、共同性斜视

共同性斜视是眼外肌及其支配神经均无器质性病变，由于某一对拮抗肌力量不平衡引起的眼位偏斜。根据眼位偏斜的方向不同，共同性斜视可分为共同性内斜视和共同性外斜视两类。

（一）共同性内斜视

【病因】
1. 解剖构造异常
导致拮抗肌之间失去平衡。
2. 神经支配异常
支配集合的神经功能过强或支配外展的神经功能不足产生内斜视；反之产生外斜视。
3. 调节及各种非调节因素
远视眼多需要较大的调节与集合，逐渐导致内直肌力量大于外直肌，从而产生内斜视；反之，近视眼多引起外斜视。

【临床表现】患者注视目标时，一眼注视而另一眼的视线偏向鼻侧。两眼分别注视时，偏斜角度始终相等，眼球运动正常，无复视及代偿头位。

先天性内斜视者内斜角度通常较大，外展功能受限，斜视眼视力低下或形成弱视。调节性内斜视者往往调节性集合/调节（AC/A）值较高，其内斜角在近距离注视时大于远距离注视。

【治疗】共同性斜视的治疗目的，不仅是恢复正常眼位，更重要的是提高斜视眼的视力，以增大获得双眼单视功能的概率。

非手术治疗：主要包括屈光不正矫正和弱视训练。手术治疗：减弱内直肌，加强外直肌。应及早手术，以期恢复正常眼位，增大获得双眼单视的概率。

（二）共同性外斜视

婴幼儿时期的共同性外斜视较内斜视少见，但随着年龄增大，发生率逐渐增高。

【临床表现】患者注视目标时，一眼注视而另一眼的视线偏向颞侧；向各方向注视时，斜视角相等；无复视；近视引起的外斜视发病年龄较晚。因单眼弱视所致的外斜视，多于青春期后发病。

【治疗】非手术治疗：主要包括屈光不正矫正和弱视训练。手术治疗：增强内直肌，减弱外直肌。

二、麻痹性斜视

麻痹性斜视是由于支配眼外肌运动的神经核、神经或眼外肌本身器质性病变所引起。

【病因】麻痹性斜视有先天性和后天性两种。
1. 先天性
主要由先天发育异常、产伤及生后早期疾病引起。
2. 后天性
多由头颅或眼眶外伤、炎症、血管疾病、肿瘤压迫及代谢性疾病等引起。

【临床表现】
1. 复视
复视是指一个物体被感知成两个物体，常突然发生，可伴有头晕、恶心、步态不稳等症状。当遮盖一眼时症状明显减轻或消失。
2. 眼位偏斜
当某条眼外肌麻痹时，眼球向麻痹肌作用相反的方向偏斜。

3. 眼球运动受限

眼球向麻痹肌作用方向转动时，运动受限最严重；向相反方向转动时，运动不受限制。

4. 第一斜视角小于第二斜视角

以健眼注视麻痹眼出现的斜视角（第一斜视角）小于以麻痹眼注视健眼出现的斜视角（第二斜视角）（图 1 - 15 - 3）。

5. 代偿头位

如以面部转动克服水平性复视；以下颏上举或内收克服垂直性复视；以头向肩部倾斜克服旋转性复视。

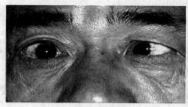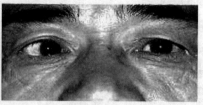

图 1 - 15 - 3　右眼外直肌麻痹，第一斜视角小于第二斜视角

【治疗】

（1）针对病因进行治疗。

（2）药物治疗：

① 肌内注射维生素 B_1、维生素 B_2 和腺苷三磷酸等。

② 全身应用激素和抗生素，对神经炎及肌炎引起的麻痹性斜视有效。

（3）光学疗法：可遮盖麻痹眼或应用三棱镜以消除复视。

（4）手术治疗：经上述治疗 6 个月仍未恢复者，可考虑手术治疗。

第二节　弱视

弱视（amblyopia）是指在视觉发育期间由于异常的视觉经验（单眼斜视、屈光参差、高度屈光不正、形觉剥夺）引起的单眼或双眼最佳矫正视力下降，眼部检查无器质性病变。弱视的患病率为 2% ~ 4%。

【病因与分类】儿童的视力是逐渐发育成熟的，儿童视觉发育的关键期为 0 ~ 3 岁，敏感期为 0 ~ 12 岁，双眼视觉发育 6 ~ 8 岁成熟。在视觉发育期间，如有影响视觉发育的因素存在，将有可能导致弱视的发生。

弱视按发病原因可分以下 4 种。

1. 斜视性弱视

儿童期的单眼斜视可引起复视和视觉混淆，使患者感到极度不适，大脑主动抑制由斜视眼黄斑部输入的视觉冲动，导致斜视眼黄斑部功能长期被抑制，从而导致斜视眼弱视。

2. 屈光参差性弱视

由于双眼屈光参差较大，双眼视网膜形成的物像清晰度及大小不等，双眼物像难被融合，视皮质中枢抑制来自屈光不正较大眼的物像，日久则发生弱视。双眼球镜相差 1.50 DS 以上，柱镜相差 1.00 DC 以上，就可使屈光力较大的一眼形成弱视。

3. 屈光不正性弱视

屈光不正性弱视常为双侧性，多发生于未戴过屈光矫正眼镜的高度屈光不正患者，双眼影像均不能清晰成像在视网膜上，引起弱视。一般认为近视超过 10.00 DS，远视超过 5.00 DS，散光超过 2.00 DC 会增加产生弱视的危险性。

4. 形觉剥夺性弱视

由于儿童期屈光介质混浊（如先天性白内障、角膜白斑）、上睑下垂或患眼遮盖，光线不能充分进入眼内，妨碍外界物体对视觉的刺激，产生视觉障碍而形成弱视。形觉剥夺性弱视可发生于单眼或双眼，单眼较双眼更为严重。

【临床表现】

1. 视力减退

患者常有单眼或双眼视力减退，矫正视力低于同年龄段正常儿童。

2. 拥挤现象

对单个视标的识别能力比分辨排列成行视标的能力强。

3. 旁中心注视

由于视力严重下降导致中心凹不能固视而导致旁中心注视。

4. 视觉诱发电位异常

主要表现为图形视觉诱发电位的P100波潜伏期延长，振幅下降。

【治疗】 关键是早期发现并治疗弱视。弱视的疗效与治疗时机有关，发病越早，治疗越晚，疗效越差。

1. 消除病因

矫正屈光不正；尽早治疗先天性白内障和先天性上睑下垂。

2. 遮盖疗法

它是目前最常用的治疗单眼弱视的方法。治疗时遮盖健眼，强迫弱视眼注视，鼓励用患眼做写字、看书等精细目力的工作。治疗期间，应及时复查双眼视力，以防止健眼发生遮盖性弱视，也可双眼交替遮盖。复诊时间依据患者年龄确定，年龄越小，复诊间隔时间越短。

3. 压抑疗法

此法是利用镜片或睫状肌麻痹剂（阿托品）抑制健眼的功能，同时用合适的镜片提高弱视眼的视力，适用于中、低度单眼弱视和对遮盖治疗依从性不好的儿童。

4. 后像疗法

常用于其他疗法无效的旁中心注视性弱视。平时遮盖弱视眼，治疗时遮盖健眼，用强光炫耀弱视眼（黄斑中心凹3°～5°用黑影遮盖保护），然后在闪烁的灯光下注视某一视标，此时必然用黄斑区注视，因为被炫耀过的旁黄斑区的后像是个黑暗区，看不见视标。每天2～3次，每次15～20 min，待转变为中心注视后，改用常规遮盖疗法。

5. 红色滤光胶片疗法

其依据是黄斑中心凹仅含视锥细胞，对光谱的红色极端敏感。遮盖健眼，在弱视眼镜片前加一块红色滤光胶片，以促使旁中心注视自发地改为中心注视。此方法适用于年龄小、游走性或远离黄斑中心的旁中心注视者。

▶ 思考题

1. 简述共同性斜视的临床表现。

2. 简述麻痹性斜视的病因及临床表现。

3. 简述弱视按发病原因的分类。

4. 简述弱视的临床表现及治疗方法。

5. 患者，女性，7岁，其家长诉患儿视物不清晰。裸眼视力：右眼0.4，左眼0.1，眼前节及眼底检查未发现明显异常。散瞳验光：右眼 +5.00DS +1.00DC×90°→0.9，左眼 +8.00DS +2.00DC×85°→0.3。请对该患者做出可能的诊断，并制订出该患者的治疗方案。

第十六章　眼眶病

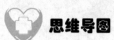思维导图

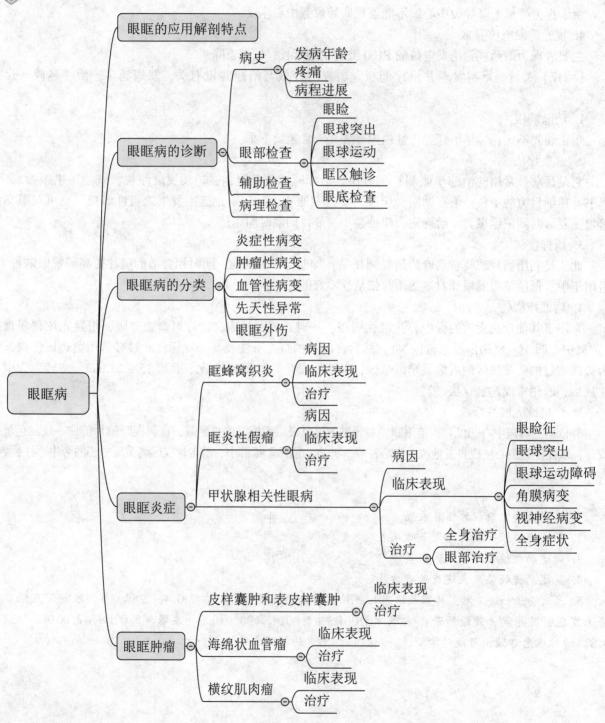

第一节 眼眶的应用解剖特点

眼眶由骨性眼眶和眶内容物组成。骨性眼眶是锥体形的骨性空腔，左右各一，深约 50 mm。眼眶与其邻近的鼻窦、颅腔有着密切的关系，眼眶的上壁为颅前窝的底，内壁与筛窦相邻，下壁为上颌窦的顶，内上方与额窦相接，其后部经视神经孔及眶上裂与颅腔相通（图 1 - 16 - 1）。因此，眼眶、鼻腔和颅腔的某些疾病可以互相影响。眶内容物除有眼球外，还有视神经、眼外肌、泪腺、血管、神经、淋巴及脂肪等组织，病变时常有较复杂的临床表现。

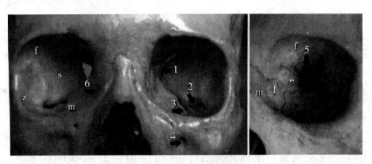

e—筛骨；f—额骨；l—泪骨；m—上颌骨；s—蝶骨；z—颧骨；
1—眶上裂；2—眶下裂；3—眶下沟；4—眶下孔；5—视神经管口；6—泪囊窝。

图 1 - 16 - 1 骨性眼眶

眼眶眶腔容积与眶内容物体积是否匹配是影响眼球位置的主要因素。眶腔容积缩小或眶内容物体积增加可导致眼球突出，如骨性肿瘤所致的眶腔缩小；眶内肿瘤、眼外肌肥大、眼眶内出血、炎症、水肿所致的眶内容物增多。眶腔容积增大或眶内容物体积缩小可导致眼球内陷，如外伤所致的爆破性骨折使眶腔扩大；眼眶脂肪萎缩或吸收使眶内容物减少等。眼球突出或眼球内陷是眼眶疾病的常见体征。

第二节 眼眶病的诊断

（一）病史

应详细询问病史，包括发病的急缓，病程长短及进展情况，以往是否有甲状腺相关性眼病或鼻窦疾病史。

1. 发病年龄

某些眼眶病有较明确的年龄倾向，如毛细血管瘤多发生在婴儿期；横纹肌肉瘤、视神经胶质瘤、黄色瘤等多发生在儿童或青少年时期；眼眶良性肿瘤、各种囊肿、炎性假瘤、甲状腺相关性眼病多发生在青年或中年期；眼眶的恶性病变多发生在老年期。

2. 疼痛

疼痛常提示有炎症、眶内出血及恶性肿瘤等。

3. 病程进展

发病较急（数天至数周），常提示疾病由眶蜂窝织炎、假瘤、出血等所致；发病已数月或数年，多系良性肿瘤或慢性炎症如皮样囊肿、海绵状血管瘤等。

（二）眼部检查

1. 眼睑

眼睑的水肿、充血、下垂常是眶内炎症和恶性病变的体征。上睑退缩、上睑迟滞多见于甲状腺相关性眼病；下睑肿胀多见于炎性假瘤。

2. 眼球突出

眼球突出是眼眶疾病的重要体征。我国正常人的眼球突出度为 12～14 mm，两眼相差一般不超过 2 mm，如相差过大，表示有单眼眼球突出。应注意检查眼球突出的方向、进展速度及眼球运动障碍等情况。

3. 眼球运动

眼外肌病变或对眼外肌的压迫、侵犯均可导致眼球运动受限。

4. 眶区触诊

沿眶缘眼球周围触诊，可触及眼眶肿物的前端，应注意肿物的质地、表面光滑度、移动度、波动感及有无触痛等。

5. 眼底检查

影响视神经的疾病可致视盘充血、水肿或萎缩；肿瘤压迫可导致视网膜水肿，静脉扩张、迂曲，视盘萎缩。

（三）辅助检查

眼眶疾病种类繁多，常需进行影像学检查，如眼眶及头颅 X 线、超声、CT、MRI 等检查。

（四）病理检查

病理检查是诊断眼眶肿瘤最可靠的方法，有诊断性活体组织检查和治疗性摘除术后的病理检查。

第三节　眼眶病的分类

眼眶及其内容物组织多样、结构复杂，其病变按照病因及发病部位、组织来源等不同可分为以下几类。

1. 炎症性病变

常见的感染性炎症病变有眶蜂窝织炎、脓肿；非感染性炎症病变主要有炎性假瘤、甲状腺相关性眼病。

2. 肿瘤性病变

常见于血管淋巴管的海绵状血管瘤、淋巴管瘤；源于末梢神经的有神经纤维瘤、神经鞘瘤；源于视神经及其鞘膜的有视神经胶质瘤和脑膜瘤；源于泪腺的有泪腺癌；此外，还有囊肿、肉瘤、淋巴瘤和转移癌等。

3. 血管性病变

常见的有海绵窦动静脉瘘、静脉曲张等。

4. 先天性异常

常见的有皮样囊肿、表皮样囊肿、眶骨发育畸形等。

5. 眼眶外伤

常见的有眶壁骨折、眶内异物、眶内出血等。

🔲 第四节 眼眶炎症 🔲

眶内炎症比较多见，可分为感染性炎症和非感染性炎症，后者多为特发性炎症。感染性炎症是指由明确的病原微生物引起的眼眶炎症，如细菌、真菌等引起的眶蜂窝织炎。特发性炎症是指病因不明的眼眶炎症性改变或综合征，多与全身免疫异常有关，如甲状腺相关性眼病、眶炎性假瘤、肉样瘤、结节性动脉炎、颞动脉炎等。

一、眶蜂窝织炎

眶蜂窝织炎（orbital cellulitis）是眶内软组织的急性炎症，是儿童眼球突出的最常见原因。发病急剧，因可严重影响视力，甚至引起颅内并发症或败血症而危及生命，常被视为眼科急症。

【病因】本病多由邻近组织的细菌感染引起，以鼻窦、鼻腔及牙齿最常见，其次为面部疖肿、睑腺炎；也可发生于眶骨膜炎、眶外伤伴眶内异物存留、手术后感染等；全身远端的感染灶经血行播散也可致病。致病菌多为溶血性链球菌和金黄色葡萄球菌。

【临床表现】眶隔前蜂窝织炎是指炎症和感染局限在眶隔之前的眼睑和眶周组织。其主要表现为眼睑充血、水肿，疼痛不明显，视力正常，瞳孔对光反应正常，眼球运动多正常。

眶隔后蜂窝织炎临床症状严重，表现为眼球明显前突，眼睑红肿，球结膜高度充血水肿，甚至突出于睑裂之外。触诊时眼睑紧张而有压痛。如视神经及眶尖受累，则视力明显减退，瞳孔对光反应减弱，眼球运动受限，眼底可见视网膜静脉扩张，视盘水肿、渗出等。此外常伴有发热、恶心、呕吐、眼痛及头痛等全身症状；如有海绵窦血栓形成，尚可出现烦躁不安、惊厥、谵妄、昏迷和脉搏缓慢症状，可危及生命。

【治疗】本病应早期治疗原发病灶，最主要的是尽早使用足量有效的广谱抗生素，根据病情适当使用糖皮质激素治疗。眼局部使用抗生素滴眼液，涂大量眼膏以保护暴露的角膜。如炎症已化脓局限，形成眶内脓肿，可在波动最明显处切开引流，或应用抗生素行脓腔内灌注。若并发海绵窦血栓，应按败血症的治疗原则进行抢救。

二、眶炎性假瘤

眶炎性假瘤（orbital inflammatory pseudotumor）是原发于眼眶组织的慢性非特异性炎性改变，因其临床症状类似肿瘤，基本病理改变是炎症细胞浸润，纤维组织增生、变性等，故称为炎性假瘤。本病是常见的眼眶疾病，多见于成年人，无明显性别差异。

【病因】至今不明，患者血清中IgG、IgM可增高，部分患者可发现抗核抗体及抗平滑肌抗体。目前，多数学者认为炎性假瘤是一种非特异性免疫反应性疾病。

【临床表现】临床表现多样，典型表现是急性起病，眼眶痛、眼球运动障碍、复视和眼球突出，眼睑和结膜肿胀、充血。约有1/3病例眶缘可扪及肿物，肿物呈结节状，多发，可推动，轻度压痛。肌肉附着点处水肿充血明显，透过结膜隐见紫红色肥大的眼外肌。若炎症侵及视神经周围，则可引起视力下降，眼底可见视盘血管充血及视盘水肿。病变后期，眼球运动各方向明显受限，上睑下垂，视神经萎缩，视力丧失，疼痛难忍。

【治疗】常用的治疗方法是全身或局部应用糖皮质激素。糖皮质激素治疗无效或存在全身疾病禁用糖皮质激素者，可采用环磷酰胺或小剂量放疗。若上述方法均不能控制或炎性假瘤反复发作，可考虑手术切除，但术后仍有复发可能。

三、甲状腺相关性眼病

甲状腺相关性眼病（thyroid associated ophthalmopathy，TAO）是一种与内分泌有关的免疫性疾病，甲状腺功能多表现为亢进，也可低下或正常。本病又称Graves病、浸润性突眼、甲状腺相关性免疫眼眶病，是引起成人单眼或双眼眼球突出的最常见原因之一。本病好发于中年人，女性多见。

【病因】病因尚未完全阐明，但公认的是该病属于自身免疫或器官免疫性疾病，也与种族、遗传和生活方式有关。

【临床表现】由于病变累及范围广泛，因此临床表现复杂和多样。

1. 眼睑征

眼睑退缩（图1-16-2）和上睑迟滞（图1-16-3），是TAO的重要体征。眼睑退缩表现为睑裂开大，暴露上方部分巩膜；上睑迟滞表现为眼球下转时，上睑不能随之下落，暴露上方巩膜。

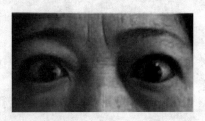　　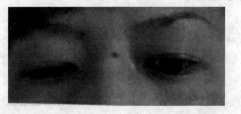

图1-16-2　双上睑退缩　　　　　　　　图1-16-3　左上睑迟滞

2. 眼球突出

眼球突出可单眼也可双眼发生，但多表现为双眼先后发病。

3. 眼球运动障碍

眼球运动障碍主要由眼外肌的限制性病变所致，最常首先受累的肌肉是下直肌，表现为眼球上转受限；其次为上直肌和内直肌，外直肌受累少见。疾病晚期，眼外肌纤维化时，患者除有眼球运动障碍外，还有明显的复视。

4. 角膜病变

眼球突出、眼睑回缩和迟滞会引起眼睑闭合不全，导致暴露性角膜炎、角膜溃疡，甚至角膜穿孔。患者有明显的疼痛、畏光、流泪症状。

5. 视神经病变

眶内水肿、眶内压增高和肿大的眼外肌均可对视神经造成压迫。眼底检查可见视盘水肿或苍白，视网膜水肿，静脉迂曲扩张，患者视力严重下降，甚至仅剩光感。

6. 全身症状

若患者伴有甲状腺功能亢进，则会出现急躁、基础代谢率高、脉率加快、手颤、食欲增加、消瘦等全身症状。

【治疗】包括全身治疗及眼部治疗。

1. 全身治疗

其主要是针对甲状腺功能异常的治疗。

2. 眼部治疗

其主要是保护性治疗、药物抗感染治疗、手术和放射治疗。糖皮质激素可以局部或全身给药，抑制炎症反应。抗生素眼液和眼膏可用于治疗暴露性角膜炎。眼位稳定偏斜半年及半年以上者，可在眼外肌局部注射肉毒杆菌毒素A或进行斜视手术，以改善外观及复视。对于严重突眼或压迫性视神经病变的患者，药物治疗无效时，可考虑放射治疗或手术治疗。

第五节　眼眶肿瘤

眼眶肿瘤种类繁多，肿瘤可原发于眼眶组织，也可由邻近组织蔓延而来，或为远处的转移癌。

一、皮样囊肿和表皮样囊肿

皮样囊肿和表皮样囊肿是胚胎期表皮外胚层植入形成的囊肿，是一种迷芽瘤，多见于儿童，发生于青年人或成年人者多位于眶隔以后。囊肿由囊壁和囊内容物组成。皮样囊肿的囊壁为角化的复层鳞状上皮、毛囊和皮脂腺，囊腔含有脱落上皮、毛发及皮脂腺分泌物。表皮样囊肿的囊壁仅有表皮，囊腔内为角蛋白。

【临床表现】皮样囊肿和表皮样囊肿为先天性肿物，增长缓慢，病变浅表者多在儿童期即可发现，位于眶隔之后的囊肿往往成年后才有临床表现。囊肿常位于外上或内上眶缘，增长缓慢，触诊为圆形肿物，表面光滑，无压痛，可推动，也可固定。囊肿如压迫眼球，可引起屈光不正，如侵蚀眶壁，可使眶顶或外壁缺损，并容易沿骨缝向眶内或颞窝蔓延。位于眶深部的囊肿，常表现为渐进性眼球突出并向下移位，偶尔囊肿破裂，引起严重炎症，颇似眶蜂窝织炎。

【治疗】必须手术摘除囊肿，应尽可能将囊壁去除干净。位于骨膜下者，囊壁刮除后用石炭酸腐蚀，75%乙醇中和，生理盐水冲洗，以免复发。

二、海绵状血管瘤

海绵状血管瘤是成人眶内最常见的良性肿瘤。肿瘤多位于肌锥内或视神经的外侧，近似圆球形，呈紫红色，有完整包膜，切面呈海绵状，由大小不等的血管窦构成。

【临床表现】常表现为无痛性、慢性进行性眼球突出，突出方向由肿瘤位置而定。位于眶前部的肿瘤，局部呈紫蓝色隆起，触诊为中等硬度的圆滑、可推动的肿物。虽眶深部肿瘤不能触及，但按压眼球有弹性阻力。位于眶尖者，可压迫视神经，引起视神经萎缩。晚期可出现眼球运动障碍、复视。

【治疗】若肿瘤体积小、发展慢，患者视力好、眼球突出不明显，可观察。肿瘤影响视力或有症状时，施行手术切除。

三、横纹肌肉瘤

横纹肌肉瘤为儿童最常见的原发性眶内恶性肿瘤，大多在10岁前发病，平均发病年龄7~8岁。肿瘤生长快，恶性程度高，如得不到及时治疗，大部分病例于发病后1~2年内死亡。

【临床表现】肿瘤好发于眶上部，也可见于球后或眶内其他部位，位于眶上方者常有上睑下垂，眼睑水肿，眼球向前下方移位。如瘤细胞侵及皮下，可出现皮肤充血、肿硬、发热，眼球突出（图1-16-4），可误诊为眶蜂窝织炎。如肿瘤侵及视神经和眼外肌，则视力丧失，眼球运动障碍。如不及时治疗，肿瘤可蔓及整个眼眶，累及鼻窦，甚至进入颅内。

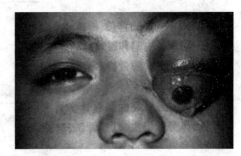

图1-16-4 左眼眶横纹肌肉瘤

【治疗】目前主要采用综合治疗，即手术前化疗使肿瘤体积缩小，然后行肿瘤扩大范围切除术，术后再行化疗及放疗。

▶ 思考题

1. 简述眶蜂窝织炎的临床表现。

2. 简述甲状腺相关性眼病的临床表现。

3. 患者，男性，10岁，右眼外伤手术后2天，全身畏寒、发热、头痛、恶心、呕吐，右眼眼睑水肿，眼球突出，眶内疼痛明显，转动或压迫眼球时疼痛加剧。请给出对该患者的可能诊断和治疗方案。

第十七章 防盲与治盲

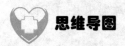思维导图

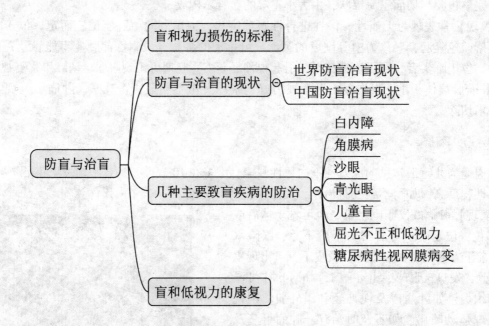

盲和视力损伤会对患者造成巨大痛苦和不幸，也会加重家庭和社会的负担。由于盲和视力损伤的人数可以反映一个国家或地区的经济状况和人民的生活、文化、健康水平，因而，防盲治盲既是公共卫生事业的一部分，也是眼科学的重要组成部分。

第一节 盲和视力损伤的标准

世界卫生组织（World Health Organization，WHO）于 1973 年提出了盲和视力损伤的分类标准（表 1 - 17 - 1），将盲和视力损伤分为五级。此分类标准是根据视力和视野两个方面来决定的。视力方面，规定一个人较好眼的最好矫正视力 < 0.05 时为盲人，较好眼的最好矫正视力 < 0.3，但 ≥ 0.05 时为低视力。视野方面，规定不论中心视力是否损伤，如果以中央注视点为中心，视野半径 ≤ 10°，但 > 5° 时为 3 级盲，视野半径 ≤ 5° 时为 4 级盲。

由于各国社会经济状况不同，因此采用的盲和视力损伤的标准有所不同。我国于 1979 年举行的第二届全国眼科学术会议上决定采用世界卫生组织提出的标准。为能全面地反映盲和视力损伤情况，又将盲和低视力分为双眼盲、单眼盲，双眼低视力和单眼低视力。如果一个人双眼最好矫正视力都 < 0.05，则为双眼盲；如果一个人双眼最好矫正视力都 < 0.3，但 ≥ 0.05，则为双眼低视力。如果一个人只有一眼最好矫正视力 < 0.05，另一眼 ≥ 0.05 时，则称为单眼盲。如果一个人只有一眼最好矫正视力 < 0.3，但 ≥ 0.05 时，另一眼 ≥ 0.3 时，则称为单眼低视力。如果同时符合单眼盲和单眼低视力的标准，在统计中将这些人归于单眼盲，而不归入单眼低视力中。

表 1 - 17 - 1 视力损伤的分类（WHO，1973）

视力损伤		最好矫正视力	
类别	级别	较好眼	较差眼
低视力	1 级	< 0.3	≥ 0.1
	2 级	< 0.1	≥ 0.05（指数/3 m）
盲	3 级	< 0.05	≥ 0.02（指数/1 m）
	4 级	< 0.02	光感
	5 级	无光感	

注：如果中心视力好而视野小，以中央注视点为中心，视野半径 ≤ 10°，但 > 5° 时为 3 级盲；视野半径 ≤ 5° 时为 4 级盲。

因上述分类标准中的视力都是以最好矫正视力来衡量，不容易发现因屈光不正所造成的视力损伤。2009 年 4 月，WHO 通过了"预防可避免盲及视力损伤行动计划"，认可了新的盲和视力损伤的标准（表 1 - 17 - 2），该标准是以"日常生活视力"为判断依据，这样就有利于发现未矫正的屈光不正所造成的视力损伤，这将对盲和视力损伤的估计产生重大影响，对防盲治盲工作产生重大影响。日常生活视力指日常屈光状态下的视力：不管一个人是否配有眼镜，若在平时不戴眼镜，则以其裸眼视力为日常生活视力；如果一个人平时戴眼镜，不管这副眼镜的度数是否合适，都以其戴这副眼镜的视力为日常生活视力。

表 1 - 17 - 2 新的盲和视力损伤标准（国际疾病分类标准，WHO，2009）

视力损伤		日常生活视力	
级别	类别	低于	等于或好于
0 级	轻度或无视力损伤		0.3
1 级	中度视力损伤	0.3	0.1
2 级	重度视力损伤	0.1	0.05
3 级	盲	0.05	0.02
4 级	盲	0.02	光感
5 级	盲	无光感	
6 级		不能确定或不能详细说明	

第二节 防盲与治盲的现状

防盲治盲是指开展包括公共卫生、个人卫生、人群健康教育、营养和安全在内的一系列有利于眼保健的社会活动。防盲治盲工作主要包括：①对盲和视力损伤进行流行病学调查；②对引起盲和视力损伤的主要眼病进行病因和防治方法的研究；③对盲和视力损伤的防治进行规划、组织和实施等。

一、世界防盲治盲现状

从世界范围看，盲的发病具有以下一些特点。①不同经济地区的盲患病率明显不同。盲患病率在发达国家约为 0.3%，而在发展中国家为 0.6% 以上。②不同年龄人群中盲患病率明显不同，老年人群中明显升高。发展中国家老年人群盲患病率升高得更明显。③低视力患病率约为盲患病率的 2.9 倍。如果不做好低视力患者的防治，盲人数将会急剧增加。④不同经济地区盲的主要原因明显不同，经济发达地区为老年性黄斑变性、糖尿病性视网膜病变等，而发展中国家以老年性白内障和感染性眼病为主。⑤由于世界人口的增长和老龄化，盲人数量将继续增加。

2010 年，WHO 公布的数据显示：全世界视力损伤的人群约为 2.85 亿人，其中 3 926 万人是盲人，预计到 2020 年盲人数将增加一倍。目前在世界范围内，致盲的主要原因为：白内障（51%），青光眼（8%），老年性黄斑变性（5%），各种原因引起的儿童盲与角膜盲（4%），屈光不正与沙眼（3%），糖尿病性视网膜病变（1%），其他原因所导致的盲（21%）。在这些致盲眼病之中，如果患者具有足够的卫生知识并能及时采取恰当的措施，就能预防或控制，例如沙眼；有的经过成功的治疗就可恢复视力，例如白内障。这些可预防、控制、治疗的盲，称为可避免盲。根据 WHO 估计，全球 80% 的盲是可以避免的。世界卫生组织和一些国际非政府组织于 1999 年 2 月联合发起 "视觉 2020，享有看见的权利" 行动，目标是在 2020 年在全球范围内根治可避免盲。这次行动通过：①预防和控制疾病；②培训人员；③加强现有的眼保健设施和机构；④采用适当和能负担得起的技术；⑤动员和开发资源用于防治盲人等措施，来解决可避免盲。已确定白内障、沙眼、河盲、儿童盲、屈光不正和低视力六个方面作为 "视觉 2020" 行动的重点。

世界卫生组织（WHO）2020 年最新发布的 World report on vision 数据，全球范围内至少有 22 亿人患有视力损伤或盲症相关疾病，而其中至少有 10 亿人（近一半）是本来就可以预防或尚有治愈的可能，该数据包括以下病因造成的中度或重度远视力损伤或盲症患者：未矫正的屈光不正（1.237 亿人）、白内障（6 520 万人）、青光眼（690 万人）、角膜混浊（420 万人）、糖尿病视网膜病变（300 万人）和沙眼（200 万人），以及未矫正的老花眼所致的近视力损伤（8.26 亿人）。

二、中国防盲治盲现状

根据 2010 年 WHO 公布的最新数据显示，中国视力损伤人数为 7 551 万人，其中低视力人数为 6 726 万人，盲人为 825 万人。盲和低视力的患病率随年龄增加而明显增加，女性患病率高于男性，农村地区高于城市。非感染性眼病已成为致盲的主要原因，盲的原因依次为白内障（46.1%）、角膜病（15.4%）、沙眼（10.9%）、青光眼（8.8%）、视网膜脉络膜疾病（5.5%）、先天/遗传性眼病（5.1%）、视神经疾病（2.9%）、屈光不正/弱视（2.9%）和眼外伤（2.6%）。调查中发现，半数以上人数量将会急剧增加。盲和视力损伤是可以防治的。由于我国人口众多，老龄化速度很快，如不采取切实有效措施，我国的盲人数量将会急剧增加。

过去十年间，我国政府制定并成功落实了多个全国眼健康五年规划，消除了致盲性沙眼这一公共卫生问题，并提高了国内外对近视防控的关注，为中国在消除可避免的盲的路途上打下重要基础。

1996 年，卫生部（现国家卫健委）等部委发出通知，规定每年的 6 月 6 日为 "全国爱眼日"。在党和政府的重视和全国卫生工作者积极努力下，我国防盲治盲工作呈现良好的局面。现在，我国防盲治盲工作的主要形式如下。

（1）建立县、乡、村三级初级眼病防治网络，将防盲治盲工作纳入了我国初级卫生保健范围，使眼病防治工作成为各级卫生部门工作的重要内容之一，充分发挥各级眼病防治人员的作用。这是我国最常见的防盲治盲形式。

（2）组织眼科手术医疗队、手术车到农村和边远地区巡回开展白内障复明手术。这是防盲治盲的一种有效形式。

（3）创建防盲先进县。防盲先进县共同的特点是：①成立县级防盲治盲领导小组，规划和组织全县的防盲治盲；②依托原有的县、乡、村三级医疗卫生网，组成眼病转诊系统；③积极培训基层眼病防治人员；④大力宣传眼病防治知识；⑤筛选白内障盲人，积极组织手术治疗，使盲患病率有所下降。这是防盲治盲工作的有力措施之一。

（4）建设防盲队伍、培训专门人才、举办各种培训班，进一步提高专业人才的业务水平。人员培训是开展防盲治盲的核心问题。

（5）开展眼健康教育，对居民进行眼保健教育，通过教育提高其爱眼意识和眼病防治知识水平，促进居民建立文明科学的生活方式和行为习惯等。广泛开展眼健康教育是一项重要的任务。

目前，我国防盲治盲工作也存在一些问题，如组织协调有待进一步加强，防盲治盲的实际需要和效率不高之间存在着矛盾，大规模白内障手术治疗的质量有待进一步提高。

第三节　几种主要致盲疾病的防治

一、白内障

白内障是我国致盲的首要原因。我国每年新增白内障盲人约为 40 万人，随着人口老龄化的加剧，这一数字还会增加。因此，白内障是防盲治盲最优先考虑的眼病。虽然白内障不能被有效预防，但随着白内障摘出联合人工晶状体植入术等手术的开展，通过手术大多数白内障盲人可恢复到接近正常的视力。

在白内障手术治疗中，应当强调：①使患者获得恢复视力和生活质量的高成功率；②向患者提供可负担的和可接受的服务，特别是在缺医少药的人群中；③采取措施增加现有白内障手术设施的利用率。所采用的策略包括协调工作、培训人员和加强管理、监察和评价服务质量。

对于白内障盲的防治，应该做到"量大、质优、低价"，即每年完成的白内障例数要多，才能尽快解决我国白内障患者积存的数量问题；只有提高白内障手术的质量，才能使白内障患者恢复视力；手术费用适当降低，才能使大多数白内障盲患者接受治疗。

二、角膜病

各种角膜病引起的角膜混浊也是我国致盲的主要原因，其中以感染性角膜炎多见。因此，积极预防和治疗细菌性、病毒性、真菌性角膜炎等是减少角膜病致盲的重要手段。加强角膜病的防治研究是减少角膜病致盲的重要措施。角膜移植术是治疗角膜病致盲的有效手段。目前，我国角膜供体来源仍很有限，应当加强宣传，争取社会各界的支持，鼓励更多的人去世后捐献角膜，使更多的角膜病盲人得到复明的机会。

三、沙眼

沙眼曾是我国致盲的最主要原因。经半个世纪的努力，我国沙眼的患病率和严重程度已明显下降，但在农村和边远地区，沙眼仍是严重的致盲眼病。对于沙眼防治，我们应当积极贯彻"视觉2020"行动制订的"手术、抗生素、清洁脸部和改善环境"防治策略。

四、青光眼

青光眼是我国主要致盲眼病之一，由于青光眼引起的视功能损伤是不可逆的，后果极为严重，因此预防青光眼盲十分重要。

一般来说,青光眼的发生是不能预防的,但只要早期发现、合理治疗,绝大多数患者可终生保持有用的视功能。在人群中筛查青光眼患者,是早期发现青光眼切实可行的重要手段。普及青光眼的知识可促使患者及早就诊。对于确诊的青光眼患者,应当合理治疗,嘱其定期随诊。积极开展青光眼的病因、诊断和治疗方面的研究,特别是视神经保护的研究,将有助于青光眼盲的防治。

五、儿童盲

防治儿童盲是"视觉 2020"行动提出的重点。在我国,儿童盲主要是由先天/遗传性眼病所致。防治儿童盲应当加强宣传,注意孕期保健,避免近亲结婚,开展遗传咨询,提倡优生优育,有效地减少这类眼病发生;注意维生素 A 缺乏和早产儿视网膜病变的防治;做好宣传,教育儿童不燃放鞭炮、乱投石块、玩弄锐利器具,防止儿童眼外伤发生;建立视光学和低视力服务设施。

六、屈光不正和低视力

向屈光不正者提供矫正眼镜和解决低视力矫正问题,这也包括在"视觉 2020"行动中。我国是近视眼的高发地区,由于配镜设施、经济和对近视眼的认识等因素,相当一部分应当佩戴眼镜的儿童不能及时佩戴眼镜。应进一步加强对屈光不正防治的研究,培训足够的验光人员,普及验光配镜设施,使屈光不正的患者得到及时恰当的屈光矫正。

"视觉 2020"行动通过初级眼保健、学校中视力普查和提供低价格的眼镜,努力向大多数人提供能负担得起的屈光服务和矫正眼镜,以及提供低视力保健服务。

七、糖尿病性视网膜病变

糖尿病是全球性的严重的公共卫生问题,糖尿病性视网膜病变将会导致严重的视力损伤,甚至盲。合理控制和早期治疗糖尿病可以有效控制糖尿病性视网膜病变,早期的恰当干预可能会改变糖尿病性视网膜病变的预后。但是,目前这种治疗情况并不乐观,因而防治糖尿病性视网膜病变仍将是公共卫生领域的重要课题。

第四节 盲和低视力的康复

在防盲治盲工作中,我们不仅要诊断、治疗和预防那些致盲眼病,而且应当关注处于盲和低视力状态患者的康复,采取康复措施,提高盲人适应生活的能力,使其尽可能地过着接近健康人的生活。

盲人适应生活的能力可因盲发生的年龄、患者的性格、受教育程度、经济状况及其他因素而有很大的区别。不同类型的盲人有着不同的需要,因此盲人的康复应根据具体情况采取个体化措施。对老年盲人应给予适应家庭生活方面的训练,而年轻的盲人则需要得到适应社会生活、教育、工作等比较全面的训练。

盲人的教育和就业是一个很重要的问题。我国主要通过民政部门和中国残疾人联合会开展工作,设立盲童学校,进行文化和专业技术培训。开设盲人(福利)工厂,让他们做力所能及的工作。建立盲文出版社,出版各种盲文书刊、杂志,提升盲人的文化素养,促进其身心健康发展。国家还对安排盲人就业的单位给予优惠政策,支持全社会都来关心盲人。

对于仍有部分视力的盲人和低视力患者,可采用非光学助视器和光学助视器来改进他们的视觉活动能力,使他们利用残余视力工作和学习,以便获得较高的生活质量。非光学助视器包括大字号的印刷品、阅读用的支架、导盲犬等。目前使用的光学助视器有望远镜式助视器、手持放大镜、眼镜式助视器、电子助视器(闭路电视,包括摄像机、电视接收器、光源、监视器等)等。随着现代科学技术的进步,一些先进的助视器如声纳眼镜、障碍感应发生器、激光手杖、字声机、触觉助视器的出现,显著提高了盲人的生活质量。人工视觉研究的进展有可能使盲人重建视觉。

▶ 思考题

1. 简述 WHO 关于盲和视力损伤新的分类标准。
2. 简述常见致盲性眼病的防治方法。
3. 简述"视觉 2020"行动的重点防治眼病。
4. 简述盲和低视力康复的重要性。

附录一　眼科常用治疗操作

一、结膜囊冲洗法

【适应证】

（1）结膜囊内异物及分泌物。

（2）化学烧伤后的紧急冲洗。

（3）眼科手术前清洁消毒。

【禁忌证】 有明确的相关药物过敏史者。

【操作方法及程序】

（1）患眼滴局麻药，闭眼休息两分钟。

（2）患者取坐位，头稍后仰并倾向患侧；嘱患者持受水器紧贴面颊部，将治疗巾放于患侧颌下。

（3）取冲洗液，操作者试一下冲洗液温度，选择适宜的温度。

（4）嘱患者轻闭双眼，冲洗时先冲洗患眼眼睑及周围皮肤。

（5）嘱患者睁开双眼，左手拇指与示指分开患眼上下眼睑；嘱患者向各方向转动眼球，不断牵动眼睑或翻转眼睑，冲洗结膜囊内各部。

（6）冲洗完毕，用消毒棉球擦干眼周皮肤，取下受水器放入消毒液浸泡桶内。

【注意事项】

（1）眼球穿通伤及深层角膜溃疡，禁忌冲洗。

（2）冲洗前眼部如有软膏，应先擦净。

（3）冲洗时，冲洗器应距眼 3~5 cm，同时避免接触对侧眼。

（4）冲洗液以 32~37 ℃为宜，不可直接冲洗角膜，并避免冲洗液流至颈部。

（5）冲洗时，避免冲洗液溅入医护人员的眼内。

二、滴眼药水法

【适应证】

（1）眼病患者需滴用药物进行治疗时。

（2）眼科检查需滴用表面麻醉药或散瞳药等药物时。

【禁忌证】 有明确的相关药物过敏史者。

【操作方法及程序】

（1）嘱患者头稍后仰或平卧，眼向上注视。

（2）操作者用手指牵开患者下睑。

（3）将药液滴入下穹隆部，一般每次 1~2 滴。

（4）轻提上睑使药液充分弥散。

（5）滴药后嘱患者轻轻闭合眼睑数分钟。

【注意事项】

（1）滴药前应核对所滴的药液标签。

（2）滴药时滴管或瓶口避免接触眼睑或睫毛。

（3）避免将药液直接滴于角膜上。

(4) 对于溢出眼部的药液应及时拭去，以免患者不适或流入口腔内被吸收。

(5) 某些药物如散瞳药、β受体阻滞药，滴药后及时压迫泪囊区3 min可减少药液经泪道进入鼻黏膜吸收。

(6) 滴用多种药物时，前后药物之间应间隔10 min。

三、涂眼膏法

【适应证】眼病患者需涂用眼膏进行治疗时。

【禁忌证】有明确的相关药物过敏史者。

【操作方法及程序】

(1) 嘱患者头稍后仰或平卧，眼向上注视。

(2) 涂药者用手指拉开患者下睑。

(3) 将消毒玻璃棒一端蘸眼膏少许，与睑裂平行，自颞侧涂入下穹隆部。

(4) 嘱患者轻轻闭眼，抽出玻璃棒。

【注意事项】

(1) 涂药前应核对所用的药膏。

(2) 也可以类似的消毒器具替代玻璃棒，或直接将眼膏挤入结膜囊内。但注意涂药时瓶口不能接触眼睑或睫毛。

四、泪道冲洗法

【适应证】

(1) 泪道或内眼手术前的准备。

(2) 流泪或溢泪时，检查泪道是否狭窄或阻塞。

(3) 慢性泪囊炎时，冲出泪囊内的积存物。

【禁忌证】泪囊急性炎症或泪囊有大量分泌物。

【操作方法及程序】

(1) 患者持受水器紧贴于患眼侧颧突下方（坐位）或颞位（卧位），将蘸有0.5%丁卡因的棉签放在上、下泪点间，让患者闭眼夹住棉签，麻醉5~10 min。

(2) 先用手指挤压泪囊区，使囊内积存物排出。

(3) 给装有冲洗液的注射器装上冲洗针头，令患者向上看，拉开下睑，暴露下泪点，把冲洗针头垂直插入下泪点1~2 mm，再转向水平方向，向内眦部沿泪小管进入5~6 mm，缓慢注入冲洗液，并询问患者咽部有无液体流入。

【注意事项】

(1) 对于不合作的患者，如儿童，冲洗前必须使其头部固定，以保证安全。

(2) 泪点狭小时，先用泪点扩张器扩大泪点后再冲洗。

(3) 持注射器之手在患者面部应有支点便于固定。进针遇到阻力时，切不可猛力强行推注，以免损伤泪道。

(4) 注入冲洗液时，如出现皮下肿胀，为针头误入皮下，应停止冲洗，并酌情给予抗感染药物，以防发生眶蜂窝织炎。

五、角膜异物剔除法

【适应证】角膜表面的各种性质的细小异物。

【禁忌证】深层异物或异物穿透角膜。

【操作方法及程序】

(1) 先用生理盐水冲洗结膜囊，滴1%丁卡因进行表面麻醉，1~2次。

（2）患者取坐位或仰卧位，头微向上仰，并固定不动。

（3）嘱患者张开双目，注视一固定目标，医师左手持聚光电筒，并轻轻向上牵开患者上睑，右手持异物针，用针尖在倾斜方面插向异物旁侧，轻轻将其向上剔出。如异物小而深，可用放大镜或在裂隙灯下取出。

（4）异物剔除后，滴抗生素眼药水和涂眼药膏。嘱患者次日复查。告知患者术后可有轻微疼痛、异物感。

【注意事项】

（1）角膜异物所用药水定期更换，器械须定期严格消毒，谨防污染。

（2）剔除异物后应仔细检查有无细小碎屑或锈质残留，如有应尽量剔除，但若残留物较深或难以剔净，不宜强剔刮或反复剔刮，可待异物周围组织水肿松解后再剔除。

（3）术后第一天必须复查是否有异物残留、角膜伤口愈合情况、是否有感染，若术后伤口有明显浸润并伴有持续的剧烈疼痛，或伴分泌物增多时，应考虑继发感染可能，按角膜溃疡处理。

六、角膜烧灼法

【适应证】

（1）病毒性角膜溃疡。

（2）霉菌性角膜溃疡。

【禁忌证】 瘢痕体质。

【操作方法及程序】

（1）局部滴 1% 丁卡因，表面麻醉 2 次，用荧光素染色。

（2）将药液吸在特制的尖而细的棉签上，蘸药不要过多。

（3）分开患者上下眼睑，根据染色的溃疡面，将棉签上的药均匀地描涂在溃疡面上。

（4）用生理盐水冲洗，涂抗生素眼膏，眼垫包扎患眼。

【注意事项】

烧灼前必须用干棉球吸干结膜囊及角膜表面泪液，以免烧灼时药液顺着泪液溶化，损伤角膜及降低原药浓度，影响效果。

七、球结膜下注射法

【适应证】 需要于结膜下给药时。

【禁忌证】

（1）有明显出血倾向者。

（2）眼球有明显穿孔伤口，而未进行缝合者。

【操作方法及程序】

（1）嘱患者取仰卧位或坐位。

（2）眼部滴用表面麻醉药。

（3）以手指牵开患者眼睑。

（4）常用注射部位为颞下方近穹隆部。

（5）注射针头应以与角膜缘平行的方向刺入结膜下，缓缓地注入药液。

（6）拔出针头，滴抗生素滴眼液。

【注意事项】

（1）结膜下注射时谨防针头穿通眼球壁。

（2）除颞下方结膜下为常用的注射部位外，其他部位也可作为注射部位。

（3）多次注射时可不断变换注射部位。

（4）注射时针头不能朝向角膜或距离角膜缘太近，以免发生危险。

（5）结膜下注射可能会伤及结膜血管引起结膜下出血，可对患者进行解释，若出现应予以热敷。

八、球周注射法

【适应证】需要球周给药或麻醉时。

【禁忌证】

（1）怀疑有眶内感染者。

（2）有明显出血倾向者。

（3）眼球有明显穿孔伤口而未进行缝合者。

（4）怀疑眶内有恶性肿瘤者。

【操作方法及程序】

（1）嘱患者取仰卧位或坐位，用碘伏或75%乙醇消毒皮肤。

（2）从颞下眶缘进针，紧贴眶底沿矢状面前行达赤道部，回抽无血后注射药液；或从颞上或鼻上眶缘进针，沿眶壁向后到赤道部附近，回抽无血后注射药液。

（3）注射完毕，轻轻拔出针头，嘱患者闭眼并垫以消毒纱布轻压眼球片刻。

【注意事项】

（1）注射时谨防针头穿通眼球壁。

（2）注射时可能会伤及血管引起眶内出血，可予以压迫止血和热敷，使出血逐渐吸收。

九、球后注射法

【适应证】

（1）内眼手术前麻醉。

（2）绝对期青光眼的止痛。

（3）治疗眼底病。

【禁忌证】

（1）怀疑有眶内感染者。

（2）有明显出血倾向者。

（3）眼球有明显穿通伤口而未进行缝合者。

（4）怀疑眶内有恶性肿瘤者。

【操作方法及程序】

（1）患者取仰卧位或坐位，用碘伏或75%乙醇消毒下睑缘至眶下缘附近的皮肤。

（2）操作者站在患者头顶端，嘱患者眼球转向内上方，左手压紧消毒区边缘的皮肤，右手持吸好药物的注射器，在眶下缘的外1/3和内2/3交界处刺入皮肤（如从结膜囊进针，则先拉开下睑，从同一位置的下结膜囊刺入），靠眶下壁垂直进针2 mm，越过赤道部即斜向鼻上方，入针约3 cm深，回抽无血后缓慢推注药液。

（3）注射完毕，轻轻拔出针头，嘱患者闭眼并垫以消毒纱布轻压眼球片刻。

【注意事项】

（1）严格执行无菌操作。

（2）不得强行进针，以防刺伤眼球。

（3）进针深度不宜超过3.5 cm，不要过于偏向鼻侧。

（4）进针时不宜过深、过快，针尖不宜锋利及过细，忌针尖在眶内乱刺。

（5）注射完毕，观察有无球后出血现象，如出现眼睑皮肤肿胀、眼球突出、运动受限等，应单眼加压绷带包扎止血。

附录二　眼科常用测量正常值

解剖生理

眼球　前后径 24 mm，垂直径 23 mm，水平径 23.5 mm。

眼内轴长（角膜内面至视网膜内面）22.12 mm，容积 6.5 mL，重量 7 g。

突出度 12～14 mm，两眼相差不超过 2 mm。

睑裂　平视时高 8 mm，上睑遮盖角膜 1～2 mm，长 26～30 mm。

内眦间距 30～35 mm，平均 34 mm。

外眦间距 88～92 mm，平均 90 mm。

睑板中央部宽度上睑 6～9 mm，下睑 5 mm。

睫毛　上睑 100～150 根，下睑 50～75 根，平视时倾斜度分别为 110°～130°、100°～120°，寿命 3～5 个月。拔除后 1 周生长约 2 mm，10 周可达正常长度。

结膜　结膜囊深度（睑缘至穹窿部深处）上方 20 mm，下方 10 mm；穹窿结膜与角膜缘距离上下方均为 8～10 mm，颞侧 14 mm，鼻侧 7 mm。

泪器

泪点　直径 0.2～0.3 mm，距内眦 6～6.5 mm。

泪小管　直径 0.5～0.8 mm，垂直部 1～2 mm，水平部 8 mm。

直径可扩张 3 倍。

泪囊　长 10 mm，宽 3 mm，上 1/3 位于内眦韧带以上。

鼻泪管　全长 18 mm，下口位于下鼻甲前端之后 16 mm。

泪囊窝　长 17.86 mm，宽 8.01 mm。

泪腺　眶部 20 mm×11 mm×5 mm，重 0.75 g。

睑部 15 mm×7 mm×3 mm，重 0.2 g。

泪液　正常清醒状态下，每分钟分泌 0.9～2.2 μL。

每眼泪液量 7～12 μL。

比重 1.008，pH 值 7.35，屈光指数 1.336。

渗透压 295～309 mOms/L，平均 305 mOms/L。

眼眶　深 40～50 mm，容积 25～28 mL。

视神经孔　直径 4～6 mm，视神经管长 4～9 mm。

眼外肌肌腱宽度　内直肌 10.3 mm，外直肌 9.2 mm，上直肌 10.8 mm，下直肌 9.8 mm，上斜肌 9.4 mm，下斜肌 9.4 mm。

直肌止点距角膜　内直肌 5.5 mm，下直肌 6.5 mm，外直肌 6.9 mm，上直肌 7.7 mm。

锯齿缘距角膜缘　7～8 mm。

赤道部距角膜缘　14.5 mm。

黄斑部距下斜肌最短距离（下斜肌止端鼻侧缘内上）2.2 mm，距赤道 18～22 mm，涡静脉 4～6 条，距角膜缘 14～25 mm。

泪膜　厚度 7 μm，总量 7.4 μL，更新速度 12%～16%/min，pH 6.5～7.6。

渗透压 296～308 mOsm/L。

角膜　横径 11.5 ~ 12 mm，垂直径 10.5 ~ 11 mm。

　　　厚度　中央部 0.5 ~ 0.55 mm，周边部 1 mm。

　　　曲率半径前面 7.8 mm，后面 6.8 mm 屈光力前表面 + 48.83 D，后表面 − 5.88 D，总屈光力 + 43 D。

　　　屈光指数 1.337。

　　　内皮细胞数 2 899 ± 410/mm^2。

角膜缘　宽 1.5 ~ 2 mm。

巩膜　厚度　眼外肌附着处 0.3 mm，赤道部 0.4 ~ 0.6 mm，视神经周围 1.0 mm。

瞳孔　直径 2.5 ~ 4 mm（两眼差 < 0.25 mm）。

瞳距　男平均 60.9 mm，女平均 58.3 mm。

前房　中央深度 2.3 ~ 3 mm。

房水　容积 0.15 ~ 0.3 mL，前房 0.2 mL，后房 0.06 mL。

　　　比重 1.006，pH 7.5 ~ 7.6。

　　　屈光指数 1.333 6 ~ 1.336。

　　　生成速率 2 ~ 3 μL/min。

　　　流出易度 0.22 ~ 0.28 μL/（min·mmHg）。

　　　氧分压 55 mmHg，二氧化碳分压 40 ~ 60 mmHg。

睫状体　宽度 6 ~ 7 mm。

晶状体　直径 9 mm，厚度 4 mm，体积 0.2 mL。

　　　　曲率半径　前面 10 mm，后面 6 mm。

　　　　屈光指数 1.437。

　　　　屈光力　前表面 + 7 D，后表面 + 11.66 D，总屈光力 + 19 D。

玻璃体　容积 4.5 mL，屈光指数 1.336。

脉络膜　平均厚度约 0.25 mm，脉络膜上腔间隙 10 ~ 35 μm。

视网膜

　　　　视盘　直径 1.5 × 1.75 mm。

　　　　黄斑　直径 2 mm，中心凹位于视神经乳头颞侧缘 3 mm，视盘中心水平线下 0.8 mm。

　　　　视网膜动静脉直径比例　动脉：静脉 = 2：3

　　　　视网膜中央动脉　收缩压 60 ~ 75 mmHg，舒张压 36 ~ 45 mmHg。

视神经　全长 40 mm（眼内段 1 mm，眶内段 25 ~ 30 mm，管内段 6 ~ 10 mm，颅内段 10 mm）。

视功能检查

视野　用直径为 3 mm 的白色视标，检查周边视野；正常　颞侧 90°，鼻侧 60°，上方 55°，下方 70°。

　　　用蓝、红、绿色视标检查，周边视野依次递减 10° 左右。

立体视觉　立体视敏度 ≤ 60 弧秒。

对比敏感度　函数曲线呈倒"U"形，也称为山型或钟型。

泪液检查

泪膜破裂时间　10 ~ 45 s；短于 10 s 为泪膜不稳定。

Schirmer 试验　正常为（10 ~ 15）mm/5 min；< 10 mm/5 min 为低分泌；< 5 mm/5 min 为干眼。

眼压和青光眼的有关数据

　　　　平均值 10 ~ 21 mmHg；病理值 > 21 mmHg。

　　　　双眼差异不应大于 5 mmHg。

　　　　24 h 波动范围不应大于 8 mmHg。

房水流畅系数（C）　　正常值 $0.19 \sim 0.65$ L/（min·mmHg），病理值 $\leqslant 0.12$ μL/（min·mmHg）。

房水流量（F）　　正常值 1.84 ± 0.05 μL/min，>4.5 μL/min 为分泌过高。

压畅比（P/C）　　正常值 $\leqslant 100$，病理值 $\geqslant 120$。

巩膜硬度（E）　　正常值为 0.0215。

C/D 值　正常 $\leqslant 0.3$，两眼相差 $\leqslant 0.2$；C/D 值 $\geqslant 0.6$ 为异常。

饮水试验　饮水前后相差：正常值 $\leqslant 5$ mmHg，病理值 $\geqslant 8$ mmHg。

暗室试验　试验前后眼压相差：正常值 $\leqslant 5$ mmHg，病理值 $\geqslant 8$ mmHg。

暗室加俯卧试验　试验前后眼压相差：正常值 $\leqslant 5$ mmHg，病理值 $\geqslant 8$ mmHg。

眼底荧光血管造影　臂 - 脉络膜循环时间平均 8.4 s；臂 - 视网膜循环时间平均 $7 \sim 12$ s。

第一章 耳鼻咽喉－头颈外科应用解剖与生理

 思维导图

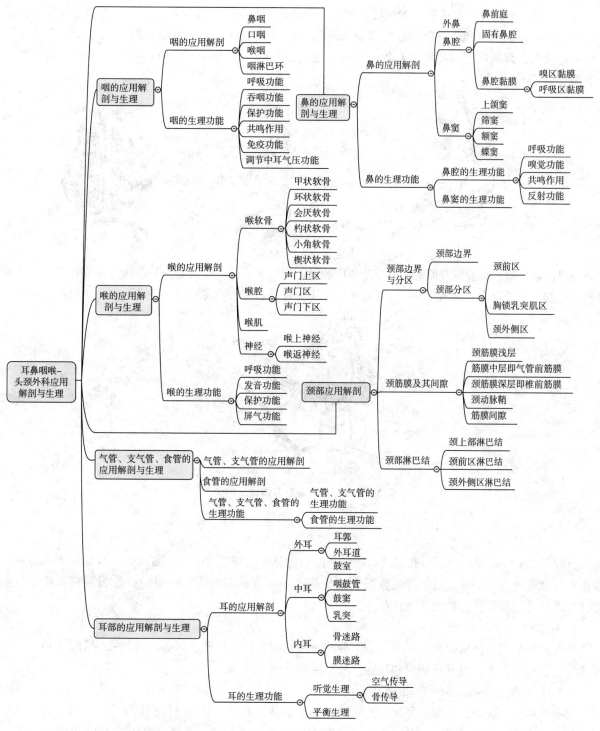

□ 第一节　鼻的应用解剖与生理 □

一、鼻的应用解剖

鼻由外鼻、鼻腔和鼻窦三部分组成。

（一）外鼻

外鼻（图2-1-1）由骨和软骨构成支架，外覆皮肤。鼻尖、鼻翼和鼻前庭富含皮脂腺和汗腺，且腺口较大，为鼻疖、痤疮和酒渣鼻的好发部位。软骨部的皮肤较厚，与皮下组织粘连较紧密，炎症肿胀时皮肤张力较大，疼痛剧烈。鼻骨左右各一，相互连接于中线，其上端窄而厚，下端宽而薄，故外伤时鼻骨下端易骨折。

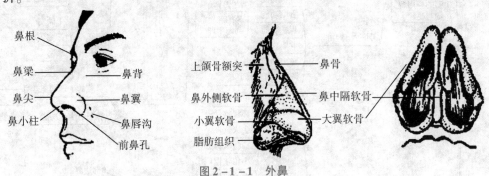

图2-1-1　外鼻

外鼻的静脉经内眦静脉及面静脉回流至颈内静脉，而内眦静脉可经眼上、下静脉与海绵窦相通。因面部静脉无瓣膜，故鼻部或上唇患疖肿时，若误加以挤压，可引起致命的海绵窦血栓性静脉炎（图2-1-2）。

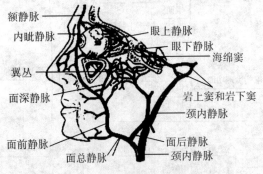

图2-1-2　外鼻静脉与海绵窦的关系

（二）鼻腔

鼻腔（nasal cavity）为顶窄底宽的不规则腔隙，由鼻中隔将其分隔为左右两腔。自前起于前鼻孔，向后止于后鼻孔并与鼻咽部相通。每侧鼻腔包括鼻前庭和固有鼻腔，通常所指的鼻腔为固有鼻腔。鼻前庭皮肤与固有鼻腔黏膜移行处的外侧，有一弧形隆起称为鼻阈。

1. 鼻前庭（nasal vestibule）

鼻前庭即鼻翼内面所对应的区间，位于鼻腔前端，前界为前鼻孔，后界为鼻内孔（即鼻阈）。该处由皮肤覆盖，长有鼻毛，富有皮脂腺和汗腺，易发生疖肿。

2. 固有鼻腔（nasal cavity proper）

固有鼻腔简称为鼻腔，起自鼻阈，止于后鼻孔，由黏膜覆盖，有内、外、顶、底四个壁。

（1）内侧壁：即鼻中隔（nasal septum）。它主要由鼻中隔软骨、筛骨垂直板（筛骨正中板）和犁骨构成支架（图2-1-3）。在鼻中隔前下部的黏膜下小动脉血管丰富，汇聚成丛，称利特尔区（Little area），是鼻出血的最常见部位，又称"易出血区"（图2-1-4）。

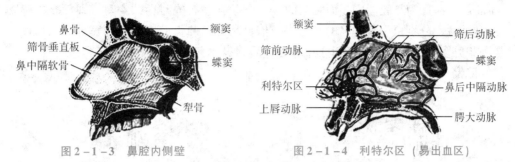

图2-1-3 鼻腔内侧壁　　　　　　　图2-1-4 利特尔区（易出血区）

（2）外侧壁：自上而下有3个呈阶梯形排列的长条骨片，外覆黏膜，称为鼻甲，依次为上、中、下鼻甲。每一鼻甲下方为相应的鼻道，鼻腔外侧壁（图2-1-5）与鼻中隔之间的间隙称总鼻道。上鼻甲最小，前鼻镜检查难以窥见，上鼻道有后组筛窦的开口，其后上方有蝶筛隐窝，为蝶窦的开口。中鼻甲前端附着于筛窦顶壁与筛骨水平板交接处，为鼻内镜手术的重要解剖标志。中鼻道外侧壁有两个隆起，前下为钩突，后上为筛泡，二者之间为半月裂孔。半月裂孔向前下和外上逐渐扩大为筛漏斗，前组鼻窦开口于内。中鼻甲及中鼻道附近的区域统称为窦口鼻道复合体（ostiomeatal complex，OMC），为鼻内镜手术的理论基础。中鼻甲游离缘与鼻中隔之间的间隙称嗅裂，嗅裂以上的鼻腔黏膜分布有嗅觉神经末梢，为嗅区黏膜，其余部分鼻腔黏膜为呼吸区黏膜。下鼻甲最大，前端接近鼻阈，后端距咽鼓管咽口仅1.0～1.5 cm，故下鼻甲肿胀或肥大时常引起鼻塞，也可影响咽鼓管通气，出现耳鸣和听力下降等耳部症状。下鼻道前上方有鼻泪管开口。下鼻道外侧壁前段近下鼻甲附着处骨质较薄，故其是上颌窦穿刺的最佳进针位置。

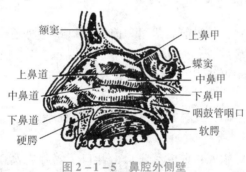

图2-1-5 鼻腔外侧壁

（3）顶壁：主要由筛骨水平板构成，借此与颅前窝相隔。筛骨水平板骨质薄而脆，外伤或手术时容易损伤，导致脑脊液鼻漏。

（4）底壁：即硬腭，由上颌骨腭突和腭骨水平部构成，与口腔相隔。

3. 鼻腔黏膜

鼻腔黏膜广泛分布于鼻腔各壁及各个鼻道，并与鼻咽部、鼻泪管和鼻窦的黏膜相连续，按其部位、组织学结构和生理功能的不同分为嗅区黏膜和呼吸区黏膜两部分。

（1）嗅区黏膜：主要分布于上鼻甲内侧面和与其相对应的鼻中隔部分，可延伸至小部分中鼻甲内侧面及与其相对应的鼻中隔部分，为无纤毛假复层柱状上皮，面积为5～10 cm^2。黏膜内含有嗅细胞和嗅腺，可感受空气中含气味物质微粒的刺激。

（2）呼吸区黏膜：指嗅区以下的黏膜部分，占鼻腔黏膜的绝大部分，主要为假复层纤毛柱状上皮，另有少部分假复层柱状上皮。黏膜内含有丰富的黏液腺、浆液腺、混合腺和杯状细胞，能产生大量的分泌物。分泌物在黏膜表面形成随纤毛运动而不断向后移动的"黏液毯"，可将空气中的尘埃、细菌等异物吸附并排送至鼻咽部。在中鼻甲下缘及下鼻甲黏膜下有丰富的由静脉血管构成的海绵状血窦，其具有灵敏的舒缩性，可调节吸入空气的温度。

(三) 鼻窦

鼻窦（nasal sinuses）为鼻腔周围颅面骨内的含气空腔，左右成对，共4对，即额窦、筛窦、上颌窦和蝶窦（图2-1-6），分别位于其同名的颅骨内，借自然开口与鼻腔相通。鼻窦分为前后两组，前组鼻窦包括额窦、前组筛窦和上颌窦，均开口于中鼻道；后组鼻窦包括后组筛窦和蝶窦，前者开口于上鼻道，后者开口于蝶筛隐窝。

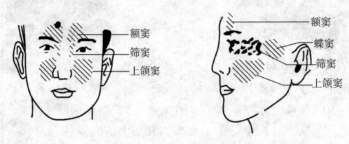

图2-1-6 鼻窦的面部投影

1. 上颌窦（maxillary sinus）

上颌窦位于上颌骨体内，为鼻窦中体积最大者，有5个壁，分别为前壁、后外侧壁、上壁、底壁、内侧壁。前壁有眶下孔和尖牙窝，后者为常用的上颌窦手术进路。后外侧壁与翼腭窝和颞下窝毗邻，近翼内肌，上颌窦病变破坏此壁可致张口受限。上壁即眶底，上颌窦疾病与眶内疾病可相互影响。底壁即上颌骨牙槽突，牙根感染可引起齿源性上颌窦炎。内侧壁即鼻腔外侧壁下部，有上颌窦窦口通中鼻道。上颌窦窦口位置较高，不易引流，故上颌窦炎发病率较高。

2. 筛窦（ethmoid sinus）

筛窦位于筛骨体内，呈蜂窝状，分为前后两组。前组开口于中鼻道，后组开口于上鼻道。筛窦顶壁与颅前窝相隔，骨质较薄，易因颅脑外伤骨折，发生脑脊液鼻漏。外侧壁即眼眶内侧壁，称纸样板，菲薄如纸，故筛窦病变、外伤或手术可造成颅内或眶内并发症。

3. 额窦（frontal sinus）

额窦位于额骨下部内、外板之间，经鼻额管引流到中鼻道前端。

4. 蝶窦（sphenoid sinus）

蝶窦位于蝶骨体内。顶壁为蝶鞍底；前壁有窦口，开口于蝶筛隐窝；下壁为鼻咽顶；外侧壁与颅中窝、海绵窦、颈内动脉和视神经毗邻，故蝶窦病变常累及上述结构。

二、鼻的生理功能

(一) 鼻腔的生理功能

1. 呼吸功能

鼻腔是呼吸道的起始部，对吸入空气有加温、加湿和清洁过滤作用。鼻前庭的鼻毛可以过滤吸入气流中的颗粒状物，鼻腔黏膜的分泌作用和纤毛向咽部的定向摆动作用，可吸附尘粒、细菌，形成"黏液毯"排向咽部，有过滤、加湿吸入气体和维持鼻腔清洁的功能。另外，鼻腔黏膜固有层内有丰富的静脉丛，可使吸入的空气加温。

2. 嗅觉功能

空气中的气味颗粒随气流到达嗅区后，被嗅腺的分泌液溶解，刺激嗅觉细胞产生神经冲动，神经冲动经嗅神经传至嗅觉中枢，形成嗅觉。

3. 共鸣作用

鼻腔对喉发出的声音具有共鸣作用，可使之清晰、洪亮、悦耳。当鼻腔患阻塞性病变时可出现闭塞性鼻音，鼻咽腔闭合不全如腭裂时可出现开放性鼻音。

4. 反射功能

鼻腔内神经分布丰富，当鼻黏膜受到物理性或化学性刺激时，可引起广泛的心血管和呼吸等方面的反应，包括打喷嚏、流泪、眼睑痉挛、支气管收缩、肺顺应性降低、肺容量下降等，严重者可致呼吸、心跳停止，如突发性反射性心跳停止。

（二）鼻窦的生理功能

鼻窦的生理功能迄今仍无定论，一般认为鼻窦对鼻腔的呼吸、共鸣等功能有辅助作用。另外，鼻窦还可减轻头颅重量，缓冲外来冲击力，对保护重要器官有一定作用。

第二节　咽的应用解剖与生理

一、咽的应用解剖

咽（pharynx）上起颅底，下达第 6 颈椎下缘水平，续于食管，是呼吸和消化的共同通道，以软腭游离缘和会厌上缘为界，咽自上而下分为鼻咽、口咽及喉咽三部分（图 2 – 1 – 7）。

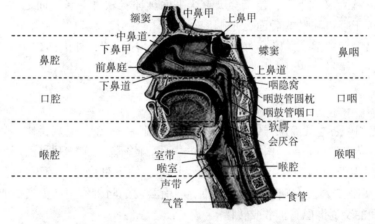

图 2 – 1 – 7　咽的分区

（一）鼻咽

鼻咽（nasopharynx）上起颅底，下至软腭平面，向前经后鼻孔通向鼻腔。鼻咽顶呈拱状，称咽穹，其黏膜内有丰富的淋巴组织，称咽扁桃体，又称腺样体。腺样体在婴幼儿较发达，10 岁后完全退化，若腺样体肥大，可影响鼻呼吸及中耳功能。咽侧壁上有咽鼓管咽口，距下鼻甲后方仅约 1.5 cm，下鼻甲肥大时可阻塞咽鼓管咽口致分泌性中耳炎。咽鼓管咽口周围的隆起，称咽鼓管圆枕，其黏膜下方有散在的淋巴组织，称为咽鼓管扁桃体。圆枕后方与咽后壁之间有一纵行的隐窝，为咽隐窝，是鼻咽癌的好发部位。

（二）口咽

口咽（oropharynx）即通常所指的咽部，界于软腭与会厌上缘平面之间，前方经咽峡通向口腔。咽峡是指由上方的腭垂和软腭、两侧的腭舌弓和腭咽弓及下方的舌根共同围成的环形狭窄部分。腭垂两侧各有两对弧形向下的黏膜皱襞，前方的叫腭舌弓，后方的叫腭咽弓，两者之间的三角形凹陷为扁桃体窝，容纳腭扁桃体（图 2 – 1 – 8）。舌根的后方为会厌，两者之间有 3 条纵行皱襞，外侧壁与正中壁之间有一对凹陷，称会厌谷，异物易在此处滞留。

腭扁桃体习称扁桃体，为咽部最大的淋巴组织（图 2 – 1 – 9）。腭扁桃体外侧面为结缔组织被膜包绕，与咽上缩肌之间充填有疏松结缔组织，形成扁桃体周围隙，当扁桃体患急性炎症时，一旦隐窝因堵塞而引流不畅，常在此处引起蜂窝织炎或脓肿。扁桃体内侧面游离，被覆以鳞状上皮，黏膜上皮陷入扁桃体实质内，形成 6～20 个深浅不一的盲管，称扁桃体隐窝，此处易为细菌、病毒存留繁殖，形成感染病灶。

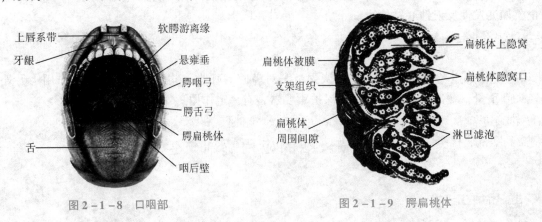

图 2－1－8　口咽部　　　　　　　　　　图 2－1－9　腭扁桃体

（三）喉咽

喉咽（laryngopharynx）又称下咽，位于会厌上缘平面至环状软骨下缘平面之间，后壁平对第 3～6 颈椎，向下续于食管，位于喉口和喉的后面，是咽腔最狭窄的部分。喉口的两侧，有一对较深的隐窝称为梨状隐窝，此为异物易滞留的部位。隐窝外侧壁的黏膜上，有一条由外上向内下斜行的小皱襞，内有喉上神经内支，在黏膜深面经过。两侧梨状隐窝之间，环状软骨板之后称环后隙，其下方为食管入口。

（四）咽淋巴环

咽部有丰富的淋巴组织，主要有腺样体、腭扁桃体及舌扁桃体、咽鼓管扁桃体、咽侧索、咽后壁淋巴滤泡，这些淋巴组织通过淋巴管相联系，构成咽淋巴环的内环。此环输出的内环淋巴流入颈淋巴结，后者又互相联系形成外环，外环主要由咽后淋巴结、下颌角淋巴结、颌下淋巴结、颏下淋巴结等组成。咽淋巴环（图 2－1－10）围绕在口腔、鼻腔与咽腔的通道周围，具有重要的防御作用和免疫功能，咽部感染或恶性肿瘤可通过咽淋巴环之间的交通淋巴管扩散或转移。

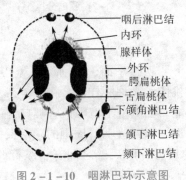

图 2－1－10　咽淋巴环示意图

二、咽的生理功能

（一）呼吸功能

咽腔不仅是吸入空气的通道，在咽腔黏膜及黏膜下还含有丰富的腺体，对吸入的空气具有调温、调湿和清洁作用，但均弱于鼻腔黏膜的类似功能。

（二）吞咽功能

吞咽是由多种肌肉参与完成的反射性协同运动，以使食物从口腔进入食管。当食物进入咽部触及舌根与咽峡时，即引起吞咽反射。通过一系列神经反射和肌肉运动，食团进入咽腔，并在压力作用下向下移动；同时软腭封闭鼻咽，会厌覆盖关闭喉的入口，声门紧闭，喉咽和梨状隐窝开放，食团越过会厌进入食管。

（三）保护功能

在吞咽或呕吐时，咽肌收缩可封闭鼻咽和喉的入口，使食物不致反流入鼻腔或吸入气管。若有异物误入并刺激到咽部，可引起呕吐反射，从而将异物排出。来自鼻腔、鼻窦、喉及咽鼓管的分泌物，可借咽的反射作用咳出，或咽下后由胃酸将其中的细菌杀灭。

（四）共鸣作用

发音时，咽腔形态可根据需要发生相应的改变，软腭、口、唇、舌、齿等协同作用，使声音清晰、悦耳。

（五）免疫功能

咽部富含淋巴组织，对机体具有重要的免疫作用，尤其是腭扁桃体。咽部的分泌物中还含有溶菌酶和 SIgA，有抑制和溶解细菌的作用。

（六）调节中耳气压功能

吞咽时，咽鼓管开放，空气进入中耳，使中耳气压与外界气压保持平衡，从而维持中耳的正常功能。

第三节　喉的应用解剖与生理

一、喉的应用解剖

喉（larynx）位于颈前正中部，上通喉咽，下接气管，成人喉相当于第 3 至第 5 颈椎平面。喉是由软骨、喉肌、韧带、纤维组织及黏膜构成的一个底朝上、尖在下的锥形管状器官（图 2 – 1 – 11）。

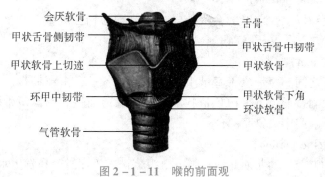

会厌软骨　　　　　　　　　　　　　舌骨
甲状舌骨侧韧带　　　　　　　　　甲状舌骨中韧带
甲状软骨上切迹　　　　　　　　　甲状软骨
环甲中韧带　　　　　　　　　　　甲状软骨下角
　　　　　　　　　　　　　　　　环状软骨
气管软骨

图 2 – 1 – 11　喉的前面观

（一）喉软骨

喉由软骨构成支架。喉的软骨有单一的甲状软骨、环状软骨、会厌软骨和成对的杓状软骨、小角软骨、楔状软骨。

1. 甲状软骨（thyroid cartilage）

甲状软骨是喉支架中最大的一块软骨，由左右对称的四边形甲状软骨板在中线合成，其角度男女有别，男性夹角较小且上端向前突出，称为喉结，女性近似钝角，喉结不明显。甲状软骨上缘正中有"V"形凹陷，称甲状软骨切迹，是识别颈正中线的标志。

2. 环状软骨（cricoid cartilage）

环状软骨位于甲状软骨之下，下接气管。前部较窄，称环状软骨弓，后部向上延展而较宽阔，称环状软骨板。环状软骨是喉部唯一呈完整环形的软骨，对维持喉腔通畅具有重要意义。环状软骨因病变或外伤而缺损时，常造成喉狭窄。

3. 会厌软骨（epiglottic cartilage）

会厌软骨位于喉的上部，扁平如叶状，上缘游离呈弧形，茎在下端，附着于甲状软骨切迹的后下方。会厌分舌面和喉面，舌面组织疏松，故急性会厌炎时易肿胀。儿童期会厌质软，呈卷叶状。

4. 杓状软骨（arytenoid cartilages）

杓状软骨呈三角形，左、右各一，位于环状软骨板后上缘。

5. 小角软骨（corniculate cartilages）

小角软骨左、右各一，位于杓状软骨的顶部。

6. 楔状软骨（cuneiform cartilages）

楔状软骨左、右各一，有时缺如，在小角软骨前外侧，位于杓会厌襞中，似小棒状。

（二）喉腔

喉腔上起自喉入口，下接气管，由声带分为声门上区、声门区和声门下区 3 部（图 2 – 1 – 12）。

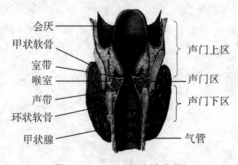

图 2 – 1 – 12　喉腔的分区

1. 声门上区（supraglottic portion）

声门上区位于声带上缘以上，前壁为会厌软骨，两侧壁为杓会厌壁，后壁为杓状软骨上部，杓间肌和黏膜介于喉入口与室带之间，又称喉前庭。

2. 声门区（glottic portion）

声门区位于两侧声带之间。声带位于室带下方，左、右各一，由声韧带、声肌及黏膜组成，因缺乏黏膜下层，含血管少，在间接喉镜下呈白色带状，其游离缘薄而锐。两侧声带张开时呈一等腰三角形的空隙，称之为声门裂，是喉腔中最狭窄部分。

3. 声门下区（infraglottic portion）

其为声带下缘以下的喉腔。幼儿期此区黏膜下组织疏松，炎症时容易发生水肿，常引起喉阻塞。

（三）喉肌

喉肌分为内外两组。喉外肌将喉与周围结构相连，可升降和固定喉体；喉内肌可开闭声门及喉入口、紧张和松弛声带。根据功能不同，喉内肌分为 4 组：①使声门张开的主要是环杓后肌；②使声门关闭的有环杓侧肌和杓肌；③使声带紧张的是环甲肌，使声带松弛的是甲杓肌；④使会厌活动以关闭喉入口的是杓会厌肌，使会厌活动以开放喉入口的是甲状会厌肌。

（四）神经

喉的神经包括喉上神经和喉返神经，二者均为迷走神经的分支。

1. 喉上神经（superior laryngeal nerve）

喉上神经分为内、外两支。内支为感觉神经，与喉上动、静脉伴行穿过甲舌膜，分布于声门上区黏膜。外支为运动神经，支配环甲肌。

2. 喉返神经（recurrent laryngeal nerve）

喉返神经为喉的主要运动神经，支配除环甲肌以外的喉内各肌，但亦有感觉支分布于声门下区黏膜。左侧喉返神经行径较右侧长，故临床上受累机会较多，如两侧喉返神经同时受损，可导致失音或呼吸困难。

二、喉的生理功能

（一）呼吸功能

喉是呼吸的通道。吸气时声带外展，声门增宽，气流阻力减小，有利于空气进入；呼气时声带内收，声门变小，气流阻力增大，有利于肺泡与血液中的气体交换。

（二）发音功能

喉是发音器官，发音时声带向中线移动，声门闭合，肺内呼出的气流冲动声带而产生基音，再经咽、口、鼻共鸣，由舌、软腭、齿、唇构语，从而发出各种不同的声音和语言。

（三）保护功能

喉对下呼吸道起保护作用，吞咽时，喉体上提，会厌向后下倾斜盖住喉入口，同时室带和声带内收，声门关闭，防止食物或呕吐物等进入下呼吸道。喉黏膜的敏感性很高，异物刺激可引起剧烈的反射性咳嗽，以排出异物，防止误吸。

（四）屏气功能

屏气时声门紧闭，呼吸暂停，胸腔和腹腔内压增加，以利排便、分娩、举重等功能活动的进行。

第四节　颈部的应用解剖

一、颈部边界与分区

（一）颈部边界

颈部上部以下颌下缘、乳突至枕外粗隆的连线与头面部分界，下部以胸骨颈静脉切迹、胸锁关节、锁骨与肩峰的连线与胸部、上肢、背部分界。

（二）颈部分区

颈部以胸锁乳突肌前后缘为标志可分为颈前区、胸锁乳突肌区和颈外侧区（图 2 – 1 – 13）。

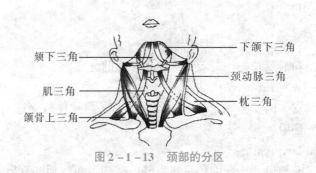

颏下三角 ——
肌三角 ——
颌骨上三角 ——
—— 下颌下三角
—— 颈动脉三角
—— 枕三角

图 2 - 1 - 13　颈部的分区

1. 颈前区

颈前区以舌骨为界分舌骨上区、舌骨下区。外界为胸锁乳突肌前缘，内界为颈正中线，上界为下颌骨下缘。舌骨上区包括单一的颏下三角和两侧的下颌下三角。舌骨下区包括颈动脉三角和肌三角。

（1）颏下三角：位于左、右二腹肌前腹与舌骨体之间，顶为颈浅筋膜层的舌骨上部所覆盖，由两侧下颌舌骨肌组成，其三角内含多个淋巴结。

（2）下颌下三角：位于下颌下缘及二腹肌前、后腹之间，为舌骨上区的两侧部分。其深面由下颌舌骨肌、舌骨舌肌及咽中缩肌构成，表面覆盖皮肤、颈阔肌及颈深筋膜浅层。三角内含有上颌下腺、淋巴、血管、神经等。

下颌下腺位于颈浅筋膜所形成的筋膜鞘内，腺体分为浅部及深部。浅部较大，位于下颌舌骨肌浅面，深部绕该肌后缘至其深面，其前端有下颌下腺管，向前上行，开口于舌下的口底黏膜。其腺体周围有 4 ~ 6 个淋巴结。该区肌肉有颏舌骨肌、颏舌肌、下颌舌骨肌、咽中缩肌、茎突舌肌、茎突咽肌。血管有舌动、静脉。神经有舌神经、舌咽神经、舌下神经、下颌下神经节。

（3）颈动脉三角：位于胸锁乳突肌上份前缘、肩胛舌骨肌上腹和二腹肌后腹之间。其顶为封套筋膜，底为椎前筋膜，内侧为咽侧壁及其筋膜。其内有重要的血管和神经。

颈内静脉位于胸锁乳突肌前缘深面，起始于颈静脉孔，为乙状窦的延续，有面总静脉、舌静脉、甲状腺上静脉及甲状腺中静脉注入。

颈总动脉位于颈内静脉内侧，平甲状软骨上缘分为颈内动脉及颈外动脉。颈总动脉末端膨大为颈动脉窦，有压力感受器。在颈总动脉分叉处的后方有颈动脉小球，是化学感受器，二者有调节血压和呼吸的作用。颈内动脉位于颈外动脉后外侧，垂直上行，入颈动脉管至颅内，在颈外无分支。颈外动脉居前内侧，于近上颌角处后方，经二腹肌与茎突舌骨肌深面垂直上行入下颌后窝。颈外动脉在颈部向前发出甲状腺上动脉、舌动脉、面动脉，向后发出枕动脉和耳后动脉，向内发出咽升动脉。

迷走神经出颅后在颈动脉鞘内走行，于舌骨平面上方发出喉上神经，在甲状软骨上角分为喉内及喉外二支，在喉上神经以下又分出心上神经支，至颈下部越过锁骨下动脉之前，至其下方分出喉返神经。右侧者绕过锁骨下动脉后方上行，左侧者绕过主动脉弓后方而返回，左侧较右侧长，故发病较右侧多。

舌咽神经及舌下神经于二腹肌后缘外呈弓形跨过颈内、颈外动脉浅面前行。舌下神经于颈外动脉浅面发出颈袢上根，为神经肌蒂移植提供了条件。

（4）肌三角：位于胸锁乳突肌前缘，颈前正中线与肩胛舌骨肌上腹之间，为舌骨下区的下份。顶为封套筋膜，底为椎前筋膜。此三角的浅层结构，由浅入深，依次为皮肤、浅筋膜、颈前静脉及皮神经等。三角内的肌肉有浅层的胸骨舌骨肌和肩胛舌骨肌上腹；深层有胸骨甲状肌与甲状舌骨肌。在此区内有喉、气管颈段、食管颈段、甲状腺、甲状旁腺、喉上神经及喉返神经等重要组织。

甲状腺呈 "H" 形，由左、右叶及峡组成。峡位于第二至第四气管环前，两叶位于喉及气管旁。甲状腺由气管前筋膜包绕形成甲状腺鞘，内邻喉软骨及气管，其外尚有被膜，鞘间有疏松组织，中有甲状腺的血管神经。在甲状腺叶的深面两侧各有 2 ~ 4 个表面光滑、棕黄色、直径约 6 mm 的甲状旁腺。

2. 胸锁乳突肌区

胸锁乳突肌起于胸骨柄前面、锁骨上缘内 1/3，向后止于乳突外侧面，此区所占据部位的浅、深面的结构均属胸锁乳突肌区。

　　浅层为皮肤、颈阔肌、颈筋膜浅层、颈外静脉、颈前静脉等。在胸锁乳突肌后缘中点有枕小神经、耳大神经、颈横神经、锁骨上神经，依次由深筋膜伸出，向肌的前上或前下行，分布于相应的浅层结构。深层有颈动脉鞘、膈神经、颈袢、颈丛及交感神经。颈动脉鞘内有颈总动脉，颈内、外动脉，颈内静脉及迷走神经。在鞘的下段，颈总动脉位于后内侧，颈内静脉位于前外侧，迷走神经位于两者之间的后方；在鞘的上段，颈内动脉位于前内，颈内静脉位于后外，迷走神经位于二者之间的后内方。膈神经由第三至第五颈神经前支组成，为椎前筋膜所覆盖，向下内行，经锁骨下动、静脉之间入纵隔。找膈神经时，于胸锁乳突肌后缘中部，前斜角肌前面，可见其斜向下内行。

　　3. 颈外侧区

　　颈外侧区前界为胸锁乳突肌后缘，后界为斜方肌前缘，下为锁骨中 1/3 的上缘。此区包括枕三角和锁骨上三角。

　　（1）枕三角：位于胸锁乳突肌后缘、斜方肌前缘与肩胛舌骨肌上腹上缘之间。三角底为椎前筋膜及其覆盖下的头夹肌、肩胛提肌及中、后斜角肌等；其顶为封套筋膜，有副神经通过。副神经自颈静脉孔出颅后，经二腹肌后腹的深面和颈内静脉的前外侧，于胸锁乳突肌前缘上、中 1/4 处进入枕三角，并与分支支配斜方肌。在颈部淋巴结清除手术中，不可损伤此神经。

　　（2）锁骨上三角：位于锁骨上缘中 1/3 上方，在体表呈明显的凹陷，故名锁骨上大窝。由胸锁乳突肌后缘、肩胛舌骨肌下腹和锁骨围成。锁骨上三角的底为斜角肌下份及椎前筋膜；其顶为封套筋膜。三角区的浅层有锁骨上神经及颈外静脉末段，走行于浅筋膜中。内有臂丛、锁骨下动脉、锁骨下静脉、胸导管颈段、胸膜顶及肺尖。

二、颈筋膜及其间隙

　　颈筋膜及其间隙位于浅筋膜及颈阔肌的深面，各部分厚薄不一，围绕颈项部诸肌肉及器官的结构，并在血管、神经周围形成筋膜鞘及筋膜间隙。

　　1. 颈筋膜浅层

　　颈筋膜浅层后方附于颈韧带及第 7 颈椎棘尖，围绕斜方肌、胸锁乳突肌，于颈阔肌深面与对侧愈合。上方附着于枕骨上项线、乳突及下颌骨下方，下方附着于肩峰、锁骨及胸骨柄。

　　2. 筋膜中层（即气管前筋膜）

　　筋膜中层紧贴舌骨下肌群后方，并与其筋膜相愈合，包绕甲状腺及气管，向上附于环状软骨弓、甲状软骨及舌骨，向下延续至心包纤维膜。

　　3. 颈筋膜深层（即椎前筋膜）

　　此层较中层厚，经颈动脉鞘之后，椎前肌与斜角肌的前方。上附于颅底，下延续至前纵韧带与胸前筋膜。

　　4. 颈动脉鞘

　　颈动脉鞘为颈筋膜在颈部大血管和迷走神经周围形成的血管神经束鞘。上至颅底，下续连纵隔。鞘内包绕颈总动脉、颈内动脉、颈内静脉、迷走神经及颈深淋巴结等。

　　5. 筋膜间隙

　　筋膜间隙包括胸骨上间隙、锁骨上间隙、气管前间隙、咽后间隙、咽旁间隙及椎前间隙。

三、颈部淋巴结

　　颈部淋巴结数目较多，由淋巴管连成网链。一般分浅及深淋巴结，浅淋巴结沿浅静脉排列，深淋巴结沿深血管及神经排列。为适宜临床应用，按部位将颈部淋巴结分为颈上部、颈前区及颈外侧区淋巴结三部分（图 2 – 1 – 14）。

　　1. 颈上部淋巴结

　　颈上部淋巴结多为收纳头部淋巴管的淋巴结，位置表浅，沿头颈交界线排列呈环形。它分为以下

5 组。

（1）枕淋巴结：位于枕血管、神经附近，收纳枕区及颈上部皮肤的淋巴，注入颈外侧浅、深淋巴结。

（2）乳突淋巴结：又名耳后淋巴结，收纳颞、顶、乳突区及耳郭的淋巴，注入颈外侧浅、深淋巴结。

（3）腮腺淋巴结：收纳面、耳郭、外耳道的淋巴，注入颈外侧浅淋巴结及颈深上淋巴结。

（4）下颌下淋巴结：收纳眼、鼻、唇、牙及口底的淋巴，注入颈深上淋巴结及下淋巴结。

（5）颏下淋巴结：收纳颈部、下唇中部、下颌切牙、口底及舌尖等处的淋巴，注入下颌下淋巴结及颈内静脉二腹肌淋巴结。

2. 颈前区淋巴结

颈前区淋巴结指位于舌骨下方，两侧胸锁乳突肌、颈动脉鞘之间的淋巴结，后界为椎前筋膜，并以颈筋膜浅层分为浅、深两组。

（1）颈前浅淋巴结：沿颈前静脉排列，收纳舌骨下区的淋巴结，注入颈深下淋巴结或锁骨上淋巴结。

（2）颈前深淋巴结：它又分为 5 组。

①位于舌骨下方的叫甲状舌骨淋巴结，收纳声门裂以上喉的淋巴；位于环甲膜前方的叫环甲淋巴结，收纳喉的声门下区及甲状腺的淋巴；它们分别注入颈深上淋巴结、下淋巴结。

②甲状腺淋巴结：位于甲状腺上方，收纳甲状腺的淋巴，注入颈深上淋巴结。

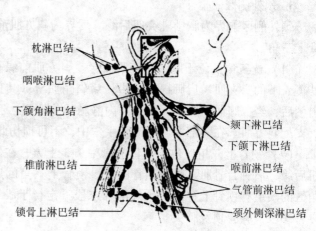

图 2 - 1 - 14　颈部淋巴结

③气管前淋巴结：位于颈部气管前外侧，收纳甲状腺及颈部气管的淋巴，注入气管旁及颈深下淋巴结，并与纵隔淋巴结相交通。

④气管旁淋巴结：沿喉返神经排列，又名喉返神经淋巴结，收纳甲状腺、喉、气管与食管的淋巴，注入颈深下淋巴结。

⑤咽后淋巴结：位于咽后间隙内，上组位于鼻咽部后方及外侧，收纳鼻腔后部、鼻窦、中耳、腭后部及鼻咽部的淋巴，注入颈深上、下淋巴结。

3. 颈外侧区淋巴结

颈外侧区淋巴结以颈筋膜浅层分为颈外侧浅、深淋巴结两组。

（1）颈外侧浅淋巴结：沿颈外静脉排列，收纳枕、耳后及腮腺淋巴结引流的淋巴，注入颈深上、下淋巴结，也可注入锁骨上淋巴结。

（2）颈外侧深淋巴结：是颈部最为集中、涉及范围最广、关系复杂的淋巴群。其位于颈筋膜浅层、胸锁乳突肌与椎前筋膜间，从斜方肌前缘至颈动脉鞘间的锁骨上方，沿颈内静脉、副神经及颈横血管排列，又分为 3 组淋巴结。

①副神经淋巴结：沿副神经全程排列，多位于神经的下内方，收纳枕、耳后及肩胛上的淋巴，注入颈深上淋巴及锁骨上淋巴结。

②锁骨上淋巴结：沿颈横血管排列，故又名颈横淋巴结，为颈部淋巴结的集中转运站，收纳副神经淋巴结、胸上部、乳房和上肢引流区的淋巴，注入颈深下淋巴结，或直接注入胸导管、右淋巴导管。左侧斜角肌淋巴结，又名 Virchow 淋巴结，它是胃及食管下部癌转移时，最先累及的颈部淋巴结，位于左静脉角处，肿大时在锁骨上缘和胸锁乳突肌后缘交角处即可触及。

③颈内静脉淋巴结：上起颅底，下至颈根部，沿颈内静脉全长排列，并以肩胛舌骨肌为界分为颈深上淋巴结和颈深下淋巴结。颈深上淋巴结收纳枕、乳突、鼻咽、腭、扁桃体及舌引流来的淋巴，注入颈深下淋巴结。颈深下淋巴结收纳颈深上淋巴结及颈上部淋巴结引流来的淋巴，其输出管变粗，注入右淋

巴导管、胸导管（左侧）或直接注入静脉角。

第五节　气管、支气管、食管的应用解剖与生理

一、气管、支气管的应用解剖

气管（trachea）位于颈前正中，由软骨、平滑肌、黏膜和结缔组织构成，起自环状软骨下缘，在气管隆嵴分成左、右两主支气管（bronchi）。气管软骨由 12～20 个呈向后方开放的马蹄形不完整的软骨环构成支架，以气管环韧带将其互相连接。气管的长度及内径依性别、年龄及呼吸状态而不同。成年男性长约 12 cm，女性约 10 cm。在第 2 至第 4 气管环前面有甲状腺峡部越过。

支气管（bronchi）分左、右主支气管。右支气管较短而粗，与气管纵轴的延长线成 20°～30°角；左支气管较细而长，与气管纵轴成 40°～45°角，因此气管异物进入右侧较左侧多见（图 2－1－15）。

二、食管的应用解剖

食管（esophagus）为一纵行的肌性管道，上接喉咽，下与胃的贲门相连，成人的食管长度平均约为25 cm。食管自上而下有四个生理性狭窄，是食管易受损伤和异物停留的部位，分别是：第 1 狭窄为食管入口部，为食管最狭窄处，亦是食管异物最易停留之处，此处在食管镜检查时较难以通过，容易导致食管损伤；第 2 狭窄为主动脉弓横过食管前壁之处，平第 4 胸椎平面；第 3 狭窄平第 5 胸椎平面，为左主支气管横过食管前壁之处；第 4 狭窄平第 10 胸椎平面，是食管穿过横膈食管裂孔处（图 2－1－16）。

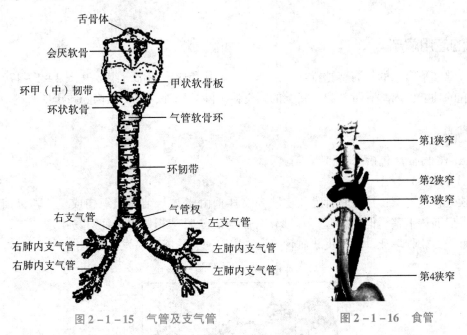

图 2－1－15　气管及支气管　　　　　　图 2－1－16　食管

三、气管、支气管、食管的生理功能

（一）气管、支气管的生理功能

1. 通气和呼吸调节功能

气管和支气管是呼吸及气体交换的通道。气管、支气管管腔的大小随呼吸运动发生扩张和收缩，可改变其平滑肌中感受器的兴奋状态，从而兴奋或抑制吸气中枢，调节通气和呼吸。同时还可改变气道的阻力，从而影响气体的交换。

2. 清洁功能

气管、支气管的黏膜由假复层纤毛柱状上皮组成，上有黏液层，以湿润呼吸道黏膜，并维持纤毛的正常活动。在呼吸道内有黏液的情况下，纤毛有节律地自下而上摆动，向外排出带有细菌的分泌物或异物，以净化和保护呼吸道。

3. 免疫功能

呼吸道分泌物中含有与抗感染有关的免疫球蛋白、溶菌酶和补体，与 SIgA 共同起杀菌作用。

4. 防御性呼吸功能

它包括咳嗽反射和屏气反射。气管、支气管内壁黏膜下有丰富的神经末梢，受刺激后可引起咳嗽反射。咳嗽时先深吸气，接着声门关闭，继之强烈呼气，胸膜腔内压增高，声门突然开放，呼吸道内气体急速咳出，异物和分泌物随气流排出。

（二）食管的生理功能

食管的主要生理功能是通过蠕动将咽下的食团和液体从下咽部运送到胃。食团通过食管时，刺激该部位的感受器，产生神经冲动，引起食管肌肉按顺序收缩，这一过程称为食管蠕动，食管蠕动是推动食团向下的主要动力。在贲门以上的食管有一段高压区，长为 4~6 cm，其内压力比胃内压力高，是阻止胃内容物反流入食管的屏障，可起到类似生理括约肌的作用。食管黏膜的感觉迟钝，轻微的病变一般无明显的症状。

第六节　耳部的应用解剖与生理

一、耳的应用解剖

耳是司听觉和平衡觉的外周感觉器官，由外耳、中耳和内耳三部分组成（图 2-1-17）。外耳和中耳具有传导声音的功能，内耳有听觉和平衡觉的感受器。除耳郭外，主要结构隐藏于颞骨内。

（一）外耳

外耳（external ear）包括耳郭和外耳道。

1. 耳郭（auricle）

耳郭由软骨构成支架，被覆软骨膜和皮肤，仅耳垂由脂肪与结缔组织构成。耳郭分前、后两面，前面凹凸不平，后面较平整，但稍膨隆。耳郭软骨膜与皮肤紧密相贴，炎症时易出现压迫，疼痛剧烈，引起软骨膜炎可导致软骨坏死。耳郭皮肤血管表浅，皮肤薄，受冻容易发生冻疮。

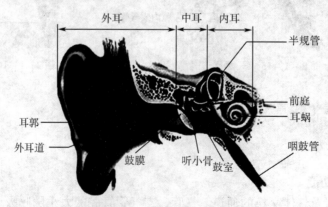

图 2-1-17　耳的组成

2. 外耳道（external acoustic meatus）

外耳道始于外耳道口，向内止于鼓膜，外侧 1/3 为软骨部，内侧 2/3 为骨部。成人外耳道长为 2.5 ～ 3.5 cm，略呈 "S" 形弯曲，故检查外耳道深部及鼓膜时，需向外上后方提起耳郭将耳道拉直，方能窥清。小儿软骨和骨部尚未发育成熟，检查时应向下方牵拉耳郭。软骨部皮肤富有毛囊和皮脂腺，并含有耵聍腺，容易发生耳疖。外耳道皮下组织少，皮肤与软骨膜、骨膜紧密相贴，若此处感染肿胀，则受压疼痛明显。

（二）中耳

中耳（middle ear）包括鼓室、咽鼓管、鼓窦和乳突四部分。

1. 鼓室（tympanic cavity）

鼓室是位于颞骨内，介于鼓膜和内耳外侧壁之间的一个略似六面体的不规则含气空腔。向前借咽鼓管与鼻咽部相通，向后借鼓窦入口与鼓窦及乳突气房相通。鼓室内有 3 块听骨，即锤骨、砧骨和镫骨，借韧带与关节相连构成听骨链。其中，外侧由锤骨柄与鼓膜相接，内侧由镫骨足板借环状韧带连于前庭窗。鼓室以鼓膜紧张部上、下边缘的水平面为界，分为上、中、下鼓室三部分。

鼓室有内、外、前、后、上、下 6 个壁（图 2 – 1 – 18）。

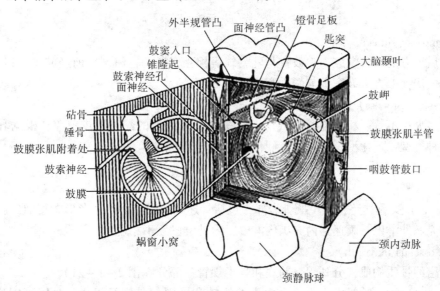

图 2 – 1 – 18 鼓室六壁示意图

①外壁：包括骨部和膜部，主要由膜部即鼓膜构成。鼓膜为一椭圆形、半透明的漏斗状薄膜，凹面向外，高约 9 mm、宽约 8 mm、厚约 0.1 mm。在锤骨短突前后各有一皱襞，分别称为鼓膜前、后皱襞，依此将鼓膜分为上、下两部分，上部为鼓膜松弛部，下部为鼓膜紧张部。正常鼓膜有鼓膜脐、锤骨柄、锤骨短突、光锥和鼓膜前、后皱襞等解剖标志（图 2 – 1 – 19）。

②内壁：即内耳外侧壁，表面凸凹不平，从上自下有外半规管凸、面神经管凸、前庭窗、鼓岬及蜗窗等重要解剖标志。

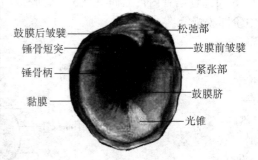

图 2 – 1 – 19 右耳鼓膜模拟图

③前壁：该壁上部有上、下二口，上口为鼓膜张肌半管的开口，下口为咽鼓管的鼓室口。

④后壁：该壁上宽下窄，又名乳突壁。其上部有一小孔，为鼓窦入口，上鼓室借此与鼓窦相通，并间接与乳突气房相连。当鼓室发生化脓性感染时，可经此孔向鼓窦及乳突扩散。面神经的垂直段在此壁的内侧通过，该处骨壁受损可导致耳源性面瘫。

⑤上壁：又称鼓室盖，鼓室借此壁与颅中窝的大脑颞叶相隔，此壁损伤可致脑脊液耳漏。

⑥下壁：为一薄骨板，也称颈静脉壁，将鼓室与颈静脉球分隔。

2. 咽鼓管（eustachian tube）

咽鼓管为沟通鼓室与鼻咽的管道，起于鼓室前壁，向内、前、下斜行，止于鼻咽外侧壁，此处开口称为咽鼓管咽口。咽鼓管外 1/3 为骨部，内 2/3 为软骨部。软骨部在静息状态时闭合成一裂隙，仅在张口、吞咽、呵欠或歌唱时借助咽部肌肉运动而开放，可使空气进入鼓室，以调节中耳与外界气压的平衡，维持中耳正常的生理功能。咽鼓管黏膜为假复层纤毛柱状上皮，纤毛运动朝向鼻咽部，可使鼓室内分泌物得以排出。小儿咽鼓管与成人相比，具有宽、短且接近水平位的特点（图 2 - 1 - 20），因此，细菌易经此侵入鼓室引起感染，故小儿易患化脓性中耳炎。

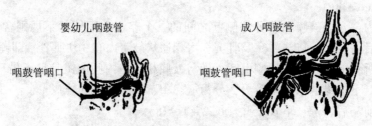

图 2 - 1 - 20　婴幼儿与成人咽鼓管比较

3. 鼓窦（tympanic sinus）

鼓窦为鼓室后上方的含气空腔，为鼓室与乳突气房相互交通的枢纽。向前经鼓窦入口与上鼓室相通，向后下通向乳突气房，上方以鼓窦盖与颅中窝相隔。

4. 乳突（mastoid process）

乳突含有许多大小不等、相互连通的气房，气房内有无纤毛的黏膜上皮覆盖。根据乳突气房发育程度可将其分为四种类型：气化型、板障型、硬化型和混合型。

（三）内耳

内耳（inner ear）又称迷路，位于颞骨岩部，包括骨迷路和膜迷路，两者形态相似，膜迷路位于骨迷路内，两者之间充满外淋巴，膜迷路内充满内淋巴，内外淋巴互不相通。

1. 骨迷路（osseous labyrinth）

骨迷路由致密的骨质构成，分耳蜗、前庭和骨半规管三部分（图 2 - 1 - 21）。

（1）耳蜗（cochlea）：形似蜗牛壳，由中央的蜗轴和周围的骨蜗管组成。骨蜗管围蜗轴旋转 2.5 ~ 2.75 周，骨蜗管内自上而下有 3 个管腔，即前庭阶、中阶和鼓阶。前庭阶和鼓阶的外淋巴通过蜗孔相通，中阶即膜蜗管。

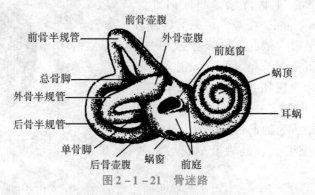

图 2 - 1 - 21　骨迷路

（2）前庭（vestibule）：位于耳蜗与骨半规管之间，其后上部有 3 个骨半规管的 5 个开口，其外侧为鼓室内壁的一部分，上有前庭窗和蜗窗。

（3）骨半规管（bony semicircular canals）：位于前庭的后上方，为 3 个呈弓状弯曲的骨管，3 个骨节彼此相互垂直，分别称为外骨半规管、前骨半规管和后骨半规管。每个半规管的两端均开口于前庭，其一端膨大称为壶腹，上骨半规管内端与后骨半规管上端合成总脚。

2. 膜迷路（membranous labyrinth）

膜迷路借纤维束固定于骨迷路内，可分为膜蜗管、椭圆囊、球囊和膜半规管，各部相互连通。椭圆囊与球囊内分别有椭圆囊斑和球囊斑，感受位觉，亦称位觉斑。膜蜗管内基底膜上有螺旋器，又名 Corti 器，是听觉感受器。

二、耳的生理功能

耳是位听器官，具有听觉和平衡觉两种生理功能。

（一）听觉生理

声音通过空气传导和骨传导两种途径同时传入内耳。正常情况下，以空气传导为主。

1. 空气传导（air conduction）

声波被耳郭收集，通过外耳道传至鼓膜，引起鼓膜、听骨链机械振动，此时，声波振动强度被放大，再经镫骨足板的振动通过前庭窗传入内耳，激起内耳外、内淋巴液波振动。此途径称为空气传导，简称气导。内耳淋巴液的波振动引起基底膜振动，使位于其上的螺旋器毛细胞受到刺激产生神经冲动，经听神经传到大脑颞叶听觉中枢形成听觉。

2. 骨传导（bone conduction）

骨传导简称骨导，是指声波直接经颅骨传导至内耳使内、外淋巴产生相应波振动，从而引起基底膜发生振动，并激动耳蜗的螺旋器产生听觉神经冲动，传到听中枢形成听觉。

（二）平衡生理

人体主要依靠前庭、视觉和本体感觉这 3 个系统的协调作用来维持身体的平衡，其中以前庭系统最为重要。前庭系统能感知头部位置及其变化，其中椭圆囊斑和球囊斑主要感受直线加速度的刺激，半规管内的壶腹嵴主要感受正、负角加速度的刺激，以维持身体的平衡。

▶ 思考题

1. 简述前组鼻窦、后组鼻窦各包括哪些？其在鼻腔的开口位置在哪里？
2. 叙述腭扁桃体的结构与特点。
3. 简述咽鼓管的功能及小儿咽鼓管的特点。
4. 描述中耳的结构。
5. 构成喉的支架结构的软骨有哪些？

第二章 耳鼻咽喉检查

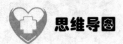 思维导图

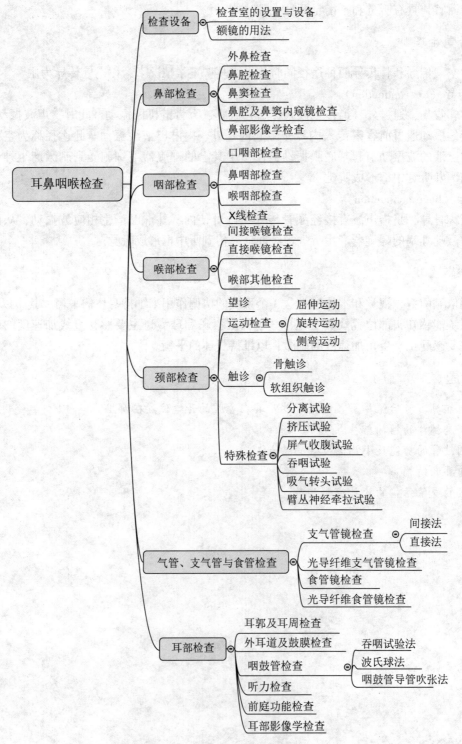

第一节　检查设备

耳、鼻、咽、喉在解剖学上具有部位深在、不宜直视的特点，检查时，必须借助于光源及特殊的专科器械才能进行。以下为简单常用的检查器械（图2-2-1）。

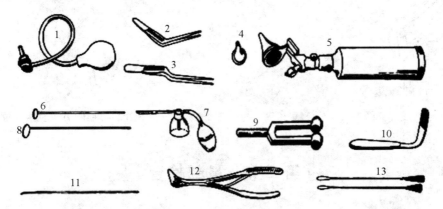

1—鼓气耳镜；2—膝状镊；3—枪状镊；4—耳镜；5—电耳镜；6—后鼻镜；7—喷壶；
8—间接喉镜；9—音叉；10—角形压舌板；11—叮聍钩；12—前鼻镜；13—卷棉子。

图2-2-1　耳鼻咽喉常用的检查器械

1. 检查室的设置与设备

检查室宜背光稍暗，配备有检查椅、转凳、检查器械、消毒器械和痰盂，以及敷料和药品。现临床多配备耳鼻咽喉科综合诊疗台，更为方便。

2. 额镜的用法

额镜（图2-2-2）借额带佩戴于检查者前额，为一能聚光的凹面反光镜，镜面可灵活转动，中央有一小孔，供检查者检查。

（1）光源：具有一定光亮的光源均可利用，以100 W亮度为宜，常用灯泡，以附聚光透镜的检查灯最好，亦可就地取材用电筒、煤气灯等。光源应可活动，以利调节。光源应置于检查者使用眼侧，稍高于受检耳后上方10~20 cm。

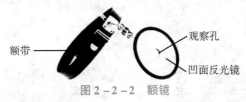

图2-2-2　额镜

（2）方法：检查者和受检者相对而坐，并膝相错交，光源置于同侧，略高于受检者耳部，相距约15 cm，将镜面贴近左眼或右眼，并使投射于额镜上的光线反射后聚集于受检部位，保持瞳孔、额镜中央孔和受检部位处于同一条直线，检查方法见图（图2-2-3）。

（3）检查时体位：受检者与检查者相对而坐，两腿各稍微向侧方。受检者正坐，腰靠检查椅背，上身稍前倾，腰直、头正。检查小儿时可让家长怀抱患儿，两腿将患儿腿部夹紧，一手将头固定于胸前，另一手抱住患儿两上肢和身体（图2-2-4）。

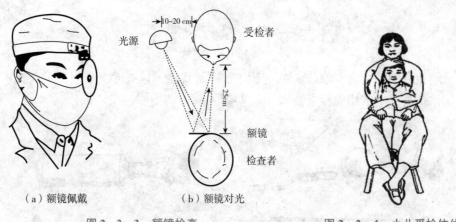

（a）额镜佩戴　　　　　　　　（b）额镜对光

图2-2-3　额镜检查　　　　　　　图2-2-4　小儿受检体位

第二节　鼻部检查

1. 外鼻检查

观察外鼻有无畸形，皮肤有无肿胀、缺损，色泽是否正常，触诊有无压痛、增厚、变硬，鼻骨有无骨折、移位及骨擦音。

2. 鼻腔检查

①鼻前庭检查：以手指将鼻尖抬起，观察鼻前庭皮肤有无充血、肿胀、皲裂、溃疡、疖肿、隆起及结痂，有无鼻毛脱落等。②前鼻镜检查：左手持前鼻镜，先将前鼻镜的两叶合拢，与鼻底平行伸入鼻前庭，不可越过鼻阈（图2-2-5）。右手扶持受检者头部，随检查需要变动头位。缓缓张开镜叶，依次检查鼻腔各部。先让受检者头位稍低（第一位置），按由下至上的顺序观察鼻底、下鼻道、下鼻甲、鼻中隔前下部，再让受检者头后仰至30°（第二位置），检查中鼻道、中鼻甲、嗅裂和鼻中隔中部，然后让受检者头后仰至60°（第三位置），观察鼻中隔上部、鼻堤、中鼻甲前端等。注意观察鼻甲有无充血、贫血、肿胀、肥厚、萎缩，中鼻甲有无息肉样变，各鼻道及鼻底有无分泌物及分泌物的性状，鼻中隔有无偏曲、穿孔、出血、血管曲张、溃疡糜烂或黏膜肥厚，鼻腔内有无新生物、异物等。如下鼻甲肥大，可用1%麻黄碱生理盐水收缩后再进行检查。检查完毕，取出前鼻镜时勿将镜叶闭拢，以免钳夹鼻毛。③后鼻镜检查：见间接鼻咽镜检查。

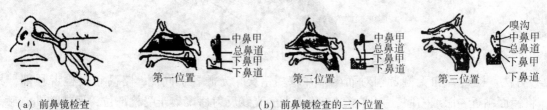

（a）前鼻镜检查　　　　　　　（b）前鼻镜检查的三个位置

图2-2-5　前鼻镜检查

3. 鼻窦检查

观察各鼻窦局部皮肤有无红肿、隆起，中鼻道及嗅裂有无分泌物、息肉或新生物，眼球有无移位或运动障碍，局部有无叩痛、压痛，骨质吸收或有破坏者可有乒乓球感或实质性感觉。另外，可行体位引流或上颌窦穿刺冲洗。

4. 鼻腔及鼻窦内窥镜检查

鼻内窥镜分硬管镜和纤维镜。其可清晰地观察鼻腔各部，鼻咽及各鼻窦的开口，还可在直视下取活组织检查及凝固止血等。

5. 鼻部影像学检查

常用方法有鼻窦 X 线片、鼻窦 CT、鼻窦 MRI 检查。鼻窦 CT 检查是鼻内镜手术基本的辅助检查，可采用冠状位或轴位扫描，能清晰显示鼻腔、鼻窦细微的解剖结构，对鼻腔、鼻窦疾病诊断具有重要的临床意义。鼻窦 MRI 检查对于软组织具有较高的分辨力，对诊断鼻息肉、鼻窦囊肿、肿瘤具有重要的临床意义。

第三节　咽部检查

1. 口咽部检查

受检者端坐，自然张口，平静呼吸。检查者持压舌板掀起唇颊，检查牙、牙龈、硬腭、舌及口底；然后用压舌板轻压舌前2/3，自前向后观察腭弓、腭扁桃体、咽侧索及咽后壁等有无充血、肿胀、溃疡、干燥、肿物、假膜和淋巴滤泡增生等；认真查看腭扁桃体的大小、颜色、表面是否光滑、有无伪膜、隐窝口有无分泌物等；并让受检者发"啊"音，观察软腭运动，两侧是否对称；刺激咽后壁，观察咽反射情况。

2. 鼻咽部检查

（1）间接鼻咽镜检查：亦称后鼻孔检查。嘱受检者端坐，头微前倾，张口用鼻平静呼吸，使软腭下垂，检查者左手持压舌板轻压舌前2/3，右手持经过预温的鼻咽镜，镜面朝上，置于软腭与咽后壁之间，左右转动镜面，避免触及咽壁或舌根，以免引起恶心而影响检查。检查者通过镜面的反射，便可观察到鼻中隔后缘、后鼻孔、各鼻甲的后端、咽鼓管咽口与圆枕、咽隐窝、腺样体等（图2-2-6）。注意观察黏膜有无充血、肿胀、溃疡、分泌物附着及新生物等。对咽反射敏感不能合作者，可用1%丁卡因溶液喷雾麻醉黏膜，待3~5 min后检查。

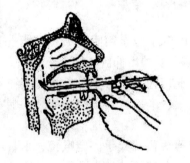

(a) 侧面观　　　　　　　　(b) 正面观

图2-2-6　间接鼻咽镜检查法

（2）光导纤维鼻咽喉镜检查：此镜为一种新型的利用可导光的化学纤维制成的可弯曲的镜管，镜管细，光度强，从鼻腔导入痛苦小，能全面观察鼻咽部，除可取活体组织检查外，还可示教及摄像。

（3）鼻咽部触诊：主要用于小儿，多无须麻醉，应由助手将小儿抱好固定，检查者站在小儿右后方，以左前臂挟持其头部，并用左手示指将小儿左侧面颊部软组织挤入上、下牙列之间，用右手示指迅速伸入鼻咽部进行触诊。操作时宜轻柔，迅速而准确。此检查方法的主要目的是，了解腺样体或鼻咽部新生物的大小、性质及其与周围的关系。

3. 喉咽部检查

详见本章"间接喉镜检查"。

4. X 线检查

为了明确咽部、咽后隙、颈椎及下颌骨等部位的病变，可行 X 线检查，如颈侧位拍片、下颌颅底位、鼻咽部造影等。CT、MRI 检查更有利于鼻咽癌的早期诊断，并能较准确判断肿瘤浸润范围。

🔲 第四节　喉部检查 🔲

1. 间接喉镜检查

间接喉镜检查是最常用而简便的检查，用于喉部和喉咽部的检查。检查前应先向受检者说明要求，消除顾虑，取得合作。受检者不能配合时，可用1%丁卡因喷雾剂表面麻醉后再行检查。

检查时，受检者端坐，上身稍前倾，头稍向后仰，张口伸舌，平静呼吸。检查者调整额镜对好光源，用消毒纱布包裹受检者舌前2/3，用左手拇指和中指挟持舌前部并向外轻拉，右手持预热的间接喉镜，镜面向下伸入咽腔，轻轻将腭垂推向后上方，首先检查舌根、舌扁桃体、会厌舌面、会厌谷、喉咽壁、杓状软骨及两侧梨状窝等处。然后嘱受检者发"衣、衣"音和吸气，借助于额镜照明，通过镜面观察会厌喉面、喉前庭、室带、喉室、声带、前联合、杓间区、杓会厌襞以及梨状窝、环后隙等部位有无异常，并仔细观察声带运动情况（图2-2-7）。间接喉镜中影像为喉的倒影，注意分辨其前后、左右关系。受检者不能配合时，可用1%丁卡因喷雾剂表面麻醉后完成检查。

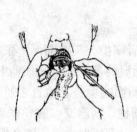 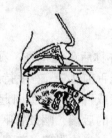

(a) 正面观　　　　　(b) 侧面观

图2-2-7　间接喉镜检查法

2. 直接喉镜检查

直接喉镜检查多用于间接喉镜检查不合作者，或因解剖因素用间接喉镜不能查明局部病变者。检查前禁食4~6 h，以1%丁卡因喷雾剂行咽喉部表面麻醉。受检者仰卧，肩下垫枕，头颈部伸出检查台，由助手抱持固定。检查者左手持镜，以纱布垫于受检者上切牙，由右侧口角放入喉镜。在中线舌根下方挑起会厌，即可暴露声门，依次检查各部位。操作应轻柔、准确，防止损伤牙齿和咽喉黏膜，必要时可钳取组织送病检。

支撑喉镜和悬吊喉镜是直接喉镜的改进，即使用器械代替人手固定喉镜，术者可以双手使用刀、钳等手术器械进行手术操作，并可在喉手术显微镜下进行声带的精细手术。光导纤维喉镜与其他光导纤维内窥镜类似，镜体精细，可自由弯曲，操作简便、安全，物像清晰，对受检者体位不做硬性要求，不良反应小，适应证更为广泛。

3. 喉部其他检查

（1）喉部与喉咽部X线检查：常用于喉部肿瘤、异物、咽后脓肿等诊断，多采用喉侧位平片。喉部CT扫描对了解喉部位和范围更有价值。

（2）喉动态镜检查：采用电子频闪光源，在间接喉镜或光导纤维喉镜下观察声带振动情况。喉动态镜用来诊断早期喉癌和喉麻痹，也用于发声生理的研究。

（3）声谱仪和声图仪检查：声谱仪和声图仪为客观记录嗓音的仪器。声谱仪在人发声时记录的资料称声谱图，由此分析人声中每一个无音的波形，诊断声病。声图仪能将声音做频率、响度和强度的声学分析。如被分析的声音信号是语言，则称语图。

第五节　颈部检查

1. 望诊

检查时受检查取坐位（有损伤时取卧位）。观察头颈部有无向侧方歪斜，胸锁乳突肌有无挛缩，两侧肩部是否等高，以判断是否存在先天性斜颈。

观察颈部皮肤是否正常。从侧面观察颈椎生理曲度；从后面观察颈部有无侧弯，头颈部能否活动。

2. 运动检查

颈部的活动有屈伸、旋转、侧弯。

（1）屈伸运动：颈部前屈 35°～45°，后伸 35°～45°。

（2）旋转运动：颈部正常旋转范围 60°～80°。

（3）侧弯运动：正常侧弯可达 45°。

3. 触诊

颈部触诊宜采取仰卧位，使颈部的肌肉松弛，便于进行检查。

（1）骨触诊：首先检查颈部前面的骨结构。检查舌骨时检查者用示指和拇指夹住舌骨两侧，嘱受检者做吞咽动作，可摸到舌骨运动。

检查甲状软骨时，检查者手指从颈中线向下移动，软骨顶部相当第 4 颈椎水平，其下部相当第 5 颈椎水平。嘱受检者做吞咽动作，可摸到第 1 环状软骨环随之运动。

颈动脉结节可从第 1 环状软骨环向侧方 2.5 cm 处摸到，即第 6 颈椎横突前结节检查颈部后面，检查者用双手指在患者颈后中线触诊骨性标志。

（2）软组织触诊：检查颈部前面的软组织，嘱受检者仰卧，检查胸锁乳突肌的大小、形状和张力，注意有无疼痛、肿块。检查胸锁乳突肌内缘的淋巴结，有无增大、触痛。

甲状腺呈"H"形覆盖甲状软骨，正常时不易触到，有异常改变时腺体局限性增大，常有触痛。

颈动脉位于第 6 颈椎的颈动脉结节旁，逐侧检查其搏动情况，两侧对比。

在下颌角处触诊腮腺，正常时可触及下颌角的骨轮廓，腺体发炎、肿胀时，下颌角的骨性感觉消失。

检查颈部后面时，受检者取坐位。首先触诊斜方肌有无压痛及形态改变，其前方的淋巴结有无肿大及触痛。

自枕外隆凸至第 7 颈椎棘突，检查项韧带有无触痛。

4. 特殊检查

（1）分离试验：检查者一手托住受检者颏下，另一手托住枕部，然后逐渐向上牵引头部，如受检者感到颈部和上肢的疼痛减轻，即为阳性，提示颈椎椎间孔狭窄，神经根受压。

（2）挤压试验：受检者取坐位，检查者双手手指互相嵌夹相扣，以手掌面下压受检者头顶，两前臂掌侧夹于受检者头两侧以保护，不使头颈歪斜。当双手向下挤压时，若受检者颈部或上肢出现疼痛加重，则为阳性。检查时对疼痛予以定位。

（3）屏气收腹试验：又称凡尔赛凡（Valsalva）试验。检查时嘱受检者屏住呼吸，收缩腹部肌肉以增加腹压，此时受检者颈部出现疼痛，则为阳性。提示颈椎管内有占位性病变。

（4）吞咽试验：受检者取坐位，嘱其做吞咽动作，如出现吞咽困难或疼痛，则为阳性，常见于咽后壁脓肿、颈椎前血肿等。

（5）吸气转头试验：又称艾得松（Adson）试验。受检者取坐位，检查者用手指触摸受检者的桡动脉，同时将其上肢外展、后伸并外旋，然后嘱受检者深吸气并把头部下颏转向被检查的一侧，检查者若感到受检者的桡动脉搏动明显减弱或消失，则为阳性。提示有颈肋或前、中斜角肌挛缩等病变。

（6）臂丛神经牵拉试验：检查者取坐位，头微屈。检查者立于受检者被检查侧，一手置该侧头部，推头部向对侧，同时另一手握该侧腕部做相对牵引，此时臂丛神经受牵拉，若患肢出现放射痛、麻木，则视为阳性。颈椎综合征患者常出现该试验阳性。

第六节　气管、支气管与食管检查

1. 支气管镜检查

支气管镜检查是诊断和治疗下呼吸道疾病的常用方法之一，也常作为紧急抢救时的重要措施。

术前准备、体位及麻醉与直接喉镜检查方法相同，支气管镜检查是在声门下及气管内滴入1%丁卡因溶液以充分麻醉气管、支气管黏膜。小儿及不能合作者，可用全身麻醉。插入支气管镜的方法有以下两种。

（1）间接法：本法适用于小儿。先以直接喉镜暴露声门后，再将支气管镜插入喉镜内，镜柄向右，通过支气管镜看到左侧声带时，镜唇前端即在声门裂。待吸气声门开大时，将支气管镜轻轻越过声门送入气管，由助手协助退出喉镜，将支气管镜柄转向上并逐渐伸入，看到隆突后，根据情况变动头位，分别插入左、右两侧支气管。注意观察气管、支气管内黏膜有无充血、肿胀、出血，管腔内有无异物、肉芽、狭窄及新生物等。

（2）直接法：本法适用于成人。右手持支气管镜柄，镜柄向上，左手持镜管。将支气管镜慢慢由舌背正中或稍偏右侧送入，经腭垂、舌根部直达会厌，然后以支气管镜之前端挑起会厌，暴露声门。将镜柄向右转90°，窥见左侧声带在镜管中央时，即在吸气时顺势导入支气管镜。

2. 光导纤维支气管镜检查

此法经口或鼻均可插入。由于光导纤维支气管镜镜体细软，创伤小、光亮度强，可插入较深、较细的管腔内进行检查。此外，光导纤维支气管镜的末端可向上下左右各方向弯曲，检查时可不拘体位，受检者痛苦小，为临床检查提供了方便。光导纤维支气管镜能对在硬管支气管镜下不易窥清之部位进行检查，并可做分泌物及脱落细胞学检查，取活组织及取除小的异物，还适用于教学及摄影。

3. 食管镜检查

食管镜检查主要用于诊断和治疗食管异物、诊断不明的吞咽困难及呕血或用于食管扩张术。

术前准备、体位及麻醉与直接喉镜检查方法基本相同。检查时，嘱受检者张口平静呼吸，检查者右手持镜柄，左手持镜管，将食管镜由舌背正中或稍偏右侧送入喉咽，看清会厌及右侧杓状软骨后，将镜管前端向下送入右侧梨状窝，再渐向中线移入环后隙。在助手将受检者头位放低时，即可看到食管入口呈放射状裂隙。嘱受检者做吞咽运动或深呼吸，待食管入口开放后，缓缓导入食管镜。注意观察黏膜有无充血、肿胀、溃疡、肉芽，管腔内有无异物、新生物及瘢痕狭窄等。

4. 光导纤维食管镜检查

光导纤维食管镜前端可向不同角度弯曲、转动，并有充气、给水装置，利于观察较早期的食管病变及采取活体组织，并可做摄影、录像等记录，但对取除食管异物仍有一定限制。

第七节　耳部检查

1. 耳郭及耳周检查

受检者侧坐，受检耳朝向检查者。观察耳郭有无畸形、局限性隆起、增厚及皮肤有无红肿或皲裂，耳周有无红肿、瘘口、瘢痕等。进一步检查耳郭有无牵拉痛，耳屏、乳突区有无压痛，若耳后肿胀，应注意有无波动感。

2. 外耳道及鼓膜检查

若受检查是成人，可将耳郭向后、上、外牵拉，若受检者为婴幼儿，应向下牵拉耳郭，以便观察外耳道及鼓膜。观察外耳道有无耵聍、异物，皮肤是否红肿、有无疖肿，骨性外耳道后上壁有无塌陷，外耳道内有无分泌物及其性状与气味。清除外耳道内的耵聍、异物或分泌物。观察鼓膜的正常解剖标志是否存在，注意鼓膜的色泽、活动度以及有无穿孔及其部位、大小。

3. 咽鼓管检查

咽鼓管功能障碍与许多中耳疾病的发生、发展及预后有关，检查咽鼓管的目的主要是查明咽鼓管的通气功能。常用的方法有以下几种。

（1）吞咽试验法：将听诊器两端的橄榄头分别置于受检者和检查者的外耳道口，然后嘱受检者做捏鼻吞咽动作，注意倾听"扑"振动声。亦可借助耳镜直接观察受检者吞咽时鼓膜是否有振动。

（2）波氏球法：嘱受检者含水一口，检查者将波氏球前端的橄榄头塞于受检者一侧前鼻孔，捏紧另一侧前鼻孔，于受检者吞咽之际，迅速挤压皮球，同时经听诊管倾听鼓膜振动声。

（3）咽鼓管导管吹张法：先嘱受检者清除鼻腔及鼻咽部分泌物，鼻腔以 1% 麻黄碱和 1% 丁卡因收缩、麻醉。将咽鼓管导管沿鼻底缓缓伸入鼻咽部抵达鼻咽后壁，弯头朝下，再将导管向受检侧旋转 90° 并向外缓缓退出，此时导管前端即越过咽鼓管圆枕滑入咽鼓管咽口。然后以左手固定导管，右手用橡皮球吹气数次，同时经听诊管判断咽鼓管是否通畅。

咽鼓管吹张法既可用于检查咽鼓管是否通畅，亦可用于咽鼓管功能不良、分泌性中耳炎的治疗，但上呼吸道急性感染，鼻腔或鼻咽部有脓液、溃疡、肿瘤者忌用。另外，尚可经鼓室滴药法、咽鼓管造影术、声导抗测试法、咽鼓管纤维内镜检查等检查咽鼓管的功能与结构。

4. 听力检查

临床听力检查分为主观测听法和客观测听法两大类。主观测听法包括语音检查、纯音听阈测试、音叉试验、言语测听等。客观测听法有声导抗测试、电反应测试以及耳声发射测试等。其中音叉试验、纯音听阈测试、声导抗测试较为常用。

（1）音叉试验：可初步判断耳聋的性质。常选用 C_{256} 或 C_{512} 的音叉进行检查。试验方法如下：①林纳试验（Rinne test，RT），即骨气导比较试验。将振动的音叉柄端置于受检侧乳突部相当于鼓窦处测试骨导听力，待受试耳听不到音叉声时立即将叉臂置于距受试耳外耳道 1 cm 处测试气导听力，此时若又能听及，说明气导＞骨导，记作 RT（＋），若不能听及，则先测气导，再测骨导，再次比较骨导与气导的时间，若骨导＞气导，记作 RT（－），气导与骨导相等记作（±）。②韦伯试验（Weber test，WT），比较受试者两耳骨导听力。将振动的音叉柄端紧压颅面中线任何一点，请受试者辨别音叉声偏于何侧。记录时以"→"表示所偏向的侧别，"＝"表示两侧相等。③施瓦巴赫试验（Schwabach test，ST），比较受试者与正常人的骨导听力。如受试耳骨导延长，记作 ST（＋），缩短则以 ST（－）表示，ST（±）表示两者相似。音叉试验结果分析见表 2-2-1。

表 2-2-1　音叉试验结果分析

试验方法	正常	传导性聋	感音神经聋
RT	（＋）	（－）（±）	（＋）
WT	＝	→患耳	→健耳
ST	（±）	（＋）	（－）

（2）纯音听阈测试：听阈指足以引起某耳听觉的最小声强值。纯音听阈测试利用纯音听力计产生倍频纯音。检查前应向受检者说明配合方法，并先以听力较好耳做熟悉试验。纯音听阈包括气导听阈及骨导听阈两种。先检查气导听阈，后检查骨导听阈。检查一般从 1 000Hz 开始，依次为 2 000，3 000，4 000，6 000，8 000，125，250，500 Hz，声强一般以 5 dB 为一档上下调节。如双耳听阈相差较大，应注意掩蔽，避免出现"音影曲线"。将结果记录在测听表上，并绘成曲线，能较准确地判断耳聋的类型、程度，初步判断病变部位，且能记录存档，供前后比较。

（3）声导抗测试：由正压向负压连续调节外耳道压力，测量鼓膜被压入或拉出时声导抗的动态变化，同时用记录仪以压力-声顺函数曲线的形式记录下来，称为鼓室导抗图。鼓室导抗图可较客观地反映鼓室内各种病变。声导抗仪主要通过测量鼓膜和听骨链的劲度以反映整个中耳传音系统的声导抗状态。根据这一原理可进行声反射测试，借以判断耳聋的性质、病变的部位，还能对周围性面瘫进行定位诊断及预后判断。

5. 前庭功能检查

此方法是通过一些特殊的测试方法，了解前庭功能状况，并为定位诊断提供依据。由于前庭系统和小脑、脊髓、眼、自主神经系统等具有广泛的联系，因此，前庭功能不仅与耳科疾病有关，而且和神经内、外科疾病，内科、创伤科及眼科等疾病亦有密切关系。前庭功能检查包括两个主要方面，一是眼震检查，如自发性眼震检查、位置性眼震检查、冷热试验、旋转试验、眼震电图描记法等。二是平衡检查，如闭目直立检查、过指试验、行走试验、姿势描记法及指鼻试验、跟膝胫试验、轮替运动等。

6. 耳部影像学检查

影像学检查是耳部疾病重要的检查方法，包括颞骨岩部、乳突部 X 线拍片，颞骨 CT 及磁共振成像（MRI）。颞骨 X 线拍片有助于了解中耳乳突骨质破坏的部位及范围；颞骨 CT 能清晰地显示颞骨的细微解剖结构，一般采用轴位和冠状位；MRI 具有较高的软组织分辨能力，如脓肿、出血、肿瘤等，可显示小脑桥脑角及大脑颞叶、脑室等部位软组织解剖结构的变化。

▶ 思考题

1. 简述额镜的使用方法。
2. 简述鼻腔、鼻窦的检查方法。
3. 简述口咽部检查方法。
4. 简述间接喉镜检查方法。
5. 简述音叉试验的操作方法。

第三章　鼻部疾病

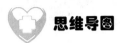

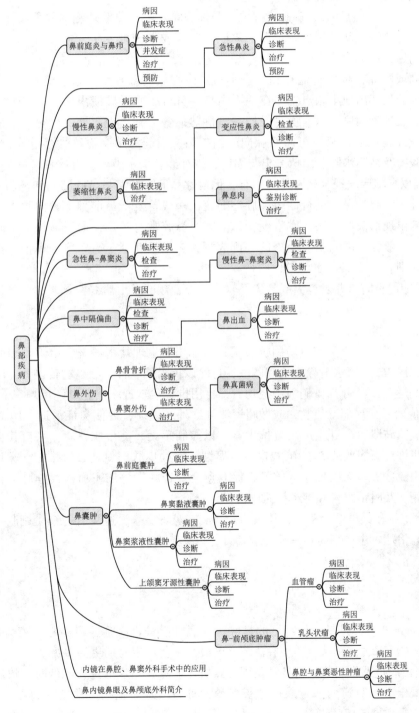

第一节 鼻前庭炎与鼻疖

鼻前庭炎（nasal vestibulitis）系鼻前庭皮肤的急性或慢性弥漫性炎症。其多由急性或慢性鼻炎、鼻窦炎、变应性鼻炎的鼻腔分泌物刺激，长期有害粉尘刺激或用手指挖鼻孔继发细菌感染所引起。鼻疖是鼻前庭毛囊、皮脂腺或汗腺的急性局限性化脓性炎症，偶见于鼻尖或鼻翼。

【病因】多因挖鼻、拔鼻毛等造成局部皮肤损伤，继发细菌感染而发病。致病菌多为金黄色葡萄球菌。糖尿病患者或抵抗力低弱者易于罹患鼻前庭炎及鼻疖。

【临床表现】鼻前庭炎急性者，鼻孔内疼痛，鼻前庭尤其是鼻前庭外侧皮肤弥漫性红肿、触痛，重者皮肤糜烂，表面覆有薄痂，甚者可扩展至上层皮肤。单侧或双侧可发生。慢性者，鼻内发痒、灼热、触痛、干燥，有异物感，局部皮肤增厚，甚至有皲裂或结痂，鼻毛因脱落而稀少。

鼻疖局部胀痛或跳痛，可伴有低热和全身不适。检查见局部丘状隆起、充血、发硬、有明显触痛，疖肿成熟后丘状隆起顶部出现小脓点。多在一周内疖肿自行成熟后破溃出脓而愈。严重者可引起上唇及面颊部蜂窝织炎，表现为同侧上唇、面颊及眼睑红肿热痛等，并出现畏寒、发热、头痛等明显的全身症状。若处理不当或经挤压后，感染可循静脉向颅内扩散，引起海绵窦血栓性静脉炎，发生寒战、高热、剧烈头痛，患侧眼睑及结膜水肿、眼球突出与固定、视神经乳头水肿等，严重者可危及生命。

【诊断】根据以上临床表现，诊断并不困难，但慢性鼻前庭炎需与鼻硬结病和鼻前庭湿疹相鉴别。鼻硬结病是由鼻硬结杆菌引起的慢性进行性肉芽肿性病变，一般首发于鼻前部，常向呼吸道深部发展，在鼻前庭和鼻中隔前部出现结节性硬块，质坚硬，鼻前庭及鼻腔常有脓痂，通过活检便可确诊。鼻前庭湿疹与变态反应有关，一般为面部或全身湿疹的局部表现，多发于儿童。鼻疖应与鼻前庭炎、鼻部丹毒、鼻前庭脓疱疮等相鉴别。

【并发症】鼻疖严重时可并发鼻翼或鼻尖部软骨膜炎、颊部及上唇蜂窝织炎、眼蜂窝织炎、海绵窦栓塞等。

【治疗】

（1）鼻前庭炎急性者，全身酌情使用抗生素；局部用温生理盐水清洗，给予硼酸溶液湿热敷或红外线理疗。慢性者，用3%双氧水清除痂皮和脓液，再涂以抗生素软膏；渗出物较多者，用10%氧化锌软膏涂擦；有皲裂或糜烂者，可用10%硝酸银烧灼后，再用抗生素软膏涂擦。

（2）鼻疖未成熟者，局部湿热敷，或做超短波、红外线理疗，促使炎症消退；用10%鱼石脂甘油或软膏外敷，促其成熟破溃；全身应用足量抗生素，以控制感染。鼻疖成熟者，可待其自行穿破，也可用小棉签或探针蘸少许纯石炭酸或50%硝酸银溶液腐蚀脓点处皮肤，促其破溃排脓。鼻疖已破溃者，局部清洁消毒，促进引流；破口涂以抗生素软膏，促其愈合。若并发海绵窦血栓性静脉炎，必须住院，给足量抗生素全身应用，及时请眼科和神经科医师协助治疗。

【预防】戒除挖鼻和拔鼻毛等恶习，积极治疗鼻腔、鼻窦疾病，避免有害粉尘刺激。屡发者应检查有无糖尿病，并予以治疗。患鼻疖时切忌挤压或切开，以免感染扩散。

第二节 急性鼻炎

急性鼻炎（acute rhinitis）是一种常见的鼻腔黏膜急性感染性炎症，可经呼吸道传播，俗称"伤风"或"感冒"。四季均可发病，以秋、冬、春季节交替气候变化不定时期更为多见。

【病因】本病由病毒感染引起，当各种诱因导致机体或鼻腔黏膜抵抗力降低时，致病病毒通过呼吸道侵入机体，或潜藏于上呼吸道的病毒乘机生长繁殖，毒力增强而发病。常见的病毒有鼻病毒、腺病毒、冠状病毒、流感病毒和副流感病毒等。主要传播途径是飞沫直接吸入，其次被污染的食品或物体也可从鼻腔或咽部进入体内而致病。在病毒感染的基础上，可继发细菌感染。

【临床表现】潜伏期 1～4 天，不同的病毒潜伏期有所不同。鼻病毒的潜伏期较短，腺病毒、副流感病毒的潜伏期较长。早期症状多为鼻腔和鼻咽部出现鼻痒、刺激感、异物感或烧灼感（急性鼻交感刺激综合征），患者自觉鼻腔干燥。有时还会出现结膜的瘙痒刺激感（如腺病毒感染时），然后出现疲劳、头痛、畏寒、食欲缺乏等全身症状，继之出现逐渐加重的鼻塞，夜间较为明显，打喷嚏，头痛。鼻涕增多，初为水样，后变为黏脓性，说话有闭塞性鼻音。儿童还可发生鼻出血。一般在 1～2 周内，各种症状渐减轻、消失。如果合并细菌感染，则出现脓涕，病情迁延不愈。

【诊断】根据临床表现，容易做出诊断，但需与下述疾病相鉴别。

（1）流行性感冒：传染性强，短期内在同一地区有许多人同时发病。全身症状重，如寒战、高热、头痛、四肢关节和肌肉酸痛等。

（2）变应性鼻炎：无发热等全身症状。表现为阵发性连续打喷嚏，流清水样鼻涕。检查可见鼻腔黏膜苍白、水肿。鼻腔分泌物细胞学检查、激发试验及特异性 IgE 抗体测定等有助于鉴别。

（3）急性呼吸道传染病：急性鼻炎常为其前驱症状，通过细致的全身检查和病程观察可以鉴别。

【治疗】病毒感染尚无简单有效的治疗方法，但呼吸道病毒感染常有自限性，因此病毒感染引起的急性鼻炎，主要是对症治疗及预防并发症。患者应多饮热水，清淡饮食，注意休息。

（1）抗病毒药物：早期应用，常用的有病毒唑、吗啉胍、金刚烷胺等。

（2）减轻发热、头痛等全身症状，可用：①复方阿司匹林 1～2 片，3 次/天；阿司匹林 0.3～0.5 g，3 次/天。②清热解毒冲剂 1～2 包，3 次/天；板蓝根冲剂 1～2 包，3 次/天。

（3）局部治疗：①血管收缩剂滴鼻，如 1% 麻黄素液或 0.05% 羟甲唑啉，0.05%～0.1% 丁苄唑啉滴鼻液以利鼻腔通气引流，后者作用时间较长，可达 7～8 h；小儿宜用 0.5% 麻黄素液，使用减充血剂的时间不宜超过 10 天，以免形成药物性鼻炎。②α 干扰素（α-interferon），鼻部应用虽可减少鼻病毒的复制，但并不能影响病程，其作用有限。

【预防】加强身体锻炼，提高机体抵抗力，勿过度劳累或暴冷、暴热。冬季多在户外活动，提倡用冷水洗脸和冷水浴，以增强对寒冷的耐受能力。注意劳逸结合，加强营养。儿童要提供足量的维生素 A、维生素 C 等。在流行季节，出入公共场所或接触急性鼻炎患者时，要戴口罩。提倡正确的擤鼻方法，即压紧一侧鼻翼，轻轻擤出对侧鼻腔的鼻涕，或将鼻涕吸入鼻咽部再经口吐出。切忌捏紧两侧鼻孔用力擤鼻，以防脓涕被压入鼻窦或咽鼓管，引起鼻窦炎或化脓性中耳炎。

第三节　慢性鼻炎

慢性鼻炎（chronic rhinitis）是指鼻腔黏膜及黏膜下组织发生的慢性非特异性炎症，以鼻塞、流涕为主要表现，分为慢性单纯性鼻炎和慢性肥厚性鼻炎。

【病因】

1. 局部因素

（1）急性鼻炎反复发作或治疗不彻底，黏膜损害难以完全恢复，逐渐演变成慢性鼻炎。

（2）鼻腔及其邻近病灶的影响，慢性鼻窦炎分泌物长期刺激鼻腔黏膜，鼻中隔偏曲妨碍鼻腔的通气引流，以及慢性扁桃体炎、腺样体肥大等，常诱发慢性鼻炎。

（3）鼻腔用药不当或为时过久，长期使用减充血剂，尤其是鼻眼净，可引起药物性鼻炎。

2. 物理或化学刺激

生活或工作环境中的有害粉尘、化学气体，以及过热、过冷、干燥、潮湿的空气等，长期接触并刺激鼻腔黏膜，造成黏膜损害而致慢性鼻炎。

3. 全身因素

（1）全身慢性病：如贫血、糖尿病、营养不良、维生素缺乏等，可使机体防御能力降低；心肺功能不全、肝肾疾病、慢性便秘及长期使用血管扩张药等，可引起鼻腔黏膜长期瘀血或反应性充血而致病。

（2）内分泌失调：如青春期、月经期、妊娠期和绝经期，可发生鼻腔黏膜生理性充血、肿胀。甲状腺功能减退，可引起鼻腔黏膜增生、水肿。

（3）长期情绪紧张或精神负担过重：可导致自主神经功能紊乱，引起鼻腔黏膜反应性充血。

【临床表现】

症状与体征主要是鼻塞、多涕、下鼻甲肿胀，但慢性单纯性鼻炎和慢性肥厚性鼻炎表现不同（表2-3-1）。

1. 慢性单纯性鼻炎

鼻塞呈间歇性和交替性。间歇性是指运动时、白天、天热时鼻塞减轻或无，休息、夜间和寒冷时加重；交替性则是交换侧卧体位时居下位的鼻腔阻塞，居上位者通，伴黏液涕增多，继发感染可为脓涕。鼻腔检查见下鼻甲黏膜肿胀，暗红色充血，表面光滑、柔软而有弹性。以探针轻压可现凹陷，移开探针后马上复原。对减充血剂反应灵敏，黏膜明显收缩，通气改善。

2. 慢性肥厚性鼻炎

鼻塞呈单侧或双侧持续性，无交替性变化。鼻分泌物少，呈黏液性或黏液脓性，难以擤出。鼻塞明显者，可有闭塞性鼻音，耳鸣或耳闭塞感。嗅觉下降，伴有咽干、咽痛、头昏和头痛。鼻腔检查见下鼻甲黏膜暗红色充血、肥厚，可伴有鼻甲骨肥大。黏膜表面不平，呈桑椹样或结节样。触诊有硬结感，探之虽有凹陷，但不立即复原。对减充血剂不敏感，鼻底、下鼻道内有黏液性或黏脓性鼻涕聚集。

表2-3-1 慢性单纯性鼻炎与肥厚性鼻炎鉴别要点

症状与体征	慢性单纯性鼻炎	慢性肥厚性鼻炎
鼻塞	间歇性或交替性	持续性
鼻涕	黏液性，量较多	黏液性或黏液脓性，量多
嗅觉减退	不明显	可有
闭塞性鼻音	一般无	有
头痛、头晕	可有	常有
耳鸣、耳闭	无	有
前鼻镜检查	下鼻甲黏膜肿胀暗红，表面光滑，柔软有弹性	下鼻甲黏膜肥厚暗红，结节状，肥大，硬实无弹性
对麻黄碱反应	有明显反应	反应不明显

【诊断】依照患者病史及鼻部检查结果，不难诊断，但应注意与其他类型的慢性鼻炎相鉴别。

【治疗】

1. 慢性单纯性鼻炎

治疗原则是根除病因，消除黏膜肿胀，恢复鼻腔通气功能。

（1）应用减充血剂：如用1%麻黄素液滴鼻，0.05%盐酸羟甲唑啉喷鼻等。

（2）封闭疗法：可用0.5%普鲁卡因做迎香穴穴位封闭，亦可做鼻丘或下鼻甲封闭，每次1 mL，隔日1次，5次为一疗程。

（3）应用中西成药：如千柏鼻炎片、鼻炎丸、鼻宝等。

（4）应用硬化药：用上述治疗无效时，可选用50%葡萄糖溶液、15%氯化钠溶液、5%鱼肝油酸钠溶液或80%甘油溶液等硬化药，做下鼻甲注射。

（5）病因治疗：找出全身或局部的致病因素，予以治疗。改善周围环境，锻炼身体，提高机体抵抗力。

2. 慢性肥厚性鼻炎

以缩小鼻甲，恢复鼻腔通气功能为原则。

（1）鼻腔黏膜尚能收缩者，治疗方法基本与慢性单纯性鼻炎相同。效果不明显者，可给予下鼻甲硬化剂注射。

（2）鼻腔黏膜不能收缩者，可行下鼻甲黏膜深层电凝固术、微波凝固术、下鼻甲电烙术，亦可行激光气化肥厚的下鼻甲黏膜或下鼻甲黏膜部分切除术。电烙、气化或切除的范围，不宜超过下鼻甲的 1/3，否则可能会引起萎缩性鼻炎。鼻甲骨肥大者，可行下鼻甲骨黏 - 骨膜下切除术。

第四节　萎缩性鼻炎

萎缩性鼻炎（atrophic rhinitis）是一种慢性鼻腔疾病，其特征为鼻腔黏膜、骨膜甚至鼻甲骨发生进行性萎缩，并有脓痂形成，多发生于青年女性。病情严重者，呼出的气体有恶臭味，称臭鼻症。

【病因】本病可分为原发性与继发性。前者无明显外因，多于青春期发病，女性多见。后者常继发于长期鼻炎或与鼻腔手术中切除的组织过多有关。本病可能与多种因素有关，如自主神经功能紊乱、微量元素缺乏、内分泌失调、特种细菌感染、营养不良、遗传、有害粉尘或化学气体刺激、鼻腔或鼻窦慢性炎症、鼻腔手术引起鼻腔黏膜广泛损伤或下鼻甲黏膜切除过多等。亦有学者认为本病可能为一种自身免疫性疾病。

【临床表现】

1. 鼻及鼻咽部干燥

鼻腔过度通气，鼻黏膜腺体萎缩，分泌减少，因此，鼻内常有结痂，有时带血，甚至有鼻出血。

2. 鼻塞和嗅觉减退或失嗅

因鼻内痂皮阻塞鼻腔，或因鼻黏膜萎缩，神经感觉迟钝，虽有气流通过，但不能察觉。嗅区黏膜萎缩或被痂皮堵塞导致嗅觉减退甚至消失。

3. 头痛、头昏

头痛多发生于前额、颞侧或后枕部。由鼻黏膜萎缩，鼻腔过度通气，鼻腔保温调湿的调节功能减退，大量冷空气刺激所致；或因鼻内脓痂压迫鼻黏膜所致。

4. 恶臭

恶臭多见于病情严重和晚期者。呼气有特殊的臭味，但由于嗅觉减退或丧失，因此患者自己不能闻到。恶臭系因变形杆菌使鼻腔内脓性分泌物和痂皮内的蛋白质分解产生吲哚所致，故又称臭鼻症（ozena）。

5. 耳鸣、听力下降

病变波及咽鼓管，出现咽鼓管功能障碍，引起分泌性中耳炎的症状。

6. 咽干、声嘶以及刺激性干咳

病变累及咽喉所致。

7. 检查

检查可见鼻腔宽大，从前鼻孔可直视鼻咽部。鼻黏膜明显干燥，鼻腔内有结痂，除去痂皮可有出血。痂皮为黄绿色或灰绿色，有恶臭味。鼻甲萎缩，明显缩小，有时甚至无法辨认下鼻甲。有时中鼻甲出现代偿性肥大。严重者鼻外形有变化，如鼻梁平宽，鼻孔扁平，鼻翼掀起，状似鞍鼻。

【治疗】目前尚无特效疗法，多采用综合性治疗措施，以改善症状。

1. 清洁鼻腔

用温生理盐水或 1∶5 000 高锰酸钾溶液冲洗鼻腔，以清除脓痂，减轻臭味，利于局部用药。若冲洗不能清除脓痂，可用枪状镊轻轻取出。

2. 鼻腔用药

可选用下述药物滴鼻。

（1）1% 链霉素溶液能抑制细菌生长，减轻鼻腔黏膜炎性糜烂，利于上皮生长。

（2）1% 复方薄荷樟脑石蜡油能润滑黏膜，软化脓痂，刺激黏膜充血，改善局部营养，促使腺体功能恢复。

（3）清鱼肝油可润滑、营养黏膜。

（4）50%葡萄糖溶液有促进黏膜腺体分泌的作用。

3. 局部注射

可选用维生素 B_1 注射液、复方丹参注射液、腺苷三磷酸注射液等行下鼻甲注射，或用维生素 E 注射液行鼻丘注射。

4. 全身治疗

维生素 A 可保护黏膜上皮，增加结缔组织抗感染能力。B 族维生素可促进组织细胞代谢。烟酸可扩张血管，改善鼻腔黏膜血液循环。铁剂可能对本病有治疗作用。

5. 手术治疗

手术治疗的目的在于缩窄鼻腔，减少水分蒸发，湿润黏膜和改善鼻腔血液循环。常用的手术有鼻腔黏骨膜下充填术、鼻腔外侧壁内移加固定术、鼻孔缩小术、腮腺导管改道术等。

第五节　变应性鼻炎

变应性鼻炎（allergic rhinitis，AR）又称过敏性鼻炎，是由变应原（抗原）刺激鼻黏膜所引起的鼻腔变态反应性疾病。临床分为常年性变应性鼻炎和季节性变应性鼻炎两种，后者又称"花粉症"。

【病因】某些对大多数正常人无害的物质作用于特应性个体，便可引起变态反应。

1. 特应性个体（变态反应体质）

首次接触某些对人体本来无害的异体物质后，一些个体对该物质的反应性增高，当再次接触同一物质时，便呈现异常反应，这些个体称为特应性个体。特应性个体常有支气管哮喘、荨麻疹、血管神经性水肿等变态反应性疾病史或有变态反应性疾病家族史。

2. 变应原刺激

常见的变应原有两类。①吸入性变应原：花粉、尘土、尘螨、真菌、动物皮屑、羽毛、棉絮等。②食物性变应原：牛奶、鱼、虾、鸡蛋、花生、大豆及某些药品等。

【临床表现】

1. 变应性鼻炎的典型症状

典型症状主要是阵发性喷嚏连续性发作，大量水样清涕，其次是鼻塞和鼻痒。部分患者有嗅觉减退，但为暂时性。

（1）喷嚏：为一反射动作，呈阵发性发作，每次数个到数十个不等，多在晨起、夜晚或接触变应原后发作。

（2）清涕：为大量清水样鼻涕，是鼻分泌亢进的特征性表现。

（3）鼻痒：是鼻黏膜感觉神经末梢受到刺激后发生于局部的特殊感觉。季节性鼻炎患者可伴有眼痒、耳痒、咽痒等。

（4）鼻塞：鼻塞程度不一，呈间歇性或持续性，单侧、双侧或两侧交替。

（5）嗅觉减退：由于鼻黏膜水肿明显，部分患者尚有嗅觉减退表现，多为暂时性，但也可为持续性。

（6）头痛：合并有变应性鼻窦炎者可出现头痛。

【检查】鼻黏膜可为苍白、灰白或浅蓝色，双下鼻甲水肿，总鼻道及鼻腔底可见清涕或黏涕。如合并感染，则黏膜充血，双侧下鼻甲暗红，分泌物呈黏脓性或脓性。病史长者可见中鼻甲息肉样变、下鼻甲肥大或中鼻道息肉。

【诊断】本病有发作急、消失快的特点。常年性者，在清扫、整理被褥或衣物或嗅到霉味时易发作。季节性者，每到花粉播散季节即有典型症状发作，花期过后，不治自愈。患者多有其他变态反应性疾病史或家族史。用变应原做皮肤划痕试验，多呈阳性；用复合变应原滴鼻，可诱发典型的变应性鼻炎症状。用放射免疫或酶联免疫技术测定特异性 IgE 抗体，可帮助诊断。诊断时需与急性鼻炎和血管运动性鼻炎相鉴别，血管运动性鼻炎常与精神因素、内分泌因素、冷热等物理因素有关，该病的变应原皮肤划痕试验呈阴性，用减敏疗法和抗组胺药物治疗无效。

【治疗】

1. 避免接触变应原

这是防治变应性鼻炎最有效的方法。虽然有些变应原，特别是吸入性变应原，常常难以避免，但避免接触变应原是治疗策略的必要组成部分。

2. 药物治疗

近年来，由于高效、长效、安全的药物不断问世，药物治疗在变应性鼻炎的治疗中占有重要地位。

（1）抗组胺药物：如传统抗组胺药物氯苯那敏和第二代抗组胺药物阿司咪唑、西替利嗪（仙特敏）、氯雷他定（开瑞坦）等，可改善症状、减少鼻腔分泌物。但上述药物多有不同程度的中枢抑制，从事驾驶或高空作业者应慎用。第三代抗组胺药物，如左卡巴斯汀（立复汀）鼻喷药，该药物起效迅速，可明显改善症状，且无明显不良反应。

（2）肥大细胞膜稳定药：如色甘酸钠、酮替芬等，但起效多在一周以后，属于预防用药；分全身用药和局部用药，一般采用局部用药，如二丙酸倍氯米松气雾剂、布地奈德鼻喷雾剂。

（3）类固醇激素：可增高组胺酶活性，降低血管通透性，有泼尼松、地塞米松、二丙酸倍氯米松（BDP）等。

（4）滴鼻剂：用减充血剂滴鼻，可减轻鼻腔黏膜肿胀，改善鼻腔通气功能。

3. 减敏疗法

（1）特异性减敏疗法：用相应的变应原制成注射药，从小剂量开始做皮下注射，逐渐增大剂量，至最大耐受量时改为维持量，直到症状消失。经此法治疗的患者，体内可产生大量的 IgG 封闭抗体，它能阻止变应原与 IgE 结合，从而阻断介质细胞脱颗粒释放介质过程。

（2）非特异性减敏疗法：用组胺做皮下注射，逐渐增大剂量，至最大耐受量时改为维持量。本疗法可增加机体对组胺的耐受能力。

4. 其他疗法

（1）减低鼻腔黏膜敏感性：如下鼻甲冷冻、激光照射、封闭、涂布 15% 硝酸银等。

（2）消除鼻腔副交感神经亢奋状态：多采用切断或阻滞进入鼻腔的副交感神经纤维而达此目的。如行翼管神经切断术、筛前神经切断术、蝶腭神经节封闭等。

第六节　鼻息肉

鼻息肉（nasal polyp）为常见鼻病之一，多见于成年人，好发于中鼻甲游离缘和筛窦。鼻息肉的形成可能与多种因素有关，其与鼻腔、鼻窦的变态反应和慢性炎症关系最为密切。组胺、白细胞三烯等化学介质的作用，或鼻炎、鼻窦炎分泌物的长期刺激，引起黏膜高度水肿，受重力作用逐渐下垂而形成息肉。

【病因】引起本病的原因仍不清楚，现多认为上呼吸道慢性感染、变态反应是引起鼻息肉的主要原因。

【临床表现】持续性鼻塞，并随息肉的增长而进行性加重，常伴有嗅觉减退、闭塞性鼻音、睡眠时打鼾、头痛、耳鸣与听力减退等症状。因息肉妨碍鼻窦引流，故常合并有鼻窦炎而出现大量脓性黏液或脓性鼻涕。鼻镜检查可见一个或数个呈荔枝肉样或去皮葡萄样肿物，表面光滑，色灰白或淡红，半透明，可移动，触之柔软、无痛、不易出血，不为麻黄素所收缩。巨大的鼻息肉可致外鼻增宽、饱满，形似蛙腹，称为"蛙形鼻"。

【鉴别诊断】诊断鼻息肉时应注意与下述疾病相鉴别。

1. 鼻腔恶性肿瘤

多见于老年人，可有头痛、面部麻木，可有少量鼻出血或带臭味的血性脓涕。肿物呈暗红色，触之易出血，活检可以确诊。

2. 鼻腔内翻性乳头状瘤

形似息肉，但外形粗糙，色灰白或淡红。手术时易出血，术后易复发。有恶变倾向，需做病理检查加以区别。

3. 鼻内脑膜－脑膨出

见于婴幼儿，系部分脑膜和脑组织通过先天性筛骨水平板缺损处向鼻内膨出，为位于鼻腔上部的单一肿物。其表面光滑，触之柔软，富于弹性，无蒂，不能移动，麻黄素不能使之缩小。X线摄片可显示前颅底有骨质缺损。

【治疗】

1. 局部类固醇激素治疗

（1）初发较小的息肉，息肉内注射皮质类固醇，可使息肉缩小，以糖皮质激素类喷雾药，如丙酸氟替卡松（辅舒良）、布地奈德、丙酸倍氯米松等；鼻内喷雾，可阻止息肉生长甚至消失。息肉较大者，可口服泼尼松每日30 mg，共7日，然后每日递减5 mg，再接用糖皮质激素喷雾剂，可连续应用2～3个月。

（2）鼻息肉术后以糖皮质激素喷雾剂喷入鼻腔治疗，坚持4～12周，可防止息肉复发。其间如有合并鼻窦感染，应积极给予抗生素治疗。

2. 手术

摘除鼻腔、鼻窦内的息肉是鼻息肉最基本的治疗方法。术后尚需查明原因予以治疗。局部或全身使用类固醇激素，可阻止息肉生长，使息肉缩小甚至消失，防止或延缓术后息肉复发。

第七节　急性鼻－鼻窦炎

急性鼻－鼻窦炎（acute sinusitis）是细菌感染引起的鼻窦黏膜急性化脓性炎症。

【病因】　常继发于急性鼻炎。鼻窦具有窦口小，窦腔结构复杂，各组鼻窦开口位置相邻，鼻窦黏膜与鼻腔黏膜相连续的解剖特点，故邻近组织或器官炎症病灶、急性上呼吸道感染和急性传染性疾病、特应性体质等可诱发鼻窦感染。

致病菌多为化脓性球菌，如肺炎链球菌、溶血型链球菌、葡萄球菌等。其次为杆菌，厌氧菌感染也较常见，甚至可表现为混合感染。

【临床表现】

1. 全身症状

急性鼻－鼻窦炎常继发于急性鼻炎，故出现原症状加重现象，表现为畏寒、发热、食欲缺乏、周身不适等。儿童可出现高热，甚至出现呕吐、腹泻、抽搐等。

2. 局部症状

以鼻塞、脓涕和头痛为主，并在急性鼻炎基础上加重。

鼻部症状为持续性鼻塞，脓涕多难以擤尽，牙源性者可有恶臭，伴头痛或局部疼痛，一般前组鼻窦炎头痛多在额部和颌面部，后组鼻窦炎头痛多在颅底和枕部。头痛和局部疼痛常有比较明确的部位和时间规律性，但各有特点。

（1）急性上颌窦炎：前额部、同侧面颊部胀痛，晨起轻，午后重。

（2）急性额窦炎：前额部周期性疼痛。晨起因脓性分泌物积聚于窦底和窦口，其排出过程缓慢，窦内产生负压，患者晨起即感头痛，逐渐加重，至午后脓性分泌物逐渐排空，故头痛又逐渐减轻，晚间则完全消失，次日又重复。

（3）急性筛窦炎：内眦或鼻根部疼痛，也可放射至头顶，时间规律表现为前组筛窦炎同额窦炎，后组筛窦炎同蝶窦炎。

（4）急性蝶窦炎：颅底或眼球深处钝痛，可放射至头顶和耳后，甚至枕部痛。早晨轻，午后重。

【检查】

（1）局部红肿与压痛：前组鼻窦接近头颅表面，患急性炎症时其附近的皮肤与软组织可发生红肿，接近体表的窦壁处可有压痛和叩痛。后组鼻窦位置深在，患急性炎症时体表不显红肿，亦无压痛。

（2）鼻腔检查：鼻镜检查，可见鼻腔黏膜充血肿胀，以窦口鼻道复合体最明显；鼻腔内有大量的黏液脓性或脓性分泌物。鼻腔内窥镜检查，可精确判断鼻腔与鼻窦口附近黏膜的病理改变和脓性分泌物来源。

（3）体位引流：为明确脓性分泌物来源，可擤去鼻涕后做体位引流。

（4）鼻窦 X 线检查：为诊断急性鼻窦炎的重要辅助手段。在 X 线片上，可见窦腔模糊，黏膜增厚；若上颌窦积脓，则有液平面出现。

【治疗】 以控制感染、畅通引流、消除病因、预防并发症和防止转为慢性为治疗原则。

1. 全身治疗

一般疗法同急性鼻炎。应用足量的抗生素或其他抗菌药物以控制感染、预防并发症和防止转为慢性。由于本病多为球菌感染，应以 β – 内酰胺类抗生素为首选药物。患者头痛或局部疼痛剧烈时，可适当应用镇痛药或镇静药。

2. 局部治疗

（1）改善鼻窦引流：使用减充血剂，如用 1% 麻黄素液滴鼻。急性额窦炎时，可将 1% 丁卡因加 2% 麻黄素液浸于棉片上，置于中鼻道前部，每天早晨一次，以畅通鼻额管，缓解头痛。

（2）物理疗法：局部热敷、红外线照射和超短波透热疗法，能促进炎症消退，改善症状。

（3）上颌窦穿刺冲洗术：急性上颌窦炎时，待发热消退，局部症状基本控制后，可行上颌窦穿刺冲洗术。冲洗后向窦腔内注入抗生素、类固醇激素和 α – 糜蛋白酶混合液。每周穿刺冲洗 2 次，直至无脓液冲出为止。

待急性炎症消退后应查明原因，予以消除。如拔除病原牙、矫正鼻中隔偏曲、截除肥大的中鼻甲、摘除鼻息肉等，以防止急性鼻窦炎复发。

第八节　慢性鼻 – 鼻窦炎

慢性鼻 – 鼻窦炎（chronic sinusitis）是鼻窦黏膜的慢性化脓性炎症，可为单侧发病，但双侧发病或多窦发病很常见。全窦炎则指一侧或双侧各窦都发病。

【病因】 本病的发生与变态反应、病原微生物（含病毒、细菌、真菌）感染、创伤、毒性化学物质（烟、酒、有害气体与粉尘）、药物刺激有关，尚与宿主的遗传因素、解剖异常（鼻中隔偏曲、中鼻甲肥大、中鼻甲曲线反常或气化等）、全身疾病（如内分泌障碍、自体免疫性疾病）等有关。

【临床表现】

1. 全身症状

全身症状多不明显，有时可无。较常见的全身症状有精神不振、记忆力减退、注意力不集中、易倦、头昏等。

2. 局部症状

（1）脓涕：为本病的主要症状。以患侧明显，呈黏液脓性或纯脓性。前组鼻窦炎，脓涕多流向鼻底而易从鼻孔擤出；后组鼻窦炎，脓涕多经后鼻孔流向鼻咽部而患者感觉"痰多"。牙源性感染者，脓涕常有腐臭味。

（2）鼻塞：由黏膜病变和鼻腔有脓涕滞留引起。以脓涕滞留为主者，表现为经常性鼻塞，擤出鼻涕后鼻塞可暂时缓解。由鼻甲肿胀、肥厚、息肉或息肉样变等黏膜病变引起者，多呈持续性鼻塞。鼻塞常伴有嗅觉减退。

（3）头痛：多不明显，常表现为沉重感、压迫感或钝痛。前组鼻窦炎者可有前额部或鼻根部疼痛，后组鼻窦炎者可有枕部或头顶部疼痛。一般表现为白天重，夜间轻；常为一侧头痛，两侧者必有一侧较重；滴用减充血剂使鼻腔通气后，头痛可减轻。

（4）嗅觉减退或消失：多数属暂时性，少数为永久性。

（5）视功能障碍：是本病的眶并发症之一，主要表现为视力减退或失明（由球后视神经炎所致）。

【检查】

（1）鼻腔检查：黏膜慢性充血、肿胀或肥厚，以鼻腔上部黏膜最为明显。中鼻甲肿胀、肥厚或有息肉样变。中鼻道变窄，黏膜水肿或有息肉形成。前组鼻窦炎时，可见中鼻道有脓性分泌物，后组鼻窦炎时，可见嗅裂或鼻腔后部有脓性分泌物。用鼻腔内窥镜检查，可清晰地观察到鼻窦口及其邻近区域的黏膜病变。内镜检查对慢性鼻-鼻窦炎有诊断价值。

（2）体位引流：怀疑慢性鼻-鼻窦炎而中鼻道或嗅裂又无脓涕出现者，可做体位引流。

（3）鼻窦 CT 扫描：为诊断慢性鼻-鼻窦炎的重要手段之一，结合临床症状和体征有助于正确地诊断。CT 扫描不但可显示各窦壁黏膜的多种病理变化，窦腔内的液体、息肉、囊肿阴影，同时还可显示鼻部各骨性支架的细微解剖结构特征，有助于鉴别鼻窦占位性病变或破坏性病变。鼻窦 CT 扫描的阳性结果必须结合临床症状，才能诊断慢性鼻-鼻窦炎。如果患者毫无症状，而 CT 显示有明显的鼻窦病变，则应告诉患者密切随访，不要贸然施行手术。MRI（磁共振成像）检查，因其对骨性结构显示欠佳，目前还不作为评价慢性鼻-鼻窦炎的推荐方法。

（4）上颌窦穿刺冲洗术：应在无发热和抗生素控制下施行。通过穿刺冲洗将冲出的分泌物做细菌培养和药物敏感试验，以便协助制订治疗方案。

（5）鼻窦内窥镜检查：可直接观察鼻腔鼻窦内病变情况，对慢性鼻-鼻窦炎有诊断价值。

（6）其他检查：鼻窦 A 型超声检查适用于上颌窦与额窦，可发现窦内积液、息肉和肿瘤等。

【诊断】慢性鼻-鼻窦炎的临床分型分期如下。

1 型：单纯型慢性鼻窦炎。

1 期：单发性鼻窦炎。2 期：多发性鼻窦炎。3 期：全组鼻窦炎。

2 型：慢性鼻窦炎伴息肉。

1 期：单发性鼻窦炎伴单发性鼻息肉。2 期：多发性鼻窦炎伴多发性鼻息肉。3 期：全组鼻窦炎伴多发性鼻息肉。

3 型：多发性鼻窦炎或全组鼻窦炎伴多发性鼻息肉和（或）筛窦骨质增生。

【治疗】

1. 滴鼻剂

常用 1% 麻黄素液等减充血剂，以改善鼻腔通气状况，畅通鼻窦引流。由于本病多数与变态反应有关，故可于减充血剂内加入适量的类固醇激素。

2. 上颌窦穿刺冲洗术

用于上颌窦炎。每周可穿刺冲洗 2 次，冲洗后酌情注入抗生素和类固醇激素。

3. 置换疗法

用于筛窦炎和额窦炎，最宜用于全鼻窦炎。

方法：①用 1% 麻黄碱生理盐水收缩鼻黏膜，以利窦口开放，擤尽鼻涕；②取仰卧位、垫肩或低头垂位，使下颌颏部与外耳道口连线与水平线（即床平面）垂直；③将以 0.5% 麻黄碱生理盐水为主并适当配入抗生素、糖皮质激素和 α-糜蛋白酶的混合液 2~3 mL 注入治疗侧鼻腔；④将连接吸引器（负压不超过 24 kPa）的橄榄头塞入治疗侧前鼻孔（不能漏气），同时指压另一侧鼻翼以封闭该侧前鼻孔，并令患者连续地发"开、开、开"音，同步开动吸引器，持续 1~2 s 即停，如此重复 6~8 次。

鼻窦置换疗法治疗原理：仰卧、垫肩和低头垂位使各窦口均位于下方，鼻腔内注入药物后即可淹没所有窦口。橄榄头塞住治疗侧前鼻孔和指压另一侧鼻翼封闭前鼻孔，并令患者发"开"音的一刹那，软腭上提，使鼻腔和鼻咽腔处于封闭状态，同步开动吸引器时，鼻腔处于负压，低于鼻窦内压力（正压），于是窦内脓液经窦口排入鼻腔，继而被吸除。当"开"音中断的一刹那，软腭复位，鼻腔和鼻咽腔与外界相通，此时鼻腔压力与大气压相等（正压），而窦内却是负压（窦腔内脓液被排出后形成），于是鼻腔内药液经窦口进入窦内。如此连续发断续的"开"音，使鼻腔和鼻窦内正负压交替改变而达到上述目的。

4. 抗生素治疗

近年大环内酯类抗生素对慢性鼻－鼻窦炎的抗炎作用研究取得重要进展，国外报道称，长期小剂量口服红霉素（250 mg，每天 2 次，可连续使用数月），可使慢性鼻－鼻窦炎手术后症状改善不理想者的各种症状获得全面改善。对于慢性鼻—鼻窦炎，首先应给予最佳的药物治疗（如口服 3 个月的大环内酯类抗生素，鼻腔冲洗，局部应用类固醇激素），治疗无效时才考虑采取手术治疗。

5. 手术治疗

（1）辅助性手术：目的在于消除病因。如截除肥大的中鼻甲、摘除鼻息肉、矫正高位偏曲的鼻中隔，以及摘除已成为病灶的扁桃体、刮除肥大的腺样体、拔除病原牙等。

（2）鼻窦手术：用于保守治疗无效者，目的在于清除窦内不可逆的病变组织，建立鼻窦与鼻腔之间的永久性引流通道。可根据病变的程度与范围，选用常规手术或鼻内窥镜手术。功能性鼻内窥镜手术（functional endoscopic sinus surgery，FESS）已经成为国内外鼻窦炎外科治疗的主要手术方式。手术以切除以中鼻道为中心的附近区域（窦口鼻道复合体）病变，特别是前组筛窦的病变，恢复窦口的引流为关键，通过小范围或局限性手术解除广泛的鼻窦病变，如钩突切除术、前组筛窦开放术、额窦口开放术以及上颌窦自然口、蝶窦口扩大术等。

6. 其他治疗

（1）中医中药：可使用中成药，如鼻窦炎口服液、藿胆丸等。

（2）抗组胺药物：证实或怀疑慢性鼻窦炎与变态反应因素有关时，可使用 H_1 受体拮抗药，如西替利嗪、阿司咪唑、特非那啶、氯苯那敏、赛庚啶、酮替芬等。

（3）增强体质，改善营养，加强锻炼，矫治全身慢性疾病等。

第九节　鼻中隔偏曲

鼻中隔的上下或前后径偏离矢状面，向一侧或两侧偏曲，或者局部形成突起影响鼻腔正常生理功能，均称鼻中隔偏曲（deviation of nasal septum）。偏曲的鼻中隔可以呈现各种形状，如"C""S"形偏曲，如呈尖锥样突起，则称棘突，如呈由前向后的条形山嵴样突起，则称嵴突。

【病因】外伤及鼻中隔的骨与软骨发育不均衡，为鼻中隔偏曲的主要原因；一侧鼻腔内有巨大肿物时，鼻中隔也可因受压而弯曲。

【临床表现】

1. 鼻塞

鼻塞为本病主要症状。鼻塞程度与鼻中隔偏曲程度有关，多呈持续性，一般在鼻中隔凸出的一侧较重。鼻塞严重者还可出现嗅觉减退症状。

2. 鼻出血

鼻出血多发生在鼻中隔凸出的一面或嵴、棘处，该处黏膜菲薄且张力较大，长期受气流和尘埃刺激，可导致干燥结痂，加之鼻中隔软组织血供丰富，故较易出血。

3. 头痛

偏曲的鼻中隔突出部分压迫同侧鼻甲，可引起反射性头痛。鼻塞时头痛加重，用麻黄素收缩鼻腔黏膜或鼻中隔涂用表面麻醉剂后，头痛随之减轻或消失。

4. 邻近器官症状

鼻中隔高位偏曲妨碍鼻窦引流时，可继发鼻窦炎。长期张口呼吸或分泌物刺激，易引起上呼吸道感染。

【检查】可先用麻黄素收缩鼻腔黏膜，充分暴露鼻中隔，以判定偏曲的部位、类型与程度。鼻中隔偏曲有高位、低位及前段、后段之别，高位和后段偏曲易被忽视，应做全面细致的检查。偏曲类型有"C"

形、"S"形、嵴突和棘突等。鼻中隔偏曲必须与鼻中隔肥厚相鉴别，后者质软，易被探针压成小凹陷。

【诊断】鼻中隔偏曲患者可出现外鼻畸形，如斜鼻、前鼻孔狭小等。前鼻镜检查可见鼻中隔弯向一侧，两侧鼻腔大小不等。鼻中隔凸面可见利特尔区充血、糜烂，对侧下鼻甲代偿性肥大。注意鉴别鼻中隔黏膜增厚（探针触及质软）和是否同时存在鼻内其他疾病，如肿瘤、异物或继发病变（如鼻窦炎、鼻息肉）等。

【治疗】鼻中隔偏曲诊断明确，且患者有明显的鼻塞、头痛或鼻出血症状，应予治疗。最好的疗法就是鼻中隔黏膜下矫正术，经典的方法为鼻中隔黏膜下切除术（submucosal resection of the nose septum），现多采用鼻中隔重建术。目前通常在鼻内镜下行鼻中隔矫正术。

第十节 鼻出血

鼻出血（epistaxis；nosebleed）是鼻窦、鼻腔常见疾病或全身性疾病引起的鼻腔血管破裂出血。它既是鼻腔疾病，也是某些全身性疾病和邻近器官疾病表现在鼻腔的症状之一。

【病因】可分为局部病因和全身病因两类。

1. 局部原因

（1）外伤：鼻骨、鼻中隔或鼻窦骨折及鼻窦压力骤变，挖鼻、用力擤鼻，剧烈喷嚏、鼻腔异物，鼻或鼻窦手术及经鼻插管等损伤血管或黏膜等，均可引起鼻出血。

（2）炎症：鼻腔和鼻窦各种特异性或非特异性炎症均可损伤鼻黏膜而致出血。

（3）鼻中隔病变：鼻中隔偏曲、糜烂、溃疡、穿孔等均可引起不同程度的鼻出血。

（4）肿瘤：鼻、鼻窦、鼻咽部恶性肿瘤早期可致鼻少量反复出血，晚期可因肿瘤组织侵犯大血管而引起大出血，良性肿瘤如鼻咽血管纤维瘤则出血量较多。

（5）鼻腔异物：常见于儿童，多致单侧脓性血涕。

2. 全身原因

凡可引起血压升高、凝血功能障碍或血管张力改变的全身性疾病，均可能导致鼻出血。

（1）急性发热性传染病：流感、出血热、麻疹、疟疾、鼻白喉、伤寒和传染性肝炎等均可引起鼻出血。

（2）心血管疾病：高血压、血管硬化和充血性心力衰竭等。出血多因动脉压升高，因此，出血前常有头昏、头痛、血液往上涌的不适感。

（3）血液病：凝血机制异常的疾病，如血友病；血小板量或质异常的疾病，如血小板减少性紫癜、白血病、再生障碍性贫血等。常为双侧鼻腔持续渗血，反复发生，并伴身体其他部位的出血。

（4）营养障碍或维生素缺乏：维生素C、维生素K、维生素P或钙缺乏等。

（5）其他：如肝、肾等慢性疾病和风湿热；磷、汞、砷、苯等中毒，长期使用水杨酸类药物；女性内分泌失调；遗传等。

【临床表现】轻者可仅为涕中带血或回吸血涕，或仅少量从前鼻孔滴出；重者则可为一侧或双侧鼻腔血流如注，同时经口涌出。

由于鼻出血可由不同的病因引起，除表现为鼻出血外，还伴有病因本身（引起出血的疾病）的临床表现。如头-鼻部创伤、医源性损伤、鼻-鼻窦肿瘤、鼻咽和鼻颅底肿瘤以及其他全身性疾病等。

仅以鼻黏膜出血为例，为了便于处理，出血部位大体上可有4个部位。

1. 鼻腔前部出血

鼻腔前部出血主要来自鼻中隔前下方的利特尔动脉丛或克氏静脉丛。一般出血量较少，可自止或较容易止血。多见于儿童和青年。

2. 鼻腔上部出血

鼻腔上部出血常来自鼻中隔后上部，多为动脉性出血，一般出血较剧烈，量较多，多需采取前鼻孔或前后鼻孔填塞法止血，多见于中壮年人，有高血压者较易发生。

3. 鼻腔后部出血

鼻腔后部出血多来自下鼻道后端的鼻-鼻咽静脉丛。出血部隐蔽，前鼻孔填塞不易压迫到出血处，故常需行后鼻孔填塞，常见于中老年人。

4. 鼻腔黏膜弥漫性出血

此类出血多为鼻黏膜广泛部位的微血管出血，出血量有多有少，多发生在有全身性疾病如肝肾功能严重损害、血液病、急性传染病和中毒等的患者。

【诊断】鼻出血为急症，应在尽可能短的时间内确定出血部位，估计出血量，判断出血原因，以便迅速采取有效措施。暂时无法确定原因者，应先止血，再查找出血原因。

1. 确定出血部位

鼻出血多发生于一侧，但出血多或前鼻孔堵塞时可反流至鼻咽部，再经对侧鼻腔流出，因而就诊时常见两侧鼻孔同时流血。一般首先流血或流血量较多的一侧，即为出血侧。检查时应先清除鼻腔内凝血块，将浸以2%麻黄素或0.1%肾上腺素的棉片置入鼻腔暂时止血，然后边取出棉片，边根据棉片染血情况判断出血点。出血较急时，可用吸引器边吸出鼻腔内积血边观察。若为鼻腔前部出血，多能找到出血点。若出血部位隐蔽而找不到，可根据血液出现的部位，判断出血的大致位置，以减少鼻腔填塞止血的盲目性。确定出血来源对血管结扎法止血有实际意义，一般中鼻甲后方或蝶窦前壁的出血，多源于蝶腭动脉；血液来自中鼻甲平面以上者，多源于筛前或筛后动脉。鼻窦内出血时，血液常自中鼻道或嗅裂流出。

2. 估计出血量

少量出血无全身症状；出血量达500 mL者，可有头昏、口渴、乏力、面色苍白等；失血量达500～1 000 mL者，可出现胸闷、出冷汗、脉数无力、血压下降。患高血压而血压降至正常者，则提示为严重失血征象。

3. 判断出血原因

止血后，依据病史、体征及实验室检查结果等，分析出血原因，再针对原因做进一步处理。

【治疗】对鼻出血的处理首先是止血。在达到止血目的后，再进行对病因的检查和治疗。下面介绍处理鼻出血的原则和止血的方法。

1. 一般处理

情绪紧张和恐惧者，应予以安慰，使之镇静，必要时给予镇静药。嘱患者尽量勿吞咽血液，以免刺激胃部引起呕吐，同时亦有助于掌握出血量。一般出血或小量出血者取坐位或半卧位，大量出血疑有休克者，应取平卧低头位。接诊患者时应问清是哪一侧鼻腔出血或首先出血。仔细检查鼻腔（最好在鼻内镜下检查），明确出血部位及严重程度。临床上最多见的出血部位是鼻中隔前下部（易出血区），该部位出血一般出血量少。嘱患者用手指捏紧两侧鼻翼（旨在压迫鼻中隔前下部）10～15 min，同时用冷水袋或湿毛巾敷前额和后颈，以促使血管收缩，减少出血；或将浸以1%麻黄素生理盐水或0.1%肾上腺素的棉片置入鼻腔暂时止血，以便寻找出血部位。出血较急者，可用吸引器管吸出鼻腔内血液，并寻找出血部位。在选择适宜的止血方法止血成功后，详细了解病史、临床表现并做相应的检查以明确出血的病因，进一步治疗原发病。

2. 常用止血方法

（1）烧灼法：适用于反复少量出血且能找到固定出血点者。传统的方法如下。①化学药物烧灼法：如用30%～50%硝酸银、30%三氯醋酸等烧灼出血点。②电灼法：因灼力较强，易造成黏膜溃疡或软骨坏死，若烧灼不当，反致出血加剧，现已少用。但若采用火花式电灼，灼点集中，灼力适中，效果较好。新近的方法如YAG激光、射频或微波等，因操作简单，烧灼温和，损伤小而常用。其作用机制是：破坏出血部位组织，使血管封闭或凝血。应用烧灼法止血前，先用浸有1%丁卡因和0.1%肾上腺素溶液的棉片麻醉和收缩出血部位及其附近黏膜。烧灼的范围越小越好，避免烧灼过深，烧灼后涂以软膏保护创面。

（2）填塞法：用于出血较剧、弥漫性出血或出血部位不明者。根据不同病因、出血量和出血部位选择适宜的填塞材料。目前可供选择的材料有可吸收材料和不可吸收材料两种。可吸收材料如淀粉海绵、明胶止血海绵或微纤维止血胶原（海绵）等。不可吸收材料如膨胀海绵、藻酸钙纤维敷料、凡士林油纱条、抗生素油膏纱条、碘仿纱条和气囊或水囊等。

1）可吸收性材料填塞：淀粉海绵、明胶止血海绵或微纤维止血胶原（海绵）等。较适用于血液病所致的鼻黏膜弥漫性出血、出血部位明确且量较小或范围较小的鼻出血。将淀粉海绵、明胶止血海绵或微纤维止血胶原（海绵）等放置在出血部位。可在材料表面蘸上凝血酶粉、三七粉或云南白药以增强止血效果。填塞时仍须给予适当的压力，必要时可辅以小块凡士林油纱条以加大压力。可吸收材料填塞的优点是填塞物不必取出，可避免因取出填塞材料后再出血。

2）不可吸收材料填塞：①膨胀海绵、藻酸钙纤维敷料。它们较适用于血液病所致的鼻黏膜弥漫性出血、相对较小量出血、部位明确的较小范围的出血。选择大小合适的膨胀海绵放入总鼻道，然后注入含抗生素的生理盐水使海绵膨胀，达到压迫的目的。将藻酸钙纤维敷料放置在出血部位，敷料与出血创面接触后转变为凝胶物质，达到保护创面和止血的目的。上述两者联合使用可增强止血效果。膨胀海绵、藻酸钙纤维敷料质软，取出时对鼻黏膜的损伤小，减少了再出血的可能。②凡士林油纱条、抗生素油膏纱条、碘仿纱条和气囊或水囊。它们常被用于较严重的出血且出血部位尚不明确，或外伤致鼻黏膜较大撕裂的出血以及经上述各止血方法无效者，是多年以来一直沿用的有效止血方法。鼻腔纱条填塞分为前鼻孔法和后鼻孔法两种。当前鼻孔法未能奏效时，则联合后鼻孔填塞法。纱条填塞的缺点是患者较痛苦，取出纱条时对黏膜损伤较大，有再出血的可能。操作应按无菌规范进行，填塞纱条留置期间应给予抗生素，填塞时间一般不超过3天。鼻腔或后鼻孔气囊或水囊压迫是将指套或气囊缚在小号导尿管头端，置于鼻腔或鼻咽部，囊内充气或充水以压迫出血部位，达到止血目的。此方法可代替前后鼻孔填塞。与纱条填塞相比，其优点是患者痛苦小，取出时对黏膜损伤小，再出血的可能性亦较小。但止血效果不如纱条填塞。近年，国内外均生产有适应鼻腔解剖的止血气囊，使此方法变得更为方便和有效。

（3）血管结扎法：用于经以上方法止血未能奏效的严重出血者。中鼻甲下缘平面以下出血者可选择结扎上颌动脉或颈外动脉；中鼻甲下缘平面以上出血者，则选择结扎筛前动脉；鼻中隔前部出血者可选择结扎上唇动脉。但由于不是结扎责任血管，侧支循环的建立常使效果不尽如人意。

（4）血管栓塞法：又称数字减影血管造影（digital subtraction angiography，DSA），对严重后鼻孔出血具有诊断和治疗双重功效。本法用海绵微粒、钢丝螺圈等栓塞血管，是治疗经前后鼻孔填塞仍不能止血的严重鼻出血的有效方法。与传统的动脉结扎术相比，本法具有准确、快速、安全可靠等优点，不良反应有偏瘫、失语及一过性失明等。

3. 全身治疗

可适当给予患者维生素C、维生素K、维生素P和维生素B_2，亦可给予止血药，如安络血、止血芳酸、6-氨基己酸等。但鼻出血时单独使用止血剂多不能奏效，它只能作为一种辅助治疗措施。失血量多者，应予补液、输血。

4. 病因治疗

就鼻出血而言，止血并非治疗的终结。止血后还应查找出血原因，予以消除，以防再发。

第十一节 鼻外伤

鼻突出于面部中央，易遭受撞击或跌碰而致外伤称为鼻外伤。外力作用的大小、程度及方向不同，所致损伤的程度各异，可表现为软组织挫伤、裂伤、鼻骨骨折，中隔骨折，软骨脱位等。

一、鼻骨骨折

鼻骨上部厚而窄，较坚固。下端宽而薄，又缺乏支撑，故多数骨折多累及鼻骨下部。严重者常伴有鼻中隔骨折、软骨脱位、面部明显畸形、眶壁骨折等。

【病因】跌扑、撞伤、拳击、刀伤、咬伤或枪弹伤等。

【临床表现】局部疼痛，软组织肿胀或皮下淤血。可见鼻梁偏斜，骨折侧鼻背塌陷。肿胀明显时可掩盖外鼻畸形。擤鼻后可出现伤侧下眼睑、颜面部皮下气肿。鼻中隔若受累可有血肿、易位等造成的鼻塞、下段鼻梁塌陷等症状。若鼻中隔血肿继发感染，则引起鼻中隔脓肿，导致软骨坏死，鞍鼻畸形。

【检查】局部触痛，可触之鼻骨塌陷，有时可感知骨擦音。面部肿胀多发生于受伤 3 h 后，若出现皮下气肿，触之有捻发音。鼻腔可见黏膜肿胀，如有鼻中隔受累，可见中隔偏离中线，前缘突向一侧鼻腔。若有中隔血肿，中隔黏膜向一侧或两侧膨隆。

【诊断】根据临床表现和检查即可做出诊断，X 线鼻骨侧位片可作为诊断依据。疑有鼻中隔血肿时，可穿刺抽吸确诊。

【治疗】

1. 非错位性骨折

X 线摄片显示有骨折线，但无明显错位，且鼻外形无改变者，无须处理。

2. 错位性骨折

骨折片明显移位，鼻外形改变者，应尽早复位，以免日后错位愈合，使复位困难。

复位方法如下。①先用 1% 麻黄素液充分收缩鼻腔黏膜，再将 1% 丁卡因浸于棉片上做黏膜表面麻醉。②用鼻骨复位钳、鼻中隔剥离器或血管钳裹以凡士林纱条，伸入骨折侧鼻腔，置于鼻骨后方，向前上方用力将移位的骨折片抬起，同时另一手拇指或示指按着对侧鼻骨协助整复。骨折复位时常能听到"咔嚓"声。无论用何种器械整复，其远端均不能超过两侧内眦连线，以免损伤筛骨水平板。③骨折复位后，鼻腔内填以凡士林纱条做支撑固定。嘱患者勿用力擤鼻，2 周内禁止压迫鼻部。

3. 皮肤有创口的粉碎性骨折

应先行清创，然后鼻内插入通气管，管周用碘仿纱条填塞，再整复骨折。最后用小针细线对位缝合皮肤。鼻外用金属夹板或硬印模胶做成的夹板做外固定。同时应用抗生素，注射破伤风抗毒素。

4. 鼻中隔血肿

应及早切开，清除血块，放入引流条，行鼻腔填塞。同时使用大量的抗生素控制感染。

二、鼻窦外伤

鼻窦外伤常伴有颅脑伤或眼眶骨折，以接近体表的上颌窦和额窦发生率最高，筛窦和蝶窦位置深在，受伤机会较少。火器伤可同时伤及数个鼻窦，且常有异物存留。

【临床表现】

1. 出血和脑脊液鼻漏

鼻出血及创口出血为最常见的症状，上颌窦和筛窦受伤时，若伤及上颌动脉、蝶腭动脉、筛前动脉、筛后动脉或翼静脉丛等大血管，则出血较剧，可导致失血性休克。若蝶窦骨折合并海绵窦或颈内动脉破裂，常发生致命性大出血。筛窦、蝶窦顶壁或额窦后壁骨折，常合并硬脑膜撕裂，引起脑脊液鼻漏。

2. 畸形

额窦或上颌窦前壁凹陷性骨折，可引起额部或面部塌陷。眶底骨折时，眶内容物可坠入上颌窦，发生眼球内陷。纸样板碎裂伴局部血肿者，出现眼球向外侧移位。当受伤部位有血肿、气肿或软组织肿胀时，可暂时掩盖畸形，需借助 X 线摄片或 CT 扫描来确定骨折的部位和骨折片的移位情况。

3. 功能障碍

功能障碍视外伤的部位和程度不同而异。伤及筛骨水平板，可引起嗅觉障碍。眶壁骨折，可出现复视。伤及视神经管，可发生视觉障碍。上颌窦横断移位，可导致咬合错乱而引起咀嚼障碍。若合并鼻腔狭窄，则影响鼻的通气功能。

4. 感染

鼻窦骨折后常伴有窦壁黏膜破裂，即使皮肤表面无开放性伤口，细菌也可经鼻窦通过破裂的黏膜进入软组织而发生感染；若皮肤表面有开放性伤口，常有污物或尘土随致伤物进入窦腔或组织深部，引起感染。鼻窦的感染，常可招致眶内或颅内并发症。

【治疗】

1. 止血

有鼻出血者，可用填塞法和血管结扎法止血。

2. 清创

凡皮肤有创口者，力争尽早清创，以减少感染机会。

（1）清创原则：反复冲洗伤口、去除异物，彻底止血，去除已游离的组织，尽可能保留软组织和起支架作用的骨质。对于可能妨碍窦腔向鼻腔引流的创伤骨壁，应尽可能去除。隔绝窦腔与颅内的交通。

（2）对异物的处理：容易取出者，应立即取出。取之有一定危险，不取又会产生严重后果者，如嵌入血管丛或大血管附近的尖锐异物、嵌入脑膜的感染性异物等，应在有充分准备的情况下设法取出。取之有危险，不取亦无碍者，不一定要勉强取出。

（3）缝合：伤后24 h内，清创后可做初期缝合，但需放置引流物，并使受伤的鼻窦引流通畅。创口与鼻窦相通并有大块组织缺损者，可将创缘皮肤与窦腔黏膜缝合，以消灭创面，缺损部位可留待以后做二期修复。

3. 整复

（1）无损于面容，不影响功能的窦壁线状骨折，无须整复。

（2）引起面部畸形或影响眼、鼻等器官功能的窦壁骨折，可通过创口或行鼻窦常规手术进路，将塌陷的骨折片托起复位，鼻窦内填塞碘仿纱条固定，纱条的一端可通过造好的引流口自鼻腔引出。3～5天后再抽出纱条。

4. 控制感染

所有鼻窦外伤所致的窦壁骨折，均应视为开放性骨折，应给予足量的广谱抗生素并常规使用破伤风抗毒素。有脑脊液鼻漏者，应选用氯霉素、磺胺嘧啶等易于通过血－脑屏障的药物。伤后视力明显下降且经保守治疗无好转者，应考虑为视神经管骨折，可行视神经管减压术。

第十二节　鼻真菌病

鼻真菌病是指真菌感染于鼻腔和鼻窦所致的疾病。其致病菌主要有曲霉菌、毛霉菌及念珠菌等。

【病因】 长期使用抗生素、肾上腺皮质激素、免疫抑制药、化疗、放疗，糖尿病、尿毒症酸中毒、白血病、严重贫血、严重烧伤等使机体抵抗力下降时，以及鼻中隔偏曲、鼻息肉、感染性或过敏性鼻炎、鼻窦炎等致鼻腔鼻窦机械性阻塞时，容易引起真菌感染而发生本病。

【临床表现】 鼻真菌病多发生在鼻窦，一般为单侧发病。其中以上颌窦发病率最高，其次为蝶窦、筛窦，额窦罕见。

1. 非侵袭型

单侧鼻塞、流脓涕，有时鼻涕带血，或有头痛，全身症状不显著，似慢性鼻窦炎的表现。

2. 侵袭型（暴发型）

除上述症状外，鼻腔有坏死、结痂，并迅速波及鼻腔外侧壁，甚至前壁、上壁，累及面部和眼眶，出现面部肿胀、疼痛（侵犯眶下神经）以及眼球突出、结膜充血、眼肌麻痹、视力减退及眶后疼痛等现象。患者大多体质衰弱或免疫功能低下，或患有消耗性疾病，有发热症状。后期可直接侵犯颅内和经血液循环侵犯肝、脾、肺等脏器。鼻真菌病发展快，暴发型病情更凶险，死亡率甚高。

3. 真菌球型

单侧鼻塞、流脓涕，有恶臭，似慢性鼻窦炎的表现。真菌球较大者有面部隆起和疼痛（压迫眶下神经）症状，少有鼻涕带血、眼眶受累和全身症状。

4. 变态反应型

多数与鼻窦炎或鼻息肉的临床特征相似。患者多有长期反复发作的全鼻窦炎或鼻息肉史和经历一次或多次鼻窦炎和鼻息肉手术史。少数可以鼻窦肿物形式起病，表现为眶侧或颌面部缓慢进展的隆起，隆起无痛、固定、质硬、呈不规则形，酷似鼻窦黏液囊肿和恶性肿瘤，多发生于额、筛窦。隆起不断增大压迫眼眶则引起眼球突出、移位和视力减退或失明等视功能障碍。本型鼻真菌病多见于青年人，患者常为特应性体质或有哮喘病史。血清学检查可见烟曲霉菌沉淀素试验阳性。鼻窦 X 线平片与鼻窦炎相似。

【诊断】凡单侧鼻涕带血或上颌窦冲洗液为脓性并带有暗红色血液，或含有灰色或红褐色干酪样物，排除恶性肿瘤者，应考虑鼻真菌病。鼻窦 X 线平片或 CT 扫描若见絮状钙化斑、鼻分泌物或上颌窦内干酪样物等，涂片或用 Sabouraud 培养基培养 1 ~ 2 天，在光镜下见杆状有隔的分叉形菌丝即可诊断。鼻窦 X 线平片或 CT 扫描可见骨质破坏，但活检不能证实为恶性肿瘤，则应考虑曲霉菌瘤型。鼻腔有坏死和结痂、病变发展快、鼻窦 X 线平片或 CT 扫描有骨质广泛破坏、病变黏膜组织活检可见小动脉有血栓形成、黏膜表面有曲霉菌丝，则应考虑侵袭型或暴发型。有特应性体质、哮喘病史、反复发作的全鼻窦炎或鼻息肉病史，以及一次或多次鼻窦炎和鼻息肉手术史者应警惕变态反应型。窦内分泌物病理检查见变应性黏液素，而黏膜反应以嗜酸性细胞浸润为主，且无菌丝侵犯，是最终诊断依据。鼻窦 X 线平片或 CT 扫描无特异性诊断价值。

【治疗】非侵袭型及真菌球型应选择鼻窦清创术，彻底去除鼻腔和鼻窦内病变组织和分泌物，预后佳，无须用抗真菌药物。侵袭型（暴发型）须在鼻窦清创术前后用抗真菌药物，如两性霉素 B、克霉唑、制霉菌素及 5 - 氟胞嘧啶等，并给予患者间断吸氧。鼻真菌病治疗期间须停用抗生素和免疫抑制药，注意改善全身状况。变态反应型则以鼻窦清创术配合糖皮质激素治疗。鼻窦清创术可根据病变范围选择传统手术或鼻内镜手术。

第十三节 鼻囊肿

鼻囊肿（nasal cyst）是发生于鼻及鼻窦的囊肿性病变，依其发生原因有先天性和后天性之分。前者多系胚胎发育期的上皮残留引起；后者与黏膜炎症有关。

一、鼻前庭囊肿

鼻前庭囊肿（nasal vestibular cyst）是指发生于鼻翼根部、梨状孔前方、上颌牙槽突表面软组织内的单房性囊肿。

【病因】囊肿由胚胎发育期上颌突、球状突和鼻外侧突互相联合处的上皮残余或迷走的上皮细胞发育而成，属于一种裂隙性囊肿。有人认为其可能是由鼻底黏膜腺管口阻塞，分泌物潴留所致。

【临床表现】本病常见于 30 ~ 50 岁的中年女性，一侧鼻翼下方渐渐隆起，使鼻底前方黏膜呈淡黄色，囊肿大者鼻前庭部明显突起，鼻唇沟消失。鼻翼附着处，口腔前庭近梨状孔外侧部，甚至上唇的上部均见隆起，可伴有鼻塞。穿刺抽出黄色黏液后隆起消失，但随后又复发。遇感染时局部充血并疼痛。

【诊断】鼻前庭外下方微有隆起，用二指分别放在口腔前庭及鼻前庭处，行口腔前庭及鼻前庭联合触诊，可触之囊肿柔软，具弹性及波动感，能移动、无压痛。穿刺有淡黄色囊液可确诊。囊液不含胆固醇结晶，可与牙源性囊肿相鉴别。X 线片示无骨质破坏，与牙齿无关联。

【治疗】经口前庭切口，完全剥离囊肿，缝合口内切口黏膜，并将鼻前庭处的皮肤切成带蒂瓣膜，填入其下腔，以利引流。有人主张，经鼻腔进路用手术剪或 CO_2 激光去除囊肿顶盖，尽可能切宽，吸净囊液后填入油纱条，让囊肿底壁慢慢与鼻底长平而使疾病治愈。此法亦称揭盖法，更简便。

二、鼻窦黏液囊肿

鼻窦黏液囊肿（mucocele of nasal sinus）最为常见，国外统计额窦发生最多，筛窦次之，蝶窦少。国内统计原发于筛窦最多，额窦次之。此病多见于青年及中年人，多为单侧发病，囊肿增大时可累及其他鼻窦。

【病因】 多认为系两个因素综合所致：①各种原因致鼻窦自然开口完全阻塞，使窦腔内积液不能流出；②鼻窦黏膜的炎性病变，也可能是变态反应，所致的黏膜水肿产生大量渗出液。这两个因素必须同时存在，否则黏液囊肿不易产生。

【临床表现】 黏液囊肿增长缓慢，早期可无任何症状，若鼻窦骨壁有破坏，则发展迅速，视囊肿扩展的方向不同而出现相应的症状。

1. 眼部症状

囊肿侵入眼眶后，可致眼球移位、流泪、复视、头痛、眼痛等。额窦及筛窦囊肿可致眼球向前、下、外方移位。后组筛窦及蝶窦囊肿压迫可致眼球向前突出，压迫眶尖可致失明、眼肌麻痹、眼部感觉障碍和疼痛等，即眶尖综合征（orbital apex syndrome）。

2. 面部症状

囊肿增大，可致眶顶（额窦囊肿）、内眦（筛窦囊肿）或面颊（上颌窦囊肿）等处隆起。若鼻窦骨壁变薄，但仍完整，则扪诊可有乒乓感。若骨壁完全被吸收而消失，则触诊即有波动感。

3. 鼻部表现

较大的囊肿可引起鼻塞、嗅觉减退，有时囊液自鼻内流出。囊肿位于筛窦、额窦者，内眦部或额窦底隆起，质硬，触之可有乒乓球感，鼻内镜下可见中鼻甲移位，筛泡隆起或鼻顶前部膨隆；蝶窦黏液囊肿可在嗅裂后、鼻咽顶后隆起；上颌窦黏液囊肿可致鼻腔外侧壁内移，面部隆起，硬腭下塌。

【诊断】 根据病史、临床表现、影像学检查结果等，较易诊断。在局部膨隆处穿刺有棕色或灰色黏液，可确诊。此外，X线摄片、CT检查对囊肿的诊断、定位有重要作用。CT片上可见窦腔扩大，骨质变薄。肿物呈圆形、密度均匀、边缘光滑之阴影，邻近骨质有受压吸收现象。较大的囊肿可扩张生长，侵入眶内、颅内。

筛窦、额窦黏液囊肿应与眼眶肿瘤、脑膜脑膨出、泪囊囊肿及筛窦、额窦骨瘤相鉴别；上颌窦黏液囊肿应与上颌窦恶性肿瘤、牙源性囊肿相鉴别；蝶窦黏液囊肿应与垂体肿瘤、脑膜瘤等相鉴别。

【治疗】 诊断明确后，应进行手术治疗。治疗原则是建立囊肿与鼻腔的永久性通路，以利引流，防止复发。如囊肿发生在额窦或筛窦，以前多采用鼻外根治术，将囊肿全部切除，并切除额窦底部和筛窦内壁，以利永久性引流。随着内镜鼻窦外科应用于临床，所有的囊肿切除均可经鼻内进路进行。较大的囊肿破坏骨壁后，常与硬脑膜、大血管、眼眶等粘连，手术不能强求完全切除囊肿，否则会损伤邻近重要结构，出现严重并发症，只需咬破囊肿，除去部分囊壁，建立永久通道即可。

三、鼻窦浆液性囊肿

浆液性囊肿（serous cyst）或潴留囊肿（retention cyst）多发生在上颌窦内，常见于上颌窦底壁和内壁。

【病因】 浆液性囊肿不是因黏液腺管口阻塞而形成，而是由于炎症或变态反应，毛细血管渗出的浆液流入黏膜下层稀松的结缔组织内，逐渐膨胀起来形成。囊肿内的液体是血浆，而不是黏液。

【临床表现】 此类囊肿一般不会生长过大，多无症状，往往是在X线检查时意外发现的。个别患者可有慢性上颌窦炎症状，偶有头部持续钝痛，亦可有颊部压迫感或同侧上列牙疼痛等。偶可表现为间歇性从鼻腔流出黄色液体。

【诊断】 通常在上颌窦穿刺或上颌窦X线拍片检查时偶然发现。上颌窦穿刺时，拔出针芯或回抽有黄色液体；X线片或CT扫描示窦内有局限性边缘清楚的半月形阴影；即可拟诊为浆液性囊肿。一般浆液性囊肿为一侧单发，上颌窦息肉多为一侧多发，另一侧常伴有鼻窦炎，可资鉴别。

【治疗】 无症状的小囊肿，无治疗的必要。因囊肿常不破坏窦壁，亦无严重危害性。若在做鼻内镜鼻窦手术时发现囊肿，亦可同时将囊肿切除。

四、上颌窦牙源性囊肿

凡上颌窦内由牙齿发育障碍或病变所形成的囊肿，称为牙源性囊肿（odontogenic cyst），包括含牙囊肿（dentigerous cyst）又称为滤泡囊肿（follicular cyst）和齿根囊肿（dental root cyst）两种。

【病因】含牙囊肿的发生与牙齿发育的缺陷有关，往往发现有未长出的恒齿或是额外齿。此种未长出的牙齿在牙槽骨中，如异物一样，刺激造釉细胞产生增殖性变化和分泌物，形成囊肿。囊肿内多含有牙齿。

齿根囊肿与含齿囊肿的来源不同，齿根囊肿是由于齿根感染造成损害，牙髓坏死而形成肉芽肿或脓肿，以后齿骨质上皮细胞长入肉芽肿或脓肿内而形成囊肿。

【临床表现】囊肿体积小时无症状，当囊肿长大时即引起面颊部隆起畸形，鼻腔堵塞，眼球向上移位及视力障碍等。齿根囊肿较含齿囊肿为小，多发生于上颌切牙、尖牙和双尖牙根的唇面，如囊肿过大，亦可使面颊隆起。

【诊断】根据慢性病史，口腔检查常发现有一牙缺如，由囊肿压迫所致的面部畸形，包括面颊部隆起，鼻腔外壁向内推移。囊肿前骨壁变薄，按之有乒乓球或破蛋壳感，穿刺可抽出黄色黏液。X线片示窦腔扩大，囊肿阴影内含有牙影，即可诊断为含牙囊肿。而齿根囊肿X线片示病牙根尖部小圆形囊影，其周围有吸收现象。

【治疗】囊肿小者，可采用唇龈沟进路切除，不进入上颌窦；囊肿大者，可采用上颌窦根治术，将囊肿全部取出。对于齿根囊肿，应同时治疗病牙，可拔除病牙或行保守治疗。

鼻及鼻窦的囊肿并非肿瘤，但具有肿瘤的形态及某些肿瘤的特性。在诊断时要注意与鼻及鼻窦的肿瘤相鉴别，鼻、鼻窦的CT或（和）MRI可明确病变部位。囊肿的穿刺有助于诊断。对无临床表现的囊肿可先观察，对有临床症状的囊肿可采用手术治疗。对上颌窦牙源性囊肿，应同时治疗病牙。

第十四节 鼻-前颅底肿瘤

鼻-前颅底肿瘤分为良性及恶性肿瘤，鼻及鼻窦的良性肿瘤主要好发于鼻腔内，其次是鼻窦，外鼻则较少。鼻及鼻窦的良性肿瘤通常按组织来源进行分类，包括骨瘤、软骨瘤、脑膜瘤、神经纤维瘤、血管瘤及内翻性乳头状瘤等。鼻窦恶性肿瘤中，原发于上颌窦者最多见，其次为筛窦，原发于额窦和蝶窦少见。鼻及鼻窦的恶性肿瘤可发生于任何年龄，癌多发生于40~60岁，肉瘤则发生在年龄较轻者，甚至可见于婴幼儿。

一、血管瘤

血管瘤（hemangioma）是先天性良性肿瘤或血管畸形，为脉管组织良性肿瘤之一。在鼻腔良性肿瘤中，血管瘤最为常见。本病可发生于任何年龄，但多见于青壮年，近年儿童发病率有增高趋势。鼻部血管瘤一般分为毛细血管瘤（capillary hemangioma）和海绵状血管瘤（cavernous hemangioma），以前者为多见，多发于鼻中隔，后者好发于下鼻甲和上颌窦内。

【病因】血管瘤的病因至今不清，可能与外伤、感染和内分泌功能紊乱有关。也有学者认为本病为胚性组织残余所致。

【临床表现】

1. 鼻部症状

主要症状为鼻塞、反复鼻出血。

2. 压迫症状

肿瘤发展可压迫窦壁，破坏骨质，侵及邻近器官；肿瘤向外扩展引起面部畸形，眼球移位、复视、头痛。

3. 全身症状

长期反复的小量出血可引起贫血。严重大出血可致失血性休克。

鼻腔检查可见颜色鲜红或暗红、质软、有弹性的肿瘤，多见于鼻中隔或下鼻甲前端。

原发于上颌窦内的海绵状血管瘤，有时可呈出血性息肉状物突出于中鼻道，若误做息肉摘除，可引起严重出血。

【诊断】 根据临床表现、体征、影像学检查及病理检查结果可确诊。在诊断时应注意与坏死性出血性上颌窦炎、出血性息肉、上颌窦恶性肿瘤等相鉴别，有时须行上颌窦探查方能确诊。

【治疗】 血管瘤的治疗以手术切除为主。鼻腔血管瘤切除应包括瘤体及连同根部的黏膜，同时对创面做电凝固，以期止血和防止复发。对于鼻窦内肿瘤或较大的肿瘤，依据瘤体位置、大小，可经上颌窦根治术切口、Denker 切口（由患侧第三磨牙开始，沿唇龈沟向前水平切开黏膜及骨膜，直达正中，切断唇系带并向健侧延伸约 2 cm，剥离黏骨膜，暴露患侧梨状孔和上颌窦前壁，进入上颌窦，适用于局限于上颌窦底的血管瘤）或鼻侧切开术切口，将瘤体完整切除。为减少术中出血，可于术前给予小剂量放疗或硬化药注射，使肿瘤变硬、缩小，易于切除，也可反复冷冻或激光气化血管瘤。血管瘤瘤体大、估计术中出血多者，可在术前经动脉插管行选择性上颌动脉栓塞术。为预防术后复发，术后可辅以放疗。

二、乳头状瘤

鼻腔和鼻窦乳头状瘤（papilloma）的发病原因至今不明确。近年研究发现，本病的发生与人类乳头状瘤病毒（human papilloma virus，HPV）感染有密切关系。

【病因】

1. 炎症学说

一些学者在肿瘤基质内找到炎性细胞浸润，有时还可在光镜或电镜下发现瘤细胞内有包涵体、病毒颗粒和品红小体（Rusell 小体），因而认为乳头状瘤是病毒感染所致。

2. 肿瘤学说

鉴于鼻腔及鼻窦乳头状瘤患者年龄较大，肿瘤具有局部侵蚀、破坏力，切除后很容易复发，且有恶变可能等事实，鼻腔及鼻窦乳头状瘤应属真正的上皮组织边缘性肿瘤。

【临床表现】 多见于 40 岁以上，50~60 岁为高发年龄；男性多于女性，男女比为 3∶1。一般为单侧鼻腔发病。出现持续性鼻塞，进行性加重；流黏脓涕时带血；偶有头痛和嗅觉异常；随肿瘤扩大和累及部位不同而出现相应症状和体征。常同时伴有鼻窦炎和鼻息肉，可能与肿瘤压迫静脉和淋巴回流有关。因此，部分患者有多次"鼻息肉"手术和术中有大出血的病史。检查见肿瘤大小、硬度不一，外观呈息肉样，红或灰红色，表面不平，质地较硬，触之易出血。肿瘤多原发于鼻腔侧壁，大者可充满鼻腔，并侵入邻近部位，上颌窦和筛窦最易受侵犯。

【诊断】 根据临床表现、体征、影像学检查和病理检查结果可确诊。确诊仍需依靠病理检查，活检时应从肿瘤不同部位多切取几块组织送检，以免漏诊、误诊。诊断时应注意与疣、乳头状纤维瘤、乳头状腺癌及鼻息肉等鉴别。尤其是 40 岁以上男性，反复发生的单侧"鼻息肉"、术后很快复发者，均应常规送病理检查，以除外乳头状瘤。

【治疗】 由于内翻性乳头状瘤具有多发性生长、易复发和恶性变的特点，应做根治性切除术。肿瘤较大，已侵及上颌窦、筛窦，多采用鼻侧切开或上唇下进路，必要时行内侧上颌骨切除术加筛窦开放术。该术式能充分暴露术野，以便彻底切除肿瘤。切除后对创面常规行电凝固或冷冻。放疗对乳头状瘤本身非但无效，反而有诱发癌变的可能，不宜采用。近年随鼻内镜外科的开展，对于较为局限的乳头状瘤，多选用在内镜下切除，此术式的优点是创伤小，面部不留瘢痕。

三、鼻腔与鼻窦恶性肿瘤

鼻腔与鼻窦恶性肿瘤在头颈部癌中较为常见，两者常合并出现，甚难辨别何者为原发病。其中，鼻腔恶性肿瘤占 50% 左右，其次为发生于上颌窦、筛窦、额窦和蝶窦的恶性肿瘤。本病多见于中老年。

【病理】 鼻腔与鼻窦的恶性肿瘤，鳞状细胞癌占 70% ~ 80%，好发于上颌窦；腺癌次之，多见于筛窦。此外尚有淋巴上皮癌、移行细胞癌、基底细胞癌、黏液表皮样癌和鼻腔恶性黑色素瘤等。肉瘤占鼻及鼻窦恶性肿瘤的 10% ~ 20%，好发于鼻腔与上颌窦，其他鼻窦则少见。常见者有恶性淋巴瘤、纤维肉瘤，此外尚有网状细胞肉瘤、软骨肉瘤、横纹肌肉瘤、黏液肉瘤、恶性血管内皮瘤及成骨肉瘤等。

【临床表现】

1. 鼻腔恶性肿瘤

早期表现为一侧鼻塞，初为间歇性，后为持续性；涕中带血或经常鼻出血、头胀、头痛、嗅觉减退或丧失。晚期肿瘤常侵入鼻窦、眼眶而出现相应症状。

2. 鼻窦恶性肿瘤

症状随肿瘤原发部位和累及范围不同而异。

（1）上颌窦恶性肿瘤：①血性涕与鼻塞：血涕常为早期症状，鼻塞多属晚期症状。②牙齿疼痛与松动：肿瘤压迫或侵及上牙槽神经可引起牙痛，为上颌窦底壁癌肿的早期症状之一。牙槽受到破坏后，牙齿可松动或脱落。③面部隆起、疼痛、麻木：肿瘤破坏上颌窦前壁，累及面前软组织，使患侧面部隆起，此为晚期表现，合并感染者可出现皮肤溃破，肿瘤侵犯眶下神经可导致面部疼痛、麻木。④眼球移位与运动障碍：肿瘤破坏眶底，使眼球向上和前方移位，累及眼肌则有复视，此外还可出现流泪。⑤张口困难：肿瘤向后外方穿破骨壁，侵入翼腭窝或颞下窝，可累及翼内肌或颞肌，出现张口困难和顽固性神经痛。⑥向颅底扩展症状：凡上颌窦癌患者出现内眦部肿块，或有张口困难、颞部隆起、头痛、耳痛等症状时，提示肿瘤已侵犯颞下窝而达颅前窝或颅中窝底。⑦颈淋巴结转移症状：发生在晚期，肿瘤多转移至同侧颌下淋巴结。

（2）筛窦恶性肿瘤：限于筛房的早期肿瘤可不出现症状，常不被发现。肿瘤较大者，内眦部可出现无痛性包块。肿瘤若侵入鼻腔，可出现单侧鼻塞、血涕、头痛和嗅觉障碍。肿瘤侵犯纸样板进入眼眶时，可导致眼球向外、前、下或上方移位，并出现复视。后组筛窦肿瘤侵入球后、眶尖者，可出现突眼、上睑下垂。当肿瘤破坏筛板累及硬脑膜或向颅内转移时，则有剧烈头痛。

（3）额窦恶性肿瘤：原发性额窦恶性肿瘤极少见，早期多无症状。随着肿瘤的扩展，可出现局部肿痛、麻木感和鼻出血。肿瘤向前下扩展，则引起前额部及眶内上缘隆起，眼球向下、外、前方移位，出现突眼与复视。额窦后壁遭到破坏时，肿瘤可向颅前窝转移。

（4）蝶窦恶性肿瘤：极少见。早期无症状，待出现眼球移位、运动障碍和视力减退等症状时，已属晚期。断层 X 线摄片及 CT 扫描有助于明确肿瘤的来源与范围。

【诊断】 对 40 岁以上，有进行性鼻塞、血涕、一侧面部麻木者，应提高警惕。可疑者，必须详细检查鼻腔和鼻窦。鼻窦 X 线断层片或碘油造影有助于诊断，CT 扫描可确定肿瘤的大小和侵犯范围，鼻窦内窥镜检查可直视肿物，必要时还可行肿物活检以确诊。亦可行上颌窦穿刺取活检或行上颌窦探查术以确定诊断。本病应与鼻腔及鼻窦乳头状瘤、鼻窦囊肿等疾病相鉴别。

【治疗】 可行手术治疗、放疗与化疗等。目前多主张早期采用综合治疗，效果较好。

第十五节　内镜在鼻腔、鼻窦外科手术中的应用

鼻内镜手术（nasal endoscopic surgery，NES）在高分辨、可变换视角的内镜下开展，鼻内镜使鼻腔、鼻窦，尤其是深部的手术能在直视下进行。鼻内镜手术是鼻科学界的一项革命性外科技术，为鼻 - 眼 - 颅底等相关疾病的治疗提供新路径。

使用鼻内窥镜和特殊手术器械进行鼻窦外科手术是在 20 世纪 70 年代初期由奥地利鼻科学者 Messerklinger 开创的，因此又被称为 Messerklinger 技术。美国鼻科学者 Kennedy 在 1986 年率先提出功能性内窥镜鼻窦手术的概念。近年来，人们在长期临床的基础上，不断对这一概念进行修改，形成了现代鼻内镜手术的完整概念。目前，鼻内镜被广泛应用于鼻科、鼻眼相关外科、鼻颅底外科等多个领域。

功能性内窥镜鼻窦手术最基本的出发点就是在彻底清除不可逆病灶的基础上，把纠正鼻腔鼻窦解剖学异

常、畅通窦口鼻道复合体和各个窦口、重建鼻腔鼻窦的通气和引流，以及尽可能保留窦内黏膜和中鼻甲等生理功能单位作为手术的基本原则，以长期改善鼻腔－鼻窦的通气引流和纤毛的传输功能，促使鼻腔－鼻窦黏膜病变自行恢复，而不必做传统的根治性黏膜切除（如 Caldwell－Luc 手术），从而把根治性或破坏性手术改变为功能性手术，并依靠鼻腔－鼻窦自身保护功能的恢复去抵御外界致病因子的侵袭，以防止病变的复发，即通过小范围的手术解决广泛的鼻窦病变。

借助内窥镜的良好照明和配套的手术器械，鼻内镜可以使手术变得更加精细。除了手术治疗，鼻内镜还可同时进行摄像，保存资料，以供会诊、教学观摩及科研总结。由于其导光性强、多角度、视野大，可直接窥视到鼻腔内的许多重要部位（如各个鼻窦开口，各个沟，鼻窦内部的隐蔽狭窄处）及鼻咽部的细微病变，使术者的视野和手的功能得到延伸，在微创技术、功能性理念和临床效果方面，远优于传统手术方式。利用鼻内镜可进行较多的手术治疗，如慢性鼻窦炎、鼻息肉、鼻中隔矫正、鼻窦囊肿、鼻窦良性肿瘤、鼻咽部纤维血管瘤、翼腭窝肿瘤。利用鼻内镜还能够进行一些颅底手术，如脑脊液鼻漏修补、颅底肿瘤切除、垂体切除术，以及鼻泪管吻合术、视神经减压术等眼科领域的手术，从而形成新的相关学科。

第十六节　鼻内镜鼻眼及鼻颅底外科简介

我国于 20 世纪 80 年代末，90 年代初开发现代鼻内镜鼻窦外科技术，使慢性鼻窦炎、鼻息肉的治疗日趋成熟。在此基础上，我国于 20 世纪 90 年代中期开始尝试鼻内镜鼻眼和鼻颅底手术。

我国目前对经鼻内镜鼻眼和鼻颅底手术的可控范围（可视术野及操作所抵达的部位和区域）：以鼻和眼眶、颅底的解剖学关系为依据，经鼻内镜鼻眼相关手术应界定在视神经内侧的眶部及其相邻的鼻及囊窦范围；经鼻内镜鼻颅底手术的范围应限定在与鼻－鼻窦直接毗邻的颅底区域，不超过相关鼻窦的外侧边界，上界在颅底骨和硬脑膜之间（即硬膜外）或限于破坏硬脑膜。

目前，在我国已开展经鼻内镜鼻眼手术治疗的疾病主要有慢性泪囊炎，外伤性视神经疾病，鼻源性（鼻窦囊肿、慢性鼻窦炎、鼻窦真菌病）球后视神经炎，Graves 病（突眼性甲状腺肿），鼻及鼻窦良、恶性肿瘤侵犯视神经内侧眼眶以及原发于视神经内侧的眶内良性肿瘤和眶内异物等。经鼻内镜鼻颅底手术治疗比较成熟的疾病主要有脑脊液鼻漏（自发性、外伤性），嗅神经母细胞瘤和鼻内翻性乳头状瘤侵犯前颅底，原发于颅底的脑膜瘤、脑膜脑膨出，垂体腺瘤、鞍内型颅咽管瘤以及侵入颅内的筛蝶窦巨大囊肿等。

我国鼻内镜鼻眼及鼻颅底外科虽然起步晚，但发展快，无论在理论上和技术上都比较成熟。某些手术已处于世界领先水平，如眶内肿瘤切除术、前颅底肿瘤和侵犯颅底的鼻及鼻窦恶性肿瘤切除术已取得了初步经验。鼻内镜鼻眼及鼻颅底外科是鼻外科与眼眶外科和神经外科交融的学科，要求鼻外科医师必须学习和掌握眼科和神经外科的相关知识，特别是诊断和检查的相关知识和技术，同时熟悉对手术中和围手术期出现的各种临床问题的处理。鼻内镜鼻眼及鼻颅底外科是一个新兴的年轻的学科，无论从创意、理论到技术都极具挑战性，展示了当今微创外科技术发展的远景。

▶ 思考题

1. 简述慢性单纯性鼻炎和慢性肥厚性鼻炎的特点。
2. 简述慢性鼻窦炎的临床表现和治疗方法。
3. 简述鼻出血的常用止血方法。
4. 患者，男性，25 岁。主诉：鼻塞、流涕、喷嚏反复发作 1 年。现病史：自诉一年来经常出现鼻塞、喷嚏及流脓涕，上述症状在感冒时加重，用抗生素及滴鼻药（药名不详）后，症状好转，但未彻底消失。检查：患者精神状态良好，鼻腔检查可见双侧下鼻甲肥大，中鼻甲肥大前端息肉样变，鼻道中有脓性分泌物。①请做出初步诊断。②患者还应做哪些检查？注意与哪些疾病鉴别？③为患者拟订诊疗计划。

第四章 咽部疾病

思维导图

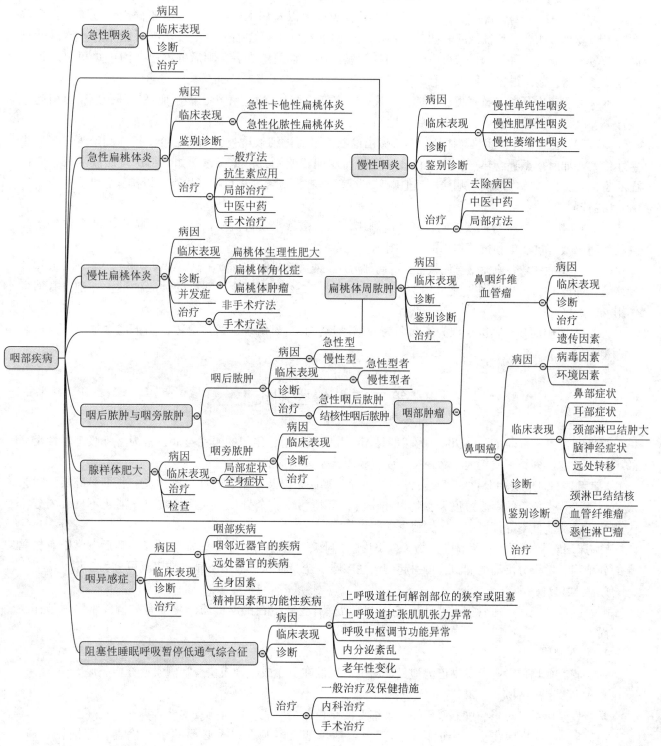

第一节 急性咽炎

急性咽炎（acute pharyngitis）是咽黏膜、黏膜下组织及淋巴组织的急性炎症，常为上呼吸道感染的一部分，多由急性鼻炎向下蔓延所致，也有开始即发生于咽部者。

【病因】 急性咽炎多为病毒感染，少数为细菌感染。长期受粉尘和有害气体的刺激，过度的烟酒，亦可引起本病。

【临床表现】 起病较急，初起时咽部干燥、灼热，继有咽痛，空咽时咽痛往往比进食时更加明显，疼痛可放射到耳部。全身情况一般较轻，但因年龄、免疫力以及病毒、细菌毒力之不同而程度不一，严重者表现为发热、头痛、食欲缺乏和四肢酸痛等。一般病程在1周左右。口咽及鼻咽黏膜呈急性弥漫性充血，腭弓、悬雍垂水肿，咽后壁淋巴滤泡和咽侧索红肿。细菌感染者，咽后壁淋巴滤泡中央可出现黄白色点状渗出物。颌下淋巴结肿大，且有压痛。

本病可引起中耳炎、鼻窦炎、喉炎、气管炎、支气管炎及肺炎。A组乙型溶血性链球菌感染可引起急性肾炎、风湿热及败血症等，亦称为脓毒性咽炎。

【诊断】 根据病史、症状与体征，不难做出诊断。可通过细致检查、细菌培养、抗体测定等，与一些急性传染病如麻疹、猩红热、流感和百日咳等的前驱期相鉴别，以免误诊。如咽部出现假膜坏死，应行血液学检查，以排除血液病。咽痛剧烈但咽部病变轻微者，应常规进行喉镜检查，以排除急性会厌炎。

【治疗】

（1）感染较重，全身症状较明显者，应卧床休息，多饮水及进流质饮食，选用抗病毒药和抗生素或磺胺类药以及有抗病毒和抗菌作用的中药制剂。

（2）全身症状较轻或无全身症状者，可局部治疗。复方硼砂溶液含漱，口服杜灭芬喉片、碘含片及银黄含片等，每日4~6片。另外，还可用1%~3%碘甘油、2%硝酸银涂抹咽后壁肿胀的淋巴滤泡，有消炎作用。

（3）中医中药。祖国医学认为本病多为外感风热，宜疏风解表，清热解毒，用银翘散加减，并可选用六神丸等。

第二节 慢性咽炎

慢性咽炎（chronic pharyngitis）为咽部黏膜、黏膜下及淋巴组织的慢性炎症，常为上呼吸道慢性炎症的一部分。本病多见于成年人，病程长，症状顽固，不易治愈。

【病因】 慢性咽炎由急性咽炎反复发作或治疗不彻底，以及牙病、慢性扁桃体炎、长期鼻腔疾病时脓液的刺激所致。长期的烟酒过度，食物过于辛辣，环境污染，全身慢性疾病如贫血、消化不良、内分泌失调、免疫功能低下等都可引起慢性咽炎。

【临床表现】 主要症状为有咽异物感、烧灼感，干痒，微痛等，空咽时症状明显。咽后壁常附有较黏稠的分泌物，由于分泌物的刺激，可引起刺激性咳嗽。全身症状一般不明显。临床上可分为3型。

1. 慢性单纯性咽炎

咽黏膜慢性充血，血管扩张，呈暗红色，咽后壁有少数散在的淋巴滤泡，常有黏稠分泌物附着在黏膜表面。

2. 慢性肥厚性咽炎

咽黏膜充血增厚，咽后壁淋巴滤泡显著增生，可散在分布或融合成块，咽侧索亦充血肥厚。

3. 慢性萎缩性咽炎

常继发于萎缩性鼻炎，咽黏膜干燥，萎缩变薄，色苍白发亮，可有痂皮附着。

【诊断】 详细询问病史，全面检查咽部，包括鼻咽及喉咽，以及必要的全身检查，特别注意鼻、咽、喉、食管、颈部的隐匿病变，如早期恶性肿瘤。在排除这些病变之前需对患者进行追踪观察，以免误诊。

【鉴别诊断】临床上应注意和咽异感症相鉴别。咽异感症系指不伴有局部器质性病变的咽部感觉异常，中医谓之梅核气，多发生于中年女性，患者有咽部异物感、阻塞感、烧灼感、痒感、紧迫感、黏着感等，但进食无碍，空咽时明显。其主要与精神因素有关，如恐癌、焦虑、抑郁、悲伤及神经衰弱等。此类患者用暗示疗法、心理疏导、镇静剂治疗有效。对咽异感症的诊断应慎重，应根据病史、症状、检查的全部资料加以分析，排除隐蔽在咽部、颈部、上呼吸道、上消化道等部位的器质性病变后，方可诊断为咽异感症。

【治疗】

1. 去除病因

戒除烟酒，改善工作和生活环境（避免粉尘及有害气体），积极治疗鼻和鼻咽部慢性炎症，纠正便秘和消化不良，治疗全身性疾病以增强抵抗力，以上这些对本病的防治甚为重要。

2. 中医中药

中医认为慢性咽炎系阳虚火旺，虚火上扰，以致咽喉失养，治宜滋阴降火，用增液汤加减，亦可用双花、麦冬适量，加胖大海二枚，用开水泡代茶饮之。

3. 局部疗法

（1）慢性单纯性咽炎：常用复方硼砂溶液（Dobell's solution）、呋喃西林溶液、2%硼酸溶液含漱，或含服喉片，如碘喉片、薄荷喉片、银黄喉片及服用六神丸和金嗓清音丸等。

（2）慢性肥厚性咽炎：除了用上述方法处理外，还需对咽后壁淋巴滤泡进行处理，可用化学药物如10%硝酸银溶液烧灼肥大的淋巴滤泡，也可用冷冻法或激光治疗。但处理范围不宜过大过深，以防日后咽部干燥、咽黏膜萎缩。

（3）萎缩性咽炎：用2%碘甘油涂抹咽部，可改善局部血液循环，促进腺体分泌。服用维生素 A、维生素 B_2、维生素 C、维生素 E，可促进黏膜上皮生长。

第三节 急性扁桃体炎

急性扁桃体炎（acute tonsillitis）为腭扁桃体的急性非特异性炎症，常伴有急性咽炎，好发于青少年，在季节更替、气温变化时容易发病，是很常见的咽部疾病。

【病因】主要致病菌为乙型溶血性链球菌，其次为葡萄球菌、非溶血性链球菌、肺炎双球菌等，细菌与病毒混合感染也较常见，偶见厌氧菌感染。上述病原体存在于咽部和扁桃体隐窝内，在受凉、过度劳累、烟酒过度等诱因下，机体抵抗力下降，致病菌则大量繁殖，外来致病菌也可乘虚而入，从而使扁桃体发生感染。慢性扁桃体炎多由急性扁桃体炎反复发作演变而成。自身变态反应也是引起慢性扁桃体炎的重要因素。

【临床表现】急性扁桃体炎依其病理分为 2 型。

1. 急性卡他性扁桃体炎

其多为病毒感染所致。炎症仅限于扁桃体表面黏膜，隐窝与实质多无明显改变。可有不同程度的咽痛及吞咽痛，伴有低热、头痛、乏力、食欲缺乏等全身症状。检查见扁桃体充血、肿胀、表面无渗出物。病程较短，少有并发症发生。

2. 急性化脓性扁桃体炎

其为细菌感染引起，炎症侵及扁桃体隐窝和实质。局部与全身症状均较急性卡他性扁桃体炎严重，咽痛明显，吞咽时尤甚，可向耳部放射；常伴有高热、寒战、头痛、四肢酸痛等全身症状。小儿可出现抽搐、惊厥、呕吐、昏睡等。检查见扁桃体充血、肿大，隐窝口有黄白色脓点，脓点可融合成片状假膜，假膜局限于扁桃体表面，易于拭去，拭去后无出血创面。扁桃体实质化脓者，可见扁桃体表面黏膜下有黄白色突起。下颌角淋巴结肿大，有压痛。

化脓性扁桃体炎治疗不当或患者抵抗力低下时，炎症波及邻近组织，可引起扁桃体周围脓肿、咽旁脓肿、急性中耳炎、急性喉炎、急性淋巴结炎等。全身并发症有风湿热、急性关节炎、急性肾炎、心内膜炎、心肌炎等。一般认为这些并发症的发生与各靶器官对链球菌所产生的Ⅲ型变态反应有关。

【鉴别诊断】 急性扁桃体炎一般都具有典型的临床表现，故不难诊断。但应注意与咽白喉、猩红热、樊尚咽峡炎等疾病相鉴别（表2－4－1）。

表2－4－1　急性扁桃体炎的鉴别诊断

类型	咽痛	咽部所见	淋巴结	全身情况	实验室检查
急性扁桃体炎	咽痛剧烈，吞咽困难	两侧扁桃体表面覆盖白色或黄色点状渗出物，有时连成膜状，易擦去	下颌角淋巴结肿大，有压痛	急性病容，高热、寒战	涂片：多为链球菌、葡萄球菌、肺炎球菌 血液：白细胞明显增多
咽白喉	咽痛轻	灰白色假膜常超出扁桃体范围，见于腭弓、软腭、咽后壁等。假膜坚韧，不易擦去，强剥易出血	颈部淋巴结有时肿大，呈"牛颈"状	精神萎靡，低热，面色苍白，脉搏微弱，呈现中毒症状	涂片：白喉杆菌 血液：白细胞一般无变化
猩红热	咽痛程度不一	咽部充血，灰黄色假膜，易擦去	颌下淋巴结肿大	急性病容，高热，典型皮疹，可有杨梅舌	涂片：溶血性链球菌 血液：白细胞增多，中性及嗜酸性粒细胞增多
樊尚咽峡炎	单侧咽痛	一侧扁桃体覆有灰色或黄色假膜，擦去后可见下面有溃疡。牙龈常见类似病变	患侧颈部淋巴结有时肿大	全身症状较轻	涂片：梭形杆菌及樊尚螺旋体 血液：白细胞稍有增多

【治疗】

1. 一般疗法

卧床休息，进流质饮食及多饮水，加强营养及疏通大便，咽痛剧烈或高热时，可口服镇痛药及退热药。因本病具有传染性，故患者要隔离。

2. 抗生素应用

其为主要治疗方法。青霉素应属首选抗生素，根据病情轻重，决定给药途径。若治疗2～3天后病情无好转，则须分析原因，改用其他种类抗生素，如有条件可在确定是什么致病菌后，根据药敏试验结果采用抗生素。

3. 局部治疗

常用复方硼砂溶液、口泰（复方氯己定含漱液）或1∶5 000呋喃西林溶液漱口。

4. 中医中药

据中医理论，本病系内有痰热，肺胃不清，外感风、火，应疏风清热，消肿解毒。常用银翘甘橘汤或用清咽防腐汤治疗。针刺疗法对止痛、解热疗效显著，取穴合谷、曲池。剧痛高热者可刺少商。

5. 手术治疗

如多次反复发作急性扁桃体炎，特别是已有并发症者，应在急性炎症消退2周后施行扁桃体切除术。

第四节　慢性扁桃体炎

慢性扁桃体炎（chronic tonsillitis）多为急性扁桃体炎反复发作或腭扁桃体隐窝引流不畅，窝内细菌、病毒滋生感染而演变为慢性炎症，是临床上最常见的疾病之一。

【病因】 多因急性扁桃体炎反复发作或因扁桃体隐窝引流不畅，窝内细菌、病毒滋生引起局部感染，导致本病发生。邻近器官的病变如鼻炎、鼻窦炎、腺样体肥大可伴发本病。急性呼吸道传染病后，常继发扁桃体慢性炎症性病变。有人认为慢性扁桃体炎与自身变态反应有关。

【临床表现】 常有急性扁桃体炎反复发作病史，发作时常有咽痛；发作间歇期患者自觉症状少，可出现咽内发干、发痒、有异物感，刺激性咳嗽等轻微症状。若扁桃体隐窝内潴留干酪样腐败物或有大量厌氧菌感染，则出现口臭。小儿患者如扁桃体过度肥大，可能出现呼吸不畅、睡眠打鼾、吞咽或言语共鸣障碍。由于隐窝脓栓被咽下，刺激胃肠，或隐窝内细菌、毒素等被吸收引起全身反应，导致消化不良、头痛、乏力、低热等。扁桃体和腭舌弓呈慢性充血，黏膜呈暗红色。挤压腭舌弓时，隐窝口可见黄、白色干酪样点状物溢出。扁桃体大小不定，成人扁桃体多已缩小，但表面可见瘢痕，凹凸不平，常与周围组织粘连。患者下颌角淋巴结常肿大。

【诊断】应根据病史，结合局部检查进行诊断。患者有反复急性发作的病史，为本病诊断的主要依据。扁桃体大小并不表明其炎症程度，故不能以此做出诊断。本病应与下列疾病相鉴别。

1. 扁桃体生理性肥大

多见于小儿和青少年，患者无自觉症状。扁桃体光滑、色淡，隐窝口清洁，无分泌物潴留，与周围组织无粘连，触之柔软。患者无反复炎症发作病史。

2. 扁桃体角化症

常易误诊为慢性扁桃体炎。扁桃体角化症为扁桃体隐窝口上皮过度角化所致，扁桃体表面出现白色尖形沙粒样物，触之坚硬，附之牢固，不易擦拭掉，如用力擦之，则留有出血创面。类似角化物也可见于咽后壁和舌根等处。

3. 扁桃体肿瘤

一侧扁桃体迅速增大或扁桃体肿大并有溃疡，常伴有同侧颈淋巴结肿大，需行活检确诊。

【并发症】慢性扁桃体炎在身体受凉受潮、身体衰弱、内分泌紊乱、自主神经功能失调或生活及劳动环境不良的情况下，容易引起各种并发症，如风湿性关节炎、风湿热、心脏病、肾炎、长期低热等。

【治疗】

1. 非手术疗法

基于慢性扁桃体炎是感染－变应性状态的观点，治疗时应将免疫疗法或抗变应性措施考虑在内，包括使用有脱敏作用的细菌制品（如用链球菌变应原和疫苗进行脱敏）及各种增强免疫力的药物，如注射胎盘球蛋白、转移因子等。

2. 手术疗法

只有扁桃体炎症呈不可逆性病变时，才考虑行扁桃体切除术。其适用于：①慢性扁桃体炎反复急性发作或多次并发扁桃体周脓肿；②扁桃体过度肥大，妨碍吞咽、呼吸及言语功能；③慢性扁桃体炎已成为引起其他脏器病变的病灶。

第五节　扁桃体周脓肿

扁桃体周脓肿（peritonsillar abscess）常继发于急性扁桃体炎，为腭扁桃体周围间隙的化脓性炎症，早期发生蜂窝织炎，称扁桃体周炎，继之形成脓肿，多见于青壮年，中医称之为"喉痈"。

【病因】大多继发于急性扁桃体炎，多见于慢性扁桃体炎屡次急性发作者。由于扁桃体隐窝，特别是扁桃体上隐窝被堵塞，引流不畅，其中的细菌或炎性产物破坏上皮组织，向隐窝深部发展，穿透扁桃体包膜，进入扁桃体周围间隙所致。

常见的致病菌有金黄色葡萄球菌、乙型溶血性链球菌、甲型草绿色链球菌等。厌氧菌也可导致本病发生。

【临床表现】急性扁桃体炎发病3～4天后，发热仍持续或加重，一侧咽痛加剧，吞咽时尤甚，并向患侧耳部放射。吞咽困难，唾液在口内潴留，流涎，言语含糊不清。饮水常向鼻腔反流，头偏向患侧，炎症波及翼内肌者可出现张口困难。全身可有畏寒、高热、四肢酸痛、乏力、头痛等。

【检查】在早期周围炎时，可见一侧腭舌弓显著充血。若局部明显隆起，甚至张口困难，则提示脓肿已形成。前上型脓肿，可见患侧软腭及悬雍垂红肿，悬雍垂偏向对侧，腭舌弓上方隆起，扁桃体被遮盖且被推向内下方。后上型脓肿，腭咽弓红肿，扁桃体被推向前下方。患侧下颌角淋巴结常肿大。

【诊断】根据上述症状及体征，不难诊断。通常根据下列几点可明确诊断：咽痛逾 4~5 天；局部隆起明显及剧烈咽痛；隆起处穿刺有脓。

【鉴别诊断】

1. 咽旁脓肿

脓肿部位在一侧颈外下颌部，伴有压痛；患侧扁桃体和咽侧壁被推向中线，但扁桃体本身无病变。

2. 智齿冠周炎

智齿冠周炎为下颌第三磨牙周围的软组织炎症，炎症可波及腭舌弓，但扁桃体及悬雍垂一般不受累。

【治疗】

（1）穿刺抽脓：可明确脓肿是否形成及脓肿部位。用 1% 丁卡因行表面麻醉后，用 16~28 号粗针头于脓肿最隆起处刺入。穿刺时，应注意方位，不可刺入太深，以免误伤咽旁间隙内的大血管。针进入脓腔即有脓液抽出。

（2）切开排脓：对前上型者，在脓肿最隆起处切开排脓。常规定位是从悬雍垂根部作一假想水平线，从腭舌弓游离缘下端作一假想垂直线，二线交点稍外即为适宜的切口处。切开黏膜及浅层组织后，用长弯血管钳插入切口，沿扁桃体包膜外方进入脓腔，充分排脓。对后上型者，则在腭咽弓处排脓。术后第二天复查伤口，必要时可用血管钳再次撑开排脓。

（3）扁桃体切除术：因本病易复发，故应在炎症消退 2 周后行扁桃体切除术。有人主张穿刺确诊后，在抗生素治疗的保护下，行脓肿扁桃体切除术，其优点为排脓通畅，恢复快，能一次治愈本病。

第六节　咽后脓肿与咽旁脓肿

一、咽后脓肿

咽后脓肿（retropharyngeal abscess）为咽后隙的化脓性炎症，因其发病机制不同，分为急性与慢性两型。

【病因】

1. 急性型

由于幼儿咽后隙内有散在的淋巴结，当口、咽、鼻腔及鼻窦发生感染时，可引起咽后隙淋巴结化脓性炎症，进而形成脓肿，因此急性咽后脓肿多发生于 3 岁以下幼儿。咽后壁损伤后感染，或邻近组织炎症扩散进入咽后隙，也可引起咽后脓肿。

2. 慢性型

由颈椎结核引起，多见于青壮年。

【临床表现】

1. 急性型者

起病急，发热、烦躁、咽痛拒食、吸奶时吐奶或奶汁反流入鼻腔，有时可吸入呼吸道引起呛咳。说话及哭声含糊不清，如口中含物、睡眠时打鼾，常有不同程度的呼吸困难。患者头常偏向患侧以减轻患侧咽壁张力，并扩大气道腔隙。如脓肿增大，压迫喉入口或并发喉炎，则呼吸困难加重。检查见咽后壁一侧隆起、充血，脓肿较大者可将患侧腭咽弓向前推移。由外伤或异物引起的咽后脓肿，多位于喉咽，须用间接喉镜检查才能发现。局部常有脓性分泌物，有时尚能查见异物。检查时，操作宜轻柔，以避免患儿哭闹挣扎导致脓肿破裂，如发生意外，应速将患儿头部朝下，防止脓液流入气管，发生窒息或引起吸入性肺炎。另外，检查可发现患侧或双侧颈淋巴结肿大，压痛明显。

2. 慢性型者

多有结核病的全身症状，起病缓慢。无咽痛，患者多在脓肿大而出现咽部阻塞症状时方来就诊。检查见咽后壁隆起，常位于咽后壁中央，黏膜色泽较淡。

【诊断】根据病史及检查结果，不难诊断。颈部 X 线检查及 CT 检查可发现颈椎前软组织隆起，由颈椎结核引起者，可发现有骨质破坏征象。

【治疗】

1. 急性咽后脓肿

一经确诊，须行切开排脓。患儿无须麻醉，成年患者喷用 1% 丁卡因麻醉即可。取仰卧头低位，用压舌板或直接喉镜压舌根暴露口咽后壁，看清脓肿部位，在脓肿最隆起处用长粗穿刺针抽脓。然后用尖刀在脓肿下部最低处作一纵向切口，并用血管钳扩大切口，排尽脓液并充分吸出。喉咽部脓肿，可在直接喉镜下进行手术，操作方法同上。术中应准备好气管切开包、氧气、喉镜及插管等，以便在意外情况出现时使用。

术后使用抗生素控制感染。如脓液引流不畅，每日应扩张创口，排尽脓液，直至痊愈。

2. 结核性咽后脓肿

除抗结核治疗外，可在口内穿刺抽脓，脓腔内注入 0.25 g 链霉素溶液，但不可在咽部切开排脓。有颈椎结核者，宜由骨科医师在治疗颈椎结核的同时，取颈外切口排脓。

二、咽旁脓肿

咽旁脓肿（parapharyngeal abscess）为咽旁间隙的化脓性炎症，早期为蜂窝织炎，随后发展成脓肿。

【病因】邻近组织的炎症，如急性咽炎、扁桃体炎及急性鼻炎、鼻窦炎等，直接侵袭或经血行感染侵入咽旁间隙形成脓肿。邻近组织的脓肿直接破溃或延展，如扁桃体周围脓肿、咽后脓肿、牙槽脓肿、颞骨岩部脓肿及耳源性颈深部脓肿（Bezold 脓肿）等，均可能引起本病。咽侧壁受异物或器械的损伤，如鱼刺刺伤、内窥镜检查时的损伤等，引起感染，炎症蔓延至咽旁间隙，可形成脓肿；咽或口腔手术，如扁桃体切除或拔牙等，麻醉针头可将细菌直接带入咽旁间隙引起感染。另外，扁桃体周围脓肿切开排脓时，误将咽上缩肌穿透，也可引起本病。

【临床表现】咽旁及颈侧剧烈疼痛、吞咽困难、言语不清，当炎症侵犯翼内肌时，出现张口困难。咽部检查可见患侧咽侧壁隆起、充血，扁桃体及腭弓被推向中线，但扁桃体本身无红肿。患者可有发热、寒战、出汗、头痛及食欲缺乏表现。体温可呈持续性高热或脓毒血症的弛张热，严重时可呈衰竭状态。患者呈急性重病容，颈部僵直，活动受限。患侧颈部、颌下区肿胀，触之坚硬，牙痛明显。严重者肿胀范围可上达腮腺、下沿胸锁乳突肌而达锁骨上窝。如已形成脓肿，则局部变软且有波动感。

【诊断】根据上述症状及体征，一般不难诊断。但因脓肿位于深部，由颈外触诊时，不易摸到波动感，故不能以有无波动感作为诊断咽旁脓肿的依据。必要时可在压痛最显著处行诊断性穿刺抽脓，以明确诊断。

本病须与扁桃体周围脓肿及咽后脓肿等鉴别。

【治疗】

（1）脓肿形成前，应全身使用广谱、足量的抗生素及适量的糖皮质激素等药物，以防感染的蔓延和并发症发生。

（2）脓肿形成后，须经颈外径路切开排脓。在局麻下以下颌角为中心，于胸锁乳突肌前缘做一纵向切口，用血管钳钝性分离软组织进入脓腔。排脓后冲洗干净，放置引流条，缝合部分伤口并包扎。术后继续抗感染治疗。

第七节　腺样体肥大

腺样体又称咽扁桃体，位于鼻咽顶后壁中线处。正常生理情况下，6～7 岁时发育为最大，青春期后逐渐萎缩。腺样体因炎症的反复刺激而发生病理性增生，称腺样体肥大（adenoid hypertrophy）。本病多见于儿童，常与慢性扁桃体炎合并存在。

【病因】 常见的病因为急慢性鼻咽炎的反复发作，以及邻近器官如鼻腔、鼻窦、扁桃体的炎症波及鼻咽部，刺激腺样体组织增生。

【临床表现】

1. 局部症状

儿童鼻咽腔狭小，腺样体肥大可堵塞后鼻孔及咽鼓管咽口，引起耳、鼻、咽、喉等处症状。堵塞咽鼓管咽口，可引起分泌性中耳炎，导致听力减退及耳鸣。堵塞后鼻孔常并发鼻炎、鼻窦炎，出现鼻塞、脓涕、打鼾症状。分泌物刺激呼吸道黏膜常引起阵咳，并发气管炎。长期张口呼吸，影响面骨发育，上颌骨变长，腭骨高拱，牙列不齐，上切牙突出，上唇变厚，缺乏表情，称为"腺样体面容"。

2. 全身症状

表现为营养发育不良、反应迟钝、注意力不集中、夜惊、磨牙、遗尿等症状。

【检查】 纤维鼻咽镜或鼻内窥镜检查，在鼻咽顶后壁可见像半个剥皮的小橘子样的淋巴组织。触诊鼻咽部可扪及柔软块状物。X 线鼻咽侧位片和 CT 检查有助于诊断。

【治疗】 腺样体肥大并出现上述症状者，应尽早行腺样体切除术。如伴有扁桃体肥大，可与扁桃体切除术同时进行。儿童分泌性中耳炎与腺样体肥大关系密切，腺样体切除术已成为治疗分泌性中耳炎的常规手术。

手术可在表面麻醉或全身麻醉下进行。传统的手术方法是腺样体刮除术和切除器切除术，将腺样体刮匙或切除器放入鼻咽顶后壁，将腺样体刮除或切除。其他手术方法，包括在内镜直视下以腺样体切割刀头行腺样体切除术，以及内镜下射频减容术，其优点是直视下操作避免邻近组织损伤，同时射频技术还有止血功能。

第八节 咽部肿瘤

一、鼻咽血管纤维瘤

鼻咽血管纤维瘤（nasopharyngeal angiofibroma）为鼻咽部最常见的良性肿瘤，由致密结缔组织、大量弹性纤维和血管组成，常发生于 10~25 岁青年男性，故又名"男性青春期出血性鼻咽血管纤维瘤"。

【病因】 鼻咽血管纤维瘤的病因尚不明确，可能与性激素、发育异常、炎症刺激等因素有关。

【临床表现】 阵发性鼻腔和（或）口腔出血，出血可为鲜红色血液，常为患者的首诊主诉。由于反复多次大出血，患者常有不同程度的贫血。肿瘤侵入邻近结构则导致相应症状：如侵入眼眶，则导致眼球突出，视力下降；如侵入翼腭窝、颞下窝，则导致面颊部隆起；如侵入颅内压迫神经，则导致头痛及脑神经瘫痪。

鼻咽镜检查可见鼻咽部圆形或分叶状红色肿瘤，表面光滑而富有血管，瘤组织侵入鼻腔可引起外鼻畸形或软腭塌陷。手指触诊可触及鼻咽顶部结节，质硬不可移动。CT 和 MRI 检查可进一步了解肿瘤累及范围、肿瘤的基底部位及颅底骨质破坏情况。

【诊断】 根据病史及检查结果，结合年龄及性别即可做出诊断。因肿瘤极易出血，禁忌采取活检。对于病史不典型或肿瘤扩展至邻近结构而出现相应症状者，有时难以做出诊断，常需与后鼻孔出血性息肉及鼻咽部恶性肿瘤相鉴别，诊断有赖于术后病理检查。

【治疗】 本病主要采取手术治疗。因术中出血多，术前行血管栓塞，术中进行控制性低血压可减少出血。近年有在鼻内镜下行鼻咽纤维瘤切除术者。

二、鼻咽癌

鼻咽癌（nasopharyngeal carcinoma）为我国常见的恶性肿瘤之一，以华南沿海地区发病率最高。在鼻咽癌高发区，其男性发病率居全身恶性肿瘤的首位，女性发病率仅次于宫颈癌与乳腺癌，居第3位。发病年龄大多在30~60岁，男性多于女性。

【病因】 目前认为本病与遗传因素、病毒因素及环境因素等有关。

1. 遗传因素

鼻咽癌患者具有种族及家族聚集现象，决定人类白细胞抗原（HLA）的某些遗传因素和鼻咽癌的发生发展密切相关。

2. 病毒因素

EB病毒在鼻咽癌发展中具有重要作用，目前EB病毒的研究已成为探索鼻咽癌病因学中的重要方面。

3. 环境因素

多种化学物质，如亚硝胺类、镍等，与鼻咽癌发病有一定关系。缺乏维生素和性激素失调可以改变黏膜对致癌物的敏感性。

【临床表现】 由于鼻咽部解剖位置隐蔽，鼻咽癌早期症状不典型，早期诊断较难，容易延误，应特别警惕。常见症状如下。

1. 鼻部症状

早期可出现回吸涕中带血，时有时无，多未引起患者重视。瘤体增大可阻塞后鼻孔，引起鼻塞，始为单侧，继而双侧。

2. 耳部症状

发生于咽隐窝的鼻咽癌，早期可压迫或阻塞咽鼓管咽口，引起耳鸣、耳闭、听力下降、鼓室积液，临床易误诊为分泌性中耳炎。

3. 颈部淋巴结肿大

颈淋巴结转移者较常见，以颈淋巴结肿大为首发症状者占60%。转移肿大的淋巴结为颈深部上群淋巴结，呈进行性增大，质硬不活动，无压痛，始为单侧，继之发展为双侧。

4. 脑神经症状

瘤体经患侧咽隐窝由破裂孔侵入颅内，常先侵犯第Ⅴ、Ⅵ脑神经，继而累及第Ⅱ、Ⅲ、Ⅳ脑神经而引起头痛、面部麻木、眼球外展受限、上睑下垂等脑神经受累症状；瘤体直接侵犯或由转移淋巴结压迫穿出颅底的第Ⅸ、Ⅹ、Ⅺ、Ⅻ脑神经，引起软腭瘫痪、呛咳、声嘶、伸舌偏斜等症状。

5. 远处转移

鼻咽癌晚期，肿瘤常向骨、肺、肝等部位转移。

【诊断】 出现以下症状者，应考虑本病：①回吸性血涕；②单侧耳鸣与听力减退；③不明原因的复视；④不明原因的偏头痛；⑤颈侧上部、乳突下方、胸锁乳突肌上段前缘处有进行性肿大的无痛性肿块。凡有上述症状，必须仔细检查鼻咽部，追踪观察。发现可疑病变后，及时取活检，一次活检阴性者，不可轻易排除鼻咽癌，应再次取活检。其他检查包括鼻咽部细胞学涂片、鼻咽侧位和颅底X线摄片、CT扫描及MRI检查，以了解肿瘤范围及颅底骨质破坏情况。EB病毒VCA-IgA抗体测定，对诊断鼻咽癌也有一定参考价值。

【鉴别诊断】

1. 颈淋巴结结核

其多见于青年，肿块多位于颈的中、下部。常伴有淋巴结周围炎，局部皮肤红肿、压痛。形成脓肿者，穿刺可抽出脓液。

2. 血管纤维瘤

其发生于鼻咽顶部，见于青年男性。瘤体含有丰富的血管，损伤后易发生大出血。间接鼻咽镜下可见表面光滑的红色肿物，质韧，触之易出血。

3. 恶性淋巴瘤

病程较短，除颈部有多个淋巴结肿大外，其他部位也有肿大淋巴结。肿块一般较大，肿块活检可确诊。

【治疗】鼻咽癌大多属低分化鳞癌，对放射治疗敏感，因此，放射治疗为首选方案，其次为化疗或手术治疗。

第九节　咽异感症

咽异感症（abnormal sensation of throat），常泛指除疼痛以外的各种咽部异常感觉，如梗阻感、痒感、灼热感、蚁行感等。祖国医学称之为"梅核气"。

【病因】分器质性病因和非器质性病因两种。

1. 咽部疾病

各种类型的咽炎，扁桃体的病变等。

2. 咽邻近器官的疾病

茎突过长、甲状软骨上角过长、喉部疾病、牙龈炎、龋齿、慢性外耳道炎、慢性中耳炎、甲状舌管囊肿、甲状腺疾病等也可引起该症。

3. 远处器官的疾病

消化道疾病、心血管系统疾病、肺部疾病、膈疝、屈光不正等。

4. 全身因素

全身因素包括严重的缺铁性贫血，自主神经功能失调，消化不良，长期的慢性刺激，甲状腺功能减退，更年期内分泌失调等。

5. 精神因素和功能性疾病

精神因素和功能性疾病引起的咽异感症表现为咽喉、气管、食管和颈部的各项临床检查均排除了器质性病变，咽部却有异常感觉。其主要由大脑功能失调引起，患者常伴有焦虑、急躁和紧张等情绪，并有"恐癌症"心理。

【临床表现】本病常见于30～40岁女性，患者自觉咽喉部有堵塞感，颈部发紧，贴叶或痰黏着感，或呈小球样"团块"在咽部上下活动，既不能咽下，也不能吐出。在做吞咽动作或吞咽唾液时症状加重，但无吞咽困难。患者常常企图通过咳嗽、咳痰和吞咽等动作来解除上述症状，结果由于咽部频繁的运动和吞入大量的空气，原有的症状更为严重。病期较长的患者，常常伴有焦虑、急躁和紧张等精神症状，其中以恐癌症较多见。

【诊断】对病史、症状、检查的全部资料进行综合分析后，方可做出诊断。在诊断中要注意以下几点。

（1）注意区分器质性病变和功能性因素，只有排除了咽部、颈部、上呼吸道、上消化道等部位的隐蔽性病变后，才可诊断为功能性感觉异常。

（2）注意区分全身性因素和局部因素，许多全身性疾病（如某些急慢性传染病、血液系统疾病和内分泌系统疾病等）常常表现有咽部症状。

【治疗】只有针对病因进行治疗，才能取得满意疗效。如茎突过长、舌扁桃体肥大、环咽肌失弛缓症等经治疗后，咽异感绝大多数可以消失。病因不明者，采取对症治疗，如戒除烟酒，服用镇静剂。经认真检查后，确无器质性病变者，给予精神治疗、颈前封闭、暗示治疗及耐心解释等。中成药治疗：可用多种中成药，如金嗓散结丸、金嗓利咽丸、健民咽喉片、草珊瑚含片等，以减轻症状。针刺疗法：可取廉泉、天突、人迎、阿是等穴，或在颈前中线，或沿两侧甲状软骨后缘找出敏感点，进行针刺。

第十节　阻塞性睡眠呼吸暂停低通气综合征

阻塞性睡眠呼吸暂停低通气综合征（obstructive sleep apnea-hypopnea syndrome，OSAHS）是指成

人在7 h的夜间睡眠时间内，至少有30次呼吸暂停，每次气流中断时间至少在10 s以上（儿童在20 s以上）或呼吸暂停低通气指数（每小时呼吸暂停的平均次数）≥5，并伴有血氧饱和度下降等一系列病理生理改变。

【病因】致病因素较多，但发病机制尚未明确。

1. 上呼吸道任何解剖部位的狭窄或阻塞

如鼻甲肥大、鼻息肉、腺样体肥大、扁桃体肥大、鼻及鼻咽部肿瘤、悬雍垂过长或肥大、巨舌症等。

2. 上呼吸道扩张肌肌张力异常

如颏舌肌、咽侧壁肌肉和软腭肌肉张力异常。

3. 呼吸中枢调节功能异常

见于呼吸中枢受损及颅脑损伤、脑肿瘤等。

4. 内分泌紊乱

如肢端肥大症引起舌体增大，甲状腺功能减退下引起黏液性水肿。

5. 老年性变化

老年期组织松弛、肌张力减退，导致软腭松弛、塌陷。

【临床表现】患者白天的症状有晨起头痛、倦怠、过度嗜睡、记忆力减退、注意力不集中、工作效率低下，还可有情绪和行为的变化。睡眠时打鼾、频繁的呼吸暂停、张口呼吸、躁动、多梦、梦游、遗尿、阳痿等，久之可并发高血压、心律失常、心肺衰竭等。

对于睡眠呼吸暂停的患者，应进行整夜多导睡眠监测仪监测，监测项目包括：脑电图、眼动电图、肌电图、心电图、口鼻气流、胸腹运动、鼾声、血氧饱和度、血压、体位等。通过分析以上监测项目，可以了解患者睡眠期机体的变化，确定睡眠呼吸暂停的分型和程度。常规耳鼻咽喉科检查、纤维鼻咽镜检查、影像学检查、上气道压力测定等，可判断上气道阻塞部位。

【诊断】多导睡眠监测：每夜7 h睡眠过程中呼吸暂停及低通气反复发作30次以上，或呼吸暂停低通气指数≥5。

【治疗】根据患者主要病因、病情及全身状况，可选择不同的治疗方法。

1. 一般治疗及保健措施

减肥、戒酒、建立侧卧位睡眠习惯。

2. 内科治疗

（1）持续正压通气治疗：是目前应用较为广泛并有效的方法之一。鼻腔持续正压通气治疗、睡眠时通过鼻面罩导入气流，压力范围为5~15 cmH₂O（0.5~1.5 kPa），可打开上气道，消除鼾声及呼吸暂停。

（2）应用口器治疗：使下颌前伸，减轻舌后坠。

3. 手术治疗

原则上应采取相应的措施除去致病因素，如鼻息肉摘除、鼻中隔偏曲矫正、扁桃体切除、腺样体切除等。

▶ 思考题

1. 简述慢性咽炎的分类。

2. 简述扁桃体切除的手术适应证和并发症。

3. 简述鼻咽癌的诊断方法及治疗措施。

4. 简述"腺样体面容"的表现。

5. 患者，女性，40岁。主诉：咽部疼痛3天，加重1天。现病史：自诉3天前因受凉出现咽部疼痛不适，吞咽时明显，自服抗生素（药名不详）无明显好转；今晨咽部疼痛明显加重。体检：T 37.8℃，咽部充血，双侧扁桃体充血肿大Ⅱ度，无分泌物，其他物理检查未见异常。血常规：WBC 8.3×10⁹/L，中性粒细胞75%，淋巴细胞20%。①请做出诊断；②为患者拟订诊疗计划；③为患者制订健康教育计划。

第五章　喉部疾病

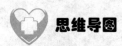
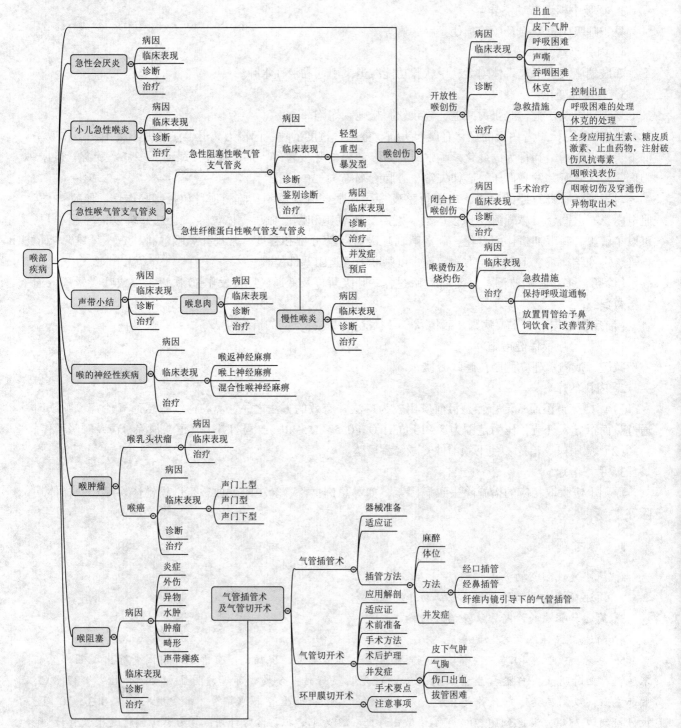

第一节 喉创伤

喉创伤（injuries of the larynx）是指喉部在暴力、理化因素作用下，引起的喉部组织损伤，主要临床表现有出血、呼吸困难、声音嘶哑甚至失声。

一、开放性喉创伤

开放性喉创伤（open trauma of the larynx）指喉部皮肤和软组织破裂，伤口与外界相通的喉创伤，可伤及喉软骨、软骨间筋膜，穿通喉内。开放性喉创伤易累及颈动脉及颈内静脉，发生大出血，枪弹伤则易形成贯穿伤，且可伤及食管及颈椎，战争时较多见。

【病因】外伤，如切伤、刺伤、炸伤、子弹伤等。

【临床表现】

1. 出血

因颈部血运丰富，出血较凶猛，易发生出血性休克。若伤及颈动脉、颈内静脉，因出血难以控制，患者多来不及救治而立即死亡。

2. 皮下气肿

空气可通过喉内及颈部伤口进入颈部软组织内，产生皮下气肿，若空气向周围扩展，可达面部及胸腹部，向下可进入纵隔，形成纵隔气肿。

3. 呼吸困难

成因：①喉软骨骨折、移位，喉黏膜下出血、肿胀所致喉狭窄、梗阻；②气肿、气胸；③喉内创口出血流入气管、支气管，造成呼吸道阻塞。出血、呼吸困难、休克是开放性喉创伤的三个危机现象，应给予高度重视。

4. 声嘶

声带损伤、环杓关节脱位、喉返神经损伤均可导致声嘶乃至失声。

5. 吞咽困难

喉痛、咽损伤所致吞咽疼痛，使吞咽难以进行。若伤口穿通咽部、梨状窝或颈部食管，吞咽及进食时则有唾液和食物自伤口溢出，造成吞咽障碍。

6. 休克

若伤及颈部大血管，患者将在极短时间内丢失大量血液而引起失血性休克。

【诊断】根据外伤史、临床症状、体征和影像学检查结果，易于诊断。

【治疗】

1. 急救措施

（1）控制出血：找到出血血管并将其结扎。如果找不到出血血管，可用纱布填塞止血。

（2）呼吸困难的处理：解除呼吸困难或窒息极为重要，应先将咽喉部血液、唾液吸出，同时给予吸氧，取出异物。紧急情况下，可行环甲膜切开术，待呼吸困难缓解后再改行常规气管切开术。

（3）休克的处理：多为失血性休克，应尽快静脉输入葡萄糖溶液、平衡盐溶液、代血浆和全血，并给予强心剂。

（4）全身应用抗生素、糖皮质激素、止血药物，注射破伤风抗毒素。

2. 手术治疗

（1）咽喉浅表伤：伤后时间短、无污染者，用苯扎溴铵、过氧化氢和生理盐水反复清洗伤口，清创，将筋膜、肌肉、皮下组织、皮肤逐层缝合。有可能污染者，彻底清创后延期缝合。

（2）咽喉切伤及穿通伤：应尽量保留受损的喉软骨，并用黏膜覆盖裸露的软骨，按解剖关系将黏膜、软骨、肌肉逐层对位缝合。如有咽喉及（或）食管瘘，将其周边黏膜严密缝合。

（3）异物取出术：浅表异物可于手术中取出。X 线片可明确显示异物的位置及其与周围各种解剖结构如颈动脉等的关系，充分估计手术危险性和复杂性，做好充分准备后再予以取出。

二、闭合性喉创伤

闭合性喉创伤（closed injury of larynx）是指颈部皮肤及软组织无伤口的喉部损伤，轻者仅有颈部软组织损伤，重者可发生喉软骨移位、骨折、喉黏软骨膜损伤，包括挫伤（contusion）、挤压伤（crush injury）、扼伤（strangulated injury）等。

【病因】颈部遭受外来暴力直接打击，如拳击、交通事故、工伤事故、钝器打击、扼伤、自缢等。偶尔强烈张口与剧烈呕吐可致环甲关节与环杓关节脱位而致喉损伤。

【临床表现】

1. 疼痛

喉及颈部疼痛最为显著，多有明显触痛。疼痛随发声、吞咽、咀嚼、咳嗽而加重，且可向耳部放射。

2. 声音嘶哑或失声

因声带、室带充血、肿胀，软骨脱位，喉返神经损伤所致。

3. 咳嗽及咯血

因挫伤刺激而引起咳嗽（cough）。喉黏膜破裂轻者仅有痰中带血，重者可致严重咯血（hemoptysis）。

4. 颈部皮下气肿

喉软骨骨折、喉黏软骨膜破裂等严重喉挫伤时，空气易于进入喉部周围组织，轻者气肿局限于颈部，重者气肿可扩展到颏颌下、面颊、胸、腰部。若气肿累及纵隔，则出现严重呼吸困难。

5. 呼吸困难

喉黏膜出血、水肿及软骨断裂均可致喉狭窄，双侧喉返神经损伤可引起吸气性呼吸困难（dyspnea）。若出血较多，血液流入下呼吸道，可引起呼吸喘鸣（stridor），重者可导致窒息（asphyxia）。

6. 休克

严重喉挫伤（喉气管离断）可导致外伤性或出血性休克（shock）。

7. 查体

颈部肿胀变形，皮肤片状、条索状瘀斑。喉部触痛明显，可触及喉软骨碎片之摩擦音，有气肿者可扪及捻发音（crepitus）。直接喉镜检查可加速急性较重喉挫伤患者气道阻塞的发生，故不可轻易为之。间接喉镜检查和纤维喉镜检查常见喉黏膜水肿、血肿、出血、撕裂，喉软骨裸露，假性通道，声门狭窄变形，声带活动受限或固定。

颈部 X 线正侧位片、体层片可显示喉骨折部位、气管损伤情况。胸部 X 线片可显示是否有气胸及气肿。颈部 CT 扫描对诊断舌骨、甲状软骨及环状软骨骨折、移位及喉结构变形极有价值。颈部 MRI 对喉部、颈部软组织、血管损伤情况的判断具有重要价值。

【诊断】根据创伤史、临床症状及检查所见，多不难确诊。如仅有颈部皮肤红肿和瘀斑，则难以确立诊断，若有咯血，则可确定诊断。颈部 X 线断层片、CT 扫描、MRI 检查对确定诊断有重要价值。

【治疗】

1. 按一般外科挫伤治疗

适用于仅有软组织损伤，无咯血、无喉软骨移位或骨折及无气道阻塞的喉部创伤。让患者保持安静，颈部制动，进流质或软食，减少吞咽动作。疼痛剧烈者可给予止痛剂，喉黏膜水肿、充血者可给予抗生素及糖皮质激素。严密观察患者呼吸及皮下气肿变化情况，做好气管切开术准备。

2. 气管切开术

有较明显吸气性呼吸困难者应行气管切开术。极危急情况下可行喉内插管术或环甲膜切开术，但要尽快施行标准的气管切开术。

3. 直接喉镜下喉软骨固定术

适用于中度喉挫伤、有喉软骨骨折及轻度移位的患者。

4. 喉裂开喉软骨复位术

适用于喉挫伤严重、喉软骨破碎移位、颈部气肿、呼吸困难及直接喉镜下复位固定术失败的患者。

5. 鼻饲饮食

伤后 10 天内应给予鼻饲饮食，以减少喉部活动，减轻疼痛及呛咳，从而利于创面愈合。

三、喉烫伤及烧灼伤

喉、气管、支气管黏膜受到强的物理因素刺激或接触化学物质后，引起局部组织充血、水肿，以至发生坏死等病变，称为喉部与呼吸道烧伤，包括物理因素所致的喉烧灼伤、喉烫伤、放射损伤及化学物质腐蚀伤。呼吸道烧伤占全身烧伤之 2% ~3% 。由于声门在热气、有毒烟雾或化学物质刺激下反射性关闭，因而上呼吸道烧灼伤较下呼吸道烧灼伤多见且伤情较重。

【病因】

（1）咽、喉与气管直接吸入或喷入高温液体、蒸气或化学气体。

（2）火灾时吸入火焰、烟尘及氧化不全的刺激物等。

（3）误吞或误吸化学腐蚀剂，如强酸、强碱、酚类等。

（4）遭受战用毒剂，如芥子毒气、氯气等侵袭。

（5）放射线损伤，包括深度分布的 X 射线、60 钴、直线加速器等放射治疗所致损伤及战时核武器辐射损伤。

【临床表现】

1. 轻度损伤

损伤在声门及声门以上，出现声音嘶哑、喉痛、唾液增多、咽干、咳嗽多痰、吞咽困难等症状。检查可见头面部皮肤烧伤，鼻、口、咽、喉黏膜充血、肿胀、水泡、溃疡、出血及假膜形成等。吞食腐蚀剂及热液者可见口周皮肤烫伤，食管、胃黏膜烧灼伤及全身中毒症状。

2. 中度损伤

损伤在隆突以上。除上述症状外，有吸气性呼吸困难或窒息。检查除轻度烧灼伤所见外，还可见喉黏膜水肿和糜烂，听诊肺呼吸音粗糙，闻及干啰音及哮鸣音。常伴有下呼吸道黏膜烧伤，易遗留喉瘢痕狭窄。

3. 重度损伤

损伤在支气管，甚至达肺泡。除上述喉烧伤的表现外，有下呼吸道黏膜水肿、糜烂及溃疡，甚至坏死。患者呼吸急促、咳嗽剧烈，可并发肺炎或膜性喉气管炎，可咳出脓血痰和坏死脱落的气管黏膜。误吞腐蚀剂者可致喉、气管、食管瘘。若烧伤范围广泛，则可导致严重而广泛的阻塞性肺不张、支气管肺炎、肺水肿，进而出现呼吸功能衰竭。

【治疗】

1. 急救措施

（1）早期处理：热液烫伤者可口含冰块或用冷开水漱口、冷敷颈部。强酸、强碱烧伤者应立即用清水冲洗口腔、咽部并采用中和疗法。对于强酸烧伤者，可给予牛奶、蛋清或 2% ~5% 碳酸氢钠溶液；对于强碱烧伤者，可给予食醋、1% 稀盐酸或 5% 氯化氨等涂布伤处或吞服、雾化吸入中和药物。

（2）全身治疗：充分补液，维持水、电解质平衡，吸氧。重度者需行紧急气管插管，也可给予高压氧治疗，纠正休克，保护心肺功能。全身应用抗生素预防感染，应用糖皮质激素防止呼吸道黏膜水肿。

2. 保持呼吸道通畅

（1）上呼吸道阻塞、分泌物多而咳出困难者，为防止窒息，可行气管内插管或气管切开术。

（2）应用解痉药物，以解除支气管痉挛。

（3）每日雾化吸入，气管内滴入抗生素生理盐水，以防气道被干痂阻塞。

3. 放置胃管给予鼻饲饮食，改善营养

强酸、强碱导致喉烧伤时，放置胃管可防止下咽和食管因瘢痕挛缩而封闭。

第二节　急性会厌炎

急性会厌炎（acute epiglottitis）是发生在会厌舌面黏膜的急性炎症，又称急性声门上喉炎，为耳鼻咽喉科常见急重症，具有起病急、进展快，会厌显著水肿和脓肿形成，易引起喉阻塞甚至窒息死亡等特点，以冬、春季节多见，好发于成人。

【病因】细菌感染为最常见病因，变态反应、外伤、吸入刺激性有害气体、放射线损伤及邻近器官的急性炎症也可引起本病。

【临床表现】起病急骤，全身症状有畏寒、发热、乏力等。局部喉痛剧烈，吞咽时加重，进食困难，严重时连唾液也难咽下，讲话含糊不清。重者出现呼吸困难，甚至窒息。

检查：患者呈急性病容，严重者有呼吸困难。口咽部检查多无明显改变，口内及喉咽部常有积液。间接喉镜检查可见会厌明显充血、肿胀，严重时会厌呈球形。有脓肿形成时，黏膜表面可见黄白色脓点。由于肿胀会厌的遮挡，室带、声带等喉部结构不易被看到。X线喉侧位摄片，可见声门上区软组织、会厌肿胀，对不能配合喉镜检查的儿童有诊断价值。

【诊断】对主诉有剧烈咽喉疼痛，吞咽时加重，口咽部检查无明显异常者，应常规行喉镜检查，以免漏诊。

【治疗】成人急性会厌炎较危险，发展迅速，病情险恶，可迅速发生致命性呼吸道梗阻。必要时行气管切开或气管插管。治疗以抗感染及保持呼吸道通畅为原则。全身应用足量抗生素和糖皮质激素，如青霉素类、头孢菌素类、地塞米松等。雾化吸入有助于消除肿胀，并使分泌物稀释易于咳出。如患者呼吸困难严重，药物治疗无改善，应及时行气管切开。若会厌脓肿形成，可在直接喉镜下切开排脓。

第三节　小儿急性喉炎（6个月～3岁）

小儿急性喉炎（acute laryngitis in children）是小儿以声门区为主的喉黏膜的急性炎症，常累及声门下区黏膜和黏膜下组织，多在冬春季发病，1～2月份为高峰期，婴幼儿多见。

【病因】常继发于急性鼻炎、咽炎。大多数由病毒引起，最易分离的是副流感病毒，占2/3。此外还有腺病毒、流感病毒、麻疹病毒等。引起感染的细菌多为金黄色葡萄球菌、乙型链球菌、肺炎双球菌等。上呼吸道慢性病易诱发喉炎，为流感、百日咳、麻疹、猩红热等急性传染病的并发症。

【临床表现】起病较急，进展快，多有发热、声嘶、咳嗽等。早期以喉痉挛为主，声嘶多不严重，表现为阵发性犬吠样咳嗽或呼吸困难，继之有黏稠痰液咳出，屡次发作后可能出现持续性喉梗阻症状，如哮吼性咳嗽、吸气性喘鸣。也可突然发病，小儿夜间骤然重度声嘶、频繁咳嗽、咳声较钝、吼叫。严重者吸气时有锁骨上窝、肋间隙、胸骨上窝及上腹部显著凹陷，面色发绀或烦躁不安，呼吸变慢，10～15次/分，晚期则呼吸浅快。如不及时治疗，病情进一步发展，可出现发绀、出汗、面色苍白、呼吸无力，甚至呼吸循环衰竭、昏迷、抽搐、死亡。

【诊断】根据病史、发病季节及特有症状，如声嘶、喉喘鸣、犬吠样咳嗽声、吸气性呼吸困难，可初步诊断。

【治疗】解除喉阻塞。应及早使用足量有效的抗生素和糖皮质激素，以减轻黏膜肿胀。抗生素可选用青霉素类或头孢类，根据病情，肌内注射或静脉滴注地塞米松。对于重度喉阻塞患者，若药物治疗无好转，应及时行气管切开术。注意补充液体，维持水、电解质平衡。适当使用镇静剂，避免患儿哭闹，减轻呼吸困难。

🔲 第四节　急性喉气管支气管炎 🔲

急性喉气管支气管炎（acute laryngotracheobronchitis）为喉、气管、支气管黏膜的急性弥漫性炎症，多见于 5 岁以下儿童，2 岁左右发病率最高，男性多于女性，冬、春季发病较多，病情发展急骤，病死率较高。按其主要病理变化，分为急性阻塞性喉气管支气管炎和急性纤维蛋白性喉气管支气管炎，二者之间的过渡形式较为常见。

一、急性阻塞性喉气管支气管炎

急性阻塞性喉气管支气管炎（acute obstructive laryngotracheobronchitis），又名假性哮吼、流感性哮吼、传染性急性喉气管支气管炎。

【病因】

1. 感染

病毒感染是最主要的病因。本病多发生于流感流行期，除流感外，本病也可发生于麻疹、猩红热、百日咳及天花流行期。病变的继续发展与继发性细菌感染有密切关系。常见致病菌为溶血性链球菌、金黄色葡萄球菌、肺炎双球菌、流感嗜血杆菌等。

2. 气候变化

本病多发生于干冷季节，尤其是气候突变时，故有些学者认为其与气候变化有关。因呼吸道纤毛的运动和肺泡的气体交换均须在一定的湿度和温度下进行，干冷空气不利于保持喉、气管和支气管正常生理功能，故于冷季节易罹患呼吸道感染。

3. 胃食管咽反流

胃食管咽反流是咽喉疾病的病因。

4. 局部抵抗力降低

呼吸道异物取出术、支气管镜检查术后，以及呼吸道腐蚀伤后也易发生急性喉气管支气管炎。

5. 体质状况

体质较差者易患本病。

6. C1 – 酯酶抑制剂缺乏或功能障碍

本病为染色体显性遗传性疾病。

【临床表现】一般将其分为三型。

1. 轻型

此型多为喉气管黏膜的一般炎性水肿性病变。患儿起病较缓，常在夜间熟睡中突然惊醒，出现吸气性呼吸困难及喘鸣，伴有发绀、烦躁不安等喉痉挛症状，经安慰或拍背等一般处理后，症状逐渐消失，每至夜间又再发生。常在夜间发病的原因，可能与常伴有急性或亚急性鼻咽炎，夜间潴留于鼻咽部的黏液向下流入喉，入睡后黏液积聚于声门，引起喉痉挛有关。若及时治疗，易获痊愈。

2. 重型

其可由轻型发展而来，也可以起病为重型，表现为高热，咳嗽不畅，有时如犬吠声，声音稍嘶哑，持续性渐进的吸气性呼吸困难及喘鸣，可出现发绀。病变向下发展，呼吸困难及喘鸣逐渐呈现为吸气与呼气均困难的混合性呼吸困难及喘鸣。呼吸由慢深渐至浅快。患儿因缺氧烦躁不安。病情发展，可出现明显全身中毒症状及循环系统受损症状，肺部并发症也多见。

3. 暴发型

此型少见，发展极快，除呼吸困难外，早期出现中毒症状，如面色灰白、咳嗽反射消失、失水、虚脱，以及呼吸循环衰竭或中枢神经系统症状，患儿可于数小时或一日内死亡。

局部检查：咽部不一定有急性炎症表现。纤维声带镜或纤维支气管镜检查，可见自声门以下黏膜弥漫性充血、肿胀，以声门下腔最明显，正常的气管软骨环显示不清楚。气管、支气管内可见黏稠分泌物。喉内镜检查不仅可使呼吸困难加重，还有反射性引起心搏骤停的危险。

【诊断】 根据上述症状，尤其当高热传染病之后，患儿出现喉梗阻症状，表明病变已向下发展。结合检查，常可明确诊断。

【鉴别诊断】 须与气管支气管异物、急性细支气管炎、支气管哮喘、百日咳、流行性腮腺炎、猩红热等相鉴别。

【治疗】 对轻型者，治疗同小儿急性喉炎，但须密切观察。对重症病例，治疗重点为保持呼吸道通畅。

（1）给氧、解痉、化痰、解除呼吸道阻塞，对喉梗阻或下呼吸道阻塞严重者须行气管切开术，并通过气管切开口滴药及吸引，清除下呼吸道黏稠的分泌物。中毒症状明显者，须考虑早行气管切开术。

（2）立即静脉滴注足量敏感的抗生素及糖皮质激素。开始剂量宜大，呼吸困难改善后逐渐减量，至症状消失后停药。

（3）抗病毒治疗。

（4）室内保持一定湿度和温度（湿度70%以上，温度以18～20℃为宜）。

（5）忌用呼吸中枢抑制剂（如吗啡）和阿托品类药物，以免分泌物更干燥，加重呼吸道阻塞。

（6）正确哺乳，减少新生儿和婴幼儿的胃食管咽反流。

二、急性纤维蛋白性喉气管支气管炎

急性纤维蛋白性喉气管支气管炎（acute fibrinous laryngotracheobronchitis），也称纤维蛋白样－出血性气管支气管炎，纤维蛋白性化脓性气管支气管炎，流感性（或恶性，超急性）纤维蛋白性喉气管支气管炎，急性膜性喉气管支气管炎，急性假膜性坏死性喉气管支气管炎等。其多见于幼儿，与急性阻塞性喉气管支气管炎虽同为喉以下呼吸道的化脓性感染，但病情更为险恶，病死率较高。

【病因】

（1）阻塞性喉气管支气管炎的进一步发展。下呼吸道中有痂皮和膜状物生成。

（2）流感病毒感染后继发细菌感染。

（3）诱因：创伤、异物致局部抵抗力下降，长时间气管内插管，呼吸道烧伤。

【临床表现】

（1）突发严重的混合性呼吸困难。呼吸时呈干性阻塞性噪响，可伴有严重的双重性喘鸣。咳嗽有痰声，但痰液无法咳出。如假膜脱落，可出现阵发性呼吸困难加重，气管内有异物拍击声，哭闹时加剧。

（2）高热，烦躁不安，面色发绀或灰白，可迅速出现循环衰竭或中枢神经系统症状，如抽搐、惊厥、呕吐。发生酸中毒及水、电解质失衡者也多见。

检查参见急性阻塞性喉气管支气管炎，常有混合性呼吸困难，胸骨上窝、肋间隙、上腹部等处有吸气性凹陷，伴以锁骨上窝处呼气性膨出。呼吸音减弱或有笛音，甚至可闻及异物拍击声。气管切开后可咳出大量黏稠的纤维蛋白性脓痰及痂皮，咳出后呼吸困难可明显改善。如行支气管镜检查，可见杓状软骨间切迹、气管及支气管内有硬性痂皮及假膜。

【诊断】 根据典型病史和体征，需高度怀疑本病。支气管镜下所见是本病的重要依据。

【治疗】 同急性阻塞性喉气管支气管炎，应及早进行血氧饱和度监测和心电监护。较严重者，需行气管切开术，术后通过气管套管口滴药消炎、稀释痰液，因再以一般的抽吸方法常不能将阻塞于下呼吸道的痂皮及假膜顺利除去。有时须反复施行支气管镜检查，将痂皮及假膜钳出和吸出，呼吸困难始得缓解。

【并发症】 常见的并发症为败血症或菌血症，其次是心包炎、弥漫性支气管肺炎、脑膜炎、脑炎等。

【预后】 预后较差，有一定病死率。

第五节　慢性喉炎

慢性喉炎（chronic laryngitis）是指喉部的慢性非特异性炎症，为喉部常见病，是引起长期声音嘶哑的主要原因之一。根据病变程度、特性的不同，一般可分为慢性单纯性喉炎（chronic simple laryngitis）、慢性萎缩性喉炎（chronic atrophic laryngitis）和慢性增生性喉炎（chronic hyperplastic laryngitis）等。

【病因】反复发作的急性喉炎、用声过度、烟酒过度、长期吸入有害气体或粉尘为本病的主要原因。邻近器官的慢性炎症如鼻腔、鼻窦或咽部慢性炎症可直接扩展到喉部。下呼吸道的慢性炎症、长期咳嗽及脓性分泌物刺激喉部黏膜可诱发本病。

【临床表现】

1. 声嘶

不同程度的声音嘶哑为其主要症状，初为间歇性，发声易疲劳，说话费力，逐渐加重成为持续性，如累及环杓关节，则在晨起或声带休息较久后声嘶反而显著，但失声者甚少。

2. 喉部不适

喉部微痛及有紧缩感、异物感等，常做干咳动作以缓解喉部不适。

3. 喉镜检查

慢性单纯性喉炎见喉黏膜弥漫充血，声带由白色变粉红色，边缘变钝。声带表面有时可见分泌物；肥厚性喉炎表现为声带充血增厚，声带表面粗糙不平，声门闭合不全，室带亦可发生肥厚，遮盖声带；萎缩性喉炎表现为喉黏膜变薄、干燥，严重者喉黏膜表面有痂皮附着，声门闭合时有梭形裂隙。

【诊断】根据长期声嘶的病史，结合喉镜检查，可做出诊断。应注意与其他引起声嘶的疾病如喉结核、早期喉癌等鉴别，必要时行接触内镜和纤维喉镜检查或活检。

【治疗】

1. 去除病因

避免长时间过度用声，戒除烟酒，改善工作环境，积极治疗鼻腔、鼻窦的慢性炎症，解除鼻阻塞，控制咽部及下呼吸道的炎症。

2. 雾化吸入

用庆大霉素注射剂4万~8万 U 和地塞米松5 mg，加生理盐水20 mL，放入雾化器中雾化吸入，每日1次，5次一个疗程。

3. 中药治疗

可选用清音丸、黄氏响声丸等。

第六节　喉息肉

喉息肉（laryngeal polypus），发生于声带者称为声带息肉（polyp of vocal cord），绝大多数喉息肉均为声带息肉。其好发于一侧声带的前、中1/3交界处边缘，多为单侧，也可为双侧。

【病因】多为发声不当或用声过度所致；也可继发于上呼吸道感染，局部慢性炎症造成黏膜充血、水肿，引起喉息肉。

【临床表现】主要是声嘶，其程度和息肉大小及部位有关，息肉大者声嘶重，息肉长在声带游离缘处声嘶明显，长在声带表面对发声的影响小。声带息肉大者可以堵塞声门引起呼吸困难。喉镜检查可见一侧声带前、中1/3附近有半透明、白色或粉红色的肿物，表面光滑，带蒂或广基。带蒂的息肉有时随呼吸上下活动。

【诊断】主要依据症状和喉镜检查诊断。长期声嘶，喉镜检查见双侧声带前、中1/3交界处有表面光滑、半透明、带蒂如水滴状新生物，即可做出诊断。

【治疗】以手术切除为主，辅以糖皮质激素、抗生素、维生素及超声雾化等治疗。

（1）早期应噤声，给予药物雾化吸入及超短波理疗，或可消失。

（2）手术切除。手术方法有多种，可视具体情况而定，目前有电子喉镜或纤维喉镜下切除法、间接喉镜下切除法、直接喉镜下切除法、全身麻醉支撑喉镜下喉显微手术切除法。电子喉镜或纤维喉镜下切除法或激光切除法手术简便，患者基本上无痛苦，费用较少，有条件时可作为首选方法。

第七节　声带小结

声带小结（vocal nodules）多见于儿童、歌唱演员及教师，发生于儿童者又称喊叫小结（screaner's nodules），是慢性喉炎的一型更微小的纤维结节性病变，多见于声带游离缘前、中 1/3 交界处，常由炎性病变逐渐形成。

【病因】与声带息肉相似。长期用声过度或用声不当是本病的主要原因。

【临床表现】主要为声嘶，早期时发高音破裂，用声多时感疲劳，时好时坏。以后逐渐加重，声嘶呈持续性。轻者为间歇性声嘶，发声易疲劳，音色粗糙，发高音困难，重者沙哑，甚至失声。喉镜检查见双侧声带前、中 1/3 交界处有对称性结节状隆起。早期小结呈粉红色，病程长者，小结呈白色，表面光滑。发声时两侧的小结相靠而妨碍声带闭合。

【诊断】主要依据症状和喉镜检查诊断。长期声嘶，喉镜检查见双侧声带前、中 1/3 交界处有对称性结节状隆起，即可做出诊断。

【治疗】注意声带休息，进行发声训练，行手术和药物治疗。

（1）早期声带小结，通过噤声让声带充分休息，可自行消失。儿童的声带小结也可能在青春发育期自行消失。雾化吸入和应用中药如金嗓散结丸等可辅助治疗。

（2）经保守治疗无效者，可在表面麻醉下经纤维喉镜行声带小结切除或激光治疗，也可在全身麻醉支撑喉镜下行喉显微手术，将小结切除。术后应噤声两周，并用抗生素及糖皮质激素雾化吸入。

第八节　喉的神经性疾病

喉的神经性疾病包括感觉神经性疾病和运动神经性疾病。喉感觉神经性疾病有感觉过敏及感觉异常和感觉减退、麻痹两种。本节主要介绍喉运动神经性疾病中的喉麻痹。

喉麻痹（laryngo paralysis）是由喉内肌运动神经病变引起的声带运动障碍。

【病因】按病变部位分中枢性、周围性两种，周围性多见，中枢性与周围性的比例约为 1∶10。

喉返神经和喉上神经均起源于疑核的迷走神经，由于疑核接受双侧大脑神经纤维，所以核以上的中枢神经病变一般不会造成声带运动障碍。延髓病变如炎症、肿瘤、外伤、血管病变等可引起中枢性喉麻痹。喉返神经、喉上神经及分出上述两支神经前的迷走神经损害，可引起周围性喉麻痹，常见原因有外伤、手术损伤、肿瘤、周围神经炎等。临床上约 1/3 的喉麻痹找不到确切病因。

【临床表现】临床表现为单侧或双侧声带瘫痪。因左侧喉返神经径路较右侧长，受损害的概率较大，故左侧声带瘫痪发生率较高。

1. 喉返神经麻痹

多是单侧麻痹，以左侧多见。主要症状为声音嘶哑，说话费力，易疲劳，声时缩短。喉镜检查可见患侧声带固定于旁正中位。初期发音时，健侧声带闭合到正中位，双侧声带间有裂隙，后期出现代偿，发音时健侧声带超越中线靠拢患侧声带，发音好转。双侧喉返神经麻痹多见于喉外伤或甲状腺手术，发病突然，双侧声带固定于旁正中位或正中位，呼吸困难，常需紧急行气管切开术。

2. 喉上神经麻痹

因环甲肌麻痹，患侧声带张力丧失，不能发高音，声音粗而弱，声时缩短。一侧麻痹时，因健侧环甲肌收缩，环状软骨前缘向同侧旋转，后缘向对侧旋转，喉镜下见声门偏斜，前联合偏向健侧，后联合偏向患侧，声带松弛无力，呈弓形。双侧麻痹者，喉黏膜感觉丧失，易发生吸入性肺炎。

3. 混合性喉神经麻痹

其系喉返神经及喉上神经全部麻痹，单侧性者常见于颈部外伤、手术损伤，发音嘶哑更为显著。喉镜检查见患侧声带固定于中间位。以后因健侧声带代偿，发音稍好转。双侧性者，两侧声带均呈中间位。

【治疗】主要是病因治疗，恢复或改善喉功能。由肿物压迫引起者，应行肿物切除。单侧声带麻痹久治不愈、发音不良者，可行声带内注射 50% 特氟隆甘油混悬液或甲状软骨成形术，使声带向内移位，改善发音。双侧麻痹，有呼吸困难者，须行气管切开术或声带外展移位固定术，使声门开大，改善呼吸功能。目前认为恢复声带自主运动，重建喉功能较理想的方法是喉神经再支配术，手术方式主要有神经吻合术、神经植入术、神经肌蒂移植术。

第九节　喉肿瘤

一、喉乳头状瘤

喉乳头状瘤（papilloma of larynx）是喉部最常见的良性肿瘤，可发生于任何年龄，甚至新生儿，但以 10 岁以下儿童多见。发生在儿童的喉乳头状瘤常为多发性，生长较快，易复发。成人喉乳头状瘤多为单发，有恶变倾向。

【病因】目前认为喉乳头状瘤由喉乳头状瘤病毒（HPV）感染引起，电镜检查已证实在细胞内有乳头状瘤病毒体的存在。

【临床表现】进行性声嘶，肿瘤较大者甚至失声，也可出现喉鸣及呼吸困难。儿童型者常为多发性，生长较快，声嘶进行性加重，甚至失声，易发生喉阻塞。成年型者病程发展较缓慢，常见症状为进行性声嘶，肿瘤大者甚至失声，亦可出现咳嗽、喉喘鸣和呼吸困难。间接喉镜和纤维喉镜检查可见肿瘤呈苍白、淡红或暗红色，表面不平，呈乳头状增生。儿童患者的基底甚广，成人患者以单个带蒂较为常见，可发生于声带、室带及声门下区，亦可蔓延到下咽及气管。

【治疗】主要以手术切除为主。

支撑喉镜下应用 CO_2 激光切除肿瘤是最有效的治疗手段，儿童患者易复发，常需多次手术治疗。手术时应注意保护喉内正常黏膜，防止瘢痕粘连。儿童患者一般到 7～8 岁以后复发时间逐渐延长，病情缓解。

药物治疗：多应用干扰素和其他抗病毒药物治疗喉乳头状瘤，对病程有暂时延缓作用。

二、喉癌

喉癌（cancer of larynx）的发病率有日益增高的趋势，在我国以东北地区发病率最高，好发年龄为 50～70 岁，男性多于女性，城市高于农村。

【病因】喉癌的病因目前尚未查清。现有资料证明：长期吸烟、饮酒、吸入有害的化学气体、病毒感染以及喉白斑等，与喉癌的发病密切相关。

【临床表现】喉癌分为声门上型、声门型和声门下型 3 种。

1. 声门上型

早期为喉部有异物感或不适感。稍晚期出现咳嗽、痰中带血、喉痛，还可出现颈部转移性肿块，多无声嘶。晚期出现呼吸困难、声嘶和吞咽痛。

2. 声门型

早期出现声嘶，逐渐加重。晚期因癌肿较大，患侧声带固定，致声门裂狭窄，发生呼吸困难，甚至窒息。最后，患者可因大出血、吸入性肺炎或恶病质而死亡。

3. 声门下型

早期可无症状。肿瘤侵及声带时，发生声嘶。晚期则出现呼吸困难及颈部淋巴结转移。当肿瘤发展到相当程度时，可出现刺激性咳嗽、声嘶、咯血和呼吸困难等。

【诊断】凡年龄超过40岁，有声嘶或咽喉部不适、异物感者，均应用喉镜仔细检查，以免漏诊。对可疑病变，应在间接喉镜、直接喉镜或纤维喉镜下进行活检，确定诊断。喉部X线侧位片、断层摄片、喉部CT及MRI等检查有助于了解肿瘤的浸润范围。

【治疗】以手术治疗为主。根据病变范围，酌情行喉部分切除术或喉全切除术。在彻底切除肿瘤的基础上可行发声重建术，以恢复喉的发音功能。术前发现有颈淋巴结转移者，应同时行颈廓清术。

早期声门癌放疗与手术效果相同。晚期喉癌或因其他因素不适于手术者，也可行放疗，化疗仅作为辅助治疗或姑息疗法。

第十节　喉阻塞

喉阻塞（laryngeal obstruction）是因喉部或其相邻组织病变，喉部通道发生狭窄或阻塞引起的以吸气性呼吸困难为主的症候群，亦称喉梗阻。如不积极治疗，严重者可发生窒息死亡。

【病因】

1. 炎症

如小儿急性喉炎、急性喉气管支气管炎、白喉、急性会厌炎、喉脓肿、咽后脓肿等。

2. 外伤

喉部挫伤、切割伤、烧灼伤、火器伤、高热蒸气吸入或毒气吸入。

3. 异物

喉部、气管异物不仅可造成机械性阻塞，还可引起喉痉挛。

4. 水肿

喉血管神经性水肿，药物过敏反应，心、肾疾病引起的水肿。

5. 肿瘤

喉癌、多发性喉乳头状瘤、喉咽肿瘤、甲状腺肿瘤。

6. 畸形

喉蹼、先天性喉鸣、喉软骨畸形、喉瘢痕狭窄。

7. 声带瘫痪

双侧声带外展瘫痪。

【临床表现】

1. 吸气性呼吸困难

其为喉阻塞的主要症状。由于声门是喉腔最狭窄部位，两侧声带略向上倾斜，正常情况下，吸气时气流虽能将声带向下、向内推压，但通过声带外展可使声门裂开大，故吸气通畅。当声门狭窄时，吸气期气流将声带向下、向内推压，使原本狭窄的声门更加狭窄，造成吸气性呼吸困难。表现为吸气运动加强，时间延长，吸气深而慢；呼气时气流向上外推开声带，声门裂开大，故无呼气困难。

2. 吸气性喉喘鸣

吸气时气流通过狭窄的声门，在声门下形成涡流，声带振动而发出喉喘鸣音。喉阻塞愈重，喘鸣声愈大。

3. 吸气性软组织凹陷

因吸气时气体不易通过声门进入肺部，胸腹部辅助呼吸肌便代偿性加强运动，将胸腔扩张，但因气流不足，肺叶不能相应膨胀，导致胸腔负压增高，引起胸骨上窝、锁骨上窝、肋间隙及剑突下软组织凹陷，称为四凹征。凹陷程度随呼吸困难程度加重而加深，由于儿童肌张力较弱，凹陷更显著。

4. 声嘶

若病变发生于声门区，则出现声嘶，甚至失音。

5. 全身症状

因呼吸困难可引起缺氧症状，表现为烦躁不安、四肢发冷、出汗、面色苍白、发绀、心率加快，若不及时纠正，可出现循环衰竭、昏迷，甚至死亡。

6. 呼吸困难分度

根据喉阻塞症状和体征的严重程度，临床上常将喉源性呼吸困难分为4度。

1度：安静时无呼吸困难，活动或哭闹时有轻度吸气性呼吸困难，稍有吸气性喉喘鸣和软组织凹陷，无缺氧表现。

2度：安静时有轻度吸气性呼吸困难、吸气期喉喘鸣和吸气性软组织凹陷，活动时加重，但不影响睡眠和进食，无烦躁不安等缺氧症状，脉搏尚正常。

3度：有明显吸气性呼吸困难，喉喘鸣声较响，三凹征显著，并出现缺氧症状，如烦躁不安，不易入睡，不愿进食，脉搏加快。

4度：极度呼吸困难，患者坐卧不安、手足乱动，面色苍白、出冷汗，定向力丧失，心律不齐、脉搏细弱、血压下降，甚至昏迷、大小便失禁，若不及时抢救，可因心衰或窒息而死亡。

【诊断】

根据病史、症状和体征，喉阻塞的诊断并不难，重要的是查明病因。对呼吸困难严重者，应先解除其呼吸困难，再查找病因。

喉阻塞引起的呼吸困难，临床上还必须与支气管哮喘、气管支气管炎等引起的呼气性、混合性呼吸困难相鉴别（表2-5-1）。

表2-5-1　吸气性呼吸困难与呼气性、混合性呼吸困难的鉴别

病因及临床表现	吸气性呼吸困难	呼气性呼吸困难	混合性呼吸困难
病因	咽、喉、气管上段等处的阻塞性疾病，如咽后脓肿、喉炎、肿瘤、异物或白喉	小支气管阻塞性疾病，如支气管哮喘、肺气肿	气管中、下段阻塞性疾病，或上、下呼吸道同时有阻塞性疾病，如喉气管支气管炎、气管肿瘤
呼吸深度与频率	吸气运动加强、延长，呼吸频率基本不变或减慢	呼气运动增强、延长，吸气运动亦稍加强	吸气与呼气均增强
颈、胸部软组织凹陷	吸气时有明显四凹征	无四凹征	无明显四凹征，以吸气期呼吸困难为主者有凹凸征
呼吸时伴发声音	吸气期喉喘鸣	呼气期哮鸣	除上呼吸道伴有病变者外，呼吸时一般不伴发明显声音
咽、喉、肺部检查	咽、喉检查有阻塞性病变，肺部有充气不足的体征	肺部有充气过多的体征	胸骨后可闻及气管内有呼吸期哮鸣声

【治疗】

对急性喉阻塞患者，须争分夺秒，迅速解除呼吸困难。根据其病因和呼吸困难的程度，采取药物或手术治疗。

（1）明确病因，积极进行病因治疗。如疾病由炎症引起，使用足量抗生素和糖皮质激素。

（2）因炎症引起者，用足量有效的抗生素和糖皮质激素，大多可避免气管切开术。若疾病由异物引起，应迅速取出异物。如疾病为喉肿瘤、喉外伤等，应考虑行气管切开术。

（3）因炎症引起者，可在密切观察下使用药物治疗，并做好气管切开术的准备。若药物治疗未见好转，即行气管切开术。如为肿瘤、外伤等，则立即行气管切开术。

（4）若病情十分紧急，可先行环甲膜切开术，或先气管插管，再行气管切开术，待病情缓解后再行

病因治疗。

第十一节 气管插管术及气管切开术

一、气管插管术

气管插管术（endotracheal intubation）是解除上呼吸道阻塞，保证呼吸道通畅和进行人工呼吸的有效措施，是临床抢救危重呼吸困难的重要方法。

【器械准备】麻醉喉镜、气管导管、气管导管衔接管、牙垫、导管管芯、吸痰管、注射器。

【适应证】

（1）各种原因所致的呼吸衰竭，需心肺复苏以及气管内麻醉者。

（2）需加压给氧者。

（3）防止呕吐物、分泌物流入气管及随时吸除分泌物。

（4）气道堵塞的抢救。

（5）复苏术中及抢救新生儿窒息等。

【插管方法】

1. 麻醉

小儿可不用麻醉，成年人用1%丁卡因喷咽部及喉部行表面麻醉。

2. 体位

多取仰卧位，头部略抬高及后仰。

3. 方法

（1）经口插管：用纱布垫于患者上门齿处。术者左手持麻醉喉镜或直接喉镜伸至咽喉部，见到会厌，将会厌抬起，暴露声门，右手持内有金属导芯（一般用较粗的钢丝）之插管前端置于声门上，当吸气声门张开时，立即将插管插入，管后端有气体呼出即表示管已插入气管。调整插管至适当深度后，拔出金属导芯。将阻咬器与插管一并固定于颊部。

（2）经鼻插管：选用适当型号之鼻插管，管外涂润滑油，管经鼻腔进入，经鼻咽部和口咽部，调整头部位置后，将管经喉插入气管。插管有困难时，可用麻醉喉镜按上述方法将插管经声门插入。

（3）纤维内镜引导下的气管插管：因张口困难、小颌畸形等原因麻醉喉镜下暴露声门困难，或经口、经鼻插管失败，可用此法。方法：口咽、喉、鼻腔黏膜表面麻醉（应用1%丁卡因）后，选用纤维喉镜或纤维气管镜穿过插管，经口或经鼻将纤维内镜插入喉或气管，再顺势将麻醉插管在纤维内镜的引导下推入气管内。

插管后做人工呼吸时，应观察两侧胸廓扩张是否对称及听诊两侧肺部呼吸音是否相等。

【并发症】气管插管术的并发症有喉、气管擦伤，溃疡，水肿，肉芽形成，杓状软骨脱位，环杓关节炎，膜性气管炎。严重者可引起喉狭窄，引起并发症的原因是：①操作者技术不熟练或操作不慎；②插管质量不好；③选管不当，用管过粗；④继发感染；⑤插管时间过长。

二、气管切开术

气管切开术（tracheotomy）是一种切开颈段气管前壁，通过气管套管建立新的呼吸通道的急救手术，最初仅用于解除喉阻塞引起的呼吸困难。随着对呼吸道的病理生理功能的深入研究，近些年气管切开术更多用于各种原因引起的下呼吸道分泌物阻塞。其可以减少呼吸道无效腔，可经气管套管将下呼吸道分泌物吸出，减小呼吸阻力，调整胸膜腔内压，改善循环状态，便于连接呼吸机，纠正缺氧及二氧化碳蓄积。

【应用解剖】颈段气管位于颈部正中，前面有皮肤、筋膜、胸骨舌骨肌及胸骨甲状肌等组织覆盖。两侧带状肌的内侧缘在颈中线互相衔接，形成白线，施行气管切开术时循此线向深部分离，较易暴露气管。颈段气管有7~8个气管环，甲状腺峡部一般位于第2至第4气管环，气管切口宜在峡部下缘进行，避免损伤甲状腺而引起出血。无名动脉、静脉位于第7至第8气管环前壁，故切口亦不宜太低。气管后壁无软骨，与食管前壁相接，切开气管时，不可切入过深，以免损伤食管壁。

颈总动脉、颈内静脉位于两侧胸锁乳突肌的深部，在环状软骨水平上述血管距离中线位置较远，向下逐渐移向中线，于胸骨上窝处与气管靠近，有人将胸骨上窝为顶、胸锁乳突肌前缘为边的三角形区域称为安全三角区，气管切开水平在此三角区内沿中线进行，可避免损伤颈部大血管。

【适应证】

1. 喉阻塞

任何原因引起的3~4度喉阻塞，尤其是病因不能很快解除时，应及时行气管切开术。

2. 下呼吸道阻塞

如昏迷、颅脑病变、神经麻痹、呼吸道烧伤等引起喉肌麻痹，咳嗽反射消失，以致下呼吸道分泌物潴留或呕吐物易进入气管不能咳出。

3. 某些手术的前置手术

如颌面部、口腔、咽、喉部手术时，为防止血液流入下呼吸道或术后局部肿胀阻碍呼吸，行预防性气管切开术。

【术前准备】

（1）备好手术器械，包括手术刀、剪刀、甲状腺拉钩、血管钳、镊子、吸引器等。

（2）选用合适的气管套管，按年龄备好气管套管。

（3）备好氧气、气管插管、麻醉喉镜及抢救药品。

【手术方法】

1. 体位

一般取仰卧位，垫肩、头后仰，助手固定患者的头部，保持正中位。如垫肩加重呼吸困难，则可待切开皮肤，分离颈前组织后再垫肩。若患者呼吸困难严重不能仰卧时，可取半卧位或坐位进行手术。

2. 常规消毒铺巾

检查消毒铺巾包，并对手术部位进行消毒。

3. 麻醉

一般采用局麻，用1%普鲁卡因或1%利多卡因行颈前皮下及筋膜下浸润。

4. 手术步骤

（1）切口：可采用直切口，自甲状软骨下缘至接近胸骨上窝处，沿颈前正中线切开皮肤及皮下组织至胸骨上窝处，或于环状软骨下缘3 cm处取横切口。

（2）分离颈前肌层：用止血钳沿颈中线做钝性分离，以拉钩将胸骨舌骨肌、胸骨甲状肌用相等力量向两侧牵拉，以保持气管的正中位置，并常以手指触摸环状软骨及气管，以便手术始终沿气管前中线进行。

（3）暴露气管：甲状腺峡部覆盖于第2至第4环的气管前壁，若峡部不宽，在其下缘稍行分离，向上牵拉，便能暴露气管；若峡部过宽，可将其切断，缝扎止血以便暴露气管。

（4）确认气管：分离甲状腺后，可透过气管前筋膜隐约看到气管环，并可用手指摸到环形的软骨结构。可用注射器穿刺，观察有无气体抽出，以免在紧急时把颈侧大血管误认为气管。必要时也可先找到环状软骨，然后向下解剖，寻找并确认气管。

（5）切开气管：确定气管后，往气管内注入2 mL 0.5%丁卡因或2 mL 1%利多卡因。于第2至第4气管环处，用刀片自下向上挑开2个气管环，或做一舌形瓣切开气管前壁，形成一个舌形气管前壁瓣。将该瓣与皮下组织缝合固定一针，以防以后气管套管脱出后，或换管时不易找到气管切开的位置，从而造成窒息。

（6）插入气管套管：用气管扩张器或弯止血钳撑开气管切口，插入已选好的带管芯的套管，立即取出管芯，放入内管。若有分泌物自管口咳出，证实套管确已插入气管。如无分泌物咳出，可将少许纱布纤维置于管口，视其是否随呼吸飘动。如发现套管不在气管内，应拔出套管，套入管芯，重新插入。

（7）固定套管：套管板的两外缘，以布带将其牢固地缚于颈部，以防脱出；系带松紧要适度。

（8）缝合：若颈部软组织切口过长，可在切口上端缝合1~2针，但不宜缝合过密，以免加剧术后皮下气肿。

【术后护理】

1. 保持套管内管通畅

一般每4~6 h清洗套管内管一次，清洗消毒后立即放回，以防分泌物干涸于管内壁而阻塞套管。取出内套管的方法是：左手按住外套管，右手转开管上开关后取出，以防将外套管拔出。

2. 维持下呼吸道通畅

及时吸除套管内分泌物，分泌物黏稠者可通过套管滴入少许生理盐水、抗生素及糜蛋白酶，或雾化吸入。

3. 防止脱管

脱管的原因多见于系带太松、颈部粗肿或套管过短、气管切口过低、剧烈咳嗽等。如脱管，应立即重新插入套管。

4. 保持颈部切口清洁

应每日清洁消毒切口，更换套管垫布。

5. 拔管

若喉阻塞或下呼吸道阻塞症状解除，可考虑拔管。拔管前先堵管24~48 h，如呼吸平稳，方可拔管。

【并发症】

1. 皮下气肿

它是术后最常见的并发症，皮下气肿的原因主要为：①暴露气管时，周围软组织剥离过多；②气管切口过长，或气管前筋膜切口小于气管切口，空气易由切口两端漏出；③切开气管或插入套管后，发生剧咳，促使气肿形成；④皮肤切口缝合得过于紧密。皮下气肿多发生于颈部，有时扩展至头和胸腹部。大多数皮下气肿于数日后可自行吸收，无须特殊处理。

2. 气胸

暴露气管时，过于向下分离，损伤胸膜后，可引起气胸。亦有因喉阻塞严重，胸膜腔内压过高，剧烈咳嗽时使肺泡破裂，形成自发性气胸。轻度的气胸一般可自行吸收。气胸明显，引起呼吸困难者，则应行胸腔穿刺或闭式引流，排出积气。

3. 伤口出血

术后伤口少量出血，可于气管套管周围填入碘仿纱条，压迫止血，或酌情加用止血药物。若出血较多，应在充分准备下，检查伤口，结扎出血点。

4. 拔管困难

拔管困难的原因主要为：①切开气管部位过高，环状软骨受损，造成喉狭窄；②气管切口处肉芽增生或气管软骨环切除过多，造成气管狭窄；③原发疾病未治愈，拔管易造成呼吸困难；④气管套管型号偏大，堵管试验时呼吸不畅。应根据不同的原因，酌情处理。

三、环甲膜切开术

环甲膜切开术（cricothyroidotomy）以往仅作为紧急抢救喉阻塞患者，来不及行气管切开的暂时性急救方法。近年来，有不少学者因环甲膜位置易于暴露，解剖关系较简单，而有选择地将环甲膜切开术用于喉及下呼吸道梗阻的治疗。

【手术要点】先测定甲状软骨与环状软骨的位置。于甲状软骨与环状软骨间做一长3~4 cm的横行皮肤切口，分离颈前肌，于环甲膜处做约1 cm的横切口，用刀柄或血管钳撑开伤口，使空气进入，随即插入橡胶管或塑料管并固定。

【注意事项】

（1）手术时应避免损伤环状软骨，以免术后引起喉狭窄。

（2）环甲膜切开术后的插管时间，以不超过24 h为宜，并避免选用金属套管，以防磨损环状软骨，导致喉狭窄。

（3）情况十分紧急时，用一粗的注射针头，经环甲膜直接刺入声门下区，亦可暂时减轻喉阻塞症状。穿刺深度要恰当，防止针头未进入声门下区，或刺入气管后壁。如备有环甲膜穿刺器时，用该穿刺器可迅速缓解呼吸困难。

▶ 思考题

1. 小儿急性喉炎有何特点？

2. 简述气管切开的适应证与手术方法。

3. 简述喉源性呼吸困难的分度。

4. 患者，女性，40岁，教师。主诉：反复声嘶2年。现病史：近2年来声嘶反复发作，说话费力，不能持久，伴咽喉不适，异物感，痰多，气短乏力，食欲缺乏。检查：喉黏膜增厚，声带肥厚暗红，双声带前中1/3有对称性结节突起，闭合不佳。①请做出诊断；②为患者拟订治疗计划。

第六章　耳部疾病

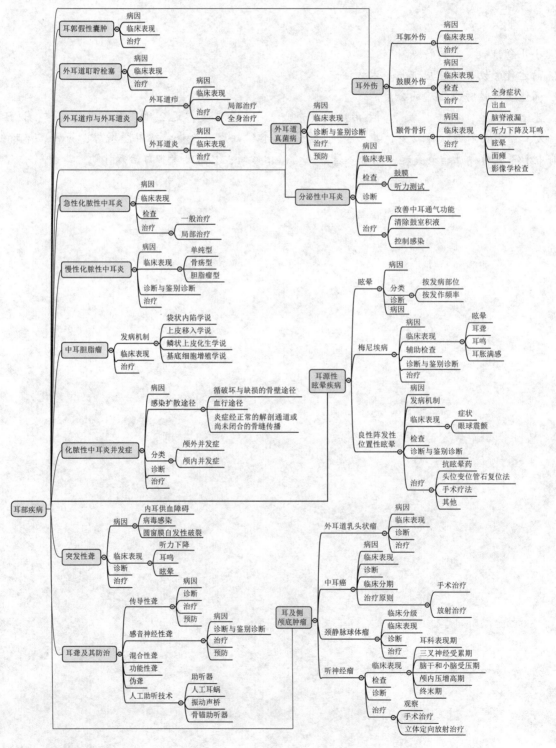

<h1 align="center">第一节 耳外伤</h1>

耳外伤（ear trauma）在临床上比较常见，约占耳鼻喉科外伤的20%。近年来，由于车祸、工业伤害事件等增多，耳外伤患者也有增多的趋势。耳部及周围组织器官的解剖关系比较复杂，受伤后易引起神经、血管损伤及听觉、前庭功能障碍等，复合伤比较多。因此，耳外伤应早期诊治，必要时请其他专科协诊。

一、耳郭外伤

【病因】

耳郭暴露于头颅两侧，易遭机械性损伤、冻伤及烧伤等。耳郭外伤（auricle trauma）以挫伤与撕裂伤为多见，前者常发生于钝器撞击之后，后者常为锐器切割伤、咬伤及火器伤等。

【临床表现】

不同原因所致耳郭创伤在不同时期出现的症状亦不同。早期多表现为血肿、出血、耳郭断裂，破损之处易发生感染；后期多表现为缺损或畸形。

出血多见于耳郭撕裂伤，大出血常见于耳郭前面的颞浅动脉和耳郭后面的耳后动脉受损。血肿常见于挫伤时出血积于皮下或软骨膜下，呈紫红色半圆形隆起，面积视外力大小不同。因耳郭皮下组织少，血液循环差，血肿不易吸收，处理不及时可形成机化致耳郭增厚，大面积血肿可导致感染、软骨坏死、耳郭畸形。

【治疗】

1. 挫伤

对于因耳郭挫伤而形成的血肿必须及时处理，以免日后耳郭增厚变形。血肿小者，应在严格无菌操作下以粗针头穿刺将积血抽出，然后加压包扎，每日观察，必要时可反复抽吸。血肿大者须行手术切开，清除血块后缝合切口并加压包扎，术后应用足量抗生素以防继发感染。

2. 撕裂伤

只要耳部没有完全断离，都应按外伤处理原则，在严格消毒后进行清创缝合，如遇泥沙、凝血块等，应用3%双氧水及生理盐水反复冲洗干净，并使用抗生素以预防感染。对于耳郭部分缺损或完全断离，应尽早行断耳再植。一般来说，以伤后8 h内清创缝合最为理想，由于耳郭血供丰富，代谢率低，伤后24 h内缝合仍有成活的可能。断耳再植时，应将缺损部分或断离耳郭及时浸泡于含适量肝素的生理盐水中，然后准确对位缝合。术后应用抗生素预防感染，还应酌情使用破伤风抗毒素。若术后发现耳郭水肿或上皮下出现血疱，应切开排液，以提高再植耳郭的存活能力。

二、鼓膜外伤

【病因】

鼓膜位于外耳道深处，在传音过程中起重要作用。鼓膜外伤（tympanic membrane trauma）多因直接或间接外力的冲击所致。前者如火柴梗、毛衣针等挖耳刺伤鼓膜；后者如掌击耳部和爆炸时空气冲击波的冲击。此外，颞骨岩部骨折亦可波及鼓膜。

【临床表现】

（1）患者可感突然耳痛、耳出血、耳闷、听力减退、耳鸣。气压伤时，还常因气压作用使听骨强烈震动而致内耳受损，出现眩晕、恶心、混合性听力损伤。

（2）耳镜检查可见鼓膜多呈裂隙状穿孔，穿孔边缘及耳道内有血迹或血痂；颞骨骨折伴脑脊液漏时，可见有清水样液渗出。听力检查：患者表现为传导性听力损失或混合性听力损失。

（3）在鼓膜创伤的病例中，可同时造成听骨链中断，听力检查时可表现为明显的传导性听力损失。

【检查】鼓膜穿孔多呈不规则裂孔状，边缘有血迹，外耳道内有少量鲜血或血痂。如系颞骨岩部骨折，则血量较多，并有脑脊液耳漏。损及中耳者可有锤骨移位情况。单纯性鼓膜损伤或伴有中耳损伤者表现为传音性耳聋，伤及内耳者可表现为混合性聋。

【治疗】发病后尽早应用抗生素预防感染，外耳道可用酒精擦拭消毒，外耳道口放置消毒棉球。预防上呼吸道感染，嘱患者切勿用力擤鼻涕。保持耳内干燥。禁用药液冲洗耳道及滴耳药，避免用力擤鼻，以免将细菌传入中耳引起感染。穿孔较小者一般4周左右多可自行愈合，大穿孔不易愈合者，可行鼓膜修补术。已发生化脓性感染者，可按化脓性中耳炎处理。

三、颞骨骨折

颞骨骨折（fracture of temporal bone）是头部外伤的一部分，在颅底骨折中岩部骨折多见。

【病因】由头部外伤所致，常见车祸、坠落及各种头部撞击力作用于颈枕部时引起的颅底骨折。同时，伴有颅脑外伤及不同程度的身体其他部位的损伤。在耳科范围内，颞骨骨折可波及中耳、内耳及面神经，视骨折线与岩部的关系而定。

【临床表现】

1. 全身症状

颞骨骨折常是颅底骨折的一部分，患者常首诊于神经内科或外科。此时全身症状明显，如外伤后头痛、昏迷、休克等。如患者因听力下降、耳闷来就诊，应注意患者有无全身症状，并以抢救生命为主，因为有些患者的昏迷等症状在外伤数小时后才出现。

2. 出血

颞骨纵行骨折波及中耳、外耳道可出现鼓膜破裂，血自外耳道溢出或自咽鼓管经鼻、咽溢出。据报道，纵行骨折占颞骨骨折的70%～80%。有20%的纵行骨折可两侧同时发生。

3. 脑脊液漏

纵行骨折、横行骨折、混合型骨折均可引起脑脊液漏，因纵行骨折同时可伴硬脑膜撕裂伤，脑脊液可经鼓室、鼓膜损伤处流出，造成耳漏、鼻漏。横行骨折时，脑桥侧和颅后窝蛛网膜下隙的脑脊液经骨折缝流入鼓室，亦可导致耳漏、鼻漏。

4. 听力下降及耳鸣

纵行骨折主要伤及中耳，故出现传导性听力损失和低频耳鸣。横行骨折易伤及内耳，故多为感音性听力损伤，耳鸣多为高频性。如同时伤及中耳和内耳，可出现混合性聋。

5. 眩晕

横行骨折伤及迷路前庭，故常发生眩晕，自发性眼震症状持续时间视病情轻重而定。

6. 面瘫

纵行骨折时面瘫的发生率为20%，多为面神经受压所致，预后好；横行骨折时面瘫的发生率为50%，多损伤面神经颅内段至内听道段，预后差，较难恢复。

【检查】横行或纵行骨折需通过影像学检查获取信息，高分辨率的CT扫描可反映出骨折线的走行轴向及颅内积血、积气等症状。

【治疗】治疗原则：预防控制感染，一般禁止外耳道内填塞。

首先治疗全身症状，再处理耳科情况。对于严重出血者，请脑外科会诊，共同抢救患者。有脑脊液漏者，严格按颅脑外伤处理。待病情稳定后可行手术探查。感音神经性聋及眩晕患者行相应治疗，具体方法参见有关章节。若出现面瘫，经2～6周保守治疗无效，全身情况允许时可行面神经减压术。

第二节　耳郭假性囊肿

耳郭假性囊肿（pseudocyst of auricle）又称耳郭浆液性软骨膜炎、耳郭软骨间积液、耳郭非化脓性软骨膜炎等，多为单发，男性多于女性，发病年龄以30～40岁多见，多发生于一侧耳部。

【病因】病因不明，目前认为与机械性刺激、挤压造成局部微循环障碍，引起组织间的无菌性炎性渗出有关。

【临床表现】发病时常无症状，偶然发现耳郭外侧面有一囊肿样隆起，界限清楚，表面皮肤色泽正常，局部不痛，可有灼热、发胀、发痒感。隆起多位于耳郭上半部如舟状窝、三角窝等处。触诊囊肿有时有波动感，无压痛。穿刺囊肿可抽出淡黄色液体，培养无细菌生长，暗室内红光透照囊肿可与血肿鉴别。

【治疗】治疗方法视囊肿大小而定，目的是防止液体再生，促进囊壁粘连愈合。囊肿较小可行理疗，如局部采用超短波或氦-氖激光照射等，以制止渗液、促进吸收。积液多时可行穿刺抽液，抽液后加压包扎，或抽液后行囊腔内注射硬化剂加压包扎。多次抽液仍复发者应在严格无菌的条件下，于耳郭外侧面囊肿隆起突出部位切除一小块（多为三角形）全层囊壁，形成一小窗口，清除积液，同时轻刮囊壁或用碘酒烧灼囊壁，然后加压包扎，促进囊壁粘连愈合；1周后换药观察，伤口多已愈合，囊肿消失。

第三节　外耳道耵聍栓塞

耵聍（cerumen）为外耳道软骨部皮肤耵聍腺分泌的黏稠液体干燥后形成的痂块。正常情况下耵聍对外耳道有保护作用，随咀嚼、说话等颞颌关节运动而脱落、排出体外。如耵聍腺分泌旺盛或耵聍排除障碍而致耵聍积聚过多，形成较硬的团块，阻塞外耳道则称为外耳道耵聍栓塞。

【病因】

（1）尘土杂物进入外耳道构成耵聍的核心。

（2）外耳道因各种刺激致耵聍分泌过多。

（3）外耳道畸形、狭窄、瘢痕、肿瘤、异物等妨碍耵聍向外脱落，而在外耳道内堆积。

（4）油性耵聍。

（5）耵聍变质。

（6）老年人肌肉松弛，下颌关节运动无力，外耳道口塌陷。老年男性外耳道外端的耳毛变得更粗更大，影响耵聍向外脱落；而且老年人耵聍腺萎缩，耵聍变干燥，不易脱落。

（7）近来有文献报道智力迟钝者也易患耵聍栓塞。

【临床表现】外耳道未完全阻塞者，可无症状。完全阻塞时可致听力减退、耳闷胀感并可刺激迷走神经耳支，发生反射性咳嗽。栓塞物压迫鼓膜时，可致耳痛和眩晕等。若有液体进入外耳道，则栓塞物膨胀使症状加重，亦可并发感染出现外耳道炎症状。检查可见棕黑色和黄褐色块状物堵塞外耳道内，耵聍团块质地不等，有的坚硬如石，有的松软如泥。听力检查表现为传导性听力损失。有文献报道外耳道耵聍栓塞影响老年人的听力和认知状态。如伴发感染，外耳道皮肤红肿，可有脓液。伴有眩晕者可有自发性眼震表现。

【治疗】用任何方法取出耵聍，都应注意避免损伤外耳道皮肤及鼓膜。如不慎损伤了外耳道皮肤，一定要预防感染。遇有较小或较软的耵聍，可用膝状镊、耳用钳、耵聍钩等器械取出。若耵聍坚硬不能用耵聍钩取出，或患者疼痛较剧烈时，可用3%～5%碳酸氢钠溶液或3%双氧水，1～2 h滴患耳1次，3天后行外耳道冲洗或用器械取出软化的耵聍。

第四节　外耳道疖与外耳道炎

一、外耳道疖

外耳道疖（furuncle of external acoustic meatus）为外耳道软骨部毛囊或皮脂腺感染所致的急性局限性化脓性病变。

【病因】常见致病菌为金黄色葡萄球菌。挖耳致皮肤损伤或游泳、洗澡时耳内灌水浸泡易致感染。全身疾病如营养不良、糖尿病等均可为其诱因。

【临床表现】耳痛为主要症状。疼痛剧烈时常向同侧头部放射，张口、咀嚼时耳痛加重。患者可有全身不适，体温稍升高。疖肿堵塞外耳道时可有听力减退症状。检查时有耳郭牵拉痛、耳屏压痛，外耳道软骨部可发现局限性红肿，皮肤呈丘状隆起，触痛明显。疖肿成熟后顶端出现黄点，破溃后有血性脓液流出，脓液量少。由于疖肿致外耳道肿胀，鼓膜一般窥视不清。疖肿位于外耳道前下壁者，耳屏前下方可出现肿胀，可误诊为腮腺炎。疖肿位于外耳道后壁者，可使耳后乳突区红肿、耳郭后沟消失，易误诊为乳突炎。

【治疗】

1. 局部治疗

外耳道疖的局部治疗很重要，根据疖的不同阶段，采取不同的治疗方法。

疖的早期，局部局限性红肿疼痛，可用鱼石脂甘油纱条或紫色消肿膏纱条敷于红肿处，每日更换1次；也可局部物理治疗、微波治疗，促进炎症消散。

未成熟的疖禁忌切开，防止炎症扩散。如疖的尖端有白色脓栓，可轻轻刺破脓栓，用棉棒轻轻将脓栓压出。如疖较大，有明显的波动，应在局麻下切开引流，注意切口应与外耳道纵轴平行，防止痊愈后外耳道形成瘢痕狭窄；为防止损伤外耳道软骨，刀尖不可切入太深。切开后用镊子将稠厚的脓栓取出，脓液应做细菌培养和药物敏感试验，脓腔置引流条。如疖已经破溃，用3%双氧水将脓液清洗干净，必要时也需在脓腔放置引流条，保持引流通畅。无论是切开引流，还是自行破溃，都要根据病情逐日或隔日换药，直到痊愈。

2. 全身治疗

严重的疖除需局部治疗外，另需应用抗生素。因外耳道疖大多数是金黄色葡萄球菌感染，首选青霉素或大环内酯类抗生素。如已做细菌培养和药物敏感试验，则根据试验结果首选敏感的抗生素。

二、外耳道炎

外耳道炎（otitis externa）是外耳道皮肤或皮下组织的广泛的急、慢性炎症。由于外耳道炎在潮湿的热带地区发病率很高，因而又被称为"热带耳"。

【病因】外耳道皮肤受到某种因素的影响，如化脓性中耳炎的脓液、挖耳或外耳道异物及药物的刺激，抵抗力降低，引起角质层肿胀，毛囊阻塞，致病微生物乘虚而入，引起炎症。一些全身性疾病，如营养不良、贫血、糖尿病以及内分泌功能紊乱，亦是引起该病的诱因。致病菌以金黄色葡萄球菌、溶血性链球菌、绿脓杆菌、变形杆菌为多见。

【临床表现】患者自觉耳痒、耳痛、耳漏及听力减退。检查可见外耳道皮肤呈弥漫性充血肿胀，皮肤糜烂，常有脱落上皮及少量浆液性分泌物，鼓膜可有轻度充血。肿胀严重者外耳道变窄，鼓膜明显充血或不能窥视，耳周淋巴结常有肿大并伴有全身症状。

病变反复发作或是慢性病变时，耳部发痒、不适，听力稍减退，外耳道常有少量黏稠分泌物，皮肤增厚、充血肿胀，并附有鳞屑状上皮，剥除后常出血。外耳道进一步狭窄，鼓膜增厚、浑浊、光泽消失、标志不清或表面有肉芽生长。

【治疗】清洁外耳道，保证局部清洁、干燥和引流通畅，保持外耳道处于酸性环境。取分泌物做细菌培养和药物敏感试验，选择敏感的抗生素。在尚未获得细菌培养结果时，局部选择酸化的广谱抗生素滴耳液治疗，注意不要用有耳毒性的和接触过敏的药物。急性期全身应用抗生素，服用止痛药，清洗外耳道内分泌物，可用3%或5%硝酸银涂抹，同时加用抗过敏药物。慢性者局部可用红霉素、新霉素等抗生素类软膏及肤轻松、醋酸可的松等激素类软膏；控制感染病灶，如化脓性中耳炎；积极治疗全身性疾病，如贫血、内分泌功能紊乱、糖尿病等。

第五节　外耳道真菌病

外耳道真菌病（otomycosis）是真菌感染引起的外耳道炎症，又称真菌性外耳道炎或霉菌性外耳道炎。真菌易在温暖潮湿的环境生长繁殖，故该病在我国南方省份多见。

【病因】外耳道真菌病常见的致病菌有酵母菌、念珠菌、芽生菌、曲霉菌、毛霉菌、放线菌、青霉菌等。沐浴、游泳、耳内灌水、挖耳、脓液及药物刺激均为发病诱因。

【临床表现】轻者可无症状，仅在检查时发现。一般有耳痒及闷胀感，若外耳道形成痂皮，可出现耳聋、耳鸣。合并感染时可有外耳道肿胀、疼痛和流脓。耳部检查常见外耳道深部覆有黄黑色或白色粉末状或绒毛状真菌，鼓膜亦常为菌膜所遮盖。除去污物可见皮肤常有充血、糜烂及渗血，但病变不侵及骨质，无组织破坏。取出耳内污物，滴加少量10%氢氧化钠制成涂片，于显微镜下观察可见树枝状菌丝及圆形、椭圆形芽孢，即可明确诊断。

【诊断与鉴别诊断】一些外耳道的真菌感染经检查，根据外耳道所见就可做出判断。如要了解感染的真菌的种类，应做真菌培养或涂片检查。有些要经过活组织检查才能做出诊断。本病应和普通的外耳道细菌感染、坏死性外耳道炎、外耳道新生物相鉴别。有时还要和中耳的感染相鉴别。

【治疗】以局部治疗为主，用4%硼酸酒精清洗外耳道，然后用3%水杨酸酒精、1%～2%麝香草酚酒精或用其他抑制霉菌生长的药物局部涂擦，必要时可口服制霉菌素、曲古霉素、酮康唑等。病情严重者需静脉给予抗真菌药物治疗。

【预防】平时注意耳部卫生，保持外耳道干燥。外耳道进水后及时用棉签拭干，合理使用抗生素滴耳液。

第六节　分泌性中耳炎

分泌性中耳炎（secretory otitis media）是以鼓室积液及传导性聋为主要特征的中耳非化脓性炎性疾病，又称为卡他性中耳炎或非化脓性中耳炎。本病小儿发病率较高，是小儿耳聋的常见原因。分泌性中耳炎可分为急性和慢性两种形式。慢性分泌性中耳炎多因急性分泌性中耳炎的反复发作，或未能及时彻底治疗迁延转化而致。

【病因】病因尚未完全明确，可能与咽鼓管功能障碍、感染和免疫反应等有关。

1. 咽鼓管功能障碍

（1）咽鼓管机械性阻塞：咽鼓管为中耳腔与外界大气之间的唯一通道，一旦阻塞则使中耳腔成为一密闭腔隙，原有氧被吸收中耳腔形成负压或真空，而出现一系列病理改变。小儿增殖体肥大、鼻咽部肿瘤、肥厚性鼻炎、长期的鼻咽部填塞等均可直接堵塞咽鼓管的咽口。头部放射治疗后，鼻咽部及咽鼓管黏膜肿胀常导致局部静脉和淋巴回流障碍，亦可导致咽鼓管阻塞。

（2）咽鼓管功能不良：有些分泌性中耳炎患者的咽鼓管是通畅的，但黏膜纤毛系统的清除功能障碍同样可导致鼓室积液。如咽鼓管咽口开闭的肌肉功能不良，吞咽时因腭帆张肌收缩无力，咽鼓管不能张开，故腭裂患儿易患本病。再者，因小儿咽鼓管尚处于发育阶段，司咽鼓管开闭的肌肉无力，咽鼓管的位置又较水平，故分泌性中耳炎在小儿发病率比较高，且随年龄增长而下降。

2. 感染

过去认为分泌性中耳炎是无菌性炎症。近来不少学者依据组织病理学、生物化学、免疫学、细胞学等方面的研究结果提出，本病与细菌和病毒的感染有关。分泌性中耳炎常继发于上呼吸道感染，同时对中耳积液进行细菌和病毒培养，阳性率为30%～50%，在急性分泌性中耳炎中，以肺炎链球菌最为常见，在慢性分泌性中耳炎中，则以流感嗜血杆菌最为常见。从积液中分离出病毒者为数不多。综上所述，本病可能是中耳的一种轻型的或低毒性的感染，细菌产物内毒素刺激黏膜，对血管通透性增加与腺体分泌增多起一定作用。

3. 免疫反应

中耳为一独立的免疫防御系统，小儿免疫系统尚未完全发育成熟，此可能为小儿分泌性中耳炎发病率较高的另一原因。由于中耳积液中有炎性介质前列腺素，并可在积液中检出细菌的特异性抗体和免疫复合物以及补体系统、溶酶体酶等，提示本病可能属于一种由抗体介导的免疫复合物疾病，即Ⅲ型免疫反应，可溶性免疫复合物对中耳黏膜的损伤可为慢性分泌性中耳炎的致病原因之一。

【临床表现】

1. 耳闷与听力下降

此为本病的主要症状，多于感冒后出现，患者自觉耳内有闷胀阻塞感，听声音似与外界隔绝。耳聋主要为传导性聋，伴自听增强，即患者听外界声音虽觉很低，但听自己的说话声反觉很响，唯欠清晰。小儿常因对声音反应迟钝、注意力不集中、学习成绩下降而由家长领来就医。如一耳患病，另一耳听力正常，可长期不被察觉。

2. 耳鸣

多为低音调"轰轰"样耳鸣。早期因鼓室负压，鼓膜内陷所致；晚期则因鼓室内分泌物滞留，压力增高，镫骨足板向内压迫，引起内耳压力改变所致。

3. 耳痛

急性期和渗出期可有轻度耳内闷胀痛，按压耳屏后疼痛可暂时减轻，慢性者耳痛不明显。

【检查】

1. 鼓膜

急性期，鼓膜松弛部充血，或全鼓膜轻度弥漫性充血。鼓膜内陷，表现为光锥缩短，变形或消失，锤骨柄向后上移位，锤骨短突明显向外突起。鼓室积液时，鼓膜失去正常光泽，呈淡黄、橙红或琥珀色，慢性者可呈灰蓝或乳白色，鼓膜紧张部有扩张的微血管。若液体不黏稠，且未充满鼓室，可透过鼓膜见到液平面。此液面形如弧形的发丝，凹面向上，患者头前俯、后仰时，此平面与地面平行的关系不变。有时尚可透过鼓膜见到气泡影，做咽鼓管吹张后气泡可增多、移位。积液甚多时，鼓膜向外隆凸，鼓膜活动受限。

2. 听力测试

（1）音叉试验：Rinne test（－），Weber test 偏向患侧。

（2）纯音听阈测试：示传导性听力损失。听力下降的程度不一，重者可达40 dB，轻者 15～20 dB。听阈可随积液量的改变而波动。听力损失一般以低频为主，但由于中耳传音结构及两窗阻抗的变化，高频气导及骨导听力亦可下降。少数患者可合并感音神经性听力损失。

（3）声导抗测试：声导抗图对诊断有重要价值。平坦型（B 型）是分泌性中耳炎的典型曲线，负压型（C 型）示鼓室负压，咽鼓管功能不良，部分患者中耳有积液。

3. 头部侧位 X 线检查（小儿）

了解腺样体是否增生。

4. 详细的鼻咽部检查（成人）

了解鼻咽部病变，特别注意排除鼻咽癌。

【诊断】根据病史、临床表现及检查所见，诊断多无困难，必要时于无菌操作下行鼓膜诊断性穿刺即可确诊。

【治疗】治疗原则是改善中耳通气，清除鼓室积液，控制感染及病因治疗。

1. 改善中耳通气功能

（1）保持鼻腔及咽鼓管咽口的通畅：可用1% 麻黄素滴鼻，或用1% 麻黄素与0.5% 可的松喷鼻咽部，2～3 次/d。

（2）咽鼓管吹张：非化脓性中耳炎急性炎症恢复期和慢性患者可行咽鼓管吹张术，其方法有捏鼻鼓气法、波氏球法和导管法等。在有急性上呼吸道感染时禁用，故在做此治疗前应做鼻腔及鼻咽部的常规检查，操作方法见上文"咽鼓管检查"。

2. 清除鼓室积液

（1）鼓膜穿刺：抽液。

（2）鼓膜切开术：因鼓室积液黏稠，抽吸无效者，或小儿不合作，局部麻醉下无法行鼓膜穿刺时，应行鼓膜切开术。局部麻醉或全身麻醉下用鼓膜切开刀在鼓膜前下象限做放射状或弧形切口，吸净鼓室积液后，可用 α-糜蛋白酶、透明质酸酶等药物注入鼓室，使积液变稀薄。

（3）鼓室置管术：病情迁延不愈，或反复发作或胶耳，经上述处理无效，可经鼓膜置通气管于鼓室，以利于通气引流及咽鼓管功能恢复。通气管可用管径为 1.2、1.5、2.0 mm 不等的长5~7 mm的聚乙烯管、硅胶管或特氟隆管，制成管状、纽扣状或 T 形管。通过鼓膜后下象限或前下象限切口将通气管置入鼓室，通气管留置的时间一般为 6~8 周，长者可达半年至 1 年。待咽鼓管功能恢复正常后去除，若通气管自行脱落而未痊愈者，可重复置管，一般无不良反应。

3. 控制感染

（1）药物治疗：急性期可用抗生素和类固醇激素治疗或用抗病毒药物，预防和控制感染。

（2）病因治疗：积极治疗鼻腔及鼻咽部病变，增殖体肥大者可做刮除术、下鼻甲手术、鼻息肉摘除术、鼻中隔矫正术等。扁桃体炎、扁桃体肥大且与分泌性中耳炎有关者，应做扁桃体切除术。

第七节　急性化脓性中耳炎

急性化脓性中耳炎（acute suppurative otitis media）是中耳黏膜的急性化脓性炎症，好发于儿童。病变主要位于鼓室，但中耳的其他部分也常被波及。本病多见于冬春季节，常继发于上呼吸道感染。

【病因】　主要致病菌为肺炎球菌、流感嗜血杆菌、溶血性链球菌、葡萄球菌等。感染途径有以下三种：

1. 咽鼓管途径

（1）急性上呼吸道感染期间，潜藏于腺样体沟裂或鼻咽其他部位的致病菌乘此途径侵入鼓室。特别是小儿的咽鼓管较成人短、平而宽，咽口的位置较低，鼻咽部的病原体更易侵入中耳。

（2）在不洁的水中游泳或跳水，病原体进入鼻腔或鼻咽部，擤鼻或咽鼓管吹张时，病原体被吹入鼓室。

（3）急性上呼吸道传染病时（如猩红热、麻疹、白喉、百日咳、流感等），一方面原发病的病原体可经咽鼓管侵袭中耳，迅速破坏中耳及其周围组织，导致急性坏死性中耳炎。另一方面其他致病菌也可经该途径发生继发性细菌感染。小儿的全身及中耳局部免疫功能较差，容易感染前述各种传染病，因此本病的发病率较成人高。

（4）母亲对婴幼儿的哺乳方法不当，乳汁经咽鼓管反流入中耳。

2. 外耳道-鼓膜途径

鼓膜原有穿孔时，致病菌直接经穿孔侵入中耳。鼓膜穿刺或切开术中器械未严格消毒或操作者操作不当，亦可导致中耳感染。

3. 血行感染

此种感染极少见。

【临床表现】

1. 全身症状

轻重不一，可有畏寒、发热、食欲减退，小儿全身症状较重，可出现高热、惊厥，伴呕吐、腹泻，可有脑膜刺激征。一旦鼓膜穿孔，体温即下降，全身症状明显减轻。

2. 耳痛

患者有剧烈耳痛，耳痛的特点是耳内深部搏动性疼痛，在打喷嚏、咳嗽、吞咽时耳痛加剧，常放射至同侧额部、顶部或整个半侧头部。患者常夜不能眠，烦躁不安，当鼓膜自发穿孔或切开排脓后，耳痛骤减。

3. 听力减退及耳鸣

早期感觉耳闷，继而听力渐减退，伴耳鸣。因耳痛剧烈，耳鸣、耳聋常被患者忽略，偶有伴眩晕者。

4. 耳漏

鼓膜穿孔后耳内有液体流出，初为血水样，继而变为黏液脓性或纯脓性。

【检查】

（1）耳镜检查：早期鼓膜松弛部充血，锤骨柄及紧张部周边有放射状血管扩张，鼓膜正常解剖标志尚可分辨，继而充血呈弥漫性，伴肿胀，鼓膜向外膨隆，正常标志消失。鼓膜将要穿孔前可见最突出处有小黄点，穿孔后可见脓液呈搏动状外溢，若鼓膜穿孔甚小，只可见该处为跳动性小反光点，似闪烁的灯塔，称"灯塔征"。急性坏死性中耳炎者，鼓膜可在短期内形成大穿孔。

（2）耳部触诊：乳突部可有压痛，鼓窦区较明显，特别是幼儿患者及乳突气房发育良好的患者，可出现乳突部鼓窦区皮肤红肿。

（3）听力检查：呈传音性耳聋。

（4）实验室检查：白细胞总数增多，多形核白细胞比例增加，鼓膜穿孔后血常规渐趋正常。

【治疗】控制感染和通畅引流为本病的治疗原则。

1. 一般治疗

（1）及早应用足量抗生素或其他抗菌药物控制感染，务求彻底治愈。鼓膜穿孔后，取脓液做细菌培养及药敏试验，并参照结果调整用药。

（2）用减充血剂喷鼻，如盐酸羟甲唑啉、1%麻黄素等，以利于恢复咽鼓管功能。

（3）注意休息，饮食宜清淡、易消化，便结者疏通大便。全身症状较重者注意给予支持疗法。小儿呕吐、腹泻时，应注意补液，纠正电解质紊乱。

2. 局部治疗

（1）鼓膜穿孔前：

1）用2%石炭酸甘油滴耳，可消炎止痛。然因该药遇脓液或血水后可释放石炭酸，故鼓膜穿孔后应立即停止使用，以免腐蚀鼓室黏膜及鼓膜。

2）遇下述情况时，应做鼓膜切开术（tympanotomy）：①全身及局部症状较重，鼓膜膨出明显，经上述治疗后效果不明显；②鼓膜虽已穿孔，但穿孔太小，分泌物引流不畅；③疑有并发症可能，但尚无须立即行乳突开放术者。

（2）鼓膜穿孔后：

1）先用3%双氧水或硼酸水溶液彻底清洗外耳道脓液，然后拭干。

2）滴入滴耳剂。滴耳剂应以无耳毒性之抗生素溶液为主，如0.3%氧氟沙星滴耳剂、利福平滴耳剂等。

3）当脓液已减少，炎症逐渐消退时，可用甘油或酒精制剂滴耳，如3%硼酸甘油、3%硼酸酒精等。

4）炎症完全消退后，穿孔大多可自行愈合。流脓已停止而鼓膜穿孔长期不愈合者，可行鼓室成形术。

第八节 慢性化脓性中耳炎

慢性化脓性中耳炎（chronic suppurative otitis media）是中耳黏膜、骨膜或深达骨质的慢性化脓性炎症，常与慢性乳突炎合并存在，是耳科常见病之一。其特点为长期间歇或持续性耳流脓，听力下降和鼓膜穿孔，可引起严重的颅内、外并发症而危及生命。

【病因】①急性化脓性中耳炎未获恰当而彻底的治疗，病程迁延长达8周以上，或急性坏死性中耳炎，病变深达骨质者。②鼻、咽部存在腺样体肥大、慢性扁桃体炎，慢性化脓性鼻窦炎等疾病，易致中耳炎反复发作，经久不愈。③全身或局部抵抗力下降，如营养不良、慢性贫血、糖尿病等。婴幼儿免疫功能低下，患急性中耳炎时较易演变为慢性。

【临床表现】按病理和临床表现可分为三型。

1. 单纯型

单纯型最多见，多见于反复上呼吸道感染时。病菌经咽鼓管侵入鼓室，病理改变仅局限于中耳的黏膜、骨膜，表现为鼓室黏膜充血、水肿、增厚、炎性细胞浸润、腺体分泌活跃。临床表现为耳流脓，多为间歇性，量多少不等，脓液呈黏液性或黏液脓性，一般无臭味。鼓膜紧张部中央性穿孔，大小不一。耳聋表现为传音性耳聋，一般不重，耳聋程度视鼓膜穿孔的部位及大小、听骨及残余鼓膜是否固定、内耳是否受累而定。鼓膜前方小穿孔，听力可接近正常；鼓膜后方大穿孔，听力下降较重。有些患者诉耳流脓时听力反而比无脓时为好，这是因为脓液挡住了圆窗，从而维持了两窗之间的压力差，使听力获得改善。听力损失一般在45 dB以内，如损失超过50 dB，提示有听骨链病变。X线乳突拍片常因乳突气房黏膜肿胀而透光度较差，但无骨质破坏。

2. 骨疡型

此型多由急性坏死性中耳炎迁延而来，组织破坏较广泛，病变深达骨质，听骨、鼓环、鼓室周围组织可发生坏死，黏膜上皮破坏后，局部有肉芽组织或息肉形成，故临床上又称坏死型或肉芽型。其临床表现为持续性耳流脓，量不一定多，为纯脓性，较稠厚，带有臭味，偶带血丝。鼓膜穿孔为紧张部大穿孔或边缘性穿孔，也可为松弛部穿孔。通过鼓膜大穿孔可见鼓室息肉或肉芽，鼓岬黏膜明显充血、增厚。听力损失较重，多超过50 dB，因听骨链常有破坏，耳聋表现为传音性耳聋或混合性聋。X线拍片可见边缘模糊不清的透光区。如引流不畅，易引起并发症。

3. 胆脂瘤型

胆脂瘤是由于鼓膜外耳道的复层鳞状上皮在中耳腔内堆积而形成的囊性团块状结构，并非真性肿瘤。囊壁之内面为鳞状上皮，上皮外侧为一层厚薄不一的纤维组织，与其邻近的骨壁或组织紧密相连，囊内充满脱落上皮、角化物及胆固醇结晶，故称胆脂瘤。胆脂瘤对周围骨质的直接压迫，或其基质及基质下方的炎性肉芽组织产生的多种酶和前列腺素等物质的作用，致使周围骨质脱钙，骨壁破坏。近年的研究发现，胆脂瘤能分泌肿瘤坏死因子α，对骨质破坏起到一定的作用。炎症可由骨质破坏处向周围扩散，引起一系列颅内外并发症。

【诊断与鉴别诊断】根据病史、临床表现，参照听力学和影像学检查结果，不难做出诊断。需要指出的是，诊断本病时应注意与中耳癌、结核性中耳乳突炎、外耳道胆脂瘤及外耳道乳头状瘤相鉴别。

【治疗】治疗原则为消除病因、控制感染、清除病灶、通畅引流及恢复听功能。

1. 病因治疗

积极治疗上呼吸道病灶性疾病，如慢性扁桃体炎、慢性化脓性鼻窦炎等。

2. 局部治疗

根据不同类型采取药物治疗或手术治疗。

（1）单纯型：以局部药物治疗为主，应依病变的不同情况选用药物。脓多、鼓室黏膜充血、水肿者可选用抗生素水溶液；分泌物稀薄、鼓室黏膜苍白水肿者可选用抗生素与类固醇激素类药物混合物；分泌物少、黏膜炎症渐消退者可选用酒精制剂；亦可采集分泌物做细菌培养和抗生素敏感试验，根据试验结果合理选用药物。一般不主张用氨基糖苷类抗生素药液滴耳，必须用者宜采用最低有效浓度及短疗程，以免引起内耳中毒；粉剂可堵塞穿孔，妨碍引流；酚类、砷类药物对中耳黏膜有腐蚀作用，亦不主张应用。局部用药前应彻底清除外耳道及鼓室内分泌物，亦可用吸引器吸引外耳道及鼓室内分泌物。流脓停止、耳内完全干燥后穿孔或可自愈，穿孔不愈合者可行鼓膜成形术或鼓室成形术。

（2）骨疡型：引流通畅者以局部药物治疗为主，注意定期观察；引流不畅且清除肉芽后药物治疗无效者，应行手术治疗。

（3）胆脂瘤型：应及早行乳突手术，预防并发症的发生。

乳突手术的目的在于：①彻底清除病变组织，包括鼓室、鼓窦及乳突气房内的胆脂瘤、肉芽、息肉及病变的骨质和黏膜组织；②重建听力，术中尽可能保留健康组织，特别是与传音功能有关的中耳结构——听小骨、残余鼓膜、咽鼓管黏膜、完整的外耳道及鼓沟等，并在此基础上酌情采取各种不同的听力重建术式，以恢复或提高患耳听力；③尽力获得干耳。

行经典的乳突根治术，术后不仅使患耳听力损失，而且遗留一个易感染的术腔需终生定期进行清理。但是随着耳显微手术的迅速发展，在清除病变组织的同时行鼓室成形术可重建听力，前提是彻底清除病变组织，否则听力重建手术不会成功。

第九节　中耳胆脂瘤

中耳胆脂瘤（cholesteatoma of middle ear）是一种位于中耳内的囊性结构，而非真性肿瘤。胆脂瘤可继发于慢性化脓性中耳炎，慢性化脓性中耳炎也可继发于胆脂瘤的细菌感染，故本病又可称为伴有胆脂瘤的慢性中耳炎（chronic otitis media with cholesteatoma）。由于胆脂瘤可破坏周围骨质，出现严重的颅内、颅外并发症，应予以重视。

【发病机制】后天性胆脂瘤形成的确切机制尚不清楚，主要有如下学说。

1. 袋状内陷学说

由于咽鼓管通气功能不良，中耳内长期处于负压状态；或咽鼓管功能虽然正常，但中耳长期受到慢性炎症的刺激，位于中、上鼓室间的鼓室隔处的黏膜、黏膜皱襞、韧带等组织肿胀、增厚，甚至发生粘连，因此鼓前峡和鼓后峡全部或部分闭锁，上鼓室、鼓窦及乳突腔与中、下鼓室、咽鼓管之间因而形成两个互不相通或不完全相通的系统。长期受上鼓室高负压的影响，鼓膜松弛部向鼓室内陷入，该处逐渐形成内陷囊袋（pocket retraction）。因囊袋的内壁系由鼓膜的表皮层组成，此表层上皮及角化物质可不断脱落；加之外耳道上皮因慢性炎症的影响而丧失其自洁能力，囊内角化物及上皮屑不能排出，随着其在囊内堆积数量的增加，囊腔的体积也逐渐扩大，最终形成胆脂瘤，即后天性原发性胆脂瘤。这种胆脂瘤早期大多沿锤骨头颈、砧骨之外侧发展。

2. 上皮移入学说

外耳道深部或鼓膜表面的复层鳞状角化上皮沿边缘性穿孔处的骨面向鼓室内移行生长，其上皮及角化物质脱落于鼓室及鼓窦内而不能自洁，聚积成团且逐渐增大形成胆脂瘤，称后天性继发性胆脂瘤。胆脂瘤形成后，受到感染刺激，代谢更加活跃，不断增大的瘤体直接压迫周围骨质引起骨质破坏，同时其基质及基质下方的炎性肉芽组织产生多种酶，如胶原酶、溶酶体酶等，还可产生前列腺素，使周围骨质溶解、脱钙、骨壁破坏，炎症沿骨质破坏区扩散而导致一系列颅内、颅外并发症。

3. 鳞状上皮化生学说

该学说认为，中耳黏膜的上皮细胞受到炎症刺激后，可化生为角化性鳞状上皮，继而发生胆脂瘤。

4. 基底细胞增殖学说

该学说认为，鼓膜松弛部的上皮细胞能通过增殖而形成上皮小柱，后者破坏基底膜后伸入上皮下组织，在此基础上形成胆脂瘤，为原发性胆脂瘤。

【临床表现】长期耳流脓，呈持续性，脓量时多时少，有特殊恶臭。鼓膜常为松弛部穿孔或紧张部边缘性穿孔，在松弛部穿孔内可见到灰白色鳞屑状或豆渣样物，奇臭。少数病例可见外耳道后上骨壁缺损或向下塌陷。听力检查一般呈传音性耳聋，晚期病变波及耳蜗，可引起混合性聋。X线拍片或颞骨CT扫描显示上鼓室、鼓窦或乳突部有骨质破坏区，边缘多整齐。

【治疗】应及早手术。手术治疗的目的：①彻底清除病变组织，对乳突和上、中、下、后鼓室以及咽鼓管内的胆脂瘤、肉芽及病变骨质等，应完全、彻底地加以清除；②重建传音结构，在彻底清除病变组织的基础上，应尽可能地保留与传音结构有关的健康组织，如听小骨、残余鼓膜、咽鼓管黏膜、鼓室黏膜，乃至完整的外耳道及鼓沟等，并在此基础上同期或次期重建传音结构；③求得一干耳；④预防并发症。

第十节　化脓性中耳炎并发症

由化脓性中耳炎及中耳胆脂瘤等向周围扩散而引起的多种并发症,统称为化脓性中耳炎并发症,简称为耳源性并发症。根据并发症的发生部位,可分为颅内和颅外两大类。慢性中耳乳突炎的急性发作,尤其是胆脂瘤型和骨疡型中耳炎所引起的并发症仍时有发生,轻者遗留不良后遗症,重者可危及生命,是耳鼻咽喉科的危急重症之一。

【病因】

1. 中耳炎的类型

能引起并发症的化脓性中耳炎,以胆脂瘤型中耳炎最常见,骨疡型中耳炎次之,急性中耳炎较少见。单纯型慢性化脓性中耳炎一般不引起并发症。

2. 致病菌

致病菌的毒力较强,对常用抗生素不敏感或耐药是化脓性中耳炎引起并发症的原因之一。常见致病菌有变形杆菌、绿脓杆菌、大肠杆菌或副大肠杆菌、产气杆菌、金黄色葡萄球菌、溶血性链球菌、肺炎链球菌等。

3. 患者抵抗力

年老或年幼体弱,营养不良,全身慢性疾病(糖尿病、结核病、白血病等),均可导致机体抵抗力下降,使耳部感染易于扩散,故出现并发症的概率较大。

4. 局部因素

胆脂瘤、肉芽、息肉或脓痂等堵塞了鼓膜穿孔或穿孔太小,可导致脓液引流不畅,以及中耳慢性化脓性炎症急性发作等,均易引起并发症。

【感染扩散途径】

1. 循破坏与缺损的骨壁途径

此途径最为常见。中耳化脓性炎症可直接沿被破坏的骨壁缺损处进入邻近器官引起并发症。若天盖、乙状窦骨壁或窦脑膜角骨壁遭到破坏,中耳则直接与颅中窝或颅后窝相通,一旦脓液引流不畅或炎症急性发作,感染便会循破坏与缺损的中耳骨壁向颅内蔓延,引起颅内并发症。若乳突外侧壁遭破坏,脓液可通过破坏区流入耳后骨膜下,形成耳后骨膜下脓肿。乳突尖内侧骨壁较薄,脓液可穿过此壁流入胸锁乳突肌深面,形成颈深部脓肿。若半规管或鼓岬遭破坏,感染可向内耳扩散,引起迷路炎。如果面神经管受累,中耳炎症可波及面神经,引起面神经麻痹。此外,因外伤(如颞骨骨折)或手术形成的中耳与内耳之间的通道亦可成为感染的传播途径。

2. 血行途径

感染可通过中耳黏膜与脑膜相通的小血管或乳突导管及骨小管中的小静脉侵入颅内,化脓性中耳乳突炎并发的脓毒血症尚可引起远离脏器的化脓性感染,如肺炎、肺脓肿、肝脓肿等。

3. 炎症经正常的解剖通道或尚未闭合的骨缝传播

中耳感染可沿解剖的自然通道和裂缝等薄弱环节,如卵圆窗、圆窗、小儿未闭合的骨缝(如岩鳞裂等)向周围扩散,引起并发症。内耳的化脓性炎症可循蜗水管、前庭水管、内耳道等向颅内扩散;反之,流行性脑膜炎亦可反方向侵犯迷路,并发化脓性迷路炎。

【分类】一般将耳源性并发症分为两类,即颅内并发症和颅外并发症。

1. 颅外并发症

其包括颞骨内并发症和颞骨外并发症。

(1)颞骨内并发症:迷路炎、岩锥炎及耳源性周围性面瘫。

迷路炎(labyrinthitis)即内耳炎,为化脓性中耳炎较常见的并发症,依病变范围及病理改变可分为局限性迷路炎、浆液性迷路炎和化脓性迷路炎三种主要类型。局限性迷路炎又称迷路瘘管,多因胆脂瘤或慢性骨炎破坏迷路骨壁，形成瘘管，使中耳与迷路骨内膜或外淋巴相通。浆液性迷路炎可继发于局限性迷路炎，是以浆液或浆液纤维素性渗出为主的内耳弥漫性非化脓性炎症。浆液性迷路炎的主要病理改变为充血，毛细血管通透性增加，外淋巴间隙内有浆液或浆液纤维素性渗出物及淋巴细胞浸润，若病变进一步发展，可转变为化脓性迷路炎。三种迷路炎的临床表现除了化脓性中耳炎的一般症状外，均主要表现为眩晕、眼震及听力进一步减退，唯其程度不同而已。局限性迷路炎症状最轻，浆液性迷路炎次之，化脓性迷路炎症状最重。前庭功能早期一般多正常或亢进，晚期则明显减退或消失。瘘管试验有助于本病的诊断。

（2）颞骨外并发症：耳后骨膜下脓肿、颧突根部骨膜下脓肿、帽状腱膜下脓肿、Bezold 脓肿、Mouret 脓肿。当感染血栓进入血液到远处脏器可形成相应部位脓肿，如肺炎和肝脓肿。

耳后骨膜下脓肿（postauricular subperiosteal abscess）是指急性化脓性中耳炎或慢性化脓性中耳炎急性发作时，乳突气房的炎症向外扩展，穿破乳突外侧骨壁，在耳后骨膜下形成的脓肿。临床表现为耳后皮肤红、肿、疼痛，可伴同侧头痛及发热等全身症状。耳后肿胀，使耳郭向外、前、下方移位，耳后皱襞消失，似与头侧垂直成"招风耳"，儿童患者触诊多有波动感，脓肿自然溃破可在耳后形成瘘管，瘘管愈合，形成瘢痕。乳突 X 线拍片可显示骨质破坏。

颈部贝佐尔德脓肿（Bezold abscess）是指乳突内炎症向乳突下方扩散并在鼓窦下壁骨质较薄的内侧面穿破，脓液流入二腹肌外与胸锁乳突肌内侧之间，在颈侧形成的脓肿。临床表现为患侧颈深部疼痛，转头时加重，伴全身发热；虽有明显触痛，但因脓肿位置较深，局部红肿常不明显，亦无明显波动感。局部穿刺可抽出脓液。

2. 颅内并发症

其包括硬脑膜外脓肿、硬脑膜下脓肿、蛛网膜炎、耳源性脑积水、脑膜炎、乙状窦血栓性静脉炎、脑脓肿、脑疝。

（1）硬脑膜外脓肿（extradural abscess）：它是发生于颅骨骨板与硬脑膜之间的化脓性炎症和脓液积蓄，为最常见的耳源性颅内并发症，其临床表现与脓肿大小有关，脓肿较小者，多无典型症状或偶有轻微头痛；脓肿较大者，可有患侧持续性头痛和不规则发热；脓肿体积很大者可有颅内压增高现象。当硬脑膜外脓肿发生在岩尖区，可产生第 V 和第 VI 脑神经受侵犯的症状，出现面部疼痛和外直肌麻痹。若上述症状随耳内流脓突然增多而减轻，同时鼓膜穿孔处可见明显搏动，应疑为本病。

（2）乙状窦血栓性静脉炎（thrombophlebitis of sigmoid sinus）：其为急性化脓性中耳乳突炎，特别是胆脂瘤型中耳炎的常见并发症。乳突腔骨壁被破坏使感染直接侵入乙状窦，发生静脉周围炎、乙状窦周围脓肿，继而形成乙状窦静脉炎或血栓性静脉炎，是较常见的耳源性颅内并发症。高热、寒战是本病的典型症状，伴头痛、全身不适，小儿可出现抽搐、惊厥、呕吐及腹泻等症状。上述症状随细菌反复进入血液而每小时可发作 1～2 次，故有误诊为疟疾者。部分病例在大量使用抗生素后，仅有低温，甚至不发热，更易造成误诊。患侧耳后、枕后及颈部疼痛，乳突后方可有轻度水肿，同侧颈部可触及条索状物，压痛明显。病程长者血红蛋白及红细胞数均下降，血细胞沉降率加快，白细胞的变化随体温升高而增减，大多数病例有白细胞增多表现。于寒战和高热时抽血，可培养出致病菌。腰椎穿刺，脑脊液压力增加，常规检查多正常。Tobey-Ayer 试验：压迫患侧颈内静脉，脑脊液压力不升或轻微升高，压迫健侧颈内静脉，脑脊液压力迅速升高。Crowe 试验：在检眼镜观察下，压迫健侧颈内静脉可观察到眼底视网膜静脉明显扩张，若压迫患侧颈内静脉，则无显著反应。

（3）耳源性脑膜炎（otogenic meningitis）：发病初期症状相对较轻，轻微头痛、体温升高，出现脑膜刺激征。随着病情进一步发展，临床症状明显加重，出现剧烈头痛、喷射状呕吐、谵妄、意识模糊或嗜睡症状，体温持续性升高，可达 41℃。小儿可有腹泻、惊厥表现。炎症累及局部脑血管及脑实质时，可出现肢体瘫痪、失语症以及相关的神经麻痹症状。如锥体束受累，可出现锥体束征，如浅反射（腹壁反射、提睾反射）减弱、深反射（膝反射、跟腱反射等）亢进，出现病理反射。晚期可出现潮式呼吸、大小便失禁，患者常因脑疝导致呼吸、循环衰竭而死亡。脑脊液压力升高、浑浊、细胞数增多，以多形核白细胞为主，蛋白含量增高，糖含量降低，氯化物减少，细菌培养可为阳性。

（4）耳源性脑脓肿（otogenic brain abscess）：它是化脓性中耳乳突炎的严重并发症，根据临床统计，约80%的脑脓肿为中耳炎所致。脓肿多位于病侧大脑颞叶或小脑，常与其他颅内并发症同时存在，颞叶脓肿多与硬脑膜外脓肿有关。初期有轻度脑膜刺激征及颅内压升高、发热、嗜睡、意识模糊、妄想或幻觉等症状。然后病情进入潜伏期，此期症状多不明显，可有轻度不规则的头痛、低热、乏力、反应迟钝、食欲缺乏、寡言少语、嗜睡等症状。病变持续进展可出现昏迷、脉缓和体温降低，重症者可很快出现脑疝，引起瞳孔散大、固定、对光反应消失，死亡率颇高。颞叶与小脑脓肿可出现相应的定位体征，颞叶脓肿可有同侧偏盲，对侧肢体瘫痪与中枢性面瘫，命名性失语。小脑脓肿可出现眼球震颤、共济失调、同侧肌张力减退。

【诊断】

1. 详细询问病史

中耳炎患者突然出现头痛、发热、高烧、流脓突然停止、神志改变、意识淡漠时，应考虑并发症的可能。

2. 仔细行耳部检查

清理外耳道分泌物，观察其颜色，有无臭味，有无血性分泌物；仔细观察鼓膜的穿孔部位，特别是有无边缘性穿孔、松弛部穿孔，或者有无小穿孔引流不畅，有无肉芽及胆脂瘤，有无慢性中耳炎急性发作。

3. 颞骨和颅脑影像学检查

可用CT、MRI等检查观察中耳、内耳、脑等部位有无骨质破坏，有无脑组织吸收的阴影。

4. 眼底检查

眼底检查有助于了解有无颅内高压存在。

5. 脑脊液及血液的实验室检查

脑脊液及血液的实验室检查对诊断脑膜炎、脑脓肿等有重要参考价值。

6. 细菌培养

做脓液和脑脊液的细菌培养及药敏试验。

【治疗】原则上只要患者全身情况许可，一旦明确诊断，应尽快采取手术治疗。

1. 手术治疗

手术的目的是通畅引流，清除病灶，包括乳突切开探查术、乳突根治术、面神经减压术、脓肿穿刺或切开引流术及迷路瘘管修补术等。在手术处理并发症的同时，应将原发病灶一并切除。

2. 抗感染治疗

应及时应用足量的抗生素控制感染，并根据细菌学检查结果，及时改换有效的抗生素。若为颅内并发症，宜选用通过血–脑脊液屏障好的抗生素，最好选用两种抗生素联合使用，以静脉给药为主。

3. 支持疗法

酌情给予相应的补液、输血或血浆，补充维生素、复合氨基酸、白蛋白等。注意纠正水和电解质平衡失调。

4. 对症治疗

眩晕者，给予止晕、镇静药物。高热者，进行降温处理。颅内压增高者，可用20%甘露醇溶液（1～2 g/kg）和50%葡萄糖溶液（40～60 mL）交替静脉快速滴注，4～6 h/次，进行脱水治疗，以降颅压。

第十一节　耳源性眩晕疾病

眩晕（vertigo）是因机体对空间定位障碍而产生的一种运动性或位置性错觉。耳源性眩晕系指由前庭迷路感受异常引起的眩晕。

【病因】现代西医学认为，耳源性眩晕的原因主要有植物神经功能紊乱、变态反应、代谢紊乱、内分泌功能障碍、膜迷路系统机械性阻塞或内淋巴吸收障碍。

【分类】

1. 按发病部位

按发病部位，眩晕分外周性眩晕与中枢性眩。前者指内耳疾病导致的眩晕，最常见的有良性阵发性眩晕、梅尼埃病、前庭神经炎等。后者包括小脑脑干梗死或者出血性疾病、多发性硬化等。

2. 按发作频率

按发作频率，眩晕分阵发性眩晕和持续性眩晕。前者包括良性阵发性眩晕、梅尼埃病、偏头痛相关性眩晕等，后者包括前庭神经炎和小脑脑干梗死或者出血性疾病等。

【诊断】眩晕的诊断应做到定因、定位、定性，方可有利于指导治疗。

1. 病史的采集与分析

了解眩晕发作的诱因、形式、频率和伴随症状。

2. 辅助检查

辅助检查包括全身一般检查、耳鼻咽喉科专科检查、神经系统检查、前庭功能检查、影像学检查和眩晕激发试验等。

【治疗】由于多数眩晕疾病的发病原因不明，病理机制复杂，临床提倡以药物、首发复位、手术和前庭康复综合应用的个体化综合治疗策略。

一、梅尼埃病

梅尼埃病（Ménière's disease）是以膜迷路积水为基本病理学改变，以发作性眩晕、耳聋、耳鸣及耳胀满感为临床特征的特发性内耳疾病。中青年发病率较高，通常为单耳患病。累及双侧者，双侧常在3年内先后患病。男女发病率无显著差别。

【病因】迄今不明。可能与内淋巴代谢失调、变态反应、内分泌功能障碍、自主神经功能紊乱、病毒感染、疲劳及情绪波动等因素有关。其发生机制主要是内淋巴产生和吸收失衡。

【临床表现】

典型的梅尼埃病症状包括发作性眩晕，波动性、渐进性耳聋，耳鸣以及耳胀满感。

（1）眩晕：多呈突发旋转性，患者感到自身或周围物体沿一定的方向与平面旋转，或感摇晃、升降或漂浮。眩晕均伴有恶心、呕吐、面色苍白、出冷汗、脉搏迟缓、血压下降等自主神经反射症状。上述症状在睁眼转头时加剧，闭目静卧时减轻。患者神志清醒，眩晕持续短暂，多持续十分钟或数小时，通常2~3 h转入缓解期，眩晕持续超过24 h者较少见。在缓解期可有不平衡或不稳感，可持续数天。眩晕常反复发作，复发次数越多，持续越长、间歇越短。有报道称，在发病的最初20年内，一般平均发作6~11次/年，20年后常为3~4次/年。

（2）耳聋：患病初期可无自觉耳聋，多次发作后聋感明显。一般为单侧，发作期加重，间歇期减轻，呈明显波动性听力下降。听力丧失轻微或极度严重时无波动。听力丧失的程度随发作次数的增加而每况愈下，但极少全聋。

患者听高频强声时常感刺耳难忍。有时健患两耳能将同一纯音听成音调与音色截然不同的两个声音，临床称为复听。

（3）耳鸣：多出现在眩晕发作之前。初为持续性低音调吹风声或流水声，后转为高音调蝉鸣声、哨声或汽笛声。耳鸣在眩晕发作时加剧，间歇期自然缓解，但常不消失。

（4）耳胀满感：发作期患侧耳内或头部有胀满、沉重或压迫感，有时感耳周灼痛。

【辅助检查】

1. 耳部检查

鼓膜无明显改变。发作期可见自发性水平性或水平旋转性眼球震颤，发作过后，眼震逐渐消失。

2. 听力学检查

早期纯音听力曲线多为上升型，有时也表现为下降型或平坦型；多次反复检查可证明其波动性质。阈上功能检查证明有重振，如短增量敏感指数试验阳性等。语言测听的语言接受阈大致与纯音听阈相吻合，而语言识别率可下降。耳蜗电图是诊断本病的较可靠的方法，表现为总和电位增大，总和电位与动作电位的比值增加。

3. 前庭功能检查

眼震电图检查：初次发作、间歇期各种自发或诱发试验结果可能正常，多次发作者前庭功能可减退或丧失，或有向健侧的优势偏向。增减外耳道气压可能诱发眩晕与眼球震颤，称安纳贝尔征，提示膨胀的球囊已达镫骨足板或与足板发生纤维粘连。

4. 甘油试验

空腹顿服 50% 甘油溶液 2.4~3.0 mL/kg，服药前及服药后每小时查纯音听阈 1 次，共 3 次。服药后患耳听阈较服药前提高 15 dB 以上者为阳性。

5. 影像学检查

颞骨 X 射线片一般无明显异常发现，内听道及桥小脑角 CT 或 MRI 检查有助于本病的诊断。

【诊断与鉴别诊断】

梅尼埃病的诊断主要依靠翔实的病史、全面的检查和仔细的鉴别诊断，在排除其他可引起眩晕的疾病后，可做出临床诊断，而甘油试验阳性有助于对本病的诊断。美国耳鼻咽喉 – 头颈外科学会听力与平衡委员会于 1995 年制定了梅尼埃病的诊断标准。中华医学会耳鼻咽喉科学分会及《中华耳鼻咽喉科杂志》编委会于 1996 年制订的梅尼埃病的诊断依据如下。

（1）反复发作的旋转性眩晕，持续 20 min 至数小时，至少发作 2 次以上，常伴恶心、呕吐、平衡障碍，无意识丧失，可伴水平或水平旋转性眼震。

（2）至少 1 次纯音测听为感音神经性听力损失。早期低频听力下降，听力波动，随病情进展，听力损失逐渐加重。可出现重振现象。

具备下述 3 项即可判定为听力损失：

① 0.25，0.5，1 kHz 听阈均值较 1，2，3 kHz 听阈均值提高 15 dB 或 15 dB 以上；

② 0.25，0.5，1，2，3 kHz 患耳听阈均值较健耳高 20 dB 或 20 dB 以上；

③ 0.25，0.5，1，2，3 kHz 平均阈值大于 25 dBHL。

（3）耳鸣，间歇性或持续性，眩晕发作前后多有变化。

（4）可有耳胀满感。

（5）排除其他疾病引起的眩晕，如由位置性眩晕、前庭神经炎、药物中毒性眩晕、突发性聋伴眩晕、椎基底动脉供血不足和颅内占位性病变等引起。

常见周围性眩晕的鉴别如下。

1. 良性阵发性位置性眩晕

良性阵发性位置性眩晕（benign paroxysmal positional vertigo，BPPV）系特定头位诱发的短暂（数秒钟）阵发性眩晕，伴有眼震，由于不具耳蜗症状而易与梅尼埃病相鉴别。

2. 前庭神经炎

前庭神经炎（vestibular neuritis）可能由病毒感染所致。临床上以突发眩晕，向健侧的自发性眼震，恶心、呕吐为特征。前庭功能减弱而无耳鸣和耳聋。数天后症状逐渐缓解，但可转变为持续数月的位置性眩晕。痊愈后极少复发。该病无耳蜗症状是与梅尼埃病的主要鉴别点。

3. 前庭药物中毒

患者有应用耳毒性药物的病史，眩晕起病慢，程度轻，持续时间长，非发作性，可因逐渐被代偿而缓解，伴耳聋和耳鸣。

4. 迷路炎

迷路炎（labyrinthitis）患者有化脓性中耳炎及中耳手术病史。

5. 突发性聋

约半数突发性聋患者伴眩晕，但极少反复发作。听力损失快而重，以高频为主，无波动。

6. Ramsay-Hunt 综合征

Ramsay-Hunt 综合征（Ramsay-Hunt syndrome）可伴轻度眩晕、耳鸣和听力障碍，耳郭或其周围皮肤的带状疱疹及周围性面瘫有助于鉴别。

7. Cogan 综合征

Cogan 综合征（Cogan syndrome）除眩晕及双侧耳鸣、耳聋外，非梅毒性角膜实质炎与脉管炎为其特点，糖皮质激素治疗效果显著，可与梅尼埃病区别。

8. 外淋巴瘘

蜗窗或前庭窗自发性或（继手术、外伤等之后的）继发性外淋巴瘘（perilymphatic fistula），除波动性听力减退外，可合并眩晕及平衡障碍。可疑者宜行窗膜探查证实并修补之。

9. 其他

如听神经瘤等。

【治疗】 主要是通过应用药物降低前庭感觉阈，镇静中枢神经，调整自主神经功能，改善耳蜗微循环，解除膜迷路积水，以缓解发作期的症状或减少眩晕发作。

1. 一般治疗

向患者耐心解释，消除其对本病的恐惧；保持环境安静，卧床休息；饮食宜低盐少水，高蛋白、低脂肪，中等量糖类，高维生素；禁烟酒、茶及咖啡。

2. 药物治疗

（1）利尿脱水药：醋氮酰胺 250 mg，口服，每天 3 次，首次剂量加倍。

（2）镇静药物：为发作期的对症用药。如地西泮 2.5～5 mg，每日 2～3 次，对前庭神经冲动有抑制作用；乘晕宁 50 mg，每日 3 次。抗过敏药物如异丙嗪，具有镇静作用。口服谷维素可调节自主神经功能。

（3）血管扩张剂：增进耳蜗血流，改善内耳微循环。常用 5%～7% 碳酸氢钠溶液 40～60 mL 静脉注射或 100～2 000 mL 静脉滴注，每日 1 次，可解除小动脉痉挛；低分子右旋糖酐静脉滴注，可使血黏稠度变小，增加血容量，防止血小板凝集，改善耳蜗微循环的血滞现象。口服药物常用的有培他啶、氟桂嗪（西比灵）、尼莫地平等。抗胆碱能药物如东莨菪碱、山莨菪碱，有增加耳蜗血流量之效，可适量应用。

（4）中医药治疗：祖国医学论述眩晕病因以肝风、痰湿、虚损三者为主，可按中医辨证论治用药。针刺内关、合谷、百会、风池、听宫等穴或耳穴神门、肾区等可缓解眩晕及恶心、呕吐，是中医药治疗本病的常用方法。

3. 手术治疗

眩晕频繁剧烈发作，严重影响工作和生活，且患耳呈现重度感音性耳聋，各种保守治疗无效时，可考虑手术治疗。常用术式如下。

（1）内淋巴囊引流减压术：切开内淋巴囊使内淋巴液流出，以降低内淋巴压力。

（2）内淋巴囊蛛网膜下分流术：通过镫骨足板将球囊刺破，使球囊内的内淋巴液与外淋巴液相混，以维持内外淋巴液压力的平衡；或通过圆窗穿透骨螺旋板再穿通球囊，使内淋巴外流入外淋巴间隙。但穿通骨板不易愈合，可形成永久性的内外淋巴瘘。

（3）高渗诱导减压术：将氯化钠晶体置于圆窗膜上而引起局部高渗，减轻迷路的积水，同时破坏前庭感受器，消除病理性冲动，达到控制眩晕的目的，方法简单，效果良好，但只适用于实用听力丧失的患者。

（4）前庭神经切断术：选择性地切断前庭神经，并切断前庭神经节，使前庭性眩晕基本消除。

（5）迷路切除术：眩晕被控制，但耳蜗也被破坏。故该类手术，仅限于对侧耳听力正常，患侧耳听力基本丧失，眩晕、耳鸣严重的患者。

二、良性阵发性位置性眩晕

良性阵发性位置性眩晕（benign paroxysmal positional vertigo，BPPV）俗称耳石症，是由体位变化而诱发症状的前庭半规管疾病，是由多种病因引起的一种综合征。本病为周围性眩晕的最常见疾病之一。

【病因】约半数患者的病因仍不明确，半数患者的病因与下列疾病有关，或继发于下列疾病。

（1）头部外伤：特别是多发于轻度头颅外伤后数日及数星期，或乘车时突然加速，减速运动致颈部"挥鞭伤"等。

（2）病毒性神经炎。

（3）椎 – 基底动脉短暂缺血性眩晕，内耳血液循环障碍。

（4）耳部其他疾病：如中耳及乳突炎，耳部手术后，药物性耳中毒等。

【发病机制】嵴顶结石症和半规管结石症。变性的耳石从椭圆囊脱落并自由漂浮在半规管的内淋巴液中或黏附于壶腹嵴顶上，当头部移动时，耳石收到重力作用引发内淋巴异常流动或壶腹嵴对重力作用的异常感知而导致眩晕。

【临床表现】发病突然，患者在头位变化时出现强烈旋转性眩晕，常持续于60 s之内，伴眼震，恶心及呕吐。症状常发生于从坐位躺下，或从躺卧位至坐位，或在床上翻身时，患者常可察觉在向某一头位侧身时出现眩晕，常于睡眠中因眩晕发作而惊醒。眩晕的程度变化较大，严重者于头部轻微活动时即出现，眩晕发作后可有较长时间的头重脚轻感、漂浮感及不稳定感。整个发作的病程可为数小时至数日，个别可达数月或数年。本病症状的出现，可呈现周期性加剧或自发缓解。间歇期长短不一，有时可1年或数年不发病，甚至可长达10~20年不发病。

眼球震颤：后半规管BPPV表现为含旋转和上跳成分的眼震。水平半规管BPPV表现为水平性或者水平略带旋转性眼震。

【检查】

1. Dix – Hallpike 变位性眼震试验

其为后半规管BPPV重要的常规检查方法：①患者坐于检查床上，头向右侧转45°；②检查者位于患者侧方，双手持头，迅速移动患者至仰卧侧悬头位，头应保持与矢状面成45°。观察30 s或至眼震停止后，头部和上身恢复至端坐位，然后进行对侧的侧悬头位检查。检查眼震电图应采用水平及垂直双导联记录，可记录在何种头位时出现眼震，并能准确了解潜伏期及持续时间、眼震渐强渐弱情况，以及反复激发后的衰减情况。旋转性眼震可采用Frenzel眼镜或红外视眼震仪直接观察。

2. Roll 变位性眼震试验

其为水平半规管BPPV重要的常规检查方法。患者取仰卧位，检查者将患者头部分次快速向左、右两侧旋转90°。若引出水平性或者水平略带旋转性眼震，且快相的方向朝向地面，称之为向地性眼震；若眼震快相的方向背离地面，称之为背地性眼震。

3. 听力学检查

一般无听力学异常改变，但半规管结石症如发生于某种耳病，则可出现患耳听力异常。

【诊断与鉴别诊断】

病史的特征性极为重要，间歇期无异常发现，结合病史、Dix – Hallpike变位性眼震试验及听力学等检查结果可确诊，但变位性眼震检查最好在发作期进行。本病应与中枢性位置性眼震、前庭神经炎、梅尼埃病、脑血流疾病致眩晕等相鉴别。

【治疗】

虽然 BPPV 是一种有自愈倾向的疾病，但其自愈的时间有时可达数月或数年，严重的可致工作能力丧失，故应尽早治疗。

1. 抗眩晕药

桂利嗪（脑益嗪）或氟桂利嗪、异丙嗪（非那根）等有一定的效果。

2. 头位变位管石复位法

近年来，因头位变位手法操作简便，不需特殊仪器，且有较好疗效而得到重视，常用方法为 Epley 复位法、管石微粒复位法（canalith repositioning）。

3. 手术疗法

上述疗法无效，且生活和工作质量受影响者，可行后壶腹神经切断术或半规管阻塞术。

4. 其他

前庭康复治疗训练。

第十二节 突发性聋

突发性聋（sudden hearing loss，SHL）亦称特发性聋或暴聋，即在 72 h 内突然发生的、原因不明的感音神经性听力损失，至少在相邻的两个频率听力下降≥20 dBHL，多累及单耳，以 40～60 岁成年人发病率高，双耳患者占 1%，男性较多，春秋季节易发病。

【病因】局部因素和全身因素均可能引起突发性聋，常见的病因包括：血管性疾病、病毒感染、自身免疫性疾病、传染性疾病、肿瘤等。一般认为，精神紧张、压力大、情绪波动、生活不规律、睡眠障碍等可能是突发性聋的主要诱因。

1. 内耳供血障碍

内耳循环障碍由内耳血管功能紊乱、痉挛、出血、血栓形成或血管栓塞等引起，患有糖尿病、高血压、动脉硬化及心血管疾病者，可因迷路动脉发生痉挛和血栓形成而导致突发性聋。

2. 病毒感染

出现急性病毒性前庭迷路炎或耳蜗炎。引起突发性聋的病毒有腮腺炎病毒、麻疹病毒、乙型流感病毒和副流感病毒、风疹病毒等。

3. 圆窗膜自发性破裂

打喷嚏、擤鼻、呕吐、性交和潜水等，可引起静脉压和脑脊液压力骤然升高，除可引起蜗窗、前庭窗膜破裂外，还可引起蜗管前庭壁和内淋巴囊破裂，有潜在的先天性内耳畸形者更易发生，由此可引起淋巴液离子紊乱和细胞中毒。患梅尼埃病时内淋巴液过多，亦可造成蜗窗破裂而发生突发性聋。

【临床表现】

（1）听力下降：听力下降多为单侧，可为首发症状。发病前多无先兆，少数患者先有轻度感冒、疲劳或情绪激动史。听力下降发生突然，患者的听力一般在数分钟或数小时内下降至最低点，少数患者可在 3 天以内听力损失达到最低点，多数患者为中度或重度耳聋。部分患者可自愈，但也可致永久性耳聋。听力检查：纯音测听，听力曲线一般显示中、重度以上的感音神经性聋。

（2）耳鸣：耳鸣可为始发症状，呈高音调、持续性。大多数患者可于耳聋的同时出现耳鸣，但耳鸣也可发生于耳聋之后。经治疗后，多数患者听力可以提高，但耳鸣仍长期存在。

（3）眩晕：可伴有眩晕，多为旋转性眩晕，伴有恶心、呕吐。可与耳聋同时出现，或于耳聋发生前后出现，持续数日或数周，但无反复发作史。前庭功能检查：一般在眩晕缓解后进行，前庭功能可能正常、减退或完全消失。

（4）少数患者可有耳内闷塞感、压迫感，以及耳周麻木感。

【检查】外耳道、鼓膜检查无明显异常。影像学检查：颞骨 CT、内听道 MRI 提示内耳道及颅脑无明显器质性病变。

【诊断】根据 SHL 的定义，做出诊断并不困难，但应仔细收集 SSNHL 患者病史和发病情况，并进行全面的耳科学、神经耳科学、听力学、前庭功能、影像学和实验室检查，以期找到可能的病因。

【治疗】针对所查到的不同病因，进行相应的治疗。感染性病因者采用抗感染治疗，肿瘤患者采取手术或其他相应治疗，药物中毒者停用耳毒性药物，并采用营养神经、改善微循环、激素等治疗。

（1）突发性聋急性发作期（3 周以内）多为内耳血管病变，建议采用糖皮质激素配合血液流变学治疗。

（2）糖皮质激素的使用：

口服给药：泼尼松每天 1 mg/kg（最大剂量建议为 60 mg），晨起顿服；连用 3 天，如有效，可再用 2 天后停药，不必逐渐减量，如无效可以直接停药。静脉注射给药：按照泼尼松剂量类比推算，甲泼尼龙 40 mg 或地塞米松 10 mg，疗程同口服激素。

激素治疗首先建议全身给药，局部给药可作为补救性治疗，包括鼓室内注射或耳后注射。鼓室内注射可用地塞米松 5 mg 或甲强龙 20 mg，隔日 1 次，连用 4~5 次。耳后注射可以使用甲强龙 20~40 mg，或者地塞米松 5~10 mg，隔日 1 次，连用 4~5 次。如果患者复诊困难，可以使用复方倍他米松 2 mg（1 mL），耳后注射 1 次即可。

对于有高血压、糖尿病等病史的患者，在征得其同意，密切监控血压、血糖变化的情况下，可以考虑全身酌情使用糖皮质激素或者局部给药。

（3）突发性聋可能会出现听神经继发性损伤，急性期及其后可给予营养神经药物（如甲钴胺、神经营养因子等）和抗氧化剂（如硫辛酸、银杏叶提取物等）。

（4）同种类型的药物，不建议联合使用。

（5）高压氧的疗效国内外尚有争议，不建议作为首选治疗方案。如果常规治疗效果不佳，可考虑作为补救性措施。

（6）疗程中如果患者听力完全恢复可以考虑停药，效果不佳者可视情况延长治疗时间。对于最终治疗效果不佳者，待听力稳定后，可根据听力损失程度，选用助听器或人工耳蜗等听觉辅助装置。

第十三节 耳聋及其防治

标准的正常人耳，能听到频率为 20~20 000 Hz、声强为 0 dB 的声音。听觉系统任何部位的损害均可导致听力减退，轻者谓之重听（hard of hearing），听不清或听不到外界声响称为聋。临床上常将两者混同，统称为聋（deafness；hearing loss）。

【耳聋分类】按病变性质和部位分类，耳聋可分为器质性聋（organic deafness）和功能性聋（functional deafness）两大类。器质性聋可按病变部位分为传导性聋（conductive deafness）、感音神经性聋（sensorineural deafness）和混合性聋（mixed deafness）三种。感音神经性聋可细分为感音性聋（sensory deafness），其病变部位在耳蜗，又称为耳蜗性聋（cochlear deafness）；以及神经性聋（nervous deafness），因病变部位在耳蜗以后的诸部位，又称为蜗后性聋（retrocochlear deafness）。功能性聋因无明显器质性变化，又称精神性聋（psychogenic deafness）或癔症性聋（hysterical deafness）。

按发病时间分类，可以出生前后划分为先天性耳聋（congenital deafness）和后天性耳聋（acquired deafness）。以语言功能发育程度划分为学语前聋（prelingual deafness）和学语后聋。先天性耳聋按病因不同可分为遗传性聋（hereditary deafness）和非遗传性聋两类。

【耳聋分级与评残标准】临床上常以纯音测听所得言语频率听阈的平均值为标准。各国言语频率听阈平均值的计算方法不完全一致。我国法定为以 500，1 000，2 000 Hz 三个频率为准，有的国家还将 3 000 Hz 或 4 000 Hz 列入统计范围。

耳聋分级，以单耳听力损失为准，分为 5 级：①轻度耳聋，听低声谈话有困难，语频平均听阈小于

40 dB；②中度耳聋，听一般谈话有困难，语频听阈在41～55 dB；③中重度耳聋：要大声说话才能听清，语频听阈56～70 dB；④重度耳聋：需要耳旁大声说话才能听到，听阈在71～90 dB；⑤极度耳聋：耳旁大声呼唤都听不清，听阈＞90 dB。

一、传导性聋

【病因】

1. 先天性疾病

常见者有外耳道闭锁、中耳畸形（包括鼓膜、听骨、圆窗、卵圆窗和鼓室腔发育不全等）。

2. 后天性疾病

（1）外耳道疾病：外耳道异物、耵聍栓塞、炎性肿胀、肿瘤阻塞及瘢痕闭锁等。

（2）中耳疾病：鼓膜炎、分泌性中耳炎、化脓性中耳炎及其后遗症、鼓室硬化症（耳硬化症）、中耳癌等。

【诊断】

1. 病史及专科检查

可以了解病变的原因、部位、损害的范围和轻重程度。

2. 听功能检查

（1）音叉检查：Rinne 试验：阴性。Weber 试验：偏患侧。Schwabach 试验：延长，是传导性聋的重要特征。

（2）纯音测听：骨导听阈基本正常，气导听阈大于25 dB。

（3）声导纳计检查：用于耳道和鼓膜完整的病例。检查鼓室图及声反射，可以帮助判断鼓室气压功能及听骨链的完整性。

3. 影像学检查

可以根据上述检查结果选定，以协助确定病变的部位、范围及程度。

【治疗】

1. 先天性外耳和中耳畸形

根据畸形的不同情况，施行外耳道和中耳结构的重建手术。双耳畸形者应尽早手术，防止因聋而影响学语。一耳畸形而另一耳正常者，可延缓手术。

2. 中耳炎所致的耳聋

患分泌性中耳炎或化脓性中耳炎者，治疗措施可参照有关章节施行。对化脓性中耳炎的后遗症，再确定耳蜗与咽鼓管功能正常，于彻底清除中耳病变的前提下，可行听力重建术。

【预防】传导性聋多由中耳炎引起，应以积极预防和治疗中耳炎为重点。

二、感音神经性聋

感音神经性聋包括感音性聋和神经性聋。前者由耳蜗病变引起，后者由蜗后病变引起。

【病因】

1. 先天性因素

先天性耳聋患者出生时已有耳聋。①遗传性聋：由基因或染色体异常引起的感音神经性聋，常伴有其他器官或组织的畸形。②非遗传性聋：由于妊娠早期母亲患风疹、腮腺炎、流感等病毒感染性疾病，或患梅毒、糖尿病、败血症等全身性疾病，或使用耳毒性药物等引起。此外，产程过长，难产及缺氧亦可致胎儿聋。

2. 年龄因素

由于机体衰老，听觉器官常发生老化性退行性变，退行性变发生部位可在螺旋器的毛细胞神经节、听神经、神经核、传导路径和大脑皮层听区，其中以内耳退行性病变最明显。老年人动脉硬化，导致内耳血液循环障碍，也促使听觉器官蜕变。老年性聋临床表现为双侧逐渐发生的高频听力损失，并缓慢累及中频与低频听力，伴高调持续耳鸣。患者常感在噪声环境中，语言辨别能力显著下降。

3. 耳毒性药物

已知的耳毒性药物有百余种，临床上常用的如下。①链霉素、卡那霉素、庆大霉素、新霉素等氨基糖苷类抗生素；②阿司匹林等水杨酸盐类止痛药；③奎宁、氯喹等抗疟疾药；④利尿酸、速尿等利尿剂；⑤氮芥、顺铂、卡铂等抗癌药。此外，酒精中毒，有机磷、苯、砷、铅、一氧化碳中毒等亦可损害听觉系统。药物对内耳的损害除与药物剂量和用药时间长短有关外，还与个体敏感性有关，个体敏感者常有家族遗传史。药物进入内耳后首先损害血管纹，破坏血–迷路屏障，使药物更容易进入内耳。高浓度的药物在内耳长期积聚，使耳蜗和前庭感觉上皮的毛细胞、神经末梢、神经节细胞发生退行性变，因而患者除耳聋外，常伴有耳鸣和眩晕。

4. 突发性聋

突发性聋也称暴聋，为突然发生的感音神经性聋，患者多在3天内听力急剧下降。确切病因不明，目前认为可能与内耳病毒感染、变态反应、内耳血液循环障碍和迷路窗膜破裂等因素有关。临床特点为：①突然发生的非波动性感音神经性聋，常为中度或重度，甚者可全聋；②原因不明；③多单侧发病，聋前可先有耳鸣；④约有半数患者伴眩晕、恶心、呕吐；⑤除第Ⅷ脑神经外，无其他脑神经受损症状。诊断时，应注意与梅尼埃病、听神经瘤等疾病相鉴别。

5. 传染病性聋

传染病性聋指由各种传染病引起的感音神经性聋，如流行性脑脊髓膜炎、腮腺炎、猩红热、麻疹、伤寒、风疹、流行性感冒、梅毒等。病原微生物或其毒素经血流进入内耳，损害内耳结构而引起感音神经性聋。

6. 全身疾病性因素

某些全身性疾病如高血压、动脉硬化、慢性肾炎、尿毒症、糖尿病、甲状腺功能减退、克汀病、白血病等疾病，均可引起内耳血液循环障碍、血管纹改变和螺旋器毛细胞退行性变而致聋。

7. 创伤性因素

脑外伤、颅底骨折，可导致迷路震荡、内耳出血、位听觉感受器甚至听觉传导路径损伤。爆震或长期的强噪声刺激，常引起内耳损伤，出现感音神经性聋。此外，耳气压伤亦可损伤内耳，导致感音神经性聋。

8. 自身免疫性聋

自身免疫性聋多发生于青壮年，为非对称性进行性感音神经性聋，双侧同时或先后发病，常于数周或数月达到严重程度，有时可有波动。前庭功能受累者，可出现头晕、不稳，但无眼震。抗内耳组织特异性抗体试验、白细胞移动抑制试验、淋巴细胞转化试验及其亚群分析等可帮助诊断。患者常合并有其他免疫疾病。环磷酰胺、泼尼松龙等免疫抑制剂对本病有效。

9. 其他

梅尼埃病、耳蜗性耳硬化、小脑脑桥角肿瘤、多发性硬化症等均可引起感音神经性聋。

【诊断与鉴别诊断】全面系统地收集病史，详尽的耳鼻部检查，严格的听功能、前庭功能和咽鼓管功能检测，必要的影像学和全身检查等是诊断和鉴别诊断的基础。客观的综合分析则是其前提。

【治疗】以恢复听力为治疗原则，听力无法恢复者应尽量保存和利用残余听力。

1. 病因治疗

查找致聋原因，针对病因进行治疗。

2. 药物治疗

发病初期及时正确用药是治疗成功的关键。常用药物有血管扩张剂、降低血液黏稠度药物、血栓溶解药物、B族维生素、能量制剂等，必要时可使用类固醇激素，亦可配合高压氧治疗。

3. 助听器

助听器是一种提高声音强度的装置，可帮助某些耳聋患者充分利用残余听力，进而补偿聋耳的听力损失，是帮助聋人改善听力的有效工具。药物治疗无效者，可先行听力学检查，再选配助听器。一般认为听力损失在 35~85 dB 者均可使用，以听力损失在 60 dB 左右者使用助听器效果最好。应用助听器后仅能提高响度，因此对语言辨别不清者，助听器的使用价值不大。

4. 人工耳蜗植入

目前，用于临床的耳蜗植入以 22 或 24 通道装置为主，可分为耳蜗植入和听性脑干植入。双侧听力损失在 90 dB 以上者，应用大功率助听器无效。耳内无炎性病变，耳蜗电图检不出而鼓岬电刺激有声感者，可施行人工耳蜗植入术。耳蜗植入的基本原理是应用人工装置取代受损毛细胞直接刺激螺旋神经节神经元，将模拟听觉信息传向中枢，使全聋患者重新感知声响。安装人工耳蜗后可使患者从无声世界进入有声世界，患者经短期训练可达到对环境声的辨别，经语言训练和唇读训练，可部分恢复语言交流能力。尤其是学龄前聋儿，植入人工耳蜗后能使其语言发育趋于正常。

5. 听觉和语言训练

先天性耳聋患儿不经听觉言语训练，必然成为聋哑人；双侧重度听力障碍若发生在幼儿期，数周后言语能力即可丧失，即使已有正常言语能力的较大儿童，耳聋发生以后数月，原有的言语能力可逐渐丧失。因此，对经过治疗无效的中重度、重度或极度耳聋学龄前儿童，应及早戴助听器或行人工耳蜗植入术，利用聋儿的残余听力，通过有计划的声响刺激，唤醒听觉感受器，培养聋儿聆听习惯和对声音的辨别能力；配合系统的发音和讲话训练，可恢复聋儿的语言功能，达到聋而不哑的目的。这项工作应从学龄前开始，须有专门教师进行。

【预防】

（1）广泛宣传杜绝近亲结婚，积极防治妊娠期疾病，减少产伤。大力推广新生儿听力筛查，努力做到早期发现婴幼儿耳聋，尽早治疗或尽早做听觉言语训练。

（2）提高生活水平，防治传染病，锻炼身体，保证身心健康，减慢老化过程。

（3）严格掌握应用耳毒性药物的适应证，尽可能减少用量及疗程，特别对有家族药物中毒史者、肾功能不全者、孕妇、婴幼儿和已有耳聋者更应慎重。用药期间要随时了解并检查听力，发现有中毒征兆者尽快停药治疗。

（4）避免颅脑损伤，尽量减少与强噪声等有害物理因素及化学物质接触，戒除烟酒嗜好。除努力减少噪声及有害理化因素，改善劳动条件和环境等社会行为外，还要加强个体防护观念及措施。

三、混合性聋

耳的传音和感音系统同时受到损害所引起的耳聋称为混合性聋，如化脓性中耳炎合并迷路炎、爆震导致鼓膜穿孔合并内耳损伤等。治疗时应消除病因，骨导听阈 <45 dB、气骨导差 >25 dB 的晚期耳硬化症及慢性中耳炎静止期、咽鼓管功能正常者，可以考虑手术治疗；慢性中耳炎伴有糖尿病致混合性聋者，应注意控制血糖和治疗中耳炎症。

四、功能性聋

功能性聋又称精神性聋或癔症性聋，属非器质性聋，多因机体受到重大的精神创伤或因长期焦虑、抑郁引起。表现为突然发生双耳听觉抑制，无耳鸣及眩晕，讲话声调不变，反复检查听阈变化较大，无重振现象，镫骨肌反射和电反应测听正常。这种耳聋可突然自愈或经暗示治疗立即恢复。助听器常有奇效。治愈后有复发倾向。

五、伪聋

伪聋又称诈聋或装聋。特点是患者听觉系统无病变或仅有轻微病变而有意识地扩大患者听力损失。伪聋者并无精神心理创伤，明知自己听力正常，因有所企图而故意装聋。主诉多为单侧耳聋，因为双侧耳聋很难伪装。主观测听法很难确定伪聋，用声导抗测听和电反应测听可准确识别伪聋，但应注意与功能性聋鉴别。

六、人工助听技术

1. 助听器（hearing aid）

助听器是一种能协助人们更好地聆听环境声响的辅助器具的总称。按其外形特征可以分为盒式、眼镜式、耳背式、耳道式及全耳内式等。助听器适用于传导性聋及轻、中度感音神经性聋患者，对于耳蜗病变或听神经病变所致的极重度耳聋，使用效果往往欠佳。据纯音听力图语言频率平均损失计算，阈值在 45（或 40）~90 dB 者都应建议配用，多数能获得满意结果；阈值在 90~110 dB 者的使用效果欠佳。

2. 人工耳蜗（cochlear implant）

人工耳蜗实质上是一种特殊的声-电转换电子装置，其工作原理是：将环境中的机械声信号转换为电信号，并将该电信号通过电极传入患者耳蜗，刺激病耳残存的听神经而使患者产生某种程度的听觉。手术采用全身麻醉，手术切口前给予静脉滴注抗生素。植入电极后进行电极阻抗测试和神经反应遥测（NRT）。内耳畸形等特殊病例使用 EBAR 监测和面神经监测。手术径路多数采用面隐窝进路。一般采用耳后切口。暴露乳突区骨皮质，用电钻于乳突后上方颅骨表面制作接收/刺激器骨床。行单纯乳突切除术，暴露砧骨短脚，以此为标志开放面隐窝，于圆窗龛前下方打开耳蜗鼓阶。将接收/刺激器入位骨床，将刺激电极插入耳蜗鼓阶，参考电极置于颞肌下的颅骨表面。对耳蜗畸形（如 Mondini 畸形、共同腔畸形）及耳蜗骨化的病例，手术方式应做相应的变通。手术并发症主要包括伤口感染、皮瓣坏死、面瘫、脑膜炎和电极脱出。少数耳蜗内埋植电极者手术后有轻度的眩晕感，数日内多自行消失。

3. 振动声桥（vibrant sound bridge）

振动声桥是一种半植入式的听力重建设备，适用于患有中度到重度感音神经性聋、传导性聋和混合性聋的成人和儿童。振动声桥通过手术植入中耳，产生并向中耳结构提供机械振动。其主要利用装置内的漂浮质量传感器产生振动，并带动听骨链的振动或直接将能量通过圆窗或前庭窗传到内耳，产生听觉。该装置的一个主要优点是能够改善音质。它是为中度至重度耳聋患者设计的，主要适用于无法佩戴助听器或者佩戴助听器效果不满意的患者。目前其应用扩展到传导性聋和混合性聋，效果较好。

4. 骨锚助听器（bone-anchored hearing aid，BAHA）

骨锚助听器是可植入的骨传导听力系统，适用于传导性或混合性听力障碍以及单侧耳聋，采取直接骨传导的方式，将一个微小的钛植入体固定在耳后的骨中，与人体的骨头发生骨融合作用，包括言语处理器、钛质桥基和植入体三部分。言语处理器在体外的处理器通过麦克风接收声音，引起的振动通过颅骨和颌骨传送到内耳，使内耳（耳蜗）里的液体推动毛细胞，毛细胞把这种运动变成电脉冲，沿着听觉神经一直传送到听觉中枢而产生听觉。

第十四节　耳及侧颅底肿瘤

一、外耳道乳头状瘤

外耳道乳头状瘤（papilloma of external auditory meatus）是发生于外耳道软骨部皮肤的良性肿瘤，由外耳道软骨部皮肤鳞状细胞或基底细胞异常增生形成，多见于软骨部皮肤表面，好发于男性，是外耳道最常见的良性肿瘤之一。

【病因】多由反复挖耳造成乳头状瘤病毒感染。

【临床表现】早期症状为挖耳时易出血，当肿瘤充满外耳道时有阻塞感或听力减退。耳道有多发或单发、带蒂或无蒂、大小不等棕褐色桑葚样肿物，触之较硬。血供差时，肿物可部分自行脱落。

【诊断】根据临床表现多能做出诊断，但因本病有恶变趋势，须常规进行病理检查。

【治疗】

1. 激光治疗

在局部麻醉下用 YAG 激光或者半导体激光气化肿瘤。

2. 冷冻治疗

液氮冷冻具有切除肿瘤创伤小的优点。

3. 手术治疗

切除的范围应包括肿瘤边缘正常皮肤 1 mm 以上，切除肿瘤所在部位的骨膜，可以防止肿瘤复发。

二、中耳癌

中耳癌（carcinoma of middle ear）较少见，占耳部肿瘤的 1.5%。可原发于中耳，或继发于外耳道或鼻咽部等处，大多数患者有慢性中耳炎的病史，外耳道乳头状瘤恶变也常侵入中耳。以鳞状细胞为多见，肉瘤较少，好发年龄为 40～60 岁。

【病因】原发性中耳癌的病因和发病机制目前不十分清楚，约 80% 的中耳癌患者有慢性化脓性中耳炎病史，中耳炎的病程一般在 10 年以上，故认为中耳癌的发生可能与炎症有关。中耳乳头状瘤亦可发生癌变。外耳道癌可以侵犯至中耳乳突腔。

【临床表现】

1. 耳痛

耳痛为早期症状，常为胀痛，晚期疼痛剧烈，为持续性，可放射到颞部、乳突部及枕部。

2. 听力减退

早期出现听力减退，但患者常因耳痛而分散注意力，或是原有中耳炎听力已减退或对侧听力良好之故。

3. 血性耳分泌物

早期常见耳带血性分泌物，晚期若癌肿破坏血管，可发生致命性大出血。

4. 张口困难

早期可因炎症、疼痛而反射性引起下颌关节僵直，晚期则多因癌肿侵犯下颌关节而致张口困难。

5. 神经症状

癌肿侵犯面神经可引起同侧面神经瘫痪，侵犯迷路则引起迷路炎及感音神经性聋，晚期可侵犯第Ⅴ、第Ⅵ、第Ⅹ、第Ⅺ、第Ⅻ脑神经，引起相应症状，并可向颅内转移。

6. 眩晕

内耳受到侵犯时可致眩晕。

7. 外耳道或者中耳腔新生物

多数患者有鼓膜穿孔，通过穿孔可见中耳腔红色肉芽，触之易出血。当肿瘤破坏骨性外耳道，在耳道内也可以看到肉芽组织，呈红色，质软脆，易出血。

【诊断】

1. 影像学检查

CT 表现为中耳腔或者乳突有不规则的软组织病灶，中耳乳突有不规则的大面积的骨质破坏，边缘不整。

2. 病理检查

中耳腔肉芽或者外耳道肉芽摘除后做病理检查可以明确诊断。取材时尽量不要牵拉中耳腔肉芽，防止误伤面神经。

【临床分期】国际抗癌协会（UICC）对于中耳癌并无明确的分期标准。目前临床采用的是 Stell（1985）制订的初步方案如下：

T_1：肿瘤局限于中耳乳突腔，无骨质破坏。

T_2：肿瘤破坏中耳乳突腔骨质，出现面神经管破坏，但病变未超出颞骨范围。

T_3：肿瘤突破颞骨范围，侵犯周围结构，如硬脑膜、腮腺、颞颌关节等。

T_x：无法进行分期。

【治疗原则】主要是早期诊断，进行放射和手术等综合治疗。病变局限于中耳，宜行扩大乳突根治术，若癌肿较广泛，侵及邻近组织，可行全颞骨或部分颞骨切除术。术后配合放射治疗，并辅以化学治疗及中医药治疗。

1. 手术治疗

（1）乳突切除术：适用于病灶局限在中耳腔，或者乳突腔，无面神经管、内耳、颞骨外侵犯。

（2）颞骨次全切除术：切除范围包括外耳道、乳突、部分颞颌关节、颞骨鳞部及岩骨外 1/3 ~ 1/2，仅保留部分内耳道、部分颈内动脉管和颈内动脉管之内的岩尖部分。

（3）颞骨全切除术：切除范围包括颞骨鳞部、乳突及全部岩骨。

2. 放射治疗

由于中耳肿瘤被颞骨包裹，放疗难以根治，因此手术加放疗可以明显提高疗效。肿瘤侵犯到颈动脉管，无法清除时，可考虑先行放疗，缩小肿瘤范围，再行手术治疗。

三、颈静脉球体瘤

颈静脉球体瘤（glomus jugulare tumor）起源于颈静脉球顶外膜的颈静脉体化学感受器，由毛细血管和前毛细血管组成。体瘤多由颈静脉球向上生长侵犯中耳、乳突、岩骨，生长缓慢。起源于鼓室的体瘤称为鼓室体瘤。颈静脉球体瘤和鼓室体瘤共称为颈鼓室副神经节瘤。

2% ~ 5% 的颈静脉球体瘤为恶性，淋巴结（或）远处器官转移是恶性颈静脉球体瘤的唯一可靠依据；大多数颈静脉球体瘤是良性肿瘤，但具有局部侵袭性。

【临床分级】颈静脉球体瘤的 Fisch 分级见表 2 - 6 - 1。

表 2 - 6 - 1　颈静脉球体瘤的 Fisch 分级

分级特点	特点
A 级	肿瘤局限于鼓室，来源于鼓岬，没有骨质破坏证据
B 级	肿瘤涉及鼓室，可能累及乳突，来源于下鼓室；颈静脉球顶壁骨质完整
C 级	肿瘤破坏颈静脉球上的骨质；肿瘤侵入并破坏迷路下区和岩尖骨质
D 级	肿瘤向颅内扩展

【临床表现】本病以女性多见，男女发病率之比约为 1∶6，可见于从婴儿到老年的任何时候，但高发年龄在 50 ~ 60 岁。发病年龄越小，肿瘤发展越快，越容易具有多病灶性和血管活性物质分泌性的特点。根据肿瘤原发部位及发展状况不同，出现的症状和体征也有异。鼓室体瘤出现症状较早，起源于颈静脉球顶部的颈静脉球体瘤可于疾病晚期才出现症状。

（1）单侧搏动性耳鸣，与脉搏搏动一致。

（2）听力下降，当肿瘤侵犯到鼓室腔时，呈传导性聋。

（3）耳道出血，时有溢液。

（4）脑神经损害：可出现同侧周围性面瘫；肿瘤沿颈内静脉发展，破坏第Ⅸ、第Ⅹ、第Ⅺ、第Ⅻ脑神经，可发生吞咽困难、声嘶和伸舌偏斜；累及第Ⅲ、第Ⅳ、第Ⅴ、第Ⅵ脑神经时，发生眼运动障碍和面部麻木。

（5）耳部检查：可见鼓膜呈灰蓝色，有时透过鼓膜可见搏动性红色或蓝色肿物。体积较大的肿瘤可使鼓膜隆起或穿破鼓膜，露出部分樱桃红色息肉样瘤体，触之易出血。

（6）影像学检查：CT 检查可显示颈静脉孔破坏，边缘模糊不清，增强时可见明显增强。中耳乳突腔常见到不规则的软组织阴影，乳突气房结构破坏。冠状位 CT 显示鼓室底壁破坏。MRI 检查时 T_1 加权像呈中等信号，可见到血管流空征；T_2 加权像呈高信号，呈现明显的"椒盐"现象，增强后有明显的强化。MRI 可显示侵犯到颅内或者腮腺内的肿块。血管造影可显示肿块与颈静脉球的关系。

【诊断】详细询问病史，进行临床检查和辅助检查。一般不进行活组织检查，也不做鼓膜诊断性穿刺，以免大出血。因此需要与胆固醇肉芽肿性血鼓室的蓝鼓膜鉴别。

【治疗】根据病变范围，采用手术切除、栓塞、放射治疗或手术加放疗。

（1）早期局限在中耳的肿瘤可经中耳乳突摘除。

（2）瘤体较大波及颈静脉孔及脑神经时，应作乳突、颞下窝侧颅底联合进路，并同时做同侧乙状窦和颈内静脉结扎，以控制出血。为安全起见，宜分期摘除侵入脑内的瘤体。

（3）放射治疗：颈静脉球体瘤对放射不敏感，放射仅用于姑息治疗。伽马刀适用于手术残留或复发的情况。

四、听神经瘤

听神经瘤（acoustic neuroma）属良性肿瘤，起源于第Ⅷ脑神经远端或神经鞘部的施万细胞，又称神经鞘膜瘤或施万细胞瘤。绝大多数肿瘤来自前庭神经，以上前庭神经最易发生，而蜗神经较少，确切地应称为前庭神经鞘膜瘤。听神经瘤为颅内常见良性肿瘤，70%～75%原发在内耳道内，占颅内肿瘤的8%～10%，占小脑脑桥角肿瘤的80%～90%，多见于成年人，发病高峰为30～50岁，无明显性别差异，多为单侧，双侧者极少见。但Ⅱ型神经纤维瘤病的患者易患双侧听神经瘤，又称听神经瘤病。

【临床表现】

1. 耳科表现期

多表现为位听神经症状，少数病例有面神经症状。

（1）耳聋与耳鸣是最常见的症状，占90%，耳聋通常为慢性进展性，患者常有言语分辨力差的现象。10%的患者表现为突发性聋，有学者认为3%的原发性突发性聋患者的病因是听神经瘤。因偶有患者表现为低频波动性听力下降并伴眩晕，易误诊为梅尼埃病。耳鸣无特征性表现，可与耳聋同时出现。

（2）平衡失调，由前庭功能受累引起，因多可被中枢神经系统代偿而不明显，偶有患者出现轻度平衡失调或黑暗中不稳感。

（3）面神经虽可因肿瘤压迫而移位，甚至变薄，但临床上面瘫却很少见。若面神经感觉支受累，则有耳痛及压迫感，中间神经受累则有泪液分泌异常或味觉改变表现。

2. 三叉神经受累期

有三叉神经症状者提示肿瘤直径大于2 cm，表现为角膜异物感、面部麻木或不典型的三叉神经痛等。一般情况下出现三叉神经症状与出现位听神经症状间隔2年左右或更长。

3. 脑干和小脑受压期

出现同侧上、下肢的共济失调，水平、垂直或旋转性眼震和第Ⅸ、第Ⅹ、第Ⅺ脑神经瘫痪表现。

4. 颅内压增高期

因第四脑室受压阻碍脑脊液循环致颅内高压，出现视力改变、头痛、恶心、喷射性呕吐等。

5. 终末期

出现脑干生命中枢功能障碍以及小脑扁桃体疝而死亡。

【检查】早期诊断可提高治愈率，故应对患者进行详细的耳科、影像学检查，同时明确有无神经受累表现。

1. 听力学检查

本病早期只有轻度的听力损害。当有更多的听神经纤维被破坏时，才表现高频损失的感音神经性聋。严重者言语识别率下降较明显，不到30%。

2. 声导

抗镫骨肌声反射衰减阳性。

3. 前庭功能试验

早期病侧冷热刺激反应下降或消失。出现自发性眼震及其他中枢性反应提示瘤体增大，经常提示压迫小脑和脑干。

4. 三叉神经试验

瘤体明显增大时，同侧角膜反射消失，皮肤触痛觉下降或消失。

5. 影像学检查

影像学检查是听神经瘤诊断的主要依据。早期内听道内小听神经瘤在普通内听道 X 线片上没有阳性表现，头颅额枕位（汤氏位）X 线片主要观察内听道口有无扩大，断层片可提高阳性诊断率。CT 骨扫描可见到内听道扩大，CT 内听道检查可以观察到内听道内的小听神经瘤。MRI 可显示直径 2 mm 的小听神经瘤。MRI 检查使得听神经瘤的早期发现率明显提高。T_1 加权像显示内听道或桥小脑角软组织阴影，T_2 加权像常见内听道高信号的蛛网膜下隙呈充盈缺损现象。听神经瘤有强化后高信号现象。小脑组织常见被肿瘤压迫征象。

【诊断】 根据临床表现，结合必要的筛检如音衰试验、听性脑干反应检测等，根据 CT、MRI 检查等典型表现可确定诊断，本病需与其他原因引起的感音神经性聋、梅尼埃病相鉴别。

【治疗】

1. 观察

适用于年龄大于 70 岁的小听神经瘤且有条件接受定期 MRI 检查者，观察的第一年需每半年进行 1 次 MRI 检查，以后可改为每年 1 次，若肿瘤明显增长，则立即行手术治疗。

2. 手术治疗

听神经瘤的手术原则为切除肿瘤，尽可能保留面、听神经功能。听神经瘤可通过不同的手术入路摘除。在耳科领域中进入内听道摘除听神经瘤的手术途径主要有迷路入路、颅中窝入路和乙状窦后入路。

3. 立体定向放射治疗

立体定向放射治疗适用于有外科手术禁忌证并且肿瘤小于 2 cm 者。听神经瘤手术进路：听神经瘤的手术进路主要有经迷路进路或扩大迷路进路、经颅中窝进路、经乙状窦后、内听道进路（或传统的枕下进路）及各种联合进路（迷路－乙状窦后、迷路－小脑幕进路），联合进路由于创伤大，目前已很少应用。各种进路的选择主要根据肿瘤大小、术前听力情况、患者年龄及一般状况等决定。

▶ 思考题

1. 简述分泌性中耳炎的临床表现及治疗。

2. 简述慢性化脓性中耳炎的病因病理及临床分型。

3. 化脓性中耳炎的并发症有哪些？

4. 简述梅尼埃病的临床表现及治疗。

5. 简述耳聋的分类。

6. 患者，女性，48 岁。主诉：左耳闷胀伴听力下降 2 个月。现病史：2 个月前因着凉劳累后出现头痛、鼻塞、流涕、左耳闷胀、听力下降症状，在社区医院按感冒治疗 1 周后，头痛、鼻塞、流涕症状逐渐缓解，左耳闷胀、听力下降持续存在，自听增强，按压耳屏时症状可暂时缓解，未予治疗。检查：双外耳道通畅，双鼓膜完整，左鼓膜橘黄色，透过鼓膜可见凹面向上的毛发线，光锥消失，锤骨短突明显外突。音叉试验示左耳传导性聋；纯音听阈测定：左耳传导性听力下降，听力曲线为上升型；声导抗 B 型曲线。①请为患者做出诊断；②给出诊断依据及鉴别诊断；③为患者拟订治疗计划。

第七章　气管与食管疾病

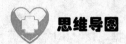
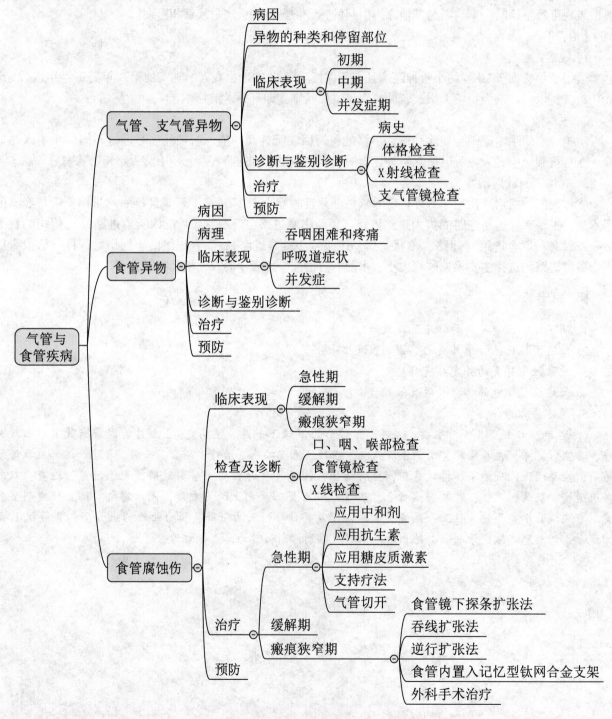

第一节 气管、支气管异物

气管、支气管异物是最常见的危重急诊之一，治疗不及时可发生窒息及心肺并发症而危及患者生命。常发生于儿童，临床所指气管、支气管异物大多属于外源性异物。异物在进入气管、支气管后，引起局部病理变化，与异物性质、大小、形状、停留时间与有无感染等因素有密切关系。异物存留于支气管内，因阻塞程度不同，可导致阻塞性肺气肿、气胸与纵隔气肿、肺不张、支气管肺炎或肺脓疡等病理改变。本节将重点介绍气管、支气管异物的病因、临床表现、诊断、治疗、预后及预防。

【病因】

（1）幼儿牙齿发育不全，不能将硬食物如花生、豆类、瓜子等嚼碎，喉的保护性反射功能亦不健全，当进食此类食物时若嬉笑、哭闹、跌倒，易将食物吸入气道，是引起气管、支气管异物最常见的原因。

（2）儿童口含物品（塑料笔帽、小橡皮盖等）玩耍，成人口含物品（针、钉）作业，尤其是仰头作业时，突然说话、哭笑、不慎跌倒时，不慎将异物吸入气管、支气管。用力吸食滑润的食物（果冻、海螺）也可使食物误入气道。

（3）全麻或昏迷患者因咽喉麻痹、反射功能丧失，可将食物、呕吐物或松动的义齿等吸入气道。

（4）鼻腔异物钳取不当，咽、喉滴药时注射针头脱落也可落入气管。

【异物的种类和停留部位】

1. 异物种类

异物有内源性与外源性两类，血液、脓液、呕吐物及干痂等为内源性异物；而由口内误入的一切异物属外源性异物。临床所指气管、支气管异物大多属于外源性异物。根据性质不同，异物可分为植物性、动物性、矿物性与化学合成品等几类异物，临床上以花生米、瓜子、豆类等植物性异物最常见，约占全部呼吸道异物的 80%；其次为动物性异物，如鱼刺、骨片等；此外有铁钉、石子等矿物性异物，塑料笔帽、橡皮、假牙等化学制品类异物。

2. 异物停留部位

异物停留的部位与异物的性质、形状及气管、支气管解剖特点等有关。尖锐不规则的异物易嵌顿于声门下区；较大而润滑的异物，如大的花生米、蚕豆、大的西瓜子，常在气管内随呼吸上、下活动；较细或小的异物易落于两侧支气管，由于右侧主支气管与气管纵轴间形成的角度较小，且管腔粗短，故异物易落入右侧。学龄期儿童的异物以笔套类最常见，且常常位于左侧支气管。

【临床表现】异物本身对气管、支气管黏膜的刺激，造成黏膜水肿感染；其次为异物和气道黏膜肿胀形成气道阻塞，导致肺通气障碍，引起缺氧和二氧化碳积蓄，继而引发呼吸性酸中毒；再者是异物阻塞气道造成肺不张或肺气肿，导致气管、支气管炎，继而可致肺炎、支气管扩张、肺脓肿，最后形成脓胸、败血症等。

气管、支气管异物的症状与病程相关，大体可分为三期。

（1）初期：异物经过声门进入气管时，均致憋气和剧烈咳嗽，有时异物可被侥幸咳出。若异物嵌顿于声门，可发生极度呼吸困难，甚而窒息死亡。异物若更深进入支气管内，除有轻微咳嗽或憋气外，可没有明显的临床症状。

（2）中期：异物进入气管或支气管后，可停留于相应大小的气管或支气管内，此时无症状或只有轻微症状，例如咳嗽、轻度呼吸困难或像声门下喉炎的咳嗽声，上述症状可常被忽略，个别病例完全无症状，此就是临床上所谓的无症状安静期。小金属异物若进入小支气管内，此期可完全没有症状。安静期时间长短不定，短者可即刻发生气管堵塞和炎症而进入刺激或炎症期。

（3）并发症期：气管、支气管异物阻塞气道影响通气时，由于缺氧，肺循环的阻力增加，心脏负担加重而并发心力衰竭，表现为呼吸困难加重、烦躁不安、面色苍白或发绀、心率加快、肝大等。重者可窒息死亡。此外，阻塞性肺气肿明显或剧烈咳嗽时，可使细支气管或肺浅表组织破裂，发生气胸、纵隔或皮下气肿。感染可引起肺炎或肺脓肿。

气管异物的临床表现是异物经喉进入气管，刺激黏膜，引起剧烈呛咳，出现憋气，面色青紫。异物吸入气管后常贴附于气管壁，症状暂时缓解。比较光滑的异物可随呼吸气流在气管内上下活动，导致阵发性咳嗽。较大异物阻塞部分气管，可闻及哮鸣音。更大异物或异物嵌于声门或堵塞于声门下，可导致极度的呼吸困难，并出现"三凹征"，甚至导致窒息死亡。

支气管异物的临床表现是早期的症状基本与气管异物相同。异物进入支气管后，呼吸困难减轻，甚至无明显呼吸困难，也因刺激减少而咳嗽减轻。异物在支气管内形成不完全堵塞时，远端肺叶可出现肺气肿；完全堵塞时，远端肺叶内的空气被吸收后，可出现肺不张，对侧肺部出现代偿性肺气肿。

【诊断与鉴别诊断】

1. 病史

异物吸入史是重要的诊断依据。因此应详细询问病史，结合典型症状、肺部听诊及 X 线检查，诊断多无困难。但有少数患者，异物史不明确。如有突然发生而又久治不愈的咳喘，伴有或不伴有发热、憋气，或反复发生支气管肺炎的患者，尤其是儿童，应考虑异物的可能，注意与支气管炎、支气管肺炎等疾病鉴别。

2. 体格检查

全身检查应注意有无呼吸困难及心力衰竭情况。胸部听诊及触诊检查，活动的气管异物在咳嗽或呼气末期可有拍击声。肺部听诊可闻及喘鸣音。支气管异物可有肺炎、肺不张、肺气肿之体征，但早期或小的异物有时体征不明显，应仔细进行两侧对比。

3. X 线检查

X 线检查对诊断气管、支气管异物有很大的辅助作用，不透光金属异物，正位及侧位 X 线透视或拍片下可直接诊断。对透光异物，可根据其阻塞程度不同而产生肺气肿或肺不张等间接证据诊断。胸部透视较胸部 X 摄片具有更高的诊断准确率，可直接观察纵隔摆动的情况。

阻塞性肺气肿：胸部 X 线透视时，可发现患侧肺部透亮度明显增加，横膈下降，活动度受限，呼气时支气管变窄，空气不能排出，患侧肺内压大于健侧，心脏及纵隔被推向健侧；吸气时健侧肺内压力增加，心脏及纵隔又移向患侧，从而出现纵隔摆动现象。此为重要的 X 线体征，正确诊断率可达 90%。

阻塞性肺不张：X 线透视时，患侧肺野阴影较深，横膈上抬，心脏及纵隔移向患侧，呼吸时保持不变。

4. 支气管镜检查

支气管镜检查是确定气管、支气管异物诊断最可靠的方法。临床疑为气管、支气管异物，其他检查不能确诊时，应行支气管镜检查明确诊断，并可同时取出异物。

【治疗】呼吸道异物是危及患者生命的急症，应及时诊断，尽早取出异物，以保持呼吸道通畅。气管、支气管异物可经直接喉镜或支气管镜经由口腔或在个别情况下经由气管切开取出。凡通过支气管镜确实无法取出的异物，可行开胸手术、气管切开取出异物。

1. 直接喉镜下异物取出术

此法适用于气管内活动的异物。成人可行黏膜表面麻醉，婴幼儿则无须麻醉。用直接喉镜挑起会厌，暴露声门，将鳄口式异物钳钳口闭合，横径与声门裂平行，置于声门上，待吸气声门开放时，伸入声门下区，扭转钳口 90°，使钳口上下张开，待呼气或咳嗽时，异物随气流上冲的瞬间，夹住异物取出。对于瓜子等较扁平的异物，出声门时应将夹有异物的钳口转位，使异物的最大横径与声门裂平行，以防止异物通过声门时被声带阻挡而脱落。

2. 直接喉镜下气管、支气管异物取出术

此法操作简便，成功率高，节省时间，可避免使用支气管镜后所引起的喉水肿。患者取仰卧位，操作者用直接喉镜挑起会厌，充分暴露声门裂，将鳄口式异物钳闭合，趁吸气时声门裂张开之际，伸入声门下区，在呼气或咳嗽时将钳口上下张开，在异物随气流上冲时的瞬间夹住异物；夹住异物后，应将钳柄逆时针旋转 90°，使钳嘴两叶与声带平行，趁吸气声门张开时，退出声门裂，这就是临床上所谓的"守株待兔"方法。在气管或支气管内探取异物时，若夹住黏膜、气管隆凸或支气管分叶隆凸，轻轻牵拉异物钳时则有弹性阻力感觉，切忌将异物钳强行拉出，以免造成严重损伤。异物取出后应立即详细检查异物是否完整，如有残余，应再次夹取。若在直接喉镜下多次试取未果，则视情况立即或缓期改用支气管镜法取异物。

3. 纤维支气管镜或电子支气管镜异物取出术

位于支气管深部的细小异物，由于硬质支气管镜不能窥见，可在纤维支气管镜或电子支气管镜下钳取。

呼吸道异物取出术，既紧迫又要求操作精细，术中可出现呼吸、心跳停止的可能，要做好急救准备。紧急情况下，不具备手术条件者，可先行气管切开术，缓解呼吸困难危象后，再考虑行手术取出异物。异物取出后，仍需要密切观察肺部及全身情况并适当处理。

【预防】气管、支气管异物是一种完全可以预防的疾病，其预防要点如下。

（1）开展宣教工作，教育儿童勿将玩具含于口中玩耍，发现后应婉言劝说，使其自觉吐出，切忌恐吓或用手指强行挖取，以免儿童哭闹而将玩具误吸入气道。

（2）奉劝家长及保育人员管理好儿童的食物及玩具，避免给3~5岁以下的幼儿吃花生、瓜子及豆类等食物。

（3）教育儿童及成人吃饭时细嚼慢咽，勿高声谈笑、打骂或哭闹；教育儿童不要吸食果冻。

（4）重视全身麻醉及昏迷患者的护理，须注意其是否有假牙及松动的牙齿；将其头偏向一侧，以防呕吐物吸入下呼吸道；施行上呼吸道手术时应注意检查器械，防止松脱；切除的组织，应以钳夹持，勿使其滑落而成为气管、支气管异物。

第二节　食管异物

食管异物是常见急症之一，进食匆忙或注意力不集中，食物未经仔细咀嚼而咽下等均可引起食管异物，异物最常见于食管入口处，其次为食管中段，发生于下段者较少见。异物种类繁多，以动物性最常见，如鱼刺、鸡骨、肉块等；其次为金属类，如硬币、针钉等；此外，还有化学合成类及植物类，如义齿、塑料瓶盖、枣核等。可有吞咽困难、吞咽疼痛与呼吸道症状等临床表现，尚可引起食管穿孔、颈部皮下气肿或纵隔气肿、食管周围炎、纵隔炎、大血管溃破与气管食管瘘等并发症。本病确诊后，应及时经食管镜取出异物。

【病因】食管异物（foreign body in esophagus）可发生于任何年龄，但以老人及儿童多见。老人因牙齿脱落或使用义齿，咀嚼功能差，口内感觉欠灵敏，食管口较松弛，异物易嵌顿于食管的生理性狭窄处；儿童多因误吞误含玩物引起；成人也有因嬉闹、轻生而吞较大物品，或进食匆忙、注意力不集中、神志不清，吞入较大或带刺物品引起。此外，食管本身疾病，如食管狭窄或食管癌，也是食管异物常见原因之一。

【病理】异物嵌于食管某一部位后，食管局部黏膜产生炎症反应，其轻重程度依据异物有无刺激性、边缘是否锐利以及异物存留时间长短等而不同。光滑无刺激异物如硬石等，可在食管内存留数月或数年之久，食管仅有局部轻度肿胀及炎症；骨类、枣核等异物潴留，食管局部黏膜迅速出现炎症肿胀，发生溃疡或穿孔，进而形成食管周围炎、纵隔炎或脓肿等；异物长期存留在食管内可引起食管狭窄，其上段可有扩大或有憩室形成；极少数病例逐渐破溃进入气管而形成气管食管瘘，进入胸腔则可并发气胸或脓胸，如破溃至主动脉弓或其他大血管，则可引起大出血、死亡。

【临床表现】与异物的性质、大小、形状、停留部位和时间、是否继发感染有关。

1. 吞咽困难和疼痛

异物嵌顿于环后隙及食管入口时，吞咽困难明显。轻者可进食半流质或流质，重者饮水亦感困难。小儿患者常伴有流涎症状。异物较小或较圆钝时，疼痛不明显或仅有梗阻感。异物尖锐或继发感染时，疼痛多较重。异物位于食管上段时，疼痛部位多在颈根部或胸骨上窝处；异物位于食管中段时，常表现有胸骨后疼痛并可放射到背部。一旦食管穿破并发纵隔感染和脓肿时，疼痛更为剧烈，可伴有发热，甚至出现菌血症等。较重的疼痛是异物损伤食管肌层的信号，应予以重视。

2. 呼吸道症状

较大异物，或继发感染后水肿、脓肿者，向前压迫气管后壁可出现呼吸困难、咳嗽，幼小儿童甚至有窒息的可能。

3. 并发症

①颈部活动受限，以食管入口处有尖锐异物或已有食管周围炎者为著，因颈部肌肉痉挛使颈项强直，头部转动困难。②发热，引起食管炎、食管周围炎、纵隔炎和颈深部感染等并发症时，患者可有体温升高、全身不适等症状。③食管异物致食管穿破而引起感染者发生食管周围脓肿或脓胸，则可见胸痛、吐脓，损伤血管则可有出血、黑便等。

【诊断与鉴别诊断】

1. 病史

异物史对诊断十分重要。大多数患者可直接或间接询问出误吞或自服异物史。应详细了解异物的性质、形状、大小、异物停留时间及有无其他症状，以供进一步检查和治疗时参考。

2. 间接喉镜检查

异物位于食管上段，尤其吞咽困难患者，有时可见梨状窝积液。

3. X 线检查

X 线可显影的异物，可拍颈、胸正侧位片定位，了解异物的形状和大小；X 线不显影的异物，应行食管钡剂检查，骨刺类食管异物患者在吞服钡剂时应同时吞服棉球，以确定异物是否存在及所在部位。

4. 食管镜检查

对少数异物史明确并有吞咽困难或吞咽疼痛等症状的患者，X 线检查不能确诊，药物治疗症状改善不明显时，应考虑行食管镜检查，发现异物并及时取出。

【治疗】误吞异物后，应立即就医，及时取出异物，切忌强吞强咽试图将异物推下，以免加重食管损伤。明确诊断后，及时行食管镜检查及异物取出术。

及时取出异物的方法有以下几种。

（1）经硬质食管镜取异物是最常用的方法。根据异物的大小、形状、部位、患者的年龄，选择适当的食管镜及异物钳。估计异物较易取出时，可采用黏膜表面麻醉；估计异物取出较困难时，最好采用全身麻醉。

也有人用直接喉镜代替食管镜，取位于食管入口的异物。因直接喉镜较粗短，容易抬起环状软骨而暴露食管入口，便于异物取出。对于小儿，需注意不要过度抬高环状软骨，以免引起呼吸困难。

（2）经纤维食管镜或电子食管镜取异物适用于某些小的异物。

（3）颈侧切开或开胸术取异物用于以上方法难以取出的巨大异物或嵌顿甚紧的异物。

术前术后应进行补液及全身支持疗法。局部感染时，应给予足量抗生素。术后应禁食 1～2 天。疑有穿孔者，应行胃管鼻饲饮食。出现食管周围脓肿或咽后壁脓肿时，应行颈侧切开引流。合并食管穿孔、纵隔脓肿时，应请胸外科协助处理。

【预防】

（1）进食时要细嚼慢咽，不宜匆忙。

（2）教育儿童不要把玩具放入口内，以免不慎误咽。

（3）睡前、全麻或昏迷患者，应将活动的假牙取下。

（4）误吞异物后，切忌强行吞咽大口食物将异物推下，以免加重损伤，增加手术困难，应立即来医院诊治。

第三节　食管腐蚀伤

随着人们预防保健意识的增强，食管腐蚀伤发病率呈明显下降趋势，但本病仍是耳鼻咽喉科急重症之一。食管腐蚀伤通常指误吞或吞服强酸、强碱等腐蚀剂后引起的口、咽与食管的损害。按其损伤程度分为3度：Ⅰ度病变局限于黏膜层；Ⅱ度病变累及黏膜层及肌层；Ⅲ度病变累及食管全层及周围组织。食管腐蚀伤临床上分急性期、缓解期与瘢痕狭窄期三期。急性期表现为疼痛、吞咽困难、声嘶及呼吸困难，可伴发热、恶心、昏睡与休克等全身症状。

【临床表现】

1. 急性期

1～2周。

（1）局部症状：①疼痛：吞服腐蚀剂后，立即发生口、咽、胸骨后或背部疼痛，并可引起食管的痉挛。②吞咽困难：与吞咽疼痛密切相关，进而出现吞咽障碍、流涎，儿童尤为明显，通常仅能进流质或半流质饮食，严重时滴水难进。③声嘶及呼吸困难：病变累及喉部，出现喉黏膜水肿，导致声音嘶哑、呼吸急促、呼吸困难等临床症状发生。

（2）全身症状：吞咽药物量过多或浓度较大，即可出现中毒现象，有发热、恶心、脱水、昏睡或休克等表现，若食管发生穿孔，可致患者迅速死亡。

2. 缓解期

缓解期出现于急性期后1～2周，未发生并发症，疼痛逐渐消失，吞咽功能有所恢复，创面逐渐愈合，饮食量增加，患者自觉轻快。

3. 瘢痕狭窄期

病变累及黏膜层较轻者，伤后2～3周症状好转，直到痊愈。病变累及肌层，经上述两期，3～4周后，结缔组织增生，继而瘢痕挛缩，导致食管狭窄，患者再度出现吞咽障碍，逐渐加重，甚至滴水难进，勉强吞入后立即吐出。由于营养障碍与脱水情况，可迅速出现衰竭现象。

【检查】

1. 口、咽、喉部检查

病变初期，被腐蚀处黏膜充血肿胀，继而上皮脱落，伪膜形成，严重者可见糜烂、肉芽生长。会厌舌面、破裂处可出现明显水肿，导致呼吸困难。

2. 食管镜检查

虽有学者主张在患者服或误服腐蚀剂等有害化学试剂24～48 h内试行早期食管镜检查，但为了避免加重损伤，甚至造成穿孔，应于伤后2周左右做第一次检查，以了解食管内病变范围、性质、程度，制订下一步治疗方案。纤维食管镜相对更加安全。

3. X线检查

急性期可行胸腹平片或CT检查，了解有无纵隔增宽、纵隔气肿、气胸、腹腔积气等，可初步确定有无食管裂孔。待急性期过后，可在伤后第7至第10天行第一次X线钡餐拍片，如结果为阴性，还需在3个月内定期复查拍片。

【治疗】急性期的首要治疗原则是抢救生命，预防狭窄形成；瘢痕期主要是施行食管扩张。

1. 急性期

患者就诊后，应与内科协同处理。首先了解病情经过，给予输液、镇痛、解痉与广谱抗生素等治疗。

（1）应用中和剂：受伤后能在1～2 h内就诊者，应考虑针对毒物性质给予适当化学药物中和。酸性灼伤给予氧化镁乳剂或氢氧化铝凝胶，严禁使用碳酸氢钠，以免产生气体，诱发胃穿孔并发症。碱性灼伤通常给予食用醋、淡醋酸、橘子汁或柠檬汁中和。然后给予牛奶、生蛋清或植物油等顿服，以保护黏膜创面。若受伤时间过长，药物中和已无作用，反可引起呕吐，应当避免使用。

（2）应用抗生素：早期应用足量、广谱抗生素。

（3）应用糖皮质激素：糖皮质激素具有抗休克、消除水肿、抑制成纤维细胞肉芽组织形成的作用，从而可防止食管狭窄的发生。若食管损害极度严重，局部坏死，疑有穿孔，则禁用激素。

（4）支持疗法：患者因咽痛不能进食或进食很少，此时根据病情变化，给予补液，维持水、电解质及酸、碱平衡，必要时给予管饲饮食。

（5）气管切开：喉梗阻症状明显时，应行气管切开，以保持呼吸道通畅。

2. 缓解期

根据病情轻重使用抗生素及糖皮质激素数周，逐渐减量至停用；疑有食管狭窄者，应继续保留或尽早置入鼻饲胃管。

3. 瘢痕狭窄期

对于食管瘢痕狭窄的患者，可采用以下治疗方法。

（1）食管镜下探条扩张法：适于狭窄程度轻、病变范围较局限的病例。扩张在食管镜直视下进行，扩张时忌用暴力，插入大小合适的扩张探条，放入后留置数分钟取出，每周1次，逐渐更换粗探条，连续半年，直至食管达到能够维持进食的宽度。

（2）吞线扩张法：吞咽一根长约7m粗丝线入肠，线端系以小铅丸，既便于吞服，又便于通过X线透视确知此丸是否已入肠内。线远端已入肠内时，拉紧口外线端，感知线已固定而不能拉出。将口端丝线穿过弹性扩张探条中央小孔，将此探条循线送入食管进行扩张，至抵达贲门为止，视情况换用较大号探条进行扩张。

（3）逆行扩张法：适于食管狭窄程度较严重和应用顺行扩张术失败者，以及病变。范围较广或经口扩张有危险、有困难或无效者，是一种较安全、可靠的方法。先做胃造瘘，将经口腔、食管吞下的尼龙线自胃造瘘口处引出，与大小合适的梭形扩张子的一端连接，使尼龙线与扩张子两端互相连接成环状，便于进行循环扩张。一般每周2~3次，扩张时，扩张子即可随线经胃入食管，从下而上最后由口腔牵出，如此反复进行循环扩张。酌情逐渐增大扩张子，对食管狭窄有一定疗效，但疗程较长。

（4）食管内置入记忆型钛网合金支架：食管镜下将记忆型钛网合金支架放入食管狭窄处。

（5）外科手术治疗：对于狭窄严重而复杂，应用扩张术失败者，可行空肠或结肠代食管手术。

【预防】必须重视食管腐蚀伤的预防工作。对于强酸、强碱等腐蚀性物质，一定要建立严格的管理制度。盛器上要有醒目的标记，并做到专人保管，上锁存放。切忌用杯、碗等盛器存放腐蚀剂，以免误吞。

▶ 思考题

1. 气管、支气管异物在临床上如何与喉炎、支气管肺炎及肺结核等疾病进行鉴别诊断？
2. 如何正确处理食管异物的临床并发症？
3. 论述食管腐蚀伤的病理表现、损伤分级与临床分期。

第八章　颈部疾病

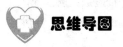

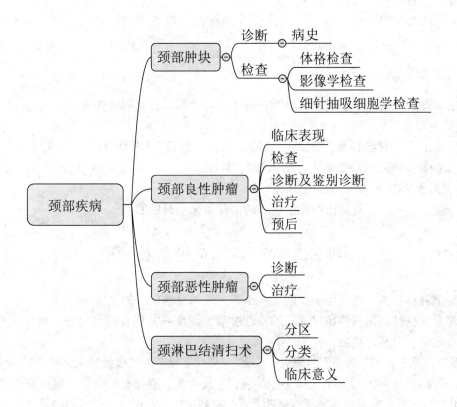

第一节　颈部肿块

颈部肿块是耳鼻咽喉－头颈外科中常见的症状之一。颈部肿块根据其病因和病理可分为四类：①新生物肿块；②炎性肿块；③先天性肿块；④其他。颈部肿块的临床表现具有一定的规律性，即成人颈部肿块多为良性肿瘤，约占80%，恶性肿瘤少见；恶性肿瘤中以淋巴结转移为主，约占80%；转移到中、上颈部的恶性肿瘤大多来自口腔、鼻腔、咽和喉，约占80%；转移至下颈部1/3及锁骨上区的恶性肿瘤多来自下呼吸道、乳腺、泌尿系等处。

炎性肿块分为特异性炎性（如结核性）肿块和非特异性炎性肿块。炎性肿块有感染的病史，局部有疼痛或压痛，一般活动良好。先天性肿块多为囊性肿块，常见于婴幼儿，肿块质地柔软，呈圆形或椭圆形，触之有波动感，有时可见瘘管。

【诊断】应注意患者的年龄和性别。高龄男性的恶性肿瘤比例较高。儿童以先天性囊肿和血管瘤居多。

【检查】

1. 体格检查

体检时注意颈部肿块的大小、硬度、位置，有无压痛、搏动、放射痛和活动度。

2. 影像学检查

超声、CT、MRI等影像学检查是颈部肿块的常用辅助检查。CT具有高清晰度显示头颈部解剖的优势，基本取代X线在头颈部的检查，成为临床首选的方法。

3. 细针抽吸细胞学检查

操作简单安全、创伤小，其创伤不会给以后的治疗带来不良的影响。

第二节　颈部良性肿瘤

颈部良性肿瘤种类甚多，可发生于皮肤、软组织、骨骼、血管、神经等组织。

神经鞘膜瘤是来自神经鞘的神经膜细胞的良性肿瘤，颈部是其好发部位之一，可发生于迷走、舌咽、副膈、颈交感、颈丛、臂丛等神经。

【临床表现】可见于任何年龄，但临床以30~40岁男性多见。一般病程较长，可长达十多年，平均5~6年，可发生于颈部的任何部位。多数为孤立性肿块，生长缓慢，有完整的包膜，很少发生恶变，多位于颈动脉三角区。肿块较小时，常无症状，有时患者无意中摸到肿块；肿块较大时压迫神经，出现相应的神经受压症状。

【检查】根据肿块起源的神经不同，肿块位于不同部位，发生于舌下神经者，肿块多位于下颌角深处；来自颈丛神经者，多在颈中部胸锁乳突肌后缘附近；来自交感神经或迷走神经腱状神经节者，则肿块可由咽旁间隙突入咽侧壁，称之为咽旁神经鞘瘤。

【诊断与鉴别诊断】颈部出现孤立性无痛性肿块，生长缓慢，呈圆形或椭圆形，边界清楚，左右活动好，上下活动受限，伴或不伴有神经压迫症状，即可做出诊断。B超、螺旋CT及MRI在诊断中起重要作用，可提示肿瘤的性质、血供情况及其与周围毗邻关系，为治疗提供帮助，其共同点是均呈椭圆形，有完整的包膜，内部密度均匀，或不均匀表现，血管被推移，但肿瘤与血管有"分界层"。

【治疗】一经确诊或高度怀疑，手术切除是目前唯一有效的治疗方法。根据肿块的部位采取颈外及经口内两种途径。主要采用经颈外进路，其优点是手术视野暴露良好，便于完整切除肿块，并能很好地保护神经、血管等重要结构免受损伤。若肿块只向咽侧突出，体积较小，活动度较好，可采用口内进路，但口内进路的缺点是视野差，暴露困难，一旦出血，极难止血。

【预后】一般为良性肿瘤，少有恶变，完整切除后少有复发，部分病例术后可出现来源神经的功能障碍或丧失，可采用相应的治疗。

☐ 第三节 颈部恶性肿瘤 ☐

颈部恶性肿瘤以转移性恶性肿瘤占多数，转移性恶性肿瘤大多数来自头颈部原发性肿瘤，少数来自胸、腹及盆腔等处肿瘤，极少数原发部位不明。

颈部转移性恶性肿瘤的发生与原发灶部位密切相关，并且有一定的规律可循。临床上可以从转移淋巴部位循淋巴结引流途径去寻找原发灶，亦可由原发灶去寻找可能发生的淋巴结转移恶性肿瘤。

恶性淋巴瘤是原发于淋巴结或淋巴组织的恶性肿瘤，临床以无痛性、进行性淋巴结肿大为主要表现。本病可发生于任何年龄，但发病年龄高峰在31~40岁，其中非霍奇金淋巴瘤发病年龄高峰略往前移。男女发病比例为（2~3）:1。一般认为，恶性淋巴瘤可能和基因突变、病毒及其他病原体感染、接触放射线，以及应用化学药物、合并自身免疫病等有关。

【诊断】恶性淋巴瘤的诊断主要依靠病史、体征、影像学检查及病理学诊断，其中病理组织学诊断是确诊和分型的主要依据，也是制定治疗原则及判断预后的重要依据。可按照下列次序诊断转移性恶性肿瘤。

（1）确定肿块的性质，如肿块进行性增大，触之质硬，无压痛，与周围组织粘连，不活动，应考虑为恶性肿瘤。

（2）怀疑为转移性的恶性肿瘤，同时原发灶的确定可帮助确诊颈部肿块的性质，需通过详细追问病史，仔细查体，尽可能明确原发灶。

【治疗】主要是治疗原发灶，颈部转移灶可根据原发灶不同，采取不同的治疗措施。原发灶明确者，按原发灶的治疗原则进行治疗，如鼻咽癌转移者多采取放疗或综合治疗，喉癌、鼻腔、鼻窦、喉咽、甲状腺癌转移者多选择手术或综合治疗。原发灶不明的颈部转移性恶性肿瘤，尽量寻找原发灶，如实在不能确定，也可根据肿瘤的病理类型、全身状况、肿块的大小和部位制订综合的治疗方案。

☐ 第四节 颈淋巴结清扫术 ☐

颈淋巴结清扫术是治疗颈部隐匿癌或临床已证实为转移癌的最常见方法，同时也是切除颈部本身大的良性或恶性肿瘤的一种方式。

【分区】颈淋巴结包括颏下淋巴结、颌下淋巴结、颈前淋巴结、颈浅淋巴结及颈深淋巴结。根据颈淋巴结的转移规律和颈清扫术的需要，将颈部淋巴结分为6个区：第Ⅰ区包括颏下及颌下淋巴结；第Ⅱ区是颈内静脉淋巴结上组，起于颅底至舌骨水平，前界为胸骨舌骨肌侧缘，后界为胸锁乳突肌后缘；第Ⅲ区为颈内静脉淋巴结中组，自舌骨水平面至肩胛舌骨肌与颈内静脉交叉处，前后界同Ⅱ区；第Ⅳ区为颈内静脉淋巴结下组，自肩胛舌骨肌与颈内静脉交叉处至锁骨上，前后界同Ⅱ区；第Ⅴ区为颈后三角淋巴结，包括锁骨上淋巴结，前界为胸锁乳突肌后缘，后界为斜方肌，下界为锁骨；第Ⅵ区为颈前隙淋巴结，包括咽后淋巴结、甲状腺周围淋巴结、环甲膜淋巴结及气管周围淋巴结，两侧界为颈总动脉，上界为舌骨，下界为胸骨上窝。

【分类】

1. 根据目的分类

（1）治疗性颈淋巴清扫术：适用于已有临床病理证实肿瘤转移者。

（2）选择性颈淋巴清扫术：无确定的临床转移征兆，但根据原发灶情况，对估计肿瘤转移可能性较大者预防性实施颈清扫术。

2. 根据术式分类

（1）根治性颈淋巴清扫术：亦称经典式或传统式颈淋巴清扫术，系将颈阔肌深面、椎前筋膜浅面，锁骨以上、下颌骨下缘以下，斜方肌前缘至颈前带状肌群外侧范围内，包括胸锁乳突肌、肩胛舌骨肌、颈内外静脉、副神经、颈丛神经皮支、下颌下腺、腮腺浅叶下极等结构在内的全部淋巴结、淋巴管、筋膜、脂肪结缔组织整块切除，并视需要切除二腹肌及舌下神经降支，但应保留颈动脉、迷走神经及膈神经。清扫范围包括第Ⅰ、Ⅱ、Ⅲ、Ⅳ、Ⅴ区。

（2）改良根治性颈淋巴清扫术：在根治性颈淋巴清扫术清扫范围的基础上，保留一些功能性结构。根据保留结构的不同，常用的术式有：①保留胸锁乳突肌、颈内静脉、副神经的颈淋巴清扫术。②保留颈外静脉、颈丛深支神经、耳大神经，视情况保留胸锁乳突肌的改良根治性颈淋巴清扫术，又称功能性根治性颈淋巴清扫术。清扫范围包括第Ⅰ、Ⅱ、Ⅲ、Ⅳ、Ⅴ区。

3. 根据手术范围分类

（1）选择颈淋巴清扫术：清扫范围为第Ⅰ、Ⅱ区。长期临床实践显示，该术式清扫不彻底，目前已基本弃用。肩胛舌骨上颈淋巴清扫术：清扫范围为第Ⅰ、Ⅱ、Ⅲ区。颈外侧清扫术：清扫范围为第Ⅱ、Ⅲ、Ⅳ区。颈后外侧清扫术：清扫范围为第Ⅱ、Ⅲ、Ⅳ、Ⅴ区。

（2）全颈清扫术：清扫范围为第Ⅰ、Ⅱ、Ⅲ、Ⅳ、Ⅴ区。

（3）双侧颈淋巴清扫术：双侧可同期亦可分期进行。

（4）扩大根治性颈淋巴清扫术：需切除根治性颈淋巴清扫术范围以外的淋巴结群及其他结构者。

【临床意义】颈淋巴结清扫术对临床治疗头颈部癌颈部转移灶具有极为重要的意义，同时因颈淋巴结清扫术为解剖手术，可用于切除颈部较大的肿瘤或与重要器官有密切关系的颈部肿瘤。临床资料显示，颈淋巴结清扫术治疗颈部转移癌极大程度地提高了患者生存率，同时也是治疗颈部原发肿瘤的理想手术方式。

▶ 思考题

1. 简述颈淋巴结清扫术的分类。
2. 简述颈部淋巴结的分区。
3. 简述颈部转移肿瘤的治疗原则。
4. 简述颈部肿块常用的诊断思路。

第一章　口腔颌面部应用解剖及生理

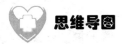 **思维导图**

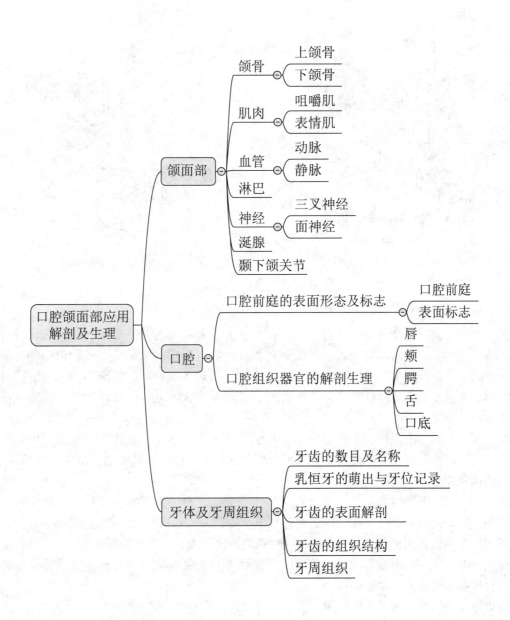

第一节 颌面部

一、颌骨

(一) 上颌骨

上颌骨（maxilla）位于颜面中部，左右成对，参与构成口腔的上壁、眼眶的下壁、鼻腔底和外侧壁。上颌骨解剖形态不规则，大致可分为一体和四突（图3-1-1）。

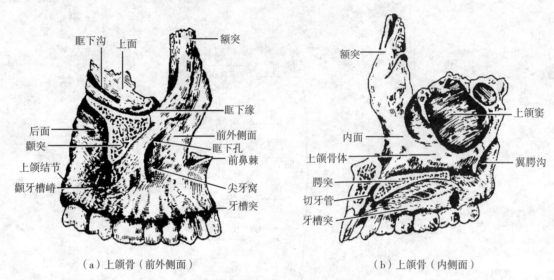

（a）上颌骨（前外侧面）　　　　　（b）上颌骨（内侧面）

图3-1-1　上颌骨

上颌体前外面与上面交界处形成眶下缘，眶下缘中点下方约0.5 cm处，有眶下孔，并向后、上、外通入眶下管，其中有眶下神经及血管通过。眶下孔的下方，有一浅的骨壁凹陷，称尖牙窝，该处骨质菲薄，常经此凿骨进入上颌窦内实施手术。上面为眶面，构成眶下壁的大部分，其后份中部有眶下沟，向前、内、下通眶下管，开口于眶下孔。后面又称颞下面，以颧牙槽嵴与前外面为界，后下部分有粗糙的圆形隆起，称上颌结节，上牙槽后神经阻滞麻醉时，麻药即注入此处。内侧面即鼻面，构成鼻腔的外侧壁，在中鼻道有上颌窦的开口通向鼻腔。

上颌体内有一空腔为上颌窦。上颌窦的形状与上颌体一致，呈底向鼻面，尖向颧突的锥体状。上颌窦四壁骨质菲薄，内面衬以上颌窦黏膜。上颌窦底与上颌后牙牙根的关系密切，根尖炎时可波及上颌窦，摘取断根不慎可将断根推入窦腔内。

上颌骨的四个突起分别为额突、颧突、腭突和牙槽突。牙槽突上有容纳牙根的牙槽窝。前牙及前磨牙区牙槽突的唇、颊侧骨板薄而多孔，此结构有利于麻醉药渗入骨松质内，故适于浸润麻醉。一般而言，上颌牙槽突的唇、颊侧骨板较腭侧薄，拔牙时向唇颊侧方向用力有利于牙的脱位。

上颌骨中央有一空腔与多数邻骨紧密相连，当受到外力发生骨折时，常常是上颌骨和邻骨同时发生骨折，甚至合并颅底骨折和颅脑损伤。

上颌骨血液供应极为丰富，抗感染能力强，骨折愈合较下颌骨迅速。

(二) 下颌骨

下颌骨（mandible）是颌面部唯一可活动的骨，位于面部下1/3。下颌骨可以分为水平位的下颌体与垂直位的下颌支两部分。下颌支上缘向前有喙突，向后有髁突，喙突和髁突之间有下颌切迹。下缘圆钝坚实。下颌支的内侧面中央略偏后上方处有下颌孔，下牙槽神经血管束经此孔通入下颌管。外侧面在相当于前磨牙区有颏孔。正中有正中联合。在其两旁近下颌缘处，左右各有一隆起，称颏结节。从颏结节经颏孔下方向后上延续至下颌支前缘的骨嵴，称外斜嵴（图3－1－2）。

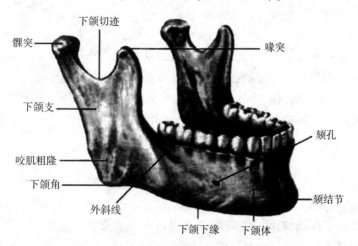

图3－1－2　下颌骨

下颌骨的正中联合、颏孔区、下颌角、髁突颈部等处为骨质薄弱区，当受到外力时易发生骨折。下颌骨的血液供应主要来自下牙槽动脉，血运较差，因而骨折愈合较上颌骨缓慢。

二、肌肉

口腔颌面部肌肉可分为咀嚼肌与表情肌两大类。

（一）咀嚼肌

狭义上的咀嚼肌包括咬肌、颞肌、翼内肌和翼外肌。广义上的咀嚼肌还应包括舌骨上肌群，如二腹肌、下颌舌骨肌和颏舌骨肌。

1. 咬肌

起自上颌骨颧突和颧弓下缘，止于下颌角、下颌支外侧面和喙突，主要作用为提下颌骨向上并微前伸。

2. 颞肌

起自颞窝，通过颧弓深面，止于喙突和下颌支前缘直至下颌第三磨牙的远中，主要作用是提下颌骨向上，也参与下颌侧方和后退运动。

3. 翼内肌

起端有浅、深两头，深头起自翼外板的内面和腭骨锥突；浅头起自腭骨锥突和上颌结节，纤维斜向后外，止于下颌角内侧面和翼肌粗隆。其主要作用是提下颌骨向上，也参与下颌侧方运动。

4. 翼外肌

起端有上、下两头，上头起自蝶骨大翼的颞下面和颞下嵴；下头起自翼外板的外侧面。肌纤维水平向后外，止于颞下颌关节的关节囊、关节盘和髁突颈部。其主要作用是使下颌前伸并下降，也参与下颌侧方运动。

（二）表情肌

表情肌多起于颜面骨壁或筋膜浅面，止于皮肤，多为薄而纤细的肌肉，其收缩时可以产生各种表情。在口裂、眼裂、鼻孔等周围的肌纤维有启闭、括约、扩张孔裂等功能。

三、血管

（一）动脉

颌面部的血液供应主要来自颈外动脉的分支，有舌动脉、颌外动脉、颌内动脉和颞浅动脉等，这些分支在颌面部相互吻合、密集成网，使颌面部血供非常丰富。可在咬肌前缘与下颌体下缘交界处扪到颌外动脉搏动，当颜面中下部区域损伤，出血较多时，可在此处压迫止血。颞浅动脉分布于额、颞部头皮，在耳屏前方一横指处可扪到动脉搏动，为临床常用压迫止血部位。

（二）静脉

颌面部的静脉系统较复杂且有变异，可分为深、浅两个静脉网。浅静脉网由面前静脉和面后静脉组成，深静脉网主要为翼静脉丛。面部静脉静脉瓣少，血液容易逆流，且与颅内海绵窦相通连。因此，颌面部的感染，特别是鼻根至两侧口角连线所构成的三角区的感染，若处理不当，易逆行进入颅内，引起海绵窦血栓性静脉炎等严重的颅内并发症。临床上把这个区域称为面部危险三角区。

四、淋巴

颌面部淋巴分布非常丰富，淋巴管组成网状结构，收纳淋巴液，汇入淋巴结，为颌面部的重要防御体系。与口腔颌面外科有关的头颈部淋巴结可分为环形组和纵行组两大淋巴结群。

1. 环形组淋巴结群

位置较浅，由后向前环绕颌面及颈上部，主要有枕淋巴结、耳后淋巴结、腮腺淋巴结、下颌下淋巴结、面淋巴结和颏下淋巴结。

2. 纵行组淋巴结群

位置较深，常沿着血管、神经或器官附近纵行排列，主要有咽后淋巴结、颈前淋巴结、内脏旁淋巴结、颈外侧浅淋巴结、颈深上淋巴结、颈深下淋巴结、脊副淋巴结和锁骨上淋巴结。口腔颌面部的淋巴液均经颈深淋巴结汇入淋巴导管或胸导管。

五、神经

口腔颌面部的感觉神经主要是三叉神经，运动神经主要是面神经。

（一）三叉神经

三叉神经为第V对脑神经，主要管理颌面部的感觉和咀嚼肌的运动。其感觉神经根较大，自颅内三叉神经半月神经节分三支出颅，即眼支、上颌支和下颌支（图3-1-3）。运动神经根较小，在三叉神经半月神经节下方横过并进入下颌神经。

1. 眼神经

眼神经是感觉神经，由眶上裂出颅，分布于眼球、眼副器、额部皮肤和部分鼻腔黏膜。

2. 上颌神经

上颌神经由圆孔出颅，达翼腭窝之上部，继经眶下裂入眶，向前经眶下沟、眶下管，出眶下孔达面部，分布于睑、鼻侧和上唇的皮肤和黏膜。沿途有以下主要分支。

（1）鼻腭神经：进入切牙管自切牙孔穿出，分布于两侧上颌切牙、尖牙腭侧的黏膜和牙龈，并与腭前神经分支在尖牙腭侧吻合。

（2）腭前神经：入翼腭管下降出腭大孔，分布于磨牙、前磨牙区的腭侧黏骨膜和牙龈，并与鼻腭神经分支在尖牙腭侧吻合。

（3）上牙槽后神经：上颌神经在进入眶下裂前发出并伴同名血管下行至上颌骨后面，分布于上颌磨牙（不包括上颌第一磨牙的近中颊根）的牙、牙周膜、牙槽骨、颊侧牙龈、黏膜和上颌窦黏膜。

（4）上牙槽中神经：在眶下管后段发出，沿上颌窦外侧壁下行，分布于上颌前磨牙及上颌第一磨牙的近中颊根及其牙周膜、牙槽骨、颊侧牙龈和上颌窦黏膜。

（5）上牙槽前神经：上颌神经出眶下孔之前发出，沿上颌窦前外壁之牙槽管下行，分布于切牙、尖牙及其牙周膜、牙槽骨、唇侧牙龈及上颌窦黏膜。

3. 下颌神经

下颌神经为三叉神经三支中最大的分支，含有感觉和运动两种神经纤维。自卵圆孔出颅，在颞下窝处分前、后两干，沿途发出以下主要分支。

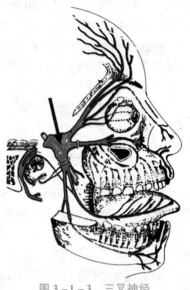

图 3-1-3　三叉神经

（1）下颌神经前干：较细，大部分为运动神经，分别分布于颞肌、咬肌和翼外肌，管理其运动，故又称咀嚼肌神经。前干中唯一的感觉神经是颊神经，颊神经经翼外肌两头之间穿出，沿下颌支前缘行向前下，穿过颊脂垫，分布于下颌磨牙和第一前磨牙的颊侧牙龈及颊部的黏膜和皮肤。

（2）下颌神经后干：较粗，主要分为三条神经，即耳颞神经、舌神经和下牙槽神经。前两者为感觉神经，而后者为混合性神经。

1）舌神经：自下颌神经后干发出，在翼内肌与下颌支之间下行达下颌第三磨牙舌侧进入口底向前，分布于舌前 2/3、下颌舌侧牙龈和口底黏膜。

2）下牙槽神经：与舌神经同经翼外肌深面下行于翼内肌与下颌支之间入下颌神经沟，在此处舌神经位于一牙槽神经之前内方约 1 cm 处。因此，临床上在进行下牙槽神经口内法注射后，将注射针退出约 1 cm，再注射局麻药液，即可麻醉舌神经。下牙槽神经沿下颌神经沟下行，由下颌孔进入下颌管，发出细小分支至同侧下颌全部牙齿及其牙周膜和牙槽骨。下牙槽神经在下颌管内，相当于前磨牙区发出分支，出颏孔称颏神经，分布于第二前磨牙之前的唇颊侧牙龈、下唇黏膜和颏部皮肤。

（二）面神经

面神经为第Ⅶ对脑神经，主要是运动神经纤维，还含有味觉纤维和分泌神经纤维。其主要管理颌面部表情肌的运动、舌前 2/3 的味觉和涎腺的分泌。面神经从茎乳孔出颅，经腮腺深浅叶之间分出颞支、颧支、颊支、下颌缘支及颈支，呈扇形分布于面部，支配表情肌的运动。面神经损伤可引起面部表情肌瘫痪。

（1）颞支：出腮腺上缘，越过颧弓向上，主要分布于额肌，当该支损伤，同侧额纹消失。

（2）颧支：由腮腺前上缘穿出后，越过颧骨，主要分布于上、下眼轮匝肌，管理眼睑闭合。该支损伤后，可导致眼睑不能闭合。

（3）颊支：自腮腺前缘穿出，位于腮腺导管上下方，可有上、下颊支，主要分布于颊肌、上唇方肌、笑肌和口轮匝肌等。该支损伤后，鼻唇沟变浅或消失，且不能鼓腮。

（4）下颌缘支：由腮腺前下方穿出，向下前行于颈阔肌深面。在下颌角处位置较低，位于下颌下缘下约 1 cm，然后往上前行，越过颌外动脉和面前静脉行向前上方，行于下颌骨下缘之上，分布于下唇诸肌。在颌下区进行手术时，切口应选择在平行于下颌下缘以下 1.5～2 cm 处，以免损伤该支，导致口角歪斜。

（5）颈支：由腮腺下缘穿出，分布于颈阔肌。

六、涎腺

涎腺又称唾液腺，人体有三对大唾液腺，即腮腺、下颌下腺和舌下腺，各有导管开口于口腔。此外，还有遍布于唇、颊、腭、舌等处黏膜的小黏液腺。涎腺分泌的唾液，有湿润口腔、软化食物的作用，唾液内还含有淀粉酶和溶菌酶，具有消化食物和抑制致病菌的作用。此外，唾液还有缓冲、稀释、排泄等作用。

腮腺是最大的一对涎腺，位于两侧耳垂前下方和下颌后窝内。其分泌液为浆液。腮腺导管开口于上颌第二磨牙牙冠所相对的颊黏膜上。

下颌下腺位于颌下三角内，分泌液主要为浆液和少量黏液，其导管开口于舌系带两旁的舌下阜。

舌下腺位于口底舌下，为最小的一对涎腺。分泌液主要为黏液。其导管有 8 ~ 20 条短而细的舌下腺小管，直接开口于舌下襞的黏膜上，还有舌下腺大管，开口于舌下阜。

七、颞下颌关节

颞下颌关节（temporomandibular joint）为颌面部唯一的联动关节，具有一定的稳定性和多方向的活动性，其活动与咀嚼、语言、表情等功能密切相关。

颞下颌关节由下颌骨髁突、颞骨的关节窝与关节结节、关节盘以及包绕关节周围的关节囊和关节韧带所组成。

颞下颌关节的基本运动形式有开闭运动、前伸运动和侧方运动。

第二节　口腔

口腔（oral cavity）是消化道的起始部分，具有咀嚼、吞咽、消化食物，辅助发音，言语，感觉，辅助呼吸等功能。其前端为唇，经口裂通向外界，后经咽峡通向咽，上壁是由硬腭和软腭共同形成的口腔顶部，下壁为舌和口腔底，两侧壁为颊部。闭口时上下牙列及支撑牙齿的牙槽骨弓、附着于牙槽突及牙根表面的牙龈组织将口腔分为两部分，前外侧部为口腔前庭，后内侧部为固有口腔（图 3 - 1 - 4）。

一、口腔前庭的表面形态及标志

（一）口腔前庭

口腔前庭（oral vestibule）为位于唇、颊与牙列、牙龈和牙槽黏膜之间的马蹄形间隙。在牙尖交错位时，口腔前庭主要在其后部经翼下颌皱襞与最后磨牙远中面之间的口腔空隙与固有口腔相通。对于牙关紧闭或颌间固定的患者，可经此空隙输入流体营养物质。

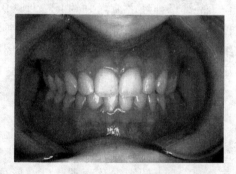

图 3 - 1 - 4　口腔

（二）表面标志

在口腔前庭区域，具有临床意义的表面解剖标志有口腔前庭沟、唇系带、颊系带、腮腺乳头、颊脂垫尖和翼下颌皱襞等。

（1）口腔前庭沟：为唇、颊黏膜移行于牙槽黏膜的转折沟，构成口腔前庭的上下界，是口腔局部麻醉穿刺及手术切口的常用部位。

（2）唇系带：为前庭沟中线上扇形或线形的黏膜皱襞。

（3）颊系带：为口腔前庭沟相当于上下尖牙与双尖牙部位的黏膜皱襞。制作义齿时，基托边缘应在系带处形成切迹。

（4）腮腺乳头：在上颌第二磨牙牙冠相对的颊黏膜上有一乳头状突起，为腮腺导管开口处。腮腺化脓性炎症时，可见导管口红肿。做腮腺造影或腮腺导管内注射治疗时，须找到此导管口。

（5）颊脂垫尖：大开口时，颊脂垫的衬托使颊黏膜呈底在前方的三角形突起，其尖称颊脂垫尖，向后接近翼下颌皱襞前缘，尖顶略高于下颌孔的水平。做下牙槽神经麻醉时，以此尖为进针的标志。

（6）翼下颌皱襞：为延伸于上颌结节后内侧与磨牙后垫后方之间的黏膜皱襞，其深面为翼下颌韧带所衬托，是下牙槽神经麻醉与翼下颌间隙感染切口的标志。

二、口腔组织器官的解剖生理

（一）唇

唇（lip）（图3－1－5）上界为鼻底，下界为颏唇沟，两侧以唇面沟为界。其中部有横行的口裂将唇分为上唇和下唇两部。口裂两端联合处称口角，其正常位置在尖牙与第一前磨牙之间。上、下唇黏膜和皮肤的移行处称唇红。唇红与皮肤交界处称唇红缘。上唇唇红缘呈弓背状称唇弓，唇弓在正中线微向前突，此处为人中点（人中切迹），在其两侧的唇弓最高点称为唇峰。上唇正中唇红呈珠状的向前下方突出称唇珠。唇的结构由外向内可分为皮肤、浅筋膜、肌层、黏膜下层和黏膜。外伤或手术时应分层缝合。唇部皮肤有丰富的汗腺、皮脂腺和毛囊，为疖痈好发部位；唇部黏膜下有许多小黏液腺，当其导管阻塞时，容易形成黏液腺囊肿。

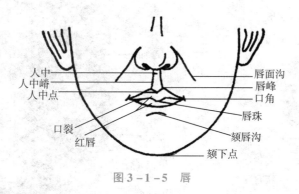

图3－1－5　唇

（二）颊

颊（cheek）位于面部的两侧，组成口腔两侧壁。其上界为颧骨下缘，下界为下颌骨下缘，前界为唇面沟，后界为咬肌前缘。颊由外至内主要由皮肤、皮下组织、颊筋膜、颊肌、黏膜下层和颊黏膜组成，组织松弛富有弹性。在颊肌与颊黏膜之间有一脂肪团，称颊脂垫。颊黏膜偏后处，有时可见黏膜下有颗粒状黄色斑点，称皮脂腺迷路，男性多见，无特殊临床意义。

（三）腭

腭（palate）为口腔的上壁，分隔口腔和鼻腔。腭可分为前2/3的硬腭和后1/3的软腭两部分。硬腭以骨腭为基础，表面覆盖黏膜。在上颌两中切牙间后方有一突起，称切牙乳头，其下方有一骨孔称为切牙孔，鼻腭神经通过此孔，此孔是鼻腭神经阻滞麻醉进针的标志。在上颌第二磨牙腭侧牙龈距腭中缝弧形连线中、外1/3交界处左、右各有一孔，称腭大孔，腭前神经、血管通过此孔，此孔是麻醉进针的位置。软腭位于后部，由腭肌和腭腱膜构成。软腭后缘正中为腭垂，软腭后部向两侧形成前后两条弓形皱襞为腭舌弓和腭咽弓，其间为扁桃体窝，容纳腭扁桃体。正常情况下，通过软腭肌和咽肌彼此协调运动，共同完成腭咽闭合，这在发音上有重要作用。腭裂时口腔与鼻腔相通，不能完成腭咽闭合，影响发音。

（四）舌

舌（tongue）为重要的肌性器官，在语言、咀嚼、味觉和吞咽功能活动中发挥重要作用。舌表面覆盖黏膜组织，内部由横纹肌构成。舌体上面称舌背，舌背以人字形界沟为界，分为舌前2/3的舌体和舌后1/3的舌根，舌体的前端为舌尖。舌背黏膜有许多乳头状突起，称舌乳头。其中丝状乳头数目最多，遍布于整个舌背表面，司一般感觉。菌状乳头数量较少，散布于丝状乳头间，有味蕾，司味觉。叶状乳头位于舌侧缘后部，司味觉。轮廓乳头体积最大，一般为 7~9 个，排列于界沟前方，司味觉（图 3-1-6）。舌下面称舌腹。舌腹黏膜平滑而薄，返折与口底黏膜相连，在中线处形成舌系带。舌系带过短或附着过前时，常造成吮吸、咀嚼及言语障碍，需行舌系带修整术。

（五）口底

口底位于舌和口底黏膜之下，下颌舌骨肌和舌骨舌肌之上，下颌骨体内侧面与舌根之间。

在舌腹正中可见舌系带，系带两旁有呈乳头状突起的舌下阜，颌下腺导管和舌下腺大管开口于此。舌下阜两侧各有一条向后外斜行的舌下襞，是舌下腺小管的开口部。口底深层为肌肉，黏膜下有舌下腺、下颌下腺导管、舌下神经、舌神经和血管通过（图 3-1-7）。口底组织比较疏松，在口底外伤或感染时水肿明显，可将舌推挤向上后，造成呼吸困难，甚至窒息。

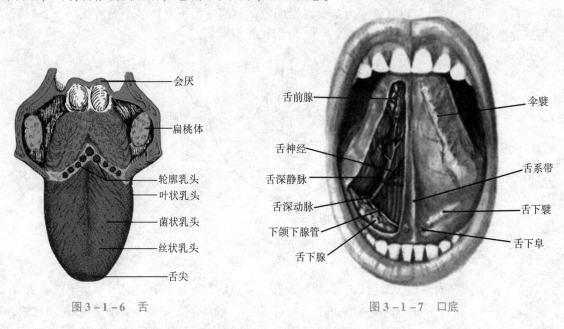

图 3-1-6　舌　　　　　　　　　　　　　　图 3-1-7　口底

第三节　牙体及牙周组织

（一）牙齿的数目及名称

人一生有两副牙齿，即乳牙和恒牙。正常乳牙有 20 颗，上、下颌的左、右侧各 5 颗，从中线向两侧依次为乳中切牙、乳侧切牙、乳尖牙、第一乳磨牙、第二乳磨牙。恒牙共 28~32 颗，上、下颌的左、右侧各 7~8 颗，从中线向两侧依次为中切牙、侧切牙、尖牙、第一前磨牙、第二前磨牙、第一磨牙、第二磨牙、第三磨牙。切牙和尖牙位于口角之前，统称为前牙；前磨牙和磨牙位于口角之后，统称为后牙。

（二）乳恒牙的萌出与牙位记录

1. 乳牙的萌出

乳牙一般在婴儿出生后 6~8 个月萌出，2 岁左右乳牙全部萌出。其萌出顺序为乳中切牙、乳侧切牙、第一乳磨牙、乳尖牙、第二乳磨牙。乳牙的萌出时间和顺序见表 3-1-1、表 3-1-2。

表 3-1-1　乳牙萌出的平均时间（月）与顺序

乳牙	Ⅰ	Ⅱ	Ⅲ	Ⅳ	Ⅴ
上颌牙	8 个月	9 个月	18 个月	14 个月	28 个月

表 3-1-2　乳牙萌出的平均时间与顺序

	名称	萌出时间
上颌	乳中切牙	8~12 个月
	乳侧切牙	9~13 个月
	乳尖牙	16~22 个月
	第一乳磨牙	13~19 个月
	第二乳磨牙	25~33 个月
下颌	第二乳磨牙	23~31 个月
	第一乳磨牙	14~18 个月
	乳尖牙	17~23 个月
	乳侧切牙	10~16 个月
	乳中切牙	6~10 个月

2. 恒牙的萌出

恒牙一般在 6 岁左右开始萌出。口腔内第一颗萌出的恒牙是第一磨牙（俗称六龄齿），随后其他恒牙相继萌出。其中，切牙、尖牙、前磨牙继承于相应的乳牙而萌出，称为继承牙；磨牙不继承任何乳牙而萌出，称为增生牙。恒牙萌出时间和顺序见表 3-1-3。

表 3-1-3　恒牙萌出的平均时间与顺序

牙别	牙胚形成	钙化开始	出生时牙冠完成量	牙冠完成时间	萌出时间	牙根完成时间
6	胚胎 2.5~4 个月	出生时	0	2.5~3 岁	6~7 岁	9~10 岁
1（上）（下）	胚胎 5~5.25 个月	3~4 个月	0	4~5 岁	6~8 岁 6~7 岁	7~8 岁
2（上）（下）	胚胎 5~5.5 个月	10~12 个月 3~4 个月	0	4~5 岁	8~9 岁 7~8 岁	10~11 岁
3（上）（下）	胚胎 5.5~6 个月	4~5 个月	0	6~7 岁 9~10 岁	11~12 岁	12~15 岁
4（上）（下）	出生时	1.5~2 岁	0	5~6 岁	10~11 岁 10~12 岁	12~13 岁
5（上）（下）	7.5~8 个月	2~2.5 岁	0	6~7 岁	10~12 岁 11~12 岁	12~14 岁
7（上）（下）	8.5~9 个月	2.5~3 岁	0	7~8 岁	12~13 岁 11~13 岁	14~16 岁
8	3.5~4 岁	7~10 岁	0	12~16 岁	17~21 岁	18~25 岁

3. 牙位记录

为了便于病例记录和书写，临床上常用代号来表示牙。常用的牙位记录法有以下两种。

（1）部位记录法：以"＋"符号将全口牙齿分为四个区，横线区分上、下颌，纵线划分左、右侧（图 3-1-8）。因医生面对患者，故纵线的左侧代表患者的右侧，纵线的右侧代表患者的左侧。

乳牙牙位用罗马数字（Ⅰ、Ⅱ、Ⅲ、Ⅳ、Ⅴ）（图 3-1-9）或英文字母（A、B、C、D、E）表示。

例如：Ⅱ表示上颌乳侧切牙，也可用 B 表示。

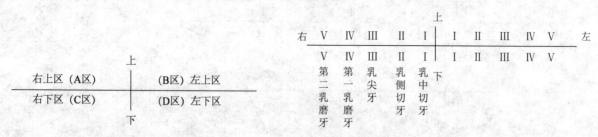

图 3 - 1 - 8　部位记录法分区　　　　　　　　　图 3 - 1 - 9　乳牙记录法

恒牙牙位则以阿拉伯数字（1、2、3、4、5、6、7、8）表示（图 3 - 1 - 10）。例如：6 表示上颌第一（恒）磨牙。

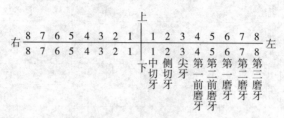

图 3 - 1 - 10　恒牙部位记录法

（2）国际牙科联合会系统记录法：根据国际牙科联合会（FDI）建议，可采用二位数牙位标志法。十位数表示牙弓的分区，个位数表示牙位。

用 1 代表右上区，2 代表左上区，3 代表左下区，4 代表右下区（图 3 - 1 - 11），5 代表乳牙右上区，6 代表乳牙左上区，7 代表乳牙左下区，8 代表乳牙右下区（图 3 - 1 - 12）。

18 17 16 15 14 13 12 11	21 22 23 24 25 26 27 28
48 47 46 45 44 43 42 41	31 32 33 34 35 36 37 38

图 3 - 1 - 11　FDI 恒牙记录法

55 54 53 52 51	61 62 63 64 65
85 84 83 82 81	71 72 73 74 75

图 3 - 1 - 12　FDI 乳牙记录法

（三）牙齿的表面解剖

从外观上看，牙齿由牙冠、牙根和牙颈三部分组成。牙冠由牙釉质覆盖，显露于口腔。牙根由牙骨质覆盖，埋于牙槽窝内。牙颈部为冠根交界部分。

（1）牙冠：各类牙齿的牙冠形态不同。每颗牙齿都由五个面组成，即咬合面（切缘）、近中面、远中面、唇（颊）面、舌（腭）面。上下颌牙发生咬合接触的面称咬合面，在前牙也称切缘；以面部中线为准，靠近中线者为近中，远离中线者为远中；牙冠靠近唇（颊）的面称为唇（颊）面；靠近舌（腭）的面称为舌（腭）面。

（2）牙根：牙根的大小和形态因牙冠的形态和功能而不同。上、下颌前牙和前磨牙为单根牙，但上颌第一前磨牙多为双根牙；磨牙为多根牙，上颌磨牙多为三根牙，下颌磨牙多为双根牙。

（四）牙齿的组织结构

牙体由牙釉质、牙本质、牙骨质三种硬组织和一种软组织牙髓组成。在牙体内部有一个和牙体形态相似而又显著缩小的空腔，称牙髓腔。牙髓就位于牙髓腔内（图 3 - 1 - 13）。

（1）牙釉质是位于牙冠表面的一种呈乳白色半透明且有光泽的硬组织，它是人体中矿化程度最高、最坚硬的组织，其无机成分约占总重的 97%，而有机成分和水只占 3%。釉质无感觉，缺失后不会再生。

（2）牙本质构成牙齿的主体部分，位于牙釉质和牙骨质的内层，色淡黄，硬度低于釉质而高于骨组织。其构成髓腔的周壁。牙本质中有感觉神经末梢，受到刺激时会有酸痛感。

（3）牙骨质覆盖于牙根表面，呈淡黄色，具有保护牙本质和供牙周膜纤维附着的作用。牙骨质增生活跃，有终生沉积的趋势。

（4）牙髓是位于髓腔内的疏松结缔组织，包含神经、血管、淋巴、成纤维细胞和成牙本质细胞，具有营养牙体和形成继发性牙本质的功能。

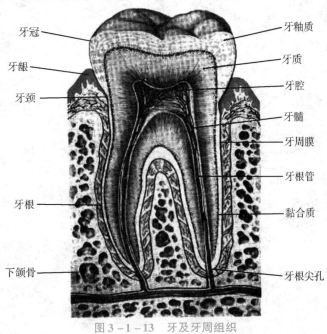

图 3 - 1 - 13　牙及牙周组织

（五）牙周组织

牙周组织包括牙龈、牙周膜和牙槽骨，主要功能是保护和支持牙齿（图 3 - 1 - 13）。

（1）牙龈是覆盖于牙槽骨和牙颈部的口腔黏膜，色粉红，表面角化坚韧，不能移动。牙龈靠近牙颈处游离形成龈缘，称游离龈，宽约1 mm，它与牙面间有1.8 mm深的沟，称龈沟。其根方附着于牙槽突与牙的部分称附着龈。两邻牙之间有龈乳头。

（2）牙周膜又称牙周韧带，是围绕牙根并连接牙骨质和牙槽骨的致密结缔组织。它将牙齿固定于牙槽窝内，并将牙在咀嚼过程中所受的力传导到牙槽骨。牙周膜含有丰富的神经、血管，具有营养、感觉和缓冲咀嚼力的功能。牙周膜中还含有大量细胞，如成纤维细胞、成骨细胞、破骨细胞、未分化间充质细胞等，它们在牙周膜、牙槽骨、牙骨质的重建中有重要作用。

（3）牙槽骨是颌骨包围牙根的部分，是支持牙齿的重要组织。牙槽骨的厚薄与致密程度各处不同，一般来说，上颌牙槽骨较下颌薄，口腔前部较后部薄，唇侧较舌侧薄。牙槽骨是最活跃的骨组织，可因功能作用的改变而发生新生与吸收。

▶　思考题

1. 下颌骨的薄弱部位有哪些？
2. 试述三叉神经的分支分布。
3. 试述面神经的分支分布。
4. 简述乳牙的萌出顺序及时间。
5. 简述恒牙的萌出顺序及时间。

第二章　口腔颌面部检查

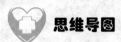 思维导图

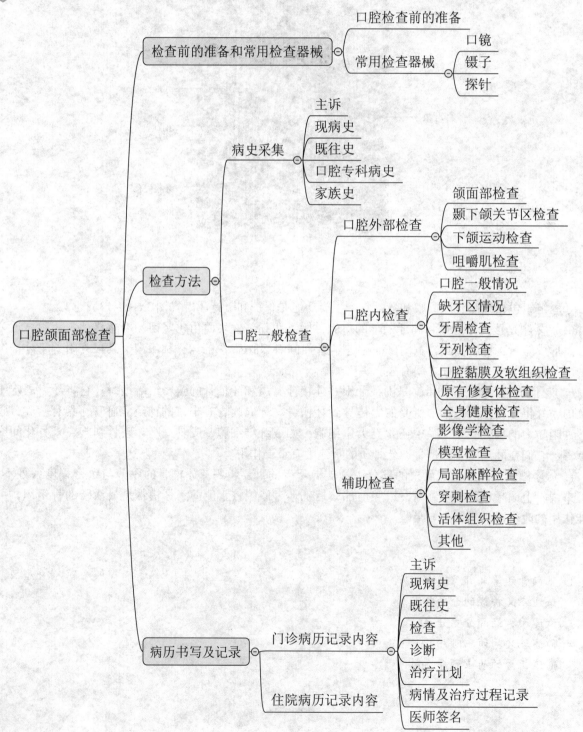

　　口腔颌面部检查是诊断和治疗口腔科疾病的前提和基础，是指导临床医疗实践的客观依据。检查方法的掌握程度与基本操作正确、熟练与否，是保证疾病治疗质量和成败的关键。若要对口腔颌面部疾病做出正确的诊断，进行合理有效的治疗，必须全面深入地了解病情，认真细致地进行口腔颌面部检查，科学地进行分析和判断。口腔检查是全身检查的一部分，着重检查牙体组织、牙周组织、口腔黏膜和颌面部各组织器官。口腔疾病与身体各部分有着密切的联系，有些口腔疾病实际上是全身疾病的表征，因此在进行口腔检查的同时，一定要注意患者的全身情况，要有整体观念，必要时还应进行全身或系统检查。检查时，要全面而有序地进行，避免遗漏。

一、检查前的准备和常用检查器械

（一）口腔检查前的准备

　　口腔诊室环境布置应整洁、舒适、宽敞和明亮，有条件可配置背景音乐，使患者在优雅而温馨的环境中接受检查和治疗，这样有利于患者放松心情。检查口腔，要有充足的光源，以自然光最为理想，它最能真实地反映牙冠、牙龈和口腔黏膜的色泽。自然光不足时，可借助灯光照明。调整好椅位，检查时，使患者坐靠舒适，头部相对固定，一般将患者的头、颈、背调节成直线。做上颌牙的检查和治疗时，要将椅背后仰，使上颌牙列的咬合面与地平面约成45°角，高度约与医生肩部相平；做下颌牙的检查和治疗时，椅背与座位平面大体垂直，但略向后仰，使下牙列的咬合面与地平面大致平行，高度与医生肘部平齐。医生应洗手、消毒并戴好手套，可位于患者的右侧或后方。若护士协助医生操作，则为"四手操作"，护士位于患者左前方。

（二）常用检查器械

　　口腔检查常用器械主要有口镜、镊子和探针（图3-2-1）。检查前应做好器械的严格消毒。为避免交叉感染，现在多使用一次性器材。

　　1. 口镜

　　口镜头部为圆形，柄与杆为螺纹相接，镜面有平、凹两种。平面镜影像真实，凹面镜可使局部放大。口镜可用以反射光线，增加视野照明；用口镜投照影像，以观察直视不到的部位；口镜还可以用来牵拉唇、颊或推压舌体等软组织；金属口镜柄还可用于牙齿叩诊。

　　2. 镊子

　　口腔科专用镊子呈反角形，其尖端密合，可用以夹持敷料、药物；夹除腐败组织和异物；夹持牙齿，以检查牙齿的松动度；金属镊子柄端可用于牙齿叩诊。

　　3. 探针

　　探针两端尖锐，双头呈不同形式的弯曲，可用于检查牙齿各面龋洞、缺损、裂隙及敏感部位；探测牙周袋的深度和龈下牙石的有无；检查充填物及修复体与牙体的密合程度；检查皮肤或黏膜的感觉功能。

　　另外，还有一种牙科小挖匙两端呈弯角，头部呈匙状，用以挖除龋洞内异物及腐质，以便观察龋洞的深浅。

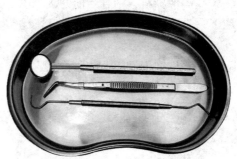

图3-2-1　口腔检查常用器械

二、检查方法

(一) 病史采集

病史采集是诊断口腔疾病最重要的依据。应询问患者就诊的主要原因及疾病的发展过程。特别应深入追问与鉴别诊断有关的问题，既要全面，又要突出重点。医生在问诊时应态度亲切，条理清楚，不能有暗示或诱导。内容一般包括主诉、现病史、既往史、口腔专科病史和家族史。

1. 主诉

患者就诊的主要目的和迫切要求解决的问题。应问清患者最主要的症状、病变部位和患病时间。

2. 现病史

现病史指疾病的发生、发展、演变过程。绝大多数口腔科患者就诊的主要原因为牙痛，应围绕疼痛情况仔细询问疼痛的时间、发作的诱因、刺激因素、程度和性质、部位、演变过程，此外还应注意疼痛与全身疾病的关系。

(1) 疼痛的时间：发生在白天或夜间；发作后可持续一段时间、立即消失或持续不停。

(2) 疼痛发作的诱因：疼痛是在外界刺激下引起的或不因外界刺激而发生。

(3) 刺激因素：可以是冷、热、酸、甜等多种刺激。

(4) 疼痛的程度和性质：呈剧烈刺痛、锐痛、跳痛或轻微钝痛。

(5) 疼痛的部位：能明确指出疼痛具体部位或疼痛放射到同侧面部而不能定位。

(6) 疼痛演变过程：疼痛是初发或反复发作，呈加重或减轻等情况，检查和治疗过程，检查结果和治疗效果。

3. 既往史

(1) 患者的系统病史：如心血管疾病、免疫系统疾病，有无药物过敏史或牙用材料过敏史；是否需用抗生素预防感染，是否需用激素或抗凝剂等；是否做过放射治疗等。牙周炎可受糖尿病、绝经期、妊娠或抗惊厥药的影响等。为防止意外发生，任何与患者相关的药物过敏史和治疗情况都应详细记录在病历上，有利于口腔治疗的设计与预后。

(2) 患者的传染性疾病史：如乙肝、梅毒、艾滋病等传染病的患者或携带者，可成为交叉感染原，应采取适当的预防措施，保护医务人员和其他患者的健康。

4. 口腔专科病史

(1) 牙体牙髓病史：对没有完整病历记录的患者，应仔细询问牙体牙髓的治疗情况，必要时拍摄 X线片以辅助诊断。

(2) 牙周病史：是否有牙周病，曾做过哪种治疗，效果如何。

(3) 修复治疗史：是否做过修复治疗及修复体使用情况。

(4) 口腔颌面外科治疗史：是否进行过相关的口腔颌面外科的治疗，如拔牙等。

(5) 正畸治疗病史：戴用矫治器的类型及治疗情况，是否出现牙体松动。

(6) X 线图像资料：参照既往 X 线图像资料，结合当前的 X 线片，进一步了解患者的病情。

(7) 颞下颌关节病史：有无颞下颌关节病的症状及相关治疗情况。

5. 家族史

对于某些口腔正畸的患者，还要了解患者家庭成员的健康状况，是否有人患过类似疾病。

(二) 口腔一般检查

1. 口腔外部检查

(1) 颌面部检查：

面部左右两侧对称情况：颏点有无偏斜，两侧上、下颌骨及肌肉发育是否对称，侧面轮廓协调情况等。

唇的形态及功能情况：有无短缩、翻卷、开唇露齿等。

颞颌关节：有无压痛、弹响及运动异常等。

面部有无外伤瘢痕：特别是颏部，因婴幼儿颏部外伤常可致下颌髁突发育异常而造成面部不对称畸形。

（2）颞下颌关节区检查：

双侧颞下颌关节活动度的检查：医师用手触摸患者颞下颌关节区，检查双侧颞下颌关节双侧髁突的大小、形状及对称性，触诊时注意观察患者有无疼痛反应、疼痛部位及性质、触发区等。

双侧颞下颌关节弹响的检查：检查活动时有无弹响，弹响的性质，弹响出现在下颌运动的哪一阶段，是否伴有疼痛等。

外耳道前壁的检查：用手指触摸外耳道前壁，让患者做开闭口正中咬合，检查下颌运动过程中，双侧髁突对外耳道前壁的冲击强度是否一致。

（3）下颌运动检查：

张口度的检查：张口度的检查是指测量患者大张口时，上下中切牙切缘之间的距离，可以用圆规或游标卡尺测量。正常人的开口度为 3.7~4.5 cm，若小于这个范围，则表明张口受限。

开口型检查：开口型是下颌自闭合到大张口的整个过程中下颌运动的轨迹。正常的开口型侧方观是下颌向下后方，正面观是垂直向下，左右无偏斜。

（4）咀嚼肌检查：对咬肌、颞肌进行扪诊，检查有无压痛及压痛点的部位；同时让患者紧咬牙，检查咀嚼肌收缩的强度及左右两侧的对称性，判断有无因咬合干扰引起的咀嚼肌功能紊乱。

2. 口腔内检查

（1）口腔一般情况：包括牙列的完整性，牙列缺损的类型与范围，口腔卫生情况，有无修复体存在，修复体的质量如何，舌、口底、前庭沟、唇、颊、舌系带、软硬腭等有无异常。

（2）缺牙区情况：检查缺牙间隙的位置和大小，有无邻牙倾斜、对颌牙伸长等情况。注意检查牙槽嵴有无妨碍修复治疗的骨尖、倒凹、骨隆突等。一般拔牙 3 到 6 个月后，伤口愈合较好，牙槽嵴吸收趋于稳定后可进行口腔修复。

（3）牙周检查：牙龈的色泽，有无充血、水肿和增生现象，口腔卫生状况等。指导正确的刷牙方式等。修复前应对牙周病进行有效的治疗和控制。

（4）牙列检查：有无龋病，牙髓有无活力，是否做过牙髓治疗或其他治疗，是否存在瘘管。牙颈部有无缺损，有无牙折或隐裂。有无过度磨耗等，邻面接触点是否正常，有无食物嵌塞。牙列大小、形状、有无错位牙，基牙有无倾斜、伸长现象等。

（5）口腔黏膜及软组织检查：检查无牙𬌗上下牙弓，上下牙槽嵴的大小、位置和形态。缺牙区牙槽嵴吸收情况，口腔黏膜色泽，唇、颊、舌系带检查，舌体的大小、形状，以及唾液分泌量及黏稠度检查。

（6）原有修复体检查：检查其与口腔组织面密合情况，咬合关系是否正确，形态是否合适，行使功能的情况。同时了解患者要求重做的原因，并分析评价原有修复体，以便作为重新制作修复体的参考。

（7）全身健康检查：年老体弱者的疼痛耐受性差，对义齿的适应能力也差。对于此类患者的检查，动作要轻巧，尽量缩短就诊时间。

（三）辅助检查

1. 影像学检查

通过拍摄口内片（牙片）、口外片，口腔曲面体层摄影检查（全景 X 射线片），口腔颌面部电子计算机体层摄影检查（CT），磁共振成像检查（MRI）及造影等，可了解牙体、牙周、关节、颌骨以及涎腺等疾病的病变部位、范围和程度，为口腔颌面部检查中的重要手段。主要可用于：发现隐匿性龋、邻面龋、龈下龋、继发龋等在临床上难以发现的龋齿；观察牙髓病和根尖周病牙髓腔、根尖形态、根尖周破坏情况；了解牙周病牙槽骨吸收破坏程度与类型；发现阻生牙、先天性缺牙、牙萌出障碍、颌骨炎症和肿瘤等口腔颌面外科疾病；监测根管预备情况、根管充填情况、治疗后根尖周愈合情况。

2. 模型检查

模型检查可以更加仔细地观察牙的位置、形态、牙体组织磨耗以及详细的咬合关系等，以弥补口腔内检查的不足。

3. 局部麻醉检查

对于放散性疼痛，难以确定其部位时，可用2%利多卡因或普鲁卡因局部麻醉以便定位。如患牙髓炎时，患牙难以定位，易将上下颌牙误指，可用局部麻醉检查法选择三叉神经分支进行阻滞麻醉，以确定患牙在上颌还是下颌。三叉神经痛难以判定支别时，也可采用此法来定位。

4. 穿刺检查

对触诊有波动感或囊性肿物，用注射器穿刺抽吸内容物，检查肿块内容物，以鉴别其为脓液、囊液或血液。也可将肿块内容物涂片，检查有无胆固醇结晶体、癌细胞等。

5. 活体组织检查

对口腔颌面部可疑病变无法确诊者，可采用活体组织检查。钳取或切取小块病变组织，有时也可针吸活组织，做病理切片检查，以确定病变的性质、类型及分化程度。临床上活体组织检查主要用于口腔肿瘤、口腔黏膜疾病、梅毒及结核病等特殊感染的诊断。

6. 其他

可根据病情需要选择检查方法，如实验室检查、超声波检查、同位素检查等。

三、病历书写及记录

（一）门诊病历记录内容

病历是诊断和治疗过程的记录，又是科学研究、分析和发现疾病规律的资料，同时也是法律依据，必须认真书写。病历书写要求准确、完整、扼要、清晰。口腔科门诊病历应力求简明扼要，同时具有完整性。除常规记录患者姓名、性别、年龄、职业、婚姻、民族、籍贯、住址、就诊日期等外，应以主诉和现病史为记述中心，并酌情记录某些与鉴别诊断有关的病情，如既往史、家族史，还应包括检查情况、诊断、治疗计划及医师签名等项目。具体应包括以下内容。

（1）主诉：主诉是患者就诊时的主要原因及迫切需要解决的问题，应包括患病部位、主要症状及发病时间。用最简明的语言表述，如"右下后牙疼痛1天"。

（2）现病史：与主诉有关的疾病史。

（3）既往史：对某些口腔疾病，了解患者的既往史是有必要的，特别应注意记录过敏史、外伤史及出血情况。

（4）检查：根据患者的主诉着重对症检查。对于非主诉的患牙，也应从预防角度及早期治疗出发，将病情记录下来并列于治疗计划中。

（5）诊断：首先对主诉相关的主要疾病做出诊断，然后再对同时存在的其他次要疾病分别诊断，对尚不能明确诊断的给出印象诊断（如"印象诊断：牙髓炎"）。

（6）治疗计划：在全面检查及诊断的基础上，对主诉疾病的治疗或进一步检查给出意见，对次要疾病的处理给出建议，提出一个较完整的治疗计划和措施。

（7）病情及治疗过程记录：应详细记录治疗过程中的病情变化、治疗项目、用药情况、治疗效果与反应等。

（8）医师签名。

（二）住院病历记录内容

口腔住院病历的书写同普通住院病历，要求详细记录患者的基本信息、疾病的发生发展过程、临床表现、全身检查体征等，还要特别注意口腔颌面部专科检查及特殊检查方法与结果的记录。

▶ 思考题

1. 口腔颌面部检查常用的器械有哪些？
2. 口腔颌面部检查要做哪些准备工作？
3. 口腔颌面部检查常用哪些方法？

第三章　牙体牙周组织疾病

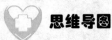**思维导图**

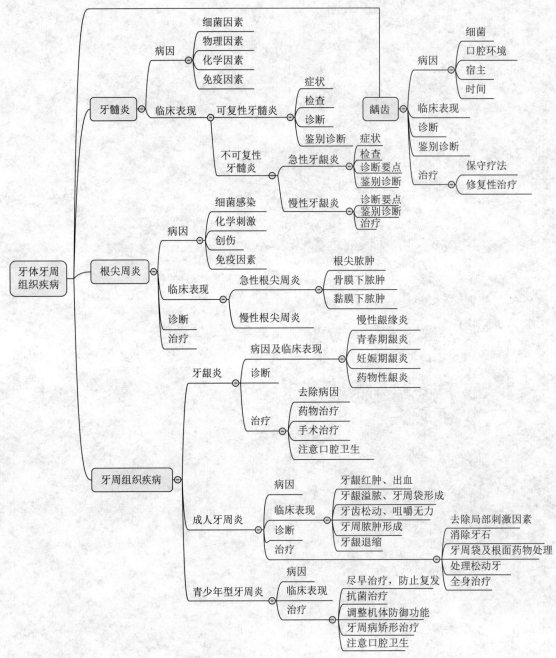

<h2 style="text-align:center">第一节　龋病</h2>

龋病（caries）俗称虫牙、蛀牙，是一种由口腔中多种因素复合作用所导致的牙齿硬组织进行性病损，表现为无机质的脱矿和有机质的分解，随着病程的发展而从有色泽变化到形成实质性病损的演变过程。龋病是细菌性疾病，可继发牙髓炎和根尖周炎，甚至能引起牙槽骨和颌骨炎症。如不及时治疗，病变继续发展，形成龋洞，终至牙冠完全破坏消失，其发展的最终结果是牙齿丧失。其特点是发病率高，分布广。它是口腔主要的常见病，也是人类最普遍的疾病之一，世界卫生组织已将其与癌肿和心血管疾病并列为人类三大重点防治疾病。

【病因】经过长期研究，现已基本明确，龋病由口腔中多种因素复合作用所致，目前公认的龋病病因学说是四联因素学说，四联因素主要包括细菌、口腔环境、宿主和时间（图3-3-1）。

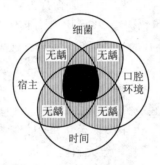

图3-3-1　龋病四联因素

1. 细菌

细菌是龋病发生的必要条件，一般认为致龋菌有两种类型，一种是产酸菌属，导致牙齿无机质脱矿；另一种是革兰氏阳性球菌，可破坏有机质，经过长期作用可使牙齿形成龋洞。目前公认的主要致龋菌是变形链球菌，其他还包括放线菌属、乳杆菌等。细菌的致龋特性是基于其利用蔗糖的产酸能力、耐酸能力以及对坚硬牙齿表面的附着能力。细菌主要借助于唾液糖蛋白牢固地贴附在牙面上，形成一种稠密、不定形、非钙化的牙菌斑。龋病与牙菌斑关系密切，可以说，没有牙菌斑就不会产生龋病。

2. 口腔环境

口腔环境中起主导作用的是食物和唾液。

（1）食物：主要是富于黏性的碳水化合物，既与菌斑基质的形成有关，也是菌斑中细菌的主要能源，碳水化合物是龋病发生的物质基础。糖的致龋作用涉及糖的种类、摄糖方式、摄糖量和摄糖频率。黏度较大的糖溶液致龋力强。儿童临睡前吃糖易患龋病。粗制的食物具有不同程度的自洁作用，不易附着在牙面上，因此有一定的抗龋能力。随着人类进化，食物逐渐精细，糖类和食糖摄入量增加，增加了龋病的发病概率。

（2）唾液：在正常情况下唾液有以下几种作用：机械清洗作用、抑菌作用、抗酸作用、抗溶作用。唾液的量和质发生变化时，均可影响龋患率。

3. 宿主

宿主主要是指牙齿、唾液及全身状况。牙齿是龋病过程中的靶器官，牙齿的形态、矿化程度和组织结构与龋病发生有直接关系，如牙齿的窝沟处和矿化不良的牙较易患龋，而矿化程度较好、组织内含氟量适当的牙抗龋力较强；牙齿的结构与机体有密切关系，尤其是在发育中，机体（宿主）不仅影响牙齿的发育和结构，而且对唾液的流量、流速及其组成也有很大影响，因而宿主也是龋病发生中的重要因素。

4. 时间

龋病的发生有一个较长的过程，从初期龋到临床形成龋洞一般需1.5~2年，因此即使致龋菌、适宜的环境和易感宿主同时存在，龋病也不会立即发生，只有上述三个因素同时存在相当长的时间，才可能产生龋坏，所以时间因素在龋病发生中具有重要意义。

【临床表现】 龋病的发展，是由浅入深，由牙釉质到牙本质的连续破坏过程。龋病的主要临床表现是牙齿色、质、形的改变，临床上多根据其进展速度、病变程度进行分类。

1. 按发病情况和进展速度分类

（1）急性龋：又可称湿性龋，多见于儿童或青年人。病变进展较快，病损组织颜色较浅，呈浅棕色，质地湿软，很容易用挖匙剔除。猛性龋是一种急性龋，病程发展很快，多数牙齿在短期内同时患龋。常见于颌面部及颈部接受放射治疗的患者，也称放射性龋。舍格伦综合征患者及有严重全身性疾病的患者，由于唾液分泌量减少或未注意口腔卫生，亦可能发生慢性龋。

（2）慢性龋：又可称干性龋，病变进展较慢，龋坏组织颜色较深，质地干硬，用挖匙刮除时呈粉末状，一般龋病都属此类型。

龋病发展到某一阶段时，由于病变环境发生变化，牙体隐蔽部位外露或开放，原有的致病条件发生了变化，龋损不再继续破坏而维持原状，这种特殊的龋损称为静止龋。

（3）继发龋：龋病治疗后，由于充填物边缘或窝洞周围牙体组织破裂，形成菌斑滞留区；或修复材料与牙体组织不密合，形成微渗漏；或龋病治疗时病变组织未除净，这些都可能成为致病条件，再导致龋病。

2. 按病变的程度分类

（1）浅龋（牙釉质龋或牙骨质龋）：病变只限于牙釉质或牙骨质。在牙冠平滑面上，由于牙釉质脱矿，其在牙表面失去原有色泽，呈白垩色，随着时间推移和龋损继续发展，色素沉积，可变成黄褐色或褐色斑点，称龋斑。而在点隙、窝沟内，由于黑褐色素沉积，牙釉质外观似墨浸状，探针检查有粗糙感或有浅层龋洞形成。浅龋位于釉质内，患者一般无自觉症状，遭受外界的物理和化学刺激，如冷、热、酸、甜等刺激时亦无明显反应。

（2）中龋（牙本质浅龋）：病变已进展到牙本质浅层。当龋病进展到牙本质时，由于牙本质中所含无机物较牙釉质少，而有机物成分较多，在构造上又有很多的小管，有利于细菌的侵入，因此此时龋病进展较快，容易形成龋洞，表现为龋洞内有着色的软化牙本质与食物残渣。中龋时患者对酸甜饮食敏感，过冷或过热饮食能产生酸痛感觉，冷刺激尤为显著，但刺激去除后症状立即消失。由于个体反应差异，有的患者可完全没有主观症状。

（3）深龋（牙本质深龋）：病变已进展到牙本质深层，距牙髓组织较近，临床上可见很深的龋洞。龋洞内有大量着色较深的软化牙本质，若深龋洞洞口开放，则常有食物嵌入洞中。深龋时患者自觉症状明显，遇冷、热、酸、甜和食物嵌入洞内时，产生明显的疼痛症状。用探针探查洞底常有酸痛感，但无自发痛（图3-3-2）。

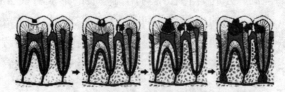

图3-3-2 龋病的发展过程

3. 好发牙位与好发部位

（1）好发牙位：龋病最好发于下颌第一、第二磨牙，其次是上颌第一、第二磨牙，再次是上颌切牙和双尖牙。尖牙与下颌切牙最少见。

（2）好发部位：龋病最好发于后牙窝、沟、点隙，其次是邻面，再次是牙颈部。如下颌磨牙的颊面沟，上颌磨牙的舌面沟，上颌切牙的舌面窝，畸形牙与釉质发育不全形成的组织缺损处，邻接面与唇颊面的近牙颈处，扭转、重叠、倾斜、伸长牙齿相接触的牙面等处。

【诊断】 龋病诊断主要根据患者自觉症状以及牙齿的色、质、形改变的特征，通过问诊、视诊、探诊和温度试验等，大多可确诊。必要时拍X线片检查。

【鉴别诊断】 诊断浅龋时需与下列疾病相鉴别。

1. 牙釉质钙化不全

表现为白垩状损害，但其表面光洁，同时白垩状损害可出现于牙面任何部位，而浅龋有一定的好发部位。

2. 牙釉质发育不全

牙釉质发育不全是牙发育过程中，由于全身疾病、营养障碍或严重的乳牙根尖周感染所导致的釉质结构异常。轻者仅有釉质色泽和透明度的改变，重者可在釉质表面形成深浅、大小各不相同的带状或窝状凹陷缺损。牙釉质发育不全时牙齿也会变黄或变褐色，但探诊时损害局部质地坚硬而光滑，病变呈对称性出现在同时期形成与萌出的牙齿上。

3. 氟牙症

氟牙症又称斑釉症，是在牙齿发育形成期中长期饮用含氟量较高的水而引起的一种慢性氟中毒。表现为牙冠表面呈白垩色或黄褐色斑块，重者釉质表面可出现凹陷缺损。患牙为对称性分布，并有地区流行情况。

【治疗】龋病治疗的目的，在于终止龋病进展，保持牙髓的生理活力，恢复牙齿原有形态、功能及美观，并维持与邻近软硬组织的正常解剖生理关系。其治疗原则是：针对不同程度的龋损，采用不同的治疗方法。

1. 保守疗法

它是采用药物或再矿化等保守方法使龋病病变终止或消除。常用方法有化学疗法、再矿化疗法和窝沟封闭。

（1）化学疗法：用化学药物处理龋损，达到终止或消除病变的目的。适用于尚未形成龋洞的浅龋，乳前牙邻面浅龋及乳磨牙面广泛性浅龋，静止龋。目前主要使用氟化物和硝酸银。

1）氟化物：用75%氟化钠甘油糊剂、8%氟化亚锡溶液、酸性磷酸氯化钠（APF）溶液、含氟凝胶（如1.5% APF凝胶）等含氟涂料定期在龋损处涂擦。氟化物对软组织无腐蚀性，不会使牙变色，安全有效，前后牙均可使用。

2）硝酸银：主要制剂有10%硝酸银和氨硝酸银。硝酸银应用于龋损区。硝酸银对软组织有较强的腐蚀性，并可使牙变黑，使用时应注意。一般用于乳牙和后牙，不可用于牙颈部龋。

（2）再矿化疗法：用人工的方法使已经脱矿、变软的釉质发生再矿化，恢复硬度，使早期釉质龋终止或消除。再矿化液含有不同比例的钙、磷和氟，可配制成漱口液，患者每日含漱。可将浸有药液的棉球置于患处，每次放置几分钟，反复3~4次。

（3）窝沟封闭：窝沟封闭是窝沟龋的有效预防方法。封闭剂作为一种屏障，使窝沟与口腔环境隔绝，阻止细菌、食物残渣及其酸性产物等致龋因子进入窝沟。窝沟封闭剂主要由树脂、稀释剂、引发剂及一些辅助成分如填料、氟化物、染料等组成。含氟封闭剂作为屏障和持续释放氟促进再矿化的双重作用。窝沟封闭主要用于窝沟可疑龋。临床操作步骤包括清洁牙面、隔湿、酸蚀、冲洗、干燥、涂布及固化封闭剂。

2. 修复性治疗

修复性治疗即充填术。对已有实质缺损的龋齿，充填术是应用最广、效果最好的一种治疗方法。治疗时先将龋坏组织去净，把破坏区制备成一定的洞形，经过消毒处理，再选择适当的充填材料充填窝洞，以恢复牙齿的形态和功能。深龋靠近牙髓，去除腐质与制备洞形时均应注意保护牙髓，并且要正确判断牙髓状况，以便采取最合适的治疗方案。

第二节　牙髓炎

牙髓炎（pulpitis）是指由各种因素所导致的牙髓组织的炎症。由于牙髓所在环境特殊，其炎症过程也表现出一定的特殊性。牙髓炎是深龋的常见并发症，也是临床上牙痛的主要原因。

一、病因

1. 细菌因素

细菌感染是导致牙髓炎的主要因素。当龋病发展至牙本质深层时，细菌及其代谢产物可通过牙本质小管和暴露的牙髓组织进入髓腔，引起牙髓组织炎症。在牙周病时，深牙周袋内的细菌可经根尖孔或侧支根管逆行侵入牙髓，也可引起牙髓炎症。

2. 物理因素

创伤性咬合、磨牙症、充填物过高等引起的慢性咬合创伤和牙的急性创伤可影响牙髓的血供，引起牙髓病变。牙体治疗时温度过高、电流及机械压力等物理刺激可引起牙髓充血，转化成牙髓炎。

3. 化学因素

龋病治疗时消毒药物刺激性过强、垫底和充填材料选择不当等，均可引起牙髓病变。

4. 免疫因素

进入牙髓的抗原物质可诱发机体的特异性免疫反应，导致牙髓损伤。

二、临床表现

牙髓组织位于牙髓腔中，髓腔四周壁为坚固的牙本质，没有弹性，且只有通过根尖孔与周围组织相通，当牙髓组织发生炎症时，炎性渗出物无处引流，积聚在髓腔中，使髓腔压力逐渐增大，压迫牙髓神经，引起剧烈疼痛。牙髓组织血液循环容易发生障碍，导致牙髓组织坏死。临床上牙髓炎按其临床表现和治疗预后可分为可复性牙髓炎和不可复性牙髓炎两种类型。

（一）可复性牙髓炎

可复性牙髓炎是牙髓组织以血管扩张、充血为主要病理变化的初期炎症表现。如患牙得到及时适当的治疗，刺激因素及时去除，患牙牙髓可以恢复到原有的状态。若外界刺激持续存在，牙髓充血继续发展，则可复性牙髓炎可转变成不可复性牙髓炎。

【症状】 当患牙受到冷、热温度刺激或甜、酸化学刺激时，立即出现瞬间的疼痛反应，尤其对冷刺激更敏感，刺激一去除，疼痛随即消失，即"冷热刺激痛"，无自发性疼痛。

【检查】 患牙常见有接近髓腔的牙体组织病损，如深龋、深楔状缺损，或可查及患牙有深牙周袋，也可受累于咬合创伤。对温度试验表现为一过性敏感，且反应迅速，尤其对冷测反应较强烈。当去除刺激后，症状仅持续数秒即缓解。进行牙髓活力电测验时，患牙亦呈一过性敏感反应。叩诊反应同正常对照牙，即为阴性。

【诊断】 主诉对温度刺激一过性敏感，但无自发痛的病史。可找到引起牙髓病变的牙体病损或牙周组织损害等病因。对牙髓活力测验的反应阈值降低，相同的刺激，患牙常可出现一过性敏感。

【鉴别诊断】

（1）深龋：深龋患牙对冷、热温度刺激或酸、甜化学刺激也敏感，但往往是当刺激进入龋洞内才出现疼痛反应，并且在刺激去除后症状立即消失，并不持续。但在临床实际中，两者有时很难区别。

（2）不可复性牙髓炎：不可复性牙髓炎有自发痛史，这是区别两者的关键。另外，不可复性牙髓炎激发痛在刺激去除后，疼痛反应持续时间较长久，慢性牙髓炎还可有轻度叩痛。

（3）牙本质过敏症：患牙对各种刺激都会产生激发痛，但对探、触等机械刺激和酸、甜等化学刺激更敏感。

（二）不可复性牙髓炎

不可复性牙髓炎是一类病变较为严重的牙髓炎症，可发生于部分牙髓，也可波及全部牙髓，在炎症中心往往已发生不同程度的坏死，病变发展最终结局均为全部牙髓坏死，几乎没有恢复正常的可能。不可复性牙髓炎根据其临床发病和病程经过的特点分为急性牙髓炎和慢性牙髓炎。

1. 急性牙髓炎

临床上绝大多数的急性牙髓炎是由慢性牙髓炎急性发作引起的，龋源性者尤为显著。无慢性过程的急性牙髓炎多出现在牙髓受到急性的物理损伤、化学刺激以及感染的情况下。

【症状】

（1）自发性阵发性痛：患牙未受到任何外界刺激的情况下，突然发生剧烈的自发性尖锐疼痛。疼痛呈间歇性发作，可以分持续过程和缓解过程。早期疼痛持续时间短，缓解时间长，一天内疼痛发作 2 ~ 3 次，每次持续数分钟。随着病情的发展，疼痛持续时间加长，到炎症晚期，疼痛可持续数小时甚至一整天。

（2）夜间痛：主要在平卧时，由头部位置比站立时低，牙髓腔内充血更严重、压力更大所致。患者常因牙痛而难以入睡，或者从睡眠中痛醒。

（3）温度刺激加剧：遇冷或热刺激，疼痛可加剧。一般早期对冷刺激敏感，晚期遇热刺激则疼痛加剧，冷刺激可缓解疼痛。病变晚期牙髓已化脓或部分坏死，牙髓的病变产物中有气体，受热后气体膨胀，致使髓腔压力进一步增高，产生剧烈疼痛，而冷刺激可以使气体体积缩小，减小髓腔压力而缓解疼痛。

（4）疼痛不能自行定位：疼痛发作时，患者大多不能明确指出患牙。疼痛呈放散性，疼痛常沿三叉神经分布区域放射至同侧上、下牙及头面部。

【检查】

（1）患牙可查及接近髓腔的深龋或其他牙体硬组织疾病，有时也可见牙冠有充填体存在，或可查到深牙周袋。

（2）探诊常可引起剧烈疼痛。

（3）温度试验：患牙反应极其敏感或表现为激发痛。

（4）早期炎症阶段患牙对叩诊无明显不适，晚期炎症阶段的患牙有时可有轻叩痛。

【诊断要点】

（1）典型的疼痛症状。

（2）患牙肯定存在可引起牙髓病变的牙体损害或其他病因。

（3）牙髓温度试验结果及叩诊反应可帮助定位患牙。

【鉴别诊断】

（1）三叉神经痛：三叉神经痛一般有疼痛"扳机点"，且很少在夜间发作，冷热温度刺激并不引发疼痛。

（2）龈乳头炎：疼痛性质为持续性胀痛，患者对疼痛多可定位，可查及龈乳头炎症表现。

（3）急性上颌窦炎：疼痛为持续性胀痛，上颌窦前壁可出现压痛，患者还可能伴有头痛、鼻塞、脓涕等上呼吸道感染症状。疼痛所累及的牙多无引起牙髓炎的牙体组织疾病。

2. 慢性牙髓炎

慢性牙髓炎是由于细菌毒力低或机体抵抗力较强而引起牙髓慢性炎症过程，也可由急性牙髓炎转变而来。慢性牙髓炎有时也可急性发作。患者一般不会发生剧烈的自发性疼痛，但有时可出现不甚明显的阵发性隐痛或每日出现定时钝痛。慢性牙髓炎的病程较长，患者有长期的冷、热刺激痛或食物嵌入痛病史，但不如急性牙髓炎敏感。患牙常表现有咬合不适或有轻度叩痛，患者一般多可定位患牙。

根据组织病理学检查结果，慢性牙髓炎可分为三种类型。

（1）慢性闭锁型牙髓炎：有长期的冷、热刺激痛病史，但无明显的自发痛。可查及深龋洞、冠部充填体或其他近髓的牙体硬组织疾病。洞内探诊时患牙感觉较为迟钝，去净腐质后无肉眼可见的露髓孔。患牙对温度试验和电测验的反应多为迟缓性反应，或表现为迟钝。叩痛轻度或有不适感。

（2）慢性溃疡型牙髓炎：冷、热刺激激惹患牙时，产生剧痛。食物嵌入龋洞内即可出现剧烈的疼痛。可查及深龋洞或其他近髓的牙体损害。患者由于怕痛而长期废用患牙，以至可见患牙有大量的软垢、牙石堆积，洞内食物残渣嵌入较多。去净腐质可见有穿髓孔，用尖锐探针探查穿髓孔时，浅探不痛，深探剧痛并有少量暗红色出血。温度试验表现为敏感。

（3）慢性增生性牙髓炎：该病的发生条件是患牙根尖孔粗大、血运丰富及穿髓孔大，足以允许炎症的牙髓增生呈息肉状并从髓腔突出。因此，本病多见于青年患者。一般无自发痛，进食时患牙可有疼痛或出血现象，患者长期不敢用患侧咀嚼食物。可查及患牙大而深的龋洞中有红色的牙髓息肉，探之无痛但极易出血。由于患牙长期废用，常可见患牙及邻牙有大量的牙石堆积。

【诊断要点】

（1）可以定位患牙，有长期冷、热刺激痛病史和自发痛史。

（2）可查到引起牙髓炎的牙体硬组织疾病或其他病因。

（3）患牙对温度试验的异常表现。

（4）叩诊反应可作为重要的参考指标。

【鉴别诊断】

（1）深龋：可参考温度试验结果进行判断，叩诊反应有不同表现。

（2）可复性牙髓炎：其鉴别见"可复性牙髓炎"部分。

（3）干槽症：患牙近期有拔牙史，检查可见牙槽窝空虚，骨面暴露，有恶臭味，疼痛剧烈。

【治疗】

牙髓炎的主要症状是患者有难以忍受的剧痛，故应做应急处理。先解除患者的痛苦，待症状缓解后，再做专科彻底治疗。

1. 应急处理方法

（1）开髓引流：牙髓炎的剧痛与髓腔内炎性渗出物或脓液得不到引流，髓腔内压力增高有密切的关系。开髓引流的目的是引流炎症渗出物，减轻髓腔压力，缓解疼痛。为了止痛，最好在局麻下，用小挖匙去除龋洞内腐质。以探针或小牙钻造成髓腔穿孔，使髓腔内渗出物或脓液得以引流，降低髓腔内压，疼痛即可减轻，甚至消失。现提倡在局麻下直接进行牙髓摘除，去除牙髓后，放置一无菌小棉球暂封即可。完全去除牙髓使患者的疼痛得到根治。

（2）药物止痛：去除龋洞内软化牙本质与食物残屑，用小棉球蘸丁香油酚或樟脑酚、牙痛水等药物放置龋洞内。同时口服镇痛类药物，可起到暂时止痛作用。也可以注射麻醉剂止痛，效果可维持 $2 \sim 3$ h，注射方法与拔牙麻醉法相同。

（3）针灸止痛：针刺穴位可以取得一定的止痛效果。无论是上颌或下颌，还是前牙或后牙，均可针刺双侧合谷穴，或针刺同侧平安穴（耳屏与口角连线的中点），可取得良好的止痛效果。嘱患者自行按摩上述穴位也可收效。

（4）安抚治疗：对可复性牙髓炎应先采用安抚治疗，随时观测牙髓活力情况。

2. 专科治疗

牙髓炎的专科治疗原则是尽量保存活髓，其次是保存患牙。根据牙髓炎的症状及患牙、患者情况选择合适的治疗方法。常用的方法有盖髓术、活髓切断术、根管治疗术、干髓术和牙髓塑化治疗术等。

第三节　根尖周炎

根尖周炎（periapical periodontitis）是指牙齿根尖部牙骨质及其周围的牙周膜和牙槽骨发生的炎症，多数由牙髓病变继发而来。

【病因】

1. 细菌感染

细菌感染为根尖周病最常见的病因。牙髓炎或牙髓坏死时，细菌、炎症渗出物与坏死组织，通过根尖孔侵入根尖周组织，引起根尖周组织炎症。

2. 化学刺激

在牙髓病治疗过程中，药物使用不当或充填材料刺激性过强，可引起化学性根尖周炎。

3. 创伤

牙齿的急性外伤、根管治疗器械刺激和慢性咬合创伤，都可损伤根尖周组织而引起炎症反应。

4. 免疫因素

免疫因素在根尖周病的发病中也起着一定的作用。进入根尖部的感染根管内的细菌及其代谢产物具有抗原物特异性，可诱发根尖周组织的特异性免疫反应，从而造成根尖周组织损伤。

【临床表现】 临床上可根据根尖周炎的病理过程和临床表现，将根尖周炎分为急性根尖周炎和慢性根尖周炎。急性根尖周炎在一定的条件下，可转变为慢性根尖周炎，而慢性根尖周炎在机体抵抗力减弱时多数可急性发作。

1. 急性根尖周炎

从根尖部牙周膜出现浆液性炎症到根尖周组织形成化脓性炎症的一系列反应过程，是一个病变程度由轻到重、病变范围由小到大的连续过程。按炎症发展过程，可分为浆液期和化脓期两个阶段。

浆液期为急性根尖周炎早期，又称为急性浆液性根尖周炎，特征为根尖周牙周膜内血管充血、扩张、血浆渗出，组织水肿。而根尖部牙骨质及其周围的牙槽骨尚无明显变化。患者感到牙齿伸长浮出，咬合时有早接触和不适感，牙齿有轻度疼痛。咬紧则疼痛反而减轻或消失。病情继续发展，牙齿伸长浮出更为明显，叩击与咬合均可引起疼痛，患者不敢咬合与咀嚼，患牙有轻度松动。由于急性根尖周炎疼痛是因牙周膜神经受到炎症刺激而引起的，疼痛范围局限于患牙根部，所以患者能够明确指出患牙。

化脓期多为浆液期发展而来，又称为急性化脓性根尖周炎。化脓期表现为根尖周牙周膜坏死、变性和有脓液积聚。按其脓液相对集聚于不同部位，临床上可分为四个阶段（图3－3－3）。

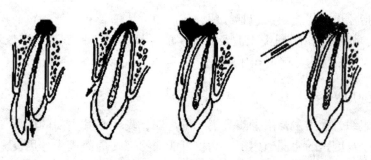

　　（a）经由根管排脓　　（b）从牙周间隙排脓　　（c）骨膜下脓肿　　（d）黏膜下脓肿
图3－3－3　急性化脓性根尖周炎的四个阶段

（1）根尖脓肿：随着炎症进行，根尖周牙周膜破坏溶解，液化成脓，积聚在根尖周围。患牙伸长和松动更为明显，以至咬合时首先接触患牙并引起剧痛，患者因而不敢咬合。患牙出现自发性剧烈、持续性跳痛。根尖部牙龈潮红，但无明显肿胀。

（2）骨膜下脓肿：根尖部脓液越积越多，压力增大，穿过牙槽骨积聚在骨膜下。此阶段患牙的持续性、搏动性跳痛更加剧烈。由于骨膜坚韧、致密，脓液在此所产生的压力很大，故疼痛达到高峰，患者感到极度痛苦，甚至影响睡眠和进食。患区牙龈肿胀、移行沟变平，压痛明显。相应部位组织反应性水肿明显。患牙叩痛（＋＋＋），松动Ⅲ度。全身症状明显，头痛、便秘、体温升高。

（3）黏膜下脓肿：脓液积聚在骨膜下，达到一定压力，穿透骨膜而流注于牙龈黏膜之下形成黏膜下脓肿。这时颌骨内压力明显降低，疼痛大为减轻。此时根尖部牙龈黏膜的肿胀已局限，呈半球状隆起，全身症状也有所减轻。从炎症开始到形成黏膜下脓肿，全程一般为3~5天。

2. 慢性根尖周炎

慢性根尖周炎是由于根管内长期有病原刺激物存在，根尖周围组织呈现慢性炎症反应，表现为炎症肉芽组织的形成和牙槽骨的破坏。病变类型主要有根尖周肉芽肿、慢性根尖周脓肿、根尖周囊肿和根尖周致密性骨炎。患者一般无明显自觉症状，有的仅在咀嚼时有不适感或轻度疼痛。但当机体抵抗力低下时，慢性根尖周炎可转化为急性炎症。因此，患者常有反复疼痛、肿胀的病史。检查时患牙多有深的龋洞，并且牙髓已坏死，牙体变为暗灰色，有轻叩痛。有时在根尖区的牙龈黏膜上有瘘管出现。根尖周囊肿的大小不定，可有豌豆大到鸡蛋大。小囊肿在牙龈表面多无异常表现，囊肿发展较大时，可见患牙根尖部牙龈呈半球状隆起，不红，扪之有乒乓球感，富有弹性。囊肿过分增大时，因周围骨质吸收并压迫邻牙，造成邻牙移位或使邻牙牙根吸收。

慢性根尖周炎 X 线检查可显示牙根尖区骨质变化的影像。不同类型的慢性根尖周炎在 X 线片上各有特点。

【诊断】急性根尖周炎主要依据患牙所表现的典型临床症状及体征，由疼痛和红肿的程度来区别患牙所处的炎症阶段。慢性根尖周炎可将患牙 X 线片上根尖区骨质破坏的影像作为确诊依据，再结合牙髓活力电测验结果和其他检查结果进行诊断。根尖周肉芽肿、慢性根尖周脓肿和根尖周囊肿这三种类型在临床上并无必要加以准确区别，诊断时通称为"慢性根尖周炎"即可。

【治疗】急性根尖周炎的治疗，首先应去除病因，建立引流，以消除急性炎症和止痛。在浆液期和根尖脓肿阶段，应及时开放髓腔，使脓液或渗出液及时从根管引流。至骨膜下或黏膜下脓肿阶段，除处理患牙根管外，还应及时在局麻下将脓肿切开引流，并于切口内放置橡皮条引流，同时给予消炎药物以控制炎症。待急性期症状缓解后行根管治疗。

慢性根尖周炎除选择根管治疗外，可根据病情选择根尖切除术、根尖刮治术、根尖倒充填术、截根术或再植术。如根尖周围骨质破坏范围较大，牙松动明显而无保留价值，可选用拔牙术。

第四节　牙周组织疾病

牙周组织疾病是指牙齿支持组织（包括牙龈、牙周膜、牙槽骨和牙骨质）的疾病。病变仅局限于牙龈组织者，称牙龈病；病变已由牙龈组织波及其深层的牙周膜、牙骨质和牙槽骨等组织者，称牙周病。其中炎症占绝大多数，分别称为牙龈炎和牙周炎。

一、牙龈炎（gingivitis）

病变发生在牙龈组织，病损主要位于龈乳头和游离龈，炎症是其主要的原发变化。牙龈炎若不及时治疗或在其他局部及全身因素的协同作用下，病损可能向深部发展而成为牙周炎，因此早期诊断和治疗至关重要。本节介绍几种常见的牙龈炎。

【病因及临床表现】

1. 慢性龈缘炎

在龈缘附近的牙面上长期积聚的牙菌斑是始动因子，牙石、食物嵌塞、不良修复体等均可促进菌斑积聚，引发或加重牙龈炎。

慢性龈缘炎又称边缘性龈缘炎、单纯性龈缘炎，病变主要局限于牙龈边缘，患者一般无明显自觉症状，偶有牙龈发痒、发胀不适感，常因咬硬物或刷牙时出血，但一般无自发性出血。检查时可见牙垢与牙石沉积在牙颈部，边缘龈和龈乳头充血、肿胀发亮，使正常粉红色的牙龈变成鲜红色或深红色，探之易出血。牙龈质地由正常致密坚韧变成松软脆弱，缺乏弹性。正常龈缘菲薄而紧贴牙面，龈沟深度不超过 3 mm，因牙龈肿胀、增生，龈缘变厚，不再紧贴牙面，龈沟加深达 3 mm 以上，形成假性牙周袋。

2. 青春期龈炎

青春期少年因内分泌特别是性激素的变化比较明显，加上局部因素如牙列不齐、牙萌出等使菌斑易于堆积，因此，轻微的牙龈组织局部刺激便会产生明显的炎症反应而发生青春期龈炎。

该病好发于前牙唇侧的牙间乳头和龈缘，表现为唇侧的牙间乳头和龈缘肿胀明显，牙间乳头常呈球状突起，牙龈色暗红或鲜红，光亮，质地软，龈沟加深。患者的主要症状是咬硬物、刷牙时出血以及口臭。

3. 妊娠期龈炎

妇女在妊娠期雌激素水平升高，使原有的牙龈炎症加重，牙龈容易出血，肿大，称妊娠期龈炎。

妊娠期龈炎可表现为前牙区龈缘和龈乳头呈鲜红或发绀，松软而光亮。牙龈有显著的炎性肿胀、肥大，有时个别龈乳头增生呈球状，有蒂，可称妊娠期龈瘤。龈沟加深，轻探之易出血，在吮吸或进食时极易出血。患者一般在妊娠前即有不同程度的龈缘炎，从妊娠2~3月后开始出现明显症状，至8个月时达高峰，分娩后2~3个月可自行消退。

4. 药物性龈炎

癫痫患者长期服用苯妥英钠（大仑丁），高血压、冠心病患者服用硝苯地平（心痛定），可引起药物性牙龈炎。表现为牙龈纤维增生，龈乳头可呈球状、结节状，严重者可覆盖牙面，妨碍咀嚼功能，影响美观和口腔卫生。

【诊断】根据病史、病因、发病年龄、临床表现不难做出诊断。但要注意与其他一些全身因素造成的出血性疾病相鉴别，如血小板减少性紫癜、白血病等。

【治疗】

1. 去除病因

消除牙菌斑、牙石及一切其他有关刺激因素。可采用最基本的方法——洁治术。只要清除了局部刺激因素，约一周后炎症可基本消退，牙龈色、质、形便可恢复正常。如果是药物性牙龈纤维增生，应采取停药或更换其他药物的方法。

2. 药物治疗

局部可用3%过氧化氢溶液和生理盐水交替冲洗龈沟，涂敷1%碘甘油。必要时可用抗菌类漱口剂含漱。

3. 手术治疗

在消除局部刺激后，牙龈仍不能恢复正常形态者，可进行手术切除并修整牙龈外形。

4. 注意口腔卫生

养成良好的口腔卫生习惯，掌握正确的刷牙方法，坚持早晚刷牙、饭后漱口，以控制菌斑和牙石的形成，有效地预防牙龈炎的复发和发生。

二、成人牙周炎

成人牙周炎（adult periodontitis）为最常见的一型牙周炎，约占牙周炎患者的95%，是由长期存在的慢性牙龈炎向深部牙周组织扩展而引起的牙齿周围支持组织的慢性破坏性疾病。

【病因】局部刺激因素如菌斑、牙石、食物嵌塞、不良修复体等未能及时去除，则在原有龈炎的基础上，病变向深层发展，累及牙周膜和牙槽骨，发展成牙周炎。全身因素如营养不良、代谢障碍、内分泌紊乱及系统性疾病均与牙周病有密切的关系。

【临床表现】本病一般累及全口多数牙齿，也有少数患者仅发生于一组牙或个别牙齿。磨牙区和下前牙区较其他部位易患病。病程进展缓慢，可长达十余年甚至数十年。早期症状不明显，通常不引起患者的重视，出现牙齿松动、咀嚼无力、牙周脓肿等症状时已为晚期。牙周炎患者在病情发展过程中，常有牙龈炎症、牙周袋形成、牙槽骨吸收和牙齿松动这四大特征。除此之外，患者有下列临床表现。

1. 牙龈红肿、出血

一组或数个牙的牙龈充血、水肿，呈慢性炎症反应，龈色变红或暗红、点彩消失。

2. 牙龈溢脓、牙周袋形成

由于炎症的刺激，牙周膜的纤维破坏，牙槽骨吸收，牙龈上皮附着加深，牙龈与牙根分离，使正常的龈沟加深到3 mm以上成为病理性牙周袋。牙周袋内组织由于细菌感染和龈下牙石形成溃疡及炎症，产生炎性渗出物及脓液从龈沟内溢出，导致溢脓、口臭症状。

3. 牙齿松动、咀嚼无力

由于牙周膜破坏，牙槽骨吸收，牙齿失去牙周支持力，使原来正常的咬合力也变成了创伤性咬合力。牙齿出现松动和咀嚼无力症状。

4. 牙周脓肿形成

牙周袋内分泌物排出不畅，或机体抵抗力降低时，可发生急性牙周脓肿。

5. 牙龈退缩

牙石的刺激与牙周袋的形成，致牙龈退缩，牙根暴露。

6. X 线片可见牙周间隙加宽，牙槽骨呈水平型吸收。

【诊断】成人牙周炎根据其临床症状和 X 线表现，诊断并不困难。临床上根据牙周袋深度、结缔组织附着丧失程度和牙槽骨吸收程度来确定牙周组织破坏程度，可分轻度、中度和重度三种。应注意早期牙周炎与牙龈炎的鉴别。

【治疗】成人牙周炎的治疗，需要采取一系列按部就班的综合治疗。由于口腔各个牙的患病程度、解剖条件、病因刺激物的多少各不相同，因此必须针对各个患牙的具体情况，逐个制订合理的治疗计划。牙周病的治疗方法很多，初期疗效尚好，病变可以停止，晚期疗效较差，以致丧失牙齿。

1. 去除局部刺激因素

可采用洁治、刮治、调整咬合、矫治食物嵌塞等方法，去除菌斑、牙石等局部刺激因素。

2. 消除牙石

平整根面，使用刮治术刮除牙周袋内壁的病理性肉芽组织及牙根表面的龈下牙石。

3. 牙周袋及根面药物处理

用3%过氧化氢溶液和生理盐水交替冲洗牙周袋，涂敷复方碘液于牙周袋内壁；牙周袋内局部放置抗菌药物，可选用甲硝唑、四环素、氯己定等药物的凝胶或溶液冲洗牙周袋，使袋内的微生物消失或明显减少。牙周袋较深者可采用牙龈切除术、牙龈翻瓣术等手术方法消除牙周袋。

4. 处理松动牙

牙松动在 Ⅱ 度以下者，可用牙周夹板或松牙结扎固定术将一组牙固定在一起，以利于牙周组织的修复。松动明显、牙槽骨吸收达根长 2/3 以上的牙齿可予以拔除。

5. 全身治疗

患者如有慢性系统性疾病如糖尿病、消化系统疾病等，必须予以治疗控制，以阻止其对局部组织产生不良影响。另外，还可选用一些抑制牙槽骨吸收、促进牙周组织修复、改善牙龈炎症的药物，如抗生素、B 族维生素、维生素 C、甲硝唑、中药补肾固齿丸等。

三、青少年型牙周炎

青少年型牙周炎（juvenile periodontitis）是指发生在青少年时期的一种特殊类型的牙周炎。牙周组织炎性病变进展迅速，具有一定临床特征。青少年型牙周炎患病率低，在 10～19 岁青少年中为 0.1%～3.4%，女性多于男性。

【病因】青少年型牙周炎的病因虽未完全清楚，但已能肯定某些特定微生物的局部感染及机体防御能力的缺陷是引起本病的两个主要因素。局部因素主要为特异性细菌的感染，放线杆菌是主要病原菌，还有二氧化碳噬纤维菌属。细菌对牙周组织有破坏作用。全身因素主要是机体防御能力缺陷，特别是患者周围血的中性多形核白细胞趋化功能的异常。若同时存在其他的局部因素时，如牙石、创伤等，常可加重或加速牙周损害的进程。

【临床表现】青少年型牙周炎主要发生于青春期至25岁的年轻人。病程进展很快，在4～5年内，牙周附着破坏可达50%～70%，患者常在20岁左右即已需拔牙或牙自行脱落。青少年型牙周炎一般可分为两种类型：局限型青少年型牙周炎，病变局限于切牙和第一磨牙；弥漫型青少年型牙周炎，病损波及全口多数牙齿。病变早期就可出现牙齿松动、移位现象，特别是上颌切牙和第一磨牙更为明显，严重时上颌前牙呈扇形展开。其损害程度与局部刺激因素不相称，患者口腔卫生情况一般较好，牙石少，牙龈炎症往往不明显，但却已有深牙周袋。X 线片显示有牙槽骨的吸收，在第一磨牙的近远中均有垂直型骨吸收，在切牙区多为水平型骨吸收。患者家族中常有多人患本病。

【治疗】

1. 尽早治疗，防止复发

主要采用龈上洁治术或龈下刮治术等基础治疗，彻底消除感染。

2. 抗菌治疗

在治疗一开始就给患者四环素 0.25 g 口服，每日 4 次，连服 2 周。患者也可服用二甲胺四环素、螺旋霉素、甲硝唑等抗生素。

3. 调整机体防御功能

在可能条件下患者应做较全面的体格检查，针对系统疾病进行治疗，调整机体防御功能，以增强全身和局部组织的抵抗力。可采用中医辨证施治。服用以六味地黄丸为基础的固齿丸有一定的疗效，并可明显减少复发率。

4. 牙周病矫形治疗

必要时可施行牙周病的矫形治疗和采用松牙固定术，及时修复失牙。消除牙周组织的创伤，减轻咬合负担。

5. 注意口腔卫生

用指套牙刷或软毛牙刷按摩牙龈，注意用正确的刷牙方法，维持疗效，防止复发。

▶ 思考题

1. 简述龋病病因的四联因素学说。
2. 试述牙髓炎的分类及治疗原则。
3. 简述急性化脓性根尖周炎的三个阶段。
4. 试述牙周炎的分类及治疗方法。
5. 试述牙龈炎的分类及治疗方法。

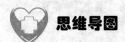 **思维导图**

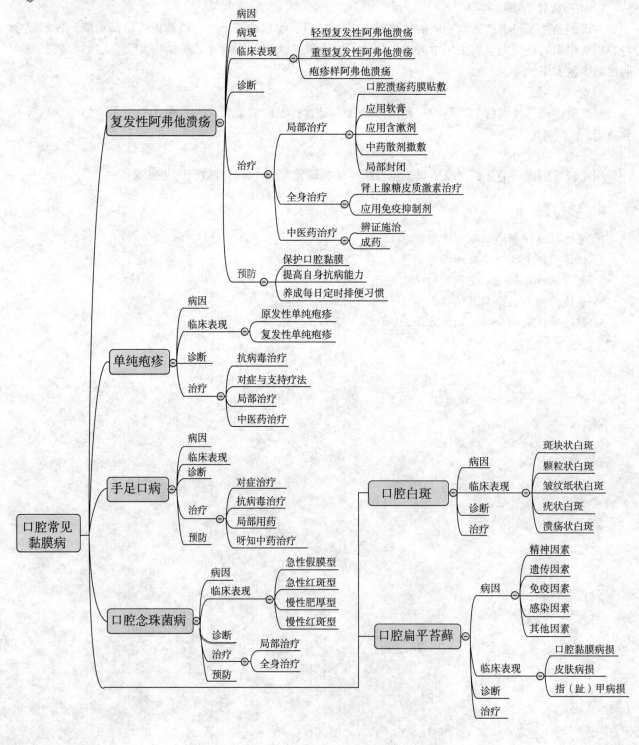

　　口腔黏膜病（oral mucosal diseases）是指发生在口腔黏膜与软组织上的类型各异、种类众多的疾病的总称。其主要表现为黏膜和软组织的色、质、形和完整性等改变。口腔黏膜疾病主要发生于口腔黏膜，也可同时发生于皮肤，有的与全身或系统性因素的关系十分密切。

第一节　复发性阿弗他溃疡

　　复发性阿弗他溃疡（recurrent aphthous ulcer，RAU）是最常见的口腔黏膜溃疡类疾病，患病率高达20%左右，居口腔黏膜病的首位。本病具有复发性、自限性，复发还具有一定的规律性。因在发病时具有明显的灼痛感，用希腊文"阿弗他"（灼痛）称之。

　　【病因】虽然目前研究报道复发性阿弗他溃疡的发病因素众多，但尚无统一的确切说法，且病因存在明显的个体差异。目前较为公认的是本病与免疫因素、环境因素、遗传因素、内分泌因素等有关。祖国医学认为本病是心脾有热，气冲上焦所致。总之病因复杂，并且存在明显的个体差异。

　　【病理】RAU病损早期，黏膜上皮细胞内和细胞间出现水肿，可形成上皮内疱。上皮层内及血管周围有密集的淋巴细胞、单核细胞浸润；随后有多形核白细胞、浆细胞浸润，上皮溶解，破溃脱落，形成溃疡。

　　【临床表现】本病任何年龄均可发生，但以女性多见，青壮年多见。口腔任何部位均可发生，但好发于唇、颊、舌缘、舌腹、前庭沟等角化较差的部位，而牙龈、硬腭则少见。最初口腔黏膜充血水肿，随后出现白色或红色丘疹状小点，很快破溃成圆形或椭圆形溃疡，周围有红晕，边缘微凸，中心凹陷，表面覆以灰黄色的假膜，具有"黄、红、凹、痛"的临床特征。患者有自发性剧烈烧灼痛，遇刺激疼痛加剧，影响患者说话与进食。溃疡发作周期长短不一，可分为发作期（前驱期 – 溃疡期）、愈合期和间歇期。根据溃疡临床特征，RAU可分为三种类型。

　　1. 轻型复发性阿弗他溃疡

　　患者初发时，多数为此型，最常见，约占RAU的80%。溃疡数目一般为1~5个不等，呈孤立散在，周界清晰，直径2~4 mm。溃疡有"黄、红、凹、痛"的临床特征，即溃疡表面覆有浅黄色假膜，周围约有1 mm的充血红晕带，中央凹陷，基地不硬，灼痛感明显。一般无明显全身症状。复发有一定的规律，即随着病程的延长，溃疡个数由少变多，溃疡由小变大，溃疡愈合期由短变长，间歇期由长变短。溃疡周期是：发病约24 h后出现白色或红色小点，2~3天后上皮破损，形成溃疡，4~5天后红晕消失，溃疡愈合。整个溃疡期一般持续1~2周，具有自愈性。

　　2. 重型复发性阿弗他溃疡

　　其又称为腺周口疮、复发性坏死性黏膜腺周围炎。发作时溃疡大而深，直径可大于10 mm，中央凹陷，边缘不整齐而隆起，基底较硬，深及黏膜下层至肌层，呈"弹坑状"。溃疡常单个发生，或在周围有数个小溃疡。初期好发于口角，其后有向口腔后部移行趋势。溃疡期持续时间可达1~2个月或更长。重型RAU也有自限性，溃疡疼痛较重，患者常伴低热、乏力等全身不适症状。溃疡愈合后留有瘢痕，甚至造成舌尖、悬雍垂缺损或软腭穿孔。

　　3. 疱疹样阿弗他溃疡

　　其又称疱疹样阿弗他口炎，好发于成年女性，好发部位及病程与轻型相似。溃疡小而多，溃疡直径小于2 mm，溃疡数目多达十个以上，甚至数十个，散在分布于口腔黏膜任何部位，似有"满天星"感觉。邻近溃疡可融合成片，但界限清楚。黏膜充血发红，疼痛明显，可伴有全身不适症状。溃疡愈合后一般不留瘢痕。

　　【诊断】根据复发性和自限性的病史规律，以及临床所见的溃疡大小、数目和深浅，即可诊断和分型，一般不必做活检。对大而深长期不愈的溃疡，应做活检以排除癌肿。

　　【治疗】由于RAU的病因和发病机制尚未完全明确，因而虽然治疗方法众多，但疗效均不太理想。因此，临床上对RAU的治疗以对症治疗为主，并将减轻疼痛、促进溃疡愈合、延长间歇期和缩短发作期作为治疗的目的。治疗时可选择局部治疗，必要时采用局部治疗与全身治疗相结合的方法。

1. 局部治疗

局部治疗以消炎、止痛、促进愈合为主要原则。

（1）口腔溃疡药膜贴敷：可用金霉素药膜、洗必泰药膜贴于患处；也可以甲基纤维素钠、山梨醇为基质，加入金霉素、氯己定以及表面麻醉剂、糖皮质激素等制成药膜，贴于患处。

（2）应用软膏：可用0.1%醋酸氟氢泼尼松软膏局部涂于溃疡表面。

（3）应用含漱剂：用0.1%高锰酸钾溶液，0.1%依沙吖啶溶液，0.02%呋喃西林溶液，3%复方硼砂溶液等含漱，每天4~5次，每次10 mL，含于口中，5~10 min后唾弃。还可用各种抗生素溶液含漱，如2%四环素或0.25%金霉素溶液。

（4）中药散剂撒敷：常用复方皮质散、养阴生肌散、冰硼散、锡类散等撒于溃疡面上，每日3~4次。

（5）局部封闭：对持久不愈、范围大、疼痛明显的溃疡可用曲安奈德混悬液加等量的2%利多卡因溶液，每1~2周局部封闭1次。

2. 全身治疗

全身治疗的主要目的是对因治疗、减少复发、促进愈合。

（1）肾上腺糖皮质激素治疗：对重型RAU患者，可适当采用泼尼松。每天总量不宜超过30 mg，一般主张在上午9点前一次性服下，用药时间一般不宜超过15天，逐渐减量。对于其他类型的溃疡，一般不主张使用该类药物。

（2）应用免疫抑制剂：主要是细胞毒类药物，如环磷酰胺。该类药物有抑制细胞DNA合成作用，能抑制细胞增殖，非特异性地杀伤抗原敏感性小淋巴细胞，抑制其转化为淋巴母细胞，因而具有抗炎作用。但长期大量使用可致骨髓抑制、粒细胞减少乃至全血降低、肾功能损伤。使用前应检查患者的肝肾功能和血常规。使用时可有恶心呕吐、皮疹、皮炎、色素沉着、脱发、黄疸、腹水等不良反应。例如，沙利度胺片，临床应用于重型复发性阿弗他溃疡等顽固性溃疡有较好疗效。

（3）对疑有免疫功能低下者，常用转移因子（TF）每次2.0~4.0 mL注射于上臂内侧或大腿内侧皮下淋巴组织较丰富的部位，每周1~2次。左旋咪唑片剂，每片25 mg，每日用量150~250 mg，分3次口服，连服2天后停药5天，4~8周为一疗程。胎盘球蛋白或丙种球蛋白，肌内注射，每隔1~2周注射1次，每次3~6 mL。

3. 中医药治疗

（1）辨证施治。

（2）成药：可用昆明山海棠片，其有良好的抗炎和抑制增生作用，抑制毛细血管通透性，减少炎性渗出，毒副作用小，但长期使用应注意血常规改变。其每片0.25 g，每次2片，每日3次，口服。

【预防】

（1）保护口腔黏膜：去除口腔局部刺激因素，避免口腔黏膜创伤。避免摄入粗糙、硬性食物和过烫食物对口腔黏膜造成损伤。保持口腔卫生。

（2）提高自身抗病能力：均衡营养，饮食清淡，保持规律的进食习惯。保证充足睡眠，提高睡眠质量。保持乐观情绪，培养良好的心态。

（3）养成每日定时排便习惯。

第二节　单纯疱疹

口腔单纯疱疹是由单纯疱疹病毒（herpes simplex virus，HSV）引起的口腔黏膜、咽喉、口周与颜面等处的感染性疾病。

【病因】单纯疱疹为Ⅰ型单纯疱疹病毒引起的急性感染。人类是单纯疱疹病毒的天然宿主，口腔、眼、皮肤、会阴、神经系统等是易受侵犯的部位。单纯疱疹病毒主要通过飞沫、唾液及疱疹液接触传染，胎儿还可经产道感染。目前还认为Ⅰ型单纯疱疹病毒可能与口腔黏膜癌前损害的发生发展有关。

【临床表现】单纯疱疹在临床上分为原发性和复发性两型。

1. 原发性单纯疱疹

本病好发于6岁以下儿童，尤其是6个月至2岁多见，因为多数婴儿出生时，体内有对抗单纯疱疹病毒的抗体，这是一种来自母体的被动免疫，4~6个月后自行消失，2岁前不会出现明显的抗体效价。本病的潜伏期为4~7天，随后出现发热、唾液增多、哭啼、拒食等表现。经1~2天，口腔黏膜广泛性充血水肿，在唇、颊、舌、腭等处出现散在或成簇针尖大小的小泡，并迅速破溃成小溃疡，部分小溃疡可融合成片状溃疡。有剧烈的疼痛，颌下淋巴结肿大、压痛等症状。病程有自限性，一般7~10天自愈且不留瘢痕。

2. 复发性单纯疱疹

成人感染多为复发，原发性损害愈合后，其30%~50%可发生复发性损伤。可单独发生于口周皮肤，称唇疱疹，如发生在口角，称疱疹性口角炎。其临床表现为：①发病前局部先有刺痛感、麻木感；②以成簇的小水疱出现，可融合成较大水疱；③复发损害常发生在已发生过的部位或相邻部位；④10 h内出现水疱，24 h左右破裂、糜烂、结痂，10天左右愈合。

【诊断】根据病史、发病年龄、临床表现等，可对大多数病例做出诊断。本病需与疱疹样口疮相鉴别（表3-4-1）。

表3-4-1　急性疱疹性龈口炎与疱疹样口疮的区别

鉴别点	急性疱疹性龈口炎	疱疹样口疮
好发人群	儿童	成人
发作情况	急性发作，全身反应较重	反复发作，全身反应较轻
病损情况	1. 成簇小水泡，泡破后成为大片表浅溃疡 2. 遍及口腔黏膜各处，包括牙龈、上腭、舌、颊和唇黏膜 3. 可伴有皮肤损害	1. 散在小溃疡，无发泡期 2. 损害仅限于口腔的无角化黏膜 3. 无皮肤损害

【治疗】

（1）抗病毒治疗：可选用阿昔洛韦（acyclovir，ACV），即无环鸟苷，成人每日5次，每次200 mg，口服；病毒唑，成人15 mg/kg，每天两次；干扰素200万U，每天1~2次肌内注射或皮下注射。

（2）对症与支持疗法：患儿发热时，可酌情给予退热镇静剂，必要时输液补充足够的水分与电解质，同时给予大量维生素C及B族维生素、充足的营养。

（3）继发感染者可使用广谱抗生素：如伴有牙龈损害，可配合使用甲硝唑。

（4）局部治疗：可使用抗病毒软膏、抗生素软膏、抗病毒漱口水、抗生素漱口水等。

（5）中医药治疗：以疏风清热、凉血解毒、泻火通腑为主。如可使用银翘散、板蓝根冲剂等。

第三节　手足口病

手足口病是一种儿童传染病，该病以手、足和口腔黏膜疱疹或疱疹破溃后形成溃疡为主要临床特征，为丙类传染病。

【病因】本病最常见的病原微生物为柯萨奇病毒A16和肠道病毒71型，柯萨奇病毒A16多在婴幼儿中流行，而肠道病毒71型常致较大儿童及成年人罹患。我国常见的病原微生物主要是柯萨奇病毒A16。

【临床表现】三岁以下幼儿是主要患者，多在夏、秋季节流行。潜伏期为3~4天，多数无前期症状突然发病。常有1~3天的持续低热，口腔和咽喉部疼痛，或上呼吸道感染的症状。皮疹多在第二天出现，呈离心性分布，多见于手指、足趾背面及指甲周围，也可见于手掌、足底、会阴及臀部。开始为玫红色丘疹，1 天后形成半透明小水疱，内含浆液，一般不破溃，继发感染少见，可于 2 ~ 4 天后吸收干燥，成深褐色结痂，脱痂后不留瘢痕。

在口腔两颊黏膜与唇内舌边软腭也散在有红斑与疱疹，口腔疱疹易破溃出现溃疡，患儿吃东西疼痛，并拒绝进食、流口水等。整个病程在 1 周左右结束，预后良好，并发症少，少数患者可复发。本病预后良好，但要注意患儿全身状况，如有淡漠、头痛、呕吐等症状，应警惕并发症（心肌炎、脑膜炎）的出现。

【诊断】根据病毒感染的全身症状和典型的疱疹分布部位（手、足、口），即可诊断。

【治疗】

1. 对症治疗

由于手足口病症状较轻，预后良好，因此主要注意患儿的休息和护理，给予稀粥、米汤及维生素 C 等。

2. 抗病毒治疗

患儿口服利巴韦林 10 mg/kg，每天 4 次；或肌内注射 5 ~ 10 mg/kg，每天 2 次；不良反应为口渴、白细胞减少等，妊娠早期禁用。

3. 局部用药

用各种抗病毒糊剂和软膏，口腔可用 0.1% 氯己定含漱。

4. 中医药治疗

可用口炎颗粒、板蓝根颗粒或抗病毒颗粒口服。

【预防】及时发现疫情和隔离患者是控制本病的主要措施。幼儿园应注意观察体温、双手和口腔，发现患儿应隔离一周，同时注意日用品、玩具和便器的消毒。

第四节　口腔念珠菌病

口腔念珠菌病（oral candidiasis）是由念珠菌属感染所引起的口腔黏膜疾病。近年来，由于抗生素和免疫抑制剂在临床上的广泛应用，引起菌群失调或免疫力降低，而使内脏、皮肤、黏膜感染真菌机会增多，口腔念珠菌病的发生率也相应增高。

【病因】口腔念珠菌的病原体为白念珠菌，25% ~ 50% 的健康人，其口腔、消化道、阴道可带有念珠菌，但并不发病，当宿主防御功能降低以后，这种非致病性念珠菌转化为致病性的念珠菌，所以念珠菌是条件致病菌。

【临床表现】口腔念珠菌病在口腔主要表现为念珠菌性口炎，也可表现为念珠菌性唇炎与念珠菌性口角炎。念珠菌性口炎一般分为四型。

1. 念珠菌性口炎

（1）急性假膜型：可发生于任何年龄的人，但以新生婴儿最多见，发病率约为 4%，多在出生后 2 ~ 8 天发生，部位多见于唇、颊、舌、腭等，损害区黏膜充血，有散在的色白如雪的柔软小斑点，不久即相互融合为白色丝绒状斑片，并可继续扩大蔓延，因而又称"雪口病""鹅口疮"。斑片附着不太紧密，稍用力可擦而遗留潮红糜烂面。婴幼儿常烦躁不安、哭啼、拒食，无其他明显全身反应。成人则多因免疫功能低下引起急性假膜型念珠菌性口炎。

（2）急性红斑型：其又称为萎缩型，多见于成年人，常由长期使用广谱抗生素所致，也称抗生素口炎。大多数患者原患有消耗性疾病，如白血病、营养不良、内分泌紊乱等，或在肿瘤放疗后出现唾液抗菌减弱等现象。主要表现为黏膜充血糜烂及舌背乳头呈团块萎缩，周围舌苔增厚。患者常首先有味觉异常或味觉丧失、口腔干燥、黏膜灼痛表现。

（3）慢性肥厚型：其又称增殖型念珠菌性口炎，主要见于颊黏膜、舌背及腭部，呈黏膜病损结节状或颗粒状增生，或为附着紧密的白色角质斑块，组织学检查可见轻度到中度的上皮不典型增生，念珠菌性白斑病的恶变率较高，应提高警惕。

（4）慢性红斑型：其又称义齿性口炎，损害部位常在上颌义齿腭侧面接触的腭、龈黏膜。表现为局部黏膜亮红色水肿，有黄白色的条索状或斑点状假膜。女性患者多见。

2. 念珠菌性唇炎

念珠菌性唇炎多见于 50 岁以上高年龄患者。一般发生于下唇，可同时有念珠菌性口炎或口角炎。糜烂型者表现为下唇唇红中份长期存在鲜红色的糜烂面，周围有过度角化现象，表面脱屑。颗粒型者可出现下唇肿胀，唇红皮肤交界处常有散在小颗粒。

3. 念珠菌性口角炎

念珠菌性口角炎多发生在垂直距离降低的老年人和流唾液的儿童。

【诊断】根据病史和临床表现可做出诊断，必要时可做涂片检查病原菌、分离培养、免疫学和生化检验、组织病理学检查和基因诊断等。

【治疗】

1. 局部治疗

（1）1% ~ 3% 碳酸氢钠（小苏打）溶液：本药系治疗婴儿鹅口疮的常用药物。用于哺乳前后洗涤患儿口腔，使口腔为碱性环境，可阻止白念珠菌的生长和繁殖。本药在哺乳前后应洗净产妇/哺乳者乳头或严格消毒哺乳用具，以免交叉感染或重复感染。

（2）氯己定：氯己定有抗真菌作用，可选用 0.2% 溶液或 1% 凝胶局部涂布，冲洗或含漱，也可与制菌霉素配伍成软膏和霜剂，其中亦可加入少量曲安奈德，以治疗口角炎等。以氯己定和碳酸氢钠交替洗漱，可消除白念珠菌的协同致病菌——革兰氏阴性菌。

（3）西地碘：商品名华素片，每次 1 片含化后吞服，每日 3 ~ 4 次。禁用于碘过敏者。

（4）制霉菌素：局部可用 5 万 ~ 10 万 U/mL 的制霉菌素溶液涂布，每 2 ~ 3 h 一次，涂布后可咽下，疗程 7 ~ 10 天。

（5）咪康唑：局部使用的硝酸咪康唑的商品名叫达克宁。散剂可用于口腔黏膜，霜剂适用于舌炎及口角炎，疗程 10 天。

2. 全身治疗

（1）抗真菌治疗。

①酮康唑：成人每日 3 ~ 5 mg/kg，2 ~ 4 周为一疗程。

②氟康唑：对口腔念珠菌感染的疗效优于酮康唑。首次 1 天 200 mg，以后每日 100 mg，连续 7 ~ 14 天。

③伊曲康唑：每日口服 100 mg。

（2）增强机体免疫力。对身体衰弱、有免疫缺陷或长期使用免疫抑制剂的患者，需辅以增强免疫力的治疗措施：如注射转移因子、胸腺肽和免疫球蛋白等。

【预防】避免产房交叉感染，分娩时应注意会阴、产道、接生人员双手及所有接生用具的消毒。

长期使用抗生素和免疫抑制剂的患者，或慢性消耗性疾病的患者，均应警惕白念珠菌感染的发生。

第五节　口腔白斑

口腔白斑（oral leukoplakia，OLK）是发生在口腔黏膜上以白色为主的损害，不具有其他任何可定义的损害特征；一些口腔白斑可转化为癌。组织学上表现为上皮增生，过度正角化或过度不全角化，属癌前病变之一。3% ~5% 的白斑患者发生癌变。

【病因】白斑的病因目前还不明确，目前大致分两类，一类是与局部长期慢性刺激有关，如吸烟与白斑有密切关系。其他如咀嚼槟榔、酒、醋、辣、不良修复体、残冠、残根等刺激也能引起白斑。白念珠菌感染与白斑关系密切，据调查，我国口腔白斑患者中，白念珠菌阳性率为 34%。另一类是无明显刺激因素，称为特发性。其实白斑与全身因素有关。例如，由于某些遗传物质的缺失，患者染色体脆性增高，对白斑易感；全身或局部免疫反应缺陷，使机体（宿主）不能有效清除侵入的异物和突变细胞；还有微量元素较少等，都可作为全身因素来考虑。

【临床表现】白斑多在中年后发病，40 岁以上是好发年龄。本病多发于男性，男女发病比例约为 2∶1。口腔黏膜白斑好发部位为颊、唇、舌、口角区、前庭沟、腭及牙龈，双颊咬合线处白斑最多见。患者主观症状为有粗糙感、刺痛、味觉减退、局部发硬，有溃烂时出现自发痛及刺激痛。口腔白斑可有以下几种类型。

1. 斑块状白斑

口腔黏膜上出现均质型白色或灰白色较硬的斑块，平或稍高出黏膜表面，不粗糙或略粗糙，柔软，可无症状或有轻度不适感。

2. 颗粒状白斑

口角区和颊部黏膜多见。损害常为"三角形"，底边位于口角；损害的颜色为红白间杂，红色区域为萎缩性红斑；红斑表面"点缀"结节样或颗粒状白斑。本型白斑多数可查到白念珠菌感染。

3. 皱纹纸状白斑

损害表面高低起伏如白色皱纸，基底柔软，损害多发生于口底和舌腹部位，其他部位较少发生。除粗糙不适感外，起初无明显症状，女性多于男性。为明确诊断，需进行活体组织检查。

4. 疣状白斑

损害隆起，高低不平，伴有乳头状或毛刺状突起，触诊示微硬。除位于牙龈或上腭外，基底无明显结节，损害区粗糙感明显，通常因溃疡形成而有疼痛感。

5. 溃疡状白斑

在增厚的白色斑块上，有糜烂或溃疡，可有局部刺激因素。可有反复发作史。可有疼痛。

【诊断】根据临床表现、病理检查，辅以脱落细胞检查及甲苯胺蓝染色，可对口腔黏膜白斑做出诊断。以下情况者，有癌变倾向，应定时复查。

（1）60 岁以上年龄较大者易发生恶变。

（2）无局部刺激因素的年轻女性患者白斑恶变可能性大。

（3）吸烟时间越长、烟量越大，恶变可能性越大。

（4）白斑位于舌缘、舌腹、口底以及口角部位者越易发生恶变。

（5）非均质型的白斑易恶变。

（6）具有上皮异常增生者，程度越重者越易发生恶变。

（7）有白念珠菌感染者易发生恶变。

（8）自觉症状有刺激性痛或自发性痛者易发生恶变。

【治疗】

（1）去除刺激因素，如戒烟、禁酒，少吃烫、辣食物等。去除残根、残冠、不良修复体。

（2）0.1% ~0.3% 维 A 酸软膏局部涂布，但不适用于充血、糜烂的病损。50% 蜂胶玉米朊复合药膜或含维生素 A、E 的口腔消斑膜局部敷贴。

（3）局部用鱼肝油涂搽，也可内服鱼肝油，或维生素 A 5 万 U/d。局部可用 1% 维 A 酸衍生物 RA Ⅱ 号（维甲酸）涂搽。

（4）在治疗过程中如有增生、硬结、溃疡等改变时，应及时手术切除活检。对溃疡型、疣状、颗粒型白斑，应手术切除全部病变。

（5）中医药治疗。

对白斑患者应建立定期复诊机制，及时去除危险因素，以防癌变。

第六节　口腔扁平苔藓

口腔扁平苔藓（oral lichen planus，OLP）是一种原因不明的非感染性疾病。病损可同时或分别发生在皮肤和黏膜。口腔扁平苔藓是多见病，患病率为 0.51%，男女都可发病，女性多于男性，好发年龄为中年。口腔扁平苔藓是一种典型的慢性疾病，时发时愈，有的慢性迁延达 20 年以上。因其长期糜烂，病损有恶变倾向，WHO 将其列为癌前状态的范畴。

【病因】病因不明。与精神因素、遗传因素、免疫因素、感染因素等有关。

1. 精神因素

OLP 发病与失眠、情绪波动、更年期或经前期精神紧张有关，这些因素去除后，病情即可缓解。

2. 遗传因素

有研究证实，该病患者体细胞的染色体脆性较高，如染色体畸变率和姊妹染色单体交换率较高，表明口腔扁平苔藓具有遗传易感性。

3. 免疫因素

OLP 是一种口腔黏膜以 T 细胞介导的炎症疾病，T 细胞由局部微血管外渗，后移行至口腔上皮，聚集在 OLP 病损内。用皮质类固醇及氯喹等免疫抑制剂治疗有效，证明本病与免疫有关。

4. 感染因素

通过病理切片及电子显微镜检查，曾发现病损内有可疑的病毒及细菌。

5. 其他因素

①微循环障碍因素：据国内多项调查提示，高黏血症及微循环障碍与口腔扁平苔藓发生有关。②内分泌因素：临床可见有的女性 OLP 患者在妊娠期间病情缓解，哺乳后月经恢复时，病损又出现。

【临床表现】

1. 口腔黏膜病损

病损可发生于口腔黏膜任何部位，大多左右对称，87.5% 的病损多发于颊部，患者多无自觉症状，常偶然发现。有些患者感黏膜粗糙，有木涩感、烧灼感、口干，偶有虫爬痒感。黏膜充血糜烂和遇辛辣、热、酸、咸味刺激时，局部敏感灼痛。病情可反复波动，可同时出现多样病损，并可相互重叠和相互转变。病损为白色小丘疹，一般为针头大小，属角化病损。由白色丘疹组成的各种花纹，以白色条纹、白色斑块为主，有网状、树枝状、环状或半环状，黏膜可发生红斑、充血、糜烂、溃疡、萎缩和水泡等。

2. 皮肤病损

扁平丘疹微高出皮肤表面，粟粒至绿豆大，多角形，边界清楚，多为紫红色，可有色素减退、色素沉着或正常皮色。有的小丘疹可见到白色小斑点或浅的网状白色条纹，称为 Wickham 纹。病损可发生于身体的各个部位，但四肢较躯干为多见。患者感觉瘙痒，皮肤上可见抓痕。溃疡性损害可有疼痛。病损发生在头皮时，破坏毛囊可致秃发。皮损痊愈后可有褐色色素沉着，或因色素减少成为稍萎缩的淡白色斑点。

3. 指（趾）甲病损

甲部增厚或变薄。甲部扁平苔藓多见于拇趾，甲板常有纵沟及变形。甲部损害一般无自觉症状。

【诊断】

（1）中年女性患者多见，病损一般呈对称性。

（2）以白色条纹组成的各种形状的损害为主，也可呈糜烂、斑片状或萎缩等。

（3）病程较长，静止和发作交替进行，有减轻和加重的表现。

（4）可用活检辅助诊断。

【治疗】

1. 心理治疗

应详细询问病史，了解患者心身健康状况，并进行适当的心理治疗和调节自主神经的治疗。

2. 应用肾上腺糖皮质激素

局部应用肾上腺糖皮质激素安全及疗效好，可选用肾上腺糖皮质激素制成的软膏、凝胶、油膏、药膜、含片、气雾剂，也可选用 10~25 mg 泼尼松龙、5~10 mg 曲安西龙、曲安奈德等加入 2% 普鲁卡因等在病损基底部注射，7~10 天 1 次。

3. 应用昆明山海棠和雷公藤

昆明山海棠，每次 0.5 g，每日 3 次，不良反应小，可长期服用。雷公藤多苷片，0.5~1 mg/（kg·d）。未生育男性患者禁用。

4. 应用氯喹

氯喹，每次 125 mg，每日 2 次。服用 5 天停用 2 天，并注意血常规变化。还可选用左旋咪唑、转移因子、聚肌胞、多抗甲素等。

5. 抗真菌治疗

迁延不愈者应注意可能有白念珠菌感染，用洗必泰漱口液或制霉菌素含漱液漱口，局部还可用制霉菌素药膜或糊剂。

6. 中医药治疗

（1）阴虚有热型：以养阴清热佐以祛风利湿治疗。

（2）脾虚夹热型：以清热利湿佐以祛风解毒治疗。

（3）血瘀型：以理气活血祛瘀治疗。

▶ 思考题

1. 复发性阿弗他溃疡的临床表现有哪些？

2. 单纯疱疹的治疗方法有哪些？

3. 手足口病的临床表现及治疗方法有哪些？

4. 口腔念珠菌病的临床表现有哪些？

5. 口腔白斑病的临床表现及治疗方法有哪些？

6. 口腔扁平苔藓的临床表现及治疗方法有哪些？

第五章　口腔颌面部感染

思维导图

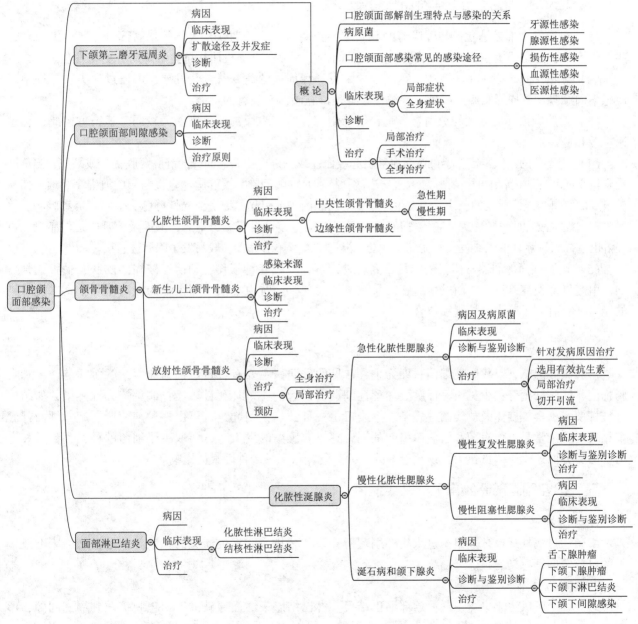

第一节 概论

感染（infection）是指微生物在宿主体内异常繁殖及侵袭，在微生物与宿主相互作用下，导致机体产生以防御为主的一系列全身及局部组织反应的疾病。口腔颌面部感染是一种常见病。口腔颌面部感染既有红、肿、热、痛和功能障碍等感染的共同性，又因口腔颌面部的解剖生理特点，感染的发生、发展和预后有其特殊性。

一、口腔颌面部解剖生理特点与感染的关系

（1）口腔颌面部是消化道与呼吸道的起始端，长期与外界相通，是人体的暴露部分，各种细菌在这些部位聚集、滋生、繁殖，因此正常时即有大量的微生物存在。当机体抵抗力下降时，更易发生感染。

（2）牙齿生长于上、下颌骨内，龋病、牙髓炎和牙周病的病变若继续发展，可通过根尖和牙周组织使感染向颌骨和颌周蜂窝组织蔓延。牙源性感染是口腔颌面部独有的感染。

（3）口腔颌面部的筋膜间隙内含有疏松结缔组织，这些组织的抗感染能力较弱，感染可经此途径迅速扩散和蔓延。

（4）颌面部的血供丰富，感染可循血液引起败血症或脓毒血症。颜面部的静脉瓣膜稀少或缺如，当静脉受到挤压或面部肌肉收缩时，容易导致血液逆流，特别是内眦静脉和翼静脉丛直接与颅内海绵窦相通，使从鼻根到两侧口角连线形成的三角区内发生感染，易向颅内扩散引起海绵窦血栓性静脉炎、脑膜炎和脑脓肿等严重并发症，故称此三角区为"危险三角"。面颈部具有丰富的淋巴结，口腔、颜面及上呼吸道的感染，可经淋巴管导致区域性淋巴结发炎，尤其是婴幼儿淋巴结发育不够完善，较易发生腺源性感染。

（5）口腔颌面部的器官位置表浅且暴露在外，容易受到各种损伤，细菌经破损的皮肤、黏膜或骨折处，引起局部炎症；另一方面发生的感染易被早期发现，同时由于颌面部组织的血液循环丰富，抗感染的能力强，有利于感染的控制和愈合。

二、病原菌

口腔颌面部感染以化脓性细菌感染为主，常见的致病菌主要有金黄色葡萄球菌、溶血性链球菌和大肠杆菌、绿脓杆菌等；少见厌氧性腐败坏死性细菌所引起的腐败坏死性感染；偶见特异性感染，如结核分枝杆菌、梅毒螺旋体及放线菌等感染。感染可由一种致病菌引起，也可由多种细菌所引起，颌面部腔窦相通的感染常是由需氧菌和厌氧菌引起的混合感染。感染的发生一方面取决于细菌的种类、数量和毒力，另一方面还受机体抵抗力，易感患者的年龄、营养状态等多种因素的影响。

三、口腔颌面部感染常见的感染途径

1. 牙源性感染

细菌通过病灶牙或牙周组织进入机体引起感染。如牙周炎、根尖周炎的扩散等，是目前临床上最常见的口腔颌面部感染途径。

2. 腺源性感染

口腔、上呼吸道感染可引起面颈部淋巴结炎，淋巴结感染继而穿破淋巴结包膜扩散到周围间隙，形成蜂窝织炎。

3. 损伤性感染

由于外伤、黏膜破溃或拔牙造成皮肤黏膜屏障的完整性破坏，细菌进入机体而引起感染。例如，口腔颌面部的开放性损伤、颌骨的开放性骨折及深部异物，都可能带进细菌而引发感染。

4. 血源性感染

机体其他部位的化脓性病灶的细菌栓子通过血液循环播散到口腔颌面部而引起化脓性感染，其多继

发于全身败血症或脓毒血症，病情常表现得较严重。

5. 医源性感染

医源性感染是指在进行口腔内局部麻醉、外科手术、局部穿刺等创伤性操作时，由于消毒不严，而将细菌带入机体内引起的感染。

四、临床表现

口腔颌面部感染均为继发性，大多为需氧菌和厌氧菌引起的混合感染。

感染累及潜在筋膜间隙内结构，初期表现为蜂窝织炎；后期脂肪结缔组织变性坏死后，可形成脓肿。

化脓性炎症可局限于一个间隙内，也可波及相邻的几个间隙，形成弥漫性蜂窝织炎或脓肿；甚至可沿神经、血管扩散，引起海绵窦血栓性静脉炎、脑脓肿等严重并发症。

1. 局部症状

（1）化脓性炎症的急性期：局部表现为红、肿、热、痛和功能障碍，引流区淋巴结肿痛。炎症累及咀嚼肌部位导致不同程度的张口受限；病变位于口底、咽旁可出现进食、吞咽、语言功能障碍，甚至出现呼吸困难；腐败坏死性蜂窝织炎的局部皮肤弥漫性水肿，无弹性，有凹陷性水肿。当急性炎症局限成脓肿后，脓液性状有差异。金黄色葡萄球菌：黄色黏稠脓液。链球菌：淡黄或淡红稀薄脓液，伴溶血时呈褐色。铜绿假单胞菌：翠绿色，稍黏稠，有酸臭味。混合细菌感染：灰白色或灰褐色，有明显腐败坏死臭味。

（2）化脓性炎症的慢性期：局部形成较硬的炎性浸润块，并出现不同程度的功能障碍。有的脓肿未及时治疗而自行破溃，形成长期排脓的瘘口。

（3）当机体抵抗力减弱或治疗不彻底时，慢性感染可能再度急性发作。

2. 全身症状

（1）局部反应较轻的炎症，可无全身症状。

（2）局部反应较重的炎症，全身症状亦较明显，包括畏寒、发热、头痛、全身不适、乏力、食欲减退、尿量减少、舌质红、舌苔黄、脉搏细速等。

实验室检查示白细胞总数升高，中性粒细胞比例升高，核左移等；甚至出现水、电解质平衡失调，中毒性休克，多器官功能障碍综合征。

慢性炎症的患者多表现为局部炎症久治不愈。长期排脓或反复发作者可伴有持续低热等全身症状。因长期处于慢性消耗状态，患者可表现为全身衰弱和营养不良，以及出现不同程度的贫血。

五、诊断

口腔颌面部感染的诊断可根据发病的因素、临床表现做出。如诊断及时、治疗得当，可获得满意的疗效。

六、治疗

口腔颌面部感染的治疗要从全身和局部两个方面考虑，但对轻度感染，仅用局部治疗即可治愈。

（一）局部治疗

局部治疗注意保持局部清洁，避免不良刺激，特别对面部疖、痈应严禁挤压，以防感染扩散。

急性期局部外敷中草药可起到散瘀、消肿、止痛或促进炎症局限的作用；已有局限倾向时可以促使炎症消散或加速形成脓肿及排脓。外敷药可选用成药六合丹、益阳散、金黄散等。

（二）手术治疗

局部脓肿形成时，应及时进行切开引流术，使脓液、坏死感染物迅速排出，减少毒素吸收；减轻局部肿胀、疼痛及张力，缓解脓肿对呼吸道和咽腔的压迫，避免发生窒息；防止感染向邻近间隙蔓延，防止感染向颅内、纵隔和血液扩散，避免严重并发症；防止发生边缘性骨髓炎。

切开引流的指征：①牙源性感染3~4天，腺源性感染5~7天，经抗生素治疗后，仍高热不退、白细胞总数及中性粒细胞计数明显增高者；②局部肿胀、跳痛、压痛明显者；③局部有凹陷性水肿，有波动感，或穿刺抽出脓液者；④腐败坏死性感染，应早期广泛切开引流；⑤脓肿已穿破，但引流不畅者；⑥蜂窝织炎已累及多间隙，出现呼吸困难及吞咽困难者。

进行切开引流术时应注意以下几点。①切口部位应在脓肿低位，有利于引流通畅。②尽可能在口内引流，必须在面部做切口引流者，应顺着皮纹方向或在面部比较隐蔽处做切口，愈合后瘢痕不明显，如发际内、颌下区、耳屏前或耳后区等部位。③同时注意避开重要解剖结构，勿损伤面神经、知名血管、腮腺导管和颌下腺导管，避免造成大出血、面瘫、涎瘘等并发症。④切口长度应视脓肿大小、深浅和部位而定，原则上不超过脓肿边界以外，切口内外径等大才有利于引流通畅。⑤手术操作应准确、快速、轻柔，忌挤压。一般患者均可在局麻下手术。表浅脓肿也可用表面麻醉，用尖刀刺破后，再向两侧扩大切口以利引流；深部脓肿应做穿刺；若为多间隙感染，逐个分离脓腔，置入引流管进行贯穿引流。颌周间隙脓肿引流，应将部分肌肉附着处切断，以便引流通畅，同时探查骨面是否粗糙，有无死骨形成，牙源性感染应切开相应区域的骨膜，才能达到彻底引流。⑥口内切开用橡皮片引流，口外切开浅层脓肿用橡皮条引流，深部脓肿用凡士林纱条或橡皮管引流。术后每日根据引流脓液的多少，确定换药次数，脓多勤换、脓少少换。脓肿缩小变浅、无分泌物时，则停放引流物，用油纱布保护创口，促进愈合。

急性炎症消退后，应及时拔除病灶牙，避免感染复发；若有瘘管长期不愈，则应考虑行瘘管切除术；若有死骨形成，则应行死骨刮除术；若为囊肿或肿瘤继发感染，应做手术刮治或切除。

(三) 全身治疗

口腔颌面部感染并发全身中毒症状时，应在局部处理的同时，全身给予支持治疗，并及时有针对性地给予抗菌药物。治疗中选择有效的抗菌药物非常重要。抗菌药物的选择，原则上应根据抗菌谱选择针对性的药物。临床上一般先根据诊断、感染来源、临床表现、脓液性状和脓液涂片革兰染色结果等，初步估计致病菌后选择抗菌药物，但对严重感染者，应在治疗前进行细菌培养和药敏试验，以细菌培养和药敏测定结果作为治疗中药物调整的依据。

第二节　下颌第三磨牙冠周炎

智齿冠周炎指智齿萌出不全或阻生时牙冠周围软组织发生的炎症，男女无明显差别，常见于18~30岁智齿萌出期的青年人。临床上下颌智齿冠周炎多见，且一般比上颌严重。本节主要介绍下颌智齿冠周炎。

【病因】下颌第三磨牙阻生是引起智齿冠周炎的根本原因。这主要是因为在人类进化过程中，随着食物种类的变化即人们吃的食物越来越精细，咀嚼器官退化，下颌骨体逐渐缩短，致使第三磨牙萌出时缺少足够的空间，不能正常萌出，表现为牙冠仅部分萌出或牙齿的位置偏斜，少数牙则完全埋伏在颌骨内。阻生智齿及智齿在萌出过程中牙冠被龈瓣部分或全部覆盖，形成较深的盲袋，食物残渣进入盲袋后不易清除。冠周盲袋中的温度与湿度利于细菌生长繁殖，加之冠部牙龈常因咀嚼食物而损伤形成溃疡，细菌即可乘虚而入。在机体抵抗力强时，局部症状不明显，但因工作疲劳、睡眠不足、月经期、分娩后或感冒等，全身抵抗力下降时，可引起冠周炎的急性发作。

【临床表现】下颌第三磨牙冠周炎好发于18~30岁的青年人，常以急性炎症形式出现。在炎症早期，患者多无全身症状，仅感磨牙后区不适，偶有轻微疼痛，咀嚼和吞咽时疼痛可加剧。炎症加重时，局部有自发性跳痛，并可向同侧耳颞部放射。当炎症波及咀嚼肌时，则出现不同程度的张口受限，重者可发生"牙关紧闭"。因口腔清洁差而有口臭，龈袋有脓性分泌物溢出。此时全身可有不适，出现发热、畏寒、头痛、食欲减退、小便赤黄、大便秘结等症状。

口腔检查可见下颌第三磨牙萌出不完全，牙冠周围软组织红肿、糜烂、触痛。用探针在肿胀的龈瓣下方可触及阻生牙，龈瓣下有脓性分泌物溢出，有时形成冠周脓肿；严重者可见腭舌弓及咽侧壁红肿，患侧颌下淋巴结肿大、触痛。

慢性冠周炎全身多无明显自觉症状，仅局部有轻微疼痛和不适感，但患部软组织较硬，龈袋有溢脓，颊部黏膜或皮肤有瘘管，可有轻度张口受限。

【扩散途径及并发症】如果感染没有得到有效控制，冠周炎先在磨牙后区形成骨膜下脓肿，感染可再通过以下扩散途径向颌周间隙直接蔓延。

（1）向磨牙后区扩散形成骨膜下脓肿，脓肿向外穿破，在咬肌前缘与颊肌后缘间的薄弱处发生皮下脓肿，脓肿穿破皮肤形成经久不愈的面颊瘘。

（2）沿下颌骨外斜线向前，在相当于下颌第一磨牙颊侧黏膜转折处的骨膜下形成脓肿或破溃成瘘。

（3）沿下颌支外侧或内侧向后扩散，可分别引起咬肌间隙或翼下颌间隙感染。此外，亦可导致颊间隙、下颌下间隙、口底间隙、咽旁间隙感染或扁桃体周围脓肿的发生。

（4）感染向下颌体内侧、下方扩散，可引起舌下间隙、颌下间隙脓肿及口底蜂窝织炎（图3-5-1）；感染经淋巴道扩散可引起区域淋巴结发生炎症；感染还可通过血液循环引起败血症、脓毒血症、中毒性休克等严重并发症。

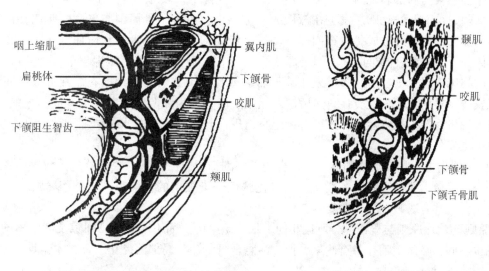

(a) 水平面观：向前、后、外、内扩散　　　(b) 冠状面观：向上、下扩散

图3-5-1　下颌第三磨牙冠周炎的感染扩散途径

【诊断】根据病史、临床表现、口腔检查情况及X线片等可做出正确诊断。形成面颊瘘时，应注意与下颌第一磨牙的感染相鉴别，此外还应与磨牙后区癌肿和扁桃体周围脓肿引起的疼痛和张口受限相鉴别。

【治疗】治疗原则：急性期以消炎、镇痛、建立引流和防止感染扩散为主，慢性期应以去除病因为主，及时消除盲袋或拔牙，以防疾病反复急性发作引起并发症。

（1）局部治疗：用弯形钝针头吸入1%～3%过氧化氢溶液或1：5 000的高锰酸钾溶液、0.1%的氯己定溶液，深入盲袋底部，彻底冲洗盲袋。擦干局部，用探针蘸碘甘油、樟脑酚、2%碘酊送入盲袋内，每日1～3次。同时可行理疗，有镇痛、消炎和改善张口度的作用。

（2）全身治疗：应用抗生素控制感染；应注意休息，进流质饮食，勤漱口以保持口腔清洁。

（3）若有冠周脓肿形成，应及时切开引流。

（4）急性炎症消退后，根据下颌第三磨牙具体情况，进行龈瓣盲袋切除或拔牙术。冠周炎反复发作或智齿位置不正者，应及时拔除阻生牙；牙位置正常、有萌出可能者，可行龈瓣切除术，以消除盲袋，去除致病因素，保留第三磨牙。

（5）若张口度改善缓慢，多因上颌第三磨牙伸长，咀嚼时经常刺激下颌冠周软组织，故可在局麻下拔除上颌第三磨牙，消除刺激因素，迅速改善张口度。

第三节　口腔颌面部间隙感染

正常情况下，在颌面部组织层次之间充填有数量不等、疏松的结缔组织或脂肪，存在着潜在的间隙，有血管、神经、淋巴组织、涎腺导管走行其中，各间隙之间互相通连。当感染侵入这些潜在间隙内，可引起疏松结缔组织溶解液化，炎性产物充满其中时才出现明显的间隙，形成弥漫的蜂窝织炎，并可向邻近的其他间隙或颅内、纵隔等处发展，引起海绵窦血栓性静脉炎、脑脓肿、败血症等严重并发症。

【病因】口腔颌面部间隙感染均为继发性感染。最常见的为牙源性感染，如下颌第三磨牙冠周炎、根尖周炎、颌骨骨髓炎等；其次是腺源性感染，可由扁桃体炎、涎腺炎、颌面部淋巴结炎等扩散所致，在婴幼儿中多见。继发于外伤、面部疖痈、口腔溃疡和血源性感染者已少见。感染多为需氧菌和厌氧菌的混合感染，也可为溶血性链球菌、金黄色葡萄球菌等引起的化脓性感染，或为厌氧菌等引起的腐败坏死性感染。

【临床表现】常表现为急性炎症过程。感染的性质可以是化脓性或腐败坏死性；感染位置可以是表浅或深在的，可局限于一个间隙内，也可经阻力较小的组织扩散至其他间隙，形成多间隙感染，因而有不同的临床表现。

一般化脓性感染的局部表现为红、肿、热、痛、功能障碍。发生在浅层的间隙感染，局部症状极为明显，炎症局限时可扪及波动感。发生在深层的间隙感染，由于颌骨周围与口底的肌肉和筋膜致密，局部症状多不明显，即使脓肿形成，也难扪出波动感，但局部有凹陷性水肿和压痛点。腐败坏死性感染的局部红、热体征不如化脓性感染明显，但局部软组织有广泛性水肿，甚至产生皮下气肿，可触及捻发音。牙源性感染的临床表现较为剧烈，多继发于牙槽脓肿或骨髓炎之后，早期即有脓液形成；而腺源性感染的炎症表现较缓，早期为浆液性炎症，然后进入化脓阶段，称为腺源性蜂窝织炎。成年人症状相对较轻，婴幼儿有时表现极为严重。炎症反应严重者，全身出现高热、寒战、脱水、白细胞计数升高、食欲减退、全身不适等中毒症状。

【诊断】根据病史、临床症状和体征，结合局部解剖知识、白细胞总数及分类计数等检查，配合穿刺抽脓等方法，可以做出正确诊断。一般情况下，化脓性感染抽出的脓液呈黄色，而腐败坏死性感染的脓液稀薄呈暗灰色，常有腐败坏死性恶臭。

【治疗原则】治疗原则与概论部分所述相同。根据感染的病因不同，感染间隙及部位不同，患者局部及全身表现也不同，临床上治疗各有侧重，但应注意全身治疗和局部治疗相结合，才能收到良好效果。

第四节　颌骨骨髓炎

颌骨骨髓炎（osteomyelitis of jaws）是指各种致病因子（细菌感染、物理因素、化学因素等）入侵颌骨，引起整个骨组织包括骨膜、骨密质、骨髓及其中的血管、神经所产生的炎症性病变。祖国医学称之为"骨槽风"或"穿腮"。

根据颌骨骨髓炎的临床病理特点和致病因素不同，其可分为化脓性颌骨骨髓炎、特异性（结核、梅毒等）颌骨骨髓炎、放射性颌骨骨髓炎及化学性（砷、磷等）颌骨骨髓炎。其中临床上以化脓性颌骨骨髓炎最多见，不过近年来由于放射线在口腔颌面部恶性肿瘤治疗中的广泛应用，放射性颌骨骨髓炎也在逐渐增多。

一、化脓性颌骨骨髓炎

化脓性颌骨骨髓炎多见于青壮年，16～30岁发病率最高，男女的发病率比约为2∶1，下颌骨骨髓炎较上颌骨骨髓炎更为常见，病情也比上颌骨骨髓炎严重。但婴幼儿以上颌骨骨髓炎多见。

【病因】引起化脓性颌骨骨髓炎的病原菌主要为金黄色葡萄球菌，其次为链球菌，少数为其他化脓菌，临床上常见为混合性感染。感染主要是由牙槽脓肿、牙周炎、第三磨牙冠周炎等牙源性感染而来；

其次为损伤因素，如粉碎性骨折或火器伤等开放性损伤引起骨创感染；而血源性感染可见于儿童，常多发生于上颌骨；极少数由颜面皮肤或口腔黏膜的感染直接波及颌骨。

【临床表现】根据牙源性化脓性颌骨骨髓炎的临床病理特点，病变始发于颌骨中央的骨松质和骨髓者，称为中央性颌骨骨髓炎；病变始发于颌骨周围的骨膜和骨皮质者，称为边缘性颌骨骨髓炎。按其病变的性质可分为急性期或慢性期；按其炎症的范围可分为局限型或弥漫型。

1. 中央性颌骨骨髓炎

中央性颌骨骨髓炎多在急性化脓性根尖周炎及根尖周脓肿的基础上发生。炎症先在骨髓腔内发展，再由颌骨中央向外扩散，可累及骨密质及骨膜。按临床发展过程，其分为急性期和慢性期。

（1）急性期：起病急，全身症状重，有全身寒战、发热、体温可达 40 ℃；白细胞计数有时高达 20 000/mm³ 以上；食欲减退，嗜睡；炎症进入化脓期后，患者全身抵抗力下降，常出现中毒症状及局部症状加重；如经血行播散，可引起败血症。炎症常局限于牙槽突或颌骨体部的骨髓腔内。患者自觉病变区牙有剧烈疼痛，疼痛可向三叉神经分支区放射。受累区牙松动，有伸长感。

炎症继续发展，可见受累部位牙龈明显丰满、充血，有脓液从松动牙的龈袋溢出。继续发展，破坏骨板，溶解骨膜后，脓液由口腔黏膜或面部皮肤破溃。下颌骨中央性骨髓炎可沿下牙槽神经管扩散，甚至越过中线累及对侧下颌骨；下颌牙部分或全部松动，龈袋溢脓，龈充血水肿，下唇有麻木症状，张口受限。上颌骨中央性骨髓炎，当炎症波及整个上颌骨体时，常伴有化脓性上颌窦炎，鼻腔与口腔龈袋均有脓液外溢。或炎症直接侵入眼眶，引起眶周及球后脓肿。炎症发展，可因颌骨内的血管栓塞，形成死骨，并进入慢性期。

（2）慢性期：常在发病两周以后由急性期转为慢性期，进入死骨形成及分离的阶段。临床特点：口腔内及皮肤形成多个瘘孔，大量炎性肉芽组织增生，长期排脓；有时从瘘孔排出死骨片。病理性骨折，出现咬合错乱与面部畸形。如不进行及时有效的治疗，病情可经久不愈，延续很久。全身消瘦、贫血，机体呈慢性中毒消耗状态。

2. 边缘性颌骨骨髓炎

边缘性颌骨骨髓炎多见于青年人，好发在下颌支及下颌角部，多由下颌第三磨牙冠周炎引起颌周间隙感染而来。如咬肌、翼下颌间隙脓肿，脓液得不到及时引流，较长时间的刺激，造成骨膜溶解，骨密质营养中断，发生骨质脱钙、疏松、软化，造成骨质溶解；或因炎症与机体抵抗力处于僵持阶段而出现炎性增生。临床上可在下颌角区或腮腺咬肌区出现炎性浸润硬块，压痛，凹陷性水肿，并有张口受限。脓肿自行穿破处或切开引流区，可见长期溢脓的瘘管，有时脓液内混杂有死骨碎屑。循瘘管探查，可触及粗涩骨面。

【诊断】根据病史、临床表现和局部检查情况，配合 X 线片一般即可做出准确的诊断。炎症的急性期 X 线片见无骨质破坏变化，2～4 周后，颌骨有明显破坏，X 线片才具有诊断价值。因此，X 线检查不适用于急性颌骨骨髓炎。中央性颌骨骨髓炎可见骨质疏松密度减低区，骨髓腔扩大、骨小梁消失。2～3 个月后，显示病灶局限，有死骨形成或病理性骨折；边缘性颌骨骨髓炎 X 线片早期变化不明显，晚期下颌升支后前位片可见骨密质不光滑，有小片死骨形成，或骨质增生。

【治疗】急性期以控制炎症、建立引流，增强机体抵抗力为主。全身应用抗生素，局部切开引流，牙源性感染可在大量抗生素控制下，拔除病灶牙，从牙槽窝引流脓液。全身中毒严重、贫血者，应给予支持疗法，增强其全身抵抗力。

慢性期应以死骨刮除术及病灶牙拔除为主。彻底清除死骨，铲除增生的病理性骨质；搔刮肉芽组织。

二、新生儿上颌骨骨髓炎

新生儿颌骨骨髓炎一般指发生在出生后 3 个月以内的化脓性中央性颌骨骨髓炎，由于其病因、病变过程、治疗原则等临床特点均有别于一般化脓性骨髓炎，为一种严重的疾病，如治疗不当，可能形成面部畸形。它主要发生在上颌骨，下颌骨极为罕见。

【病因】新生儿颌骨骨髓炎的感染来源多为血源性，但亦可因牙龈损伤或母亲患化脓性乳腺炎，哺乳时病原菌直接侵入而引起。患泪囊炎或鼻泪管炎时也可伴发上颌骨骨髓炎。新生儿上颌骨骨髓炎的感染细菌多为金黄色葡萄球菌、链球菌，肺炎球菌感染也时有发生。

【临床表现】急性期发病急，先有全身毒血症或败血症体征。患儿有高热、寒战、哭闹不安、不愿进食、出现皮疹、白细胞总数增高等中毒症状，常就诊于儿科。局部症状早期出现面部、眶下及内眦部皮肤红肿，并迅速向眼睑周围扩散，眼睑和眶周组织红肿，结膜充血水肿，睁眼困难。感染波及眶内时眼球突出，运动受限，有时自内眦或眶下区皮肤穿破流脓，常就诊于眼科。婴幼儿上颌窦尚未发育，眶缘与上颌牙槽嵴的距离短，颌骨内充满牙胚，感染很快波及上牙槽嵴而出现口内前庭沟和硬腭黏膜红肿，可穿破流脓，有时鼻腔内有脓性分泌物流出。婴幼儿上颌骨骨髓炎一般很少形成大块死骨。

慢性期瘘管局部脓肿穿破或切开引流后，全身及局部症状逐渐减轻，遗留经久不愈的瘘管，探查瘘管可触及粗涩骨面或感染的牙胚。恒牙胚和颌骨受破坏者可影响发育，出现牙颌畸形。

【诊断】主要根据病史、临床表现和局部检查情况做出诊断。X线片因牙胚较多和骨质重叠，不易发现骨质破坏，对诊断帮助不大。有时本病需与肿瘤和眶周蜂窝织炎相鉴别。

【治疗】新生儿上颌骨骨髓炎发病急、病情重、全身症状变化快，在治疗上应采取积极而有效的措施。

临床上首先应用大量有效抗生素，同时应注意患儿全身情况的变化，给予必要的对症及支持疗法，并根据细菌培养及药物敏感试验结果调整抗生素。一旦眶周、牙槽骨或腭部形成脓肿，要及早切开引流。如果全身中毒症状明显而局部未进入化脓期，必要时早期施行切开引流，也可获得缓解全身中毒症状及防止局部感染继续扩散的效果。新生儿上颌骨骨髓炎急性期如果处理得当，可治愈，而不转入慢性期。新生儿上颌骨骨髓炎常有瘘孔排脓，换药时，最好用青霉素等抗生素溶液冲洗，效果较好。口内有瘘孔者应注意防止脓液误吸而引起肺部并发症。

如病情转入慢性期，已形成死骨，但全身症状好转，局部肿胀基本消退，死骨清除术亦不急于进行，因为新生儿或婴幼儿上颌骨骨壁较薄，骨质松软，死骨片均较小，往往可随脓液从瘘孔排出而自愈。

如果牙胚受炎症侵及而坏死，不能从瘘管排出，可略扩大创口取出坏死牙胚，但未感染的牙胚要尽量保留。如死骨较大不能排出，手术摘除时也要尽量保守，仅摘除已分离的死骨，否则会加重颌骨破坏，影响颌骨发育，导致颌面及牙颌系统畸形或咬合功能紊乱。

新生儿上颌骨骨髓炎治愈后，面部及眶周遗留的瘢痕畸形，可待适当时机进行二期整复手术。

三、放射性颌骨骨髓炎

放射性颌骨骨髓炎（radioactive osteomyelitis of jaws）是因鼻咽癌或口腔颌面部癌肿进行大剂量放射治疗后，引起放射性颌骨坏死后，继发感染而形成骨髓炎，目前较常见。Meyer认为，放射性颌骨骨髓炎是放射、外伤、感染三种因素的总和。

【病因】放射线能对恶性肿瘤细胞的分裂起到抑制作用，但也能对正常组织产生损害作用。关于放射性坏死的原因，多年来一直崇尚血管栓塞学说。研究证实，骨组织经辐射后，实质组织受损的同时血管因辐射也发生一系列形态及功能上的变化。照射后早期的形态变化可见因血管内膜肿胀而导致血供减少；晚期则因管壁增厚或内皮细胞增生突向管腔造成血管狭窄或闭塞，导致血供锐减或终止，引起局部营养障碍。

近年有研究证实，骨细胞的损害远比血管损害早，从而对血管栓塞学说提出异议。应当说放射性骨损害与血管损害应是互为因果、互有关联的。

颌骨，尤其是下颌骨主要为密质骨，含钙量高，吸收射线量大。因此，在给予头颈部恶性肿瘤根治性照射时有发生无菌性坏死的可能。在此基础上，如口腔卫生不佳、牙源性感染以及损伤或施行拔牙手术等，均可导致继发性感染，颌骨骨面外露，从而导致放射性颌骨骨髓炎。

放射性颌骨骨髓炎的发生与射线种类、个体耐受性、照射方式、局部防护，特别是放射剂量或分次照射方案等均有一定关系。口腔组织对射线平均耐受量为 6~8 周内给予 60~80 Gy。

【临床表现】病程缓慢，往往在放射治疗后数月甚至十余年后才出现症状。发病初期呈持续性针刺样剧痛，由于放疗引起黏膜或皮肤破溃，导致牙槽突、颌骨骨面外露，呈灰白或黑褐色，继发感染后在露出骨面部位长期溢脓，经久不愈。病变发生于下颌支时，因肌萎缩及纤维化可出现明显的牙关紧闭。放射性颌骨坏死骨髓炎与化脓性骨髓炎不同，死骨与正常骨常常界限不清。

口腔颌面部软组织局部也易发生感染和组织坏死，形成口腔和面颊部长期不愈的溃疡、瘘孔或洞穿性缺损。放射性颌骨骨髓炎病程长，患者呈慢性消耗性衰竭，常表现为消瘦和贫血。

【诊断】主要根据放疗史、临床表现和 X 线片做出诊断，但应与癌肿复发相鉴别。

【治疗】

1. 全身治疗

应用抗菌药物控制感染。疼痛剧烈时，对症给予镇痛剂。同时应积极增强营养，必要时给予输血、高压氧等治疗，以待死骨分离。

2. 局部治疗

放射性颌骨骨髓炎的死骨在未分离前，为控制感染，每天应使用低浓度过氧化氢或抗生素溶液进行冲洗。对已露出的死骨，可用骨钳分次逐步咬除，以减轻其对局部软组织的刺激。行外科手术将已分离后的死骨予以摘除，但必须将健康侧骨端残留病灶彻底消除干净，否则仍有病变再发的可能，目前，多数人主张，如果已经确定为放射性颌骨骨髓炎，不必等待死骨完全分离，应在健康骨质范围内施行死骨切除术，可收到预防病变扩大的效果。遗留的组织缺损，可待二期整复，也可采用吻合血管的复合组织瓣行即刻整复。

被放射线累及的口腔黏膜与皮肤部分，根据局部具体条件，在切除颌骨的同时也可一并切除，以免术后创口不愈合。术后还应继续加强全身支持疗法。

【预防】放射性颌骨骨髓炎预防的关键在于，按照肿瘤对放射线敏感度及放疗在综合治疗中的地位确定选择指征。在放射源、照射方式、分子照射方案以及剂量选择等方面采取相应的措施。

（1）放疗前准备工作：放疗前应常规行牙周洁治，注重口腔卫生。对口腔内可引起传染的病灶牙要进行处置；对仍能保留的龋齿、牙周炎等病牙应先予治疗；对无法治愈的病牙应予以拔除。放射前应去除口腔内已有的金属义齿，以免造成二次射线的产生。活动义齿需停用至放疗一年后，以免造成黏膜损伤。

（2）放疗过程中，口腔内发现溃疡时，可局部涂抗生素软膏并增强口腔护理，指导患者保持口腔卫生，应用含氟牙膏及其他氟化物防止龋坏的发生。

（3）放疗后一旦发生牙源性炎症，必须进行手术或拔牙时，应尽量减少手术损伤；术前、术后均应使用有用的抗生素，以避免可能发生的继发性感染。若颌骨已经坏死，即使采纳上述方法，有时也很难完全避免不发生感染或使潜伏的感染爆发出来，因此，放疗前对病牙的处理远胜放疗后对患牙的处理。

第五节　化脓性涎腺炎

涎腺炎根据感染性质可分为化脓性、病毒性及特异性感染三类，其中化脓性涎腺炎最为常见。涎腺炎可发生于任何年龄，性别上也无明显差异，腮腺炎最常见，其次为颌下腺炎，而舌下腺炎及小涎腺炎极少见。其感染途径有血源性、逆行性、淋巴源性及损伤性等，一般认为细菌沿涎腺导管逆行感染为涎腺炎的主要感染来源。

一、急性化脓性腮腺炎

急性化脓性腮腺炎（acute pyogenic parotitis）以前常见于腹部大手术以后，又称之为手术后腮腺炎，随着技术水平的提高，现在手术后并发的腮腺炎已很少见。急性化脓性腮腺炎多系慢性腮腺炎的急性发作或邻近组织急性炎症的扩散。

【病因及病原菌】急性化脓性腮腺炎的病原菌是葡萄球菌，主要是金黄色葡萄球菌，其次为链球菌，而肺炎双球菌、奋森螺旋体少见，这些病原菌存在于口腔中。当患者罹患严重的全身疾病，如脓毒血症、急性传染病等，患者机体抵抗力及口腔生物学免疫力降低，且因高热、脱水、进食及咀嚼运动减少，唾液分泌也相应减少，机械性冲洗作用降低，口腔内致病菌经导管口逆行侵入腮腺。

严重的代谢紊乱，如腹部大手术后，由于禁食，反射性涎腺功能降低或停止，唾液分泌明显减少，易发生逆行性感染。

导管内异物、涎石、反复炎症导致瘢痕挛缩，使导管狭窄或阻塞，涎液排除困难，也增加了逆行性感染发生的概率。

腮腺区损伤及邻近组织急性炎症的扩散也可引起急性腮腺炎。腮腺淋巴结的急性化脓性炎症，破溃扩散后波及腺实质，引起继发性急性腮腺炎，但其病情及转归与上述原发性急性腮腺炎有明显区别。

【临床表现】常为单侧受累，双侧同时发生者少见。炎症早期，症状轻微或不明显。腮腺区以耳垂为中心区红肿、压痛，导管口红肿明显，轻轻按摩腺体可见脓液自导管口溢出，有时甚至可见脓栓堵塞于导管口。如果早期炎症未能及时得到控制，则进入化脓、腺组织坏死期，患者出现持续性疼痛或跳痛，炎症波及咬肌，出现张口轻度受限，腮腺导管口此时红肿明显，轻压可见导管口有脓性分泌物溢出。

全身症状：炎症早期不明显，随着病情的发展，发生化脓时患者全身中毒症状明显，体温高达40 ℃以上，畏寒、脉搏加快、呼吸加快，白细胞总数增加，中性粒细胞比例明显增高，出现核左移及中毒颗粒。

【诊断与鉴别诊断】根据病史及其临床表现一般不难做出准确诊断，在化脓期还可做腮腺穿刺检查，但不适宜做腮腺造影检查，以免炎症扩散。

急性化脓性腮腺炎应与腮腺区淋巴结炎、流行性腮腺炎、咬肌或颌后间隙感染等疾病相鉴别。

【治疗】

1. 针对发病原因治疗

针对严重的全身疾病或代谢紊乱进行相应治疗。

2. 选用有效抗生素

如选用青霉素及其他广谱抗生素。最好能做脓液细菌培养和药物敏感试验。同时要加强支持疗法，输液维持体液平衡，纠正电解质紊乱，必要时可输血。

3. 局部治疗

局部热敷、理疗，以促进炎症的吸收。导管无阻塞者，同时可配合饮用酸性饮料或口含维生素C片，或口服毛果芸香碱3～5滴，每日2～3次，可增加涎液分泌，以达到冲洗引流的目的。

4. 切开引流

急性化脓性腮腺炎形成脓肿后，应行切开引流术，在耳前及下颌支后缘，从耳屏往下至下颌角做切口，切开皮肤、皮下组织及腮腺咬肌筋膜，钝性分离进入脓腔，建立引流。多发性脓肿应注意向不同方向分离，分开各个腺小叶的脓腔。冲洗后置橡皮引流条，以后每日用生理盐水冲洗，更换引流条。

二、慢性化脓性腮腺炎

慢性化脓性腮腺炎是慢性复发性腮腺炎和慢性阻塞性腮腺炎的统称。

(一) 慢性复发性腮腺炎

慢性复发性腮腺炎（chronic recurrent parotitis）以前统称为慢性化脓性腮腺炎（其中包括慢性阻塞性腮腺炎），临床上较为常见，儿童和成人均可发生，成人多见，但其转归有很大相同。

【病因】儿童复发性腮腺炎的病因较复杂。研究表明，儿童腮腺先天性结构异常或免疫缺陷为潜在的发病因素。儿童期免疫系统发育不成熟，免疫功能低下，容易发生逆行性感染。上呼吸道感染及口腔内有炎性病灶时，细菌通过腮腺导管逆行性感染。成人复发性腮腺炎为儿童复发性腮腺炎延期治愈而来。

【临床表现】儿童复发性腮腺炎以5岁左右最为常见，男性多于女性，可突发，也可逐渐发病。常为单侧发病，双侧发病时，症状也以一侧为重。腮腺反复肿胀，伴不适，肿胀不如流行性腮腺炎明显，仅有轻度水肿，皮肤可潮红。挤压腺体可见导管口有黏稠似蛋清样液体溢出。少数有脓肿形成时可有脓性分泌物溢出。间隔数周或数月发作一次不等。年龄越小，间隔时间越短，越易复发。随着年龄增长，间隔时间延长，持续时间缩短。

【诊断与鉴别诊断】诊断主要根据临床表现及腮腺造影做出。腮腺造影显示末梢导管呈点状、球状扩张，排空迟缓，主导管及腺内导管无明显异常。

儿童复发性腮腺炎需与流行性腮腺炎鉴别。流行性腮腺炎常双侧同时发生，伴发热，肿胀更明显，腮腺导管口分泌正常，罹患后多终身免疫，无反复肿胀史。

成人复发性腮腺炎需与舍格伦综合征相鉴别。后者多见于中年女性，无自幼发病史，常有口干、眼干及自身免疫病。腮腺造影显示主导管扩张不整，边缘毛糙，呈葱皮样或花边样改变。

【治疗】儿童复发性腮腺炎具有自愈性，大多在青春期后痊愈。因此，以增强抵抗力、防止继发感染、减少发作为原则进行保守治疗。嘱患者多饮水，每天按摩腺体帮助排空唾液，用淡盐水漱口，保持口腔卫生。咀嚼无糖口香糖，刺激唾液分泌。若有急性炎症表现，可用抗生素。腮腺造影本身对复发性腮腺炎也有一定的治疗作用。

(二) 慢性阻塞性腮腺炎

慢性阻塞性腮腺炎（chronic obstructive parotitis）又称腮腺管炎，以往与慢性复发性腮腺炎一起，统称为慢性化脓性腮腺炎。

【病因】大多数患者由局部因素引起。如智齿萌出时，导管口处的黏膜被咬伤，不良修复体导致导管口损伤，造成导管及导管口周围瘢痕，引起导管口狭窄。少数患者由导管结石或异物引起。由于导管狭窄或异物阻塞，阻塞部位远端导管扩张，唾液淤滞。腮腺导管系统较长、较细，易于淤滞唾液，也是造成阻塞性腮腺炎的原因之一。

【临床表现】大多发生于青壮年男性。多为单侧受累，也可为双侧。患者常不明确起病时间，导管口流脓和口腔有异味感。约半数患者腮腺肿胀与进食有关，发作次数变化较大，多者每次进食都肿胀，少者一年内很少发作。大多数患者平均每月发作一次以上。发作时伴有轻微疼痛。有的患者腮腺肿胀与进食无明确关系，晨起感腮腺区发胀，自己稍加按摩后即有"咸味"液体自导管口流出，随之局部感到轻松。检查时腮腺稍肿大，中等硬度，轻微压痛。导管口轻微红肿，挤压腮腺可从导管口流出混浊的"雪花样"或黏稠的"蛋清样"唾液，有时可见黏液栓子。病程久者，可在颊黏膜下扪及粗硬、呈索条状的腮腺导管。

【诊断与鉴别诊断】主要根据临床表现及腮腺造影检查结果做出诊断。腮腺造影显示主导管及叶间、小叶间导管部分狭窄，部分扩张，呈腊肠样改变。

慢性阻塞性腮腺炎需与以下疾病鉴别。

1. 成人复发性腮腺炎

成人复发性腮腺炎有幼儿发病史。两者的腮腺造影片有明显不同。成人复发性腮腺炎除非有逆行性感染而使主导管稍扩张不整外，叶间、小叶间导管均无变化，只是末梢导管呈散在点、球状扩张。而阻塞性腮腺炎以导管系统，即主导管及叶间、小叶间导管扩张，呈腊肠样改变为特征。

2. 舍格伦综合征继发感染

舍格伦综合征继发感染亦可有腮腺反复肿胀流脓史，鉴别在于：①发病多为中年女性。②有口干、眼干及结缔组织疾病。③腮腺造影片上以末梢导管点、球状扩张为特征，导管出现特征性改变。④免疫学检查异常。

【治疗】以去除局部病因，消除阻塞为主。有涎石者，先去除涎石。导管口狭窄，可用钝头探针扩张导管口。也可向导管内注入药物，如碘化油、抗生素等，具有一定的抑菌和抗菌作用。也可用其他的保守治疗，包括从后向前按摩腮腺，促使分泌物排出；咀嚼无糖口香糖，促使唾液分泌；用温热盐水漱口，有抑菌作用，减少腺体逆行性感染。经上述治疗无效者，可考虑手术治疗，行导管结扎术或腮腺腺叶切除术（图 3 - 5 - 2）。

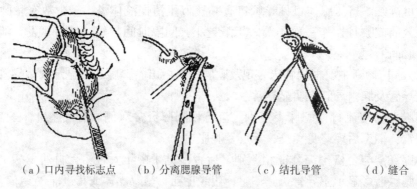

（a）口内寻找标志点　（b）分离腮腺导管　（c）结扎导管　（d）缝合

图 3 - 5 - 2　腮腺导管结扎术

三、涎石病和颌下腺炎

涎石病（sialolithiasis）是在腺体或导管内发生钙化性团块而引起的一系列病变。大约 85% 的涎石病发生于颌下腺，其次是腮腺，舌下腺很少见，偶见小涎腺。涎石常使唾液排出受阻，并继发感染，造成腺体急性或反复发作的炎症。

【病因】涎石形成的原因目前不太清楚，一般认为与某些局部因素有关，如异物、炎症、各种原因造成的唾液滞留等，也可能与机体无机盐新陈代谢紊乱有关，部分涎石病患者可合并全身其他部位结石。

涎石病多发生于颌下腺的因素有：①颌下腺为混合性腺体，分泌的唾液富含黏蛋白，较腮腺分泌液黏滞，钙的含量也高出 2 倍，钙盐容易沉积；②颌下腺导管自后下向前上走行，唾液在导管内运行较缓慢；③导管长，在口底后部有一弯曲部，导管全程较曲折；④导管口位于舌下阜，开口较大，牙垢或异物易进入导管，导管常成为钙盐沉积的核心。这些解剖结构均使唾液易于淤滞，导致涎石形成。

【临床表现】可见于任何年龄，以 20 ~ 40 岁的中青年为多见。病期短者数日，长者数年甚至数十年。

涎石病的主要症状为有阻塞感，患者常诉进食时下颌下腺部位肿胀和疼痛，其程度与涎石部位和大小及造成唾液阻塞的程度有关。小的涎石一般不造成涎腺导管阻塞，无任何症状。当涎石较大、导管阻塞时，则可出现排唾障碍及继发感染的一系列症状及体征。①进食时，腺体肿大，患者自觉胀感及疼痛。停止进食后不久腺体自行复原，疼痛亦随之消失。但有些阻塞严重的病例，腺体肿胀可持续数小时、数天，甚至不能完全消退。②导管口黏膜红肿，挤压腺体可见少量浑浊液体或脓性分泌物自导管口溢出。③导管内的结石，双手触诊常可触及硬块，并有轻压痛。④涎石阻塞引起腺体继发感染，并反复发作。炎症扩散到邻近组织，可引起颌下间隙感染。慢性颌下腺炎患者的临床症状较轻，主要表现为进食时反复肿胀，检查腺体呈硬结性肿块。

【诊断与鉴别诊断】根据进食时颌下腺肿胀及伴发疼痛的特点，导管口溢脓以及双手触诊可扪及导管内结石等，临床可诊断为颌下腺涎石并发颌下腺炎。确诊应做 X 线检查。钙化程度低的涎石，即所谓的阴性涎石，在 X 线平片上难以显示，可在急性炎症消退后行涎腺造影检查，涎石所在处表现为圆形、卵圆形或梭形充盈缺损。对于已确诊为涎石病者，不做涎腺造影，以免将涎石推向导管后部或腺体内。

对典型的涎石病诊断不难，有时需与下列疾病鉴别。

1. 舌下腺肿瘤

下颌下腺绝大多数舌下腺肿瘤无导管阻塞症状，因而无进食疼痛，X 线检查无阳性结石。

2. 下颌下腺肿瘤

淋巴结呈进行性肿大，无进食肿胀或颌下腺炎症发作史，良性肿瘤造影检查见导管移位。

3. 下颌下淋巴结炎

淋巴结反复肿大，无进食疼痛，多发于儿童，导管口无红肿。位置表浅，易扪及。

4. 下颌下间隙感染

患者有牙病史并能查及病原牙。颌下区肿胀呈硬性浸润，皮肤潮红并可出现凹陷性水肿。颌下腺导管分泌可能减少，但唾液正常，无涎石阻塞症状。

【治疗】治疗目的是去除结石、清除阻塞因素，尽最大可能保留下颌下腺。很小的涎石可采用保守治疗，嘱患者口含蘸有柠檬酸的棉签或维生素 C 片，也可进食酸性水果或其他食物，促进唾液分泌，使之自行排出。能扪及的、位置相当于下颌第二磨牙以前部位的涎石，可采用口内导管切开取石术。位于颌下腺内或颌下腺导管后部、腺门部的涎石，颌下腺反复感染或继发慢性硬化性颌下腺炎、腺体萎缩，已失去摄取及分泌功能者，可采用颌下腺切除术。

第六节　面部淋巴结炎

面部淋巴循环丰富，它能将口腔、颌面部的淋巴回流汇集到所属的区域淋巴结内。淋巴结是面部的重要防御系统，可过滤和吞噬进入淋巴液中的细菌和异物，阻止感染扩散。当上呼吸道感染，牙体、牙周组织及颜面、颌骨、口腔黏膜等出现炎症感染时，均可引起所属区域的淋巴结炎症，主要表现为下颌下、颏下、颈深上群淋巴结炎，有时也可见到面部、耳前、耳下淋巴结炎。

【病因】面部淋巴结炎以继发于牙源性及口腔感染为最多见，也可来源于颜面部皮肤的损伤、疖、痈。小儿患者大都由上呼吸道感染及扁桃体炎引起。由化脓性细菌如金黄色葡萄球菌及链球菌等引起的称为化脓性淋巴结炎；由结核分枝杆菌引起的称为结核性淋巴结炎。

【临床表现】

1. 化脓性淋巴结炎

临床上一般分为急性和慢性两类。

急性化脓性淋巴结炎：可来自牙源性病变，婴幼儿则多继发于上呼吸道感染。临床上大多起病急、进展快。早期为单个淋巴结的肿大压痛，以后可累及多个淋巴结，还可发生粘连，皮肤发红，感染向周围扩散或穿破淋巴结包膜形成蜂窝织炎。随细胞毒力与患者机体抵抗力的强弱而有不同的全身反应，小儿尤为明显。

慢性化脓性淋巴结炎：多继发于龋病、根尖周炎、牙周病变等慢性牙源性炎症，也可由急性炎症治疗不彻底转变而来，表现为淋巴结的慢性非特异性增生性炎症。淋巴结开始较小较韧，轻度压痛，与周围组织不粘连，逐渐可增大至黄豆或蚕豆大，一般均无全身症状。

2. 结核性淋巴结炎

结核性淋巴结炎多发生在儿童与青年人中，在颈部的一侧或双侧出现多个大小不等的肿大淋巴结，呈圆形或椭圆形，无痛性缓慢增大，表面光滑。有结核性淋巴结炎时可发展成寒性脓肿，或破溃流出豆渣或米汤样脓液，经久不愈。早期多无明显的全身症状，或有盗汗、低热、消瘦、食欲缺乏等消耗症状。

【治疗】急性化脓性淋巴结炎的早期应注意休息，应用足量抗生素积极解热镇痛，局部理疗或用中药六合丹等外敷治疗。脓肿形成后应及时切开引流。对于慢性淋巴结炎，无明显症状时可不处理。对反复发作者，注意清除原发病灶。如淋巴结明显肿大，可采用手术摘除。

结核性淋巴结炎应注意全身治疗，加强营养，提高机体抵抗力，并应积极抗结核治疗。

▶ 思考题

1. 口腔颌面部感染的特点是什么？
2. 口腔颌面部感染切开的引流指征是什么？
3. 下颌智齿冠周炎常见的感染途径有哪些？
4. 中央性颌骨骨髓炎的临床表现有哪些？
5. 急性化脓性腮腺炎的临床表现及治疗方法是什么？
6. 慢性阻塞性腮腺炎的临床表现有哪些？

第六章　口腔局部麻醉与牙拔除术

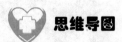思维导图

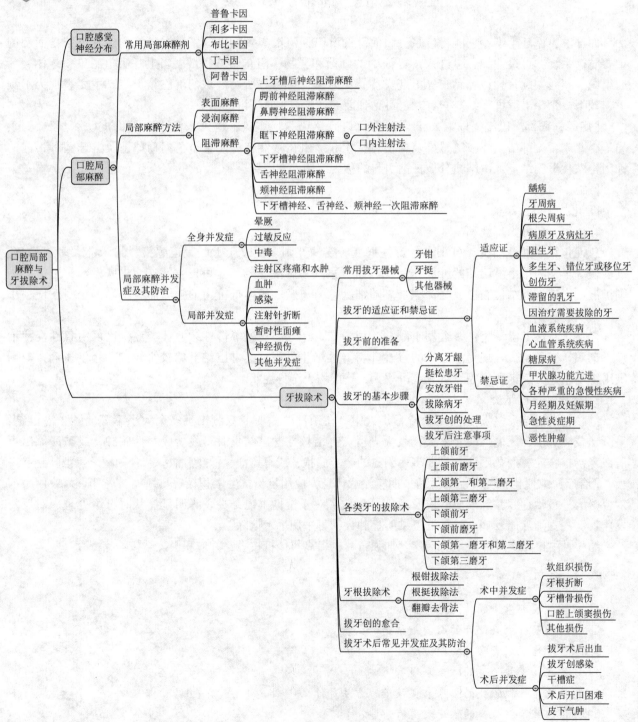

第一节　口腔感觉神经分布

口腔颌面部的感觉神经主要是三叉神经，上下颌牙齿主要由三叉神经的上颌支和下颌支支配。上颌牙齿由三叉神经第二支上颌神经所支配，上颌支分出上牙槽后神经、上牙槽中神经和上牙槽前神经，分布于上颌牙、牙槽骨和唇颊侧的牙龈。这三支神经末梢相互吻合，两侧的上牙槽神经在中线区相吻合，共同构成了上颌牙齿神经丛的外环。由上颌支分出的腭前神经和鼻腭神经分布于上颌牙腭侧牙龈和黏骨膜，这些神经相互吻合，构成了上颌牙齿神经丛的内环。上颌前牙（中切牙、侧切牙、尖牙）的唇侧属上牙槽前神经支配；腭侧属鼻腭神经支配；第一前磨牙、第二前磨牙及第一磨牙近中颊侧根属上牙槽中神经支配，第一磨牙远中颊侧根及腭侧根，第二、第三磨牙都属上牙槽后神经支配。从第一前磨牙至第三磨牙腭侧黏膜，都由腭前神经所支配。

下颌牙齿由三叉神经第三支下颌神经所支配，下颌支分出下牙槽神经、舌神经和颊神经。下牙槽神经由下颌孔进入下颌管，在下颌管内分出细支至下颌牙和牙槽骨，并在中线处与对侧的下牙槽神经吻合。下牙槽神经在下颌管内相当于前磨牙区发出分支，出颏孔称为颏神经，分布于第二前磨牙以前唇侧的牙龈、下唇、黏膜和皮肤。舌神经自下颌神经主干分出后，在下牙槽神经前内侧下行，主要分布于舌前2/3、同侧舌侧牙龈和口底黏膜及舌下腺。颊神经自下颌支分出后，沿喙突内侧下颌支前缘下行，分布于下颌第二前磨牙、磨牙的颊侧牙龈及颊后部黏膜和皮肤（表3-6-1）。

表3-6-1　上、下颌神经在口腔的分布

神经名称		分布部位
上颌神经	鼻腭神经	321|123 的腭侧黏骨膜及牙龈和1|1
	腭前神经	876543|345678的腭侧黏骨膜及牙龈
	上牙槽后神经	87|78 及 6|6 的腭根及远中颊根、牙周膜、牙槽骨、颊侧牙龈
	上牙槽中神经	54|45 及 6|6 的近中颊根、牙周膜、牙槽骨、颊侧牙龈
	上牙槽前神经	321|123 及其牙周膜、牙槽骨、唇侧牙龈
下颌神经	颊神经	5-8|5-8 的颊侧牙龈、颊部的皮肤和黏膜
	舌神经	1-8|1-8的舌侧牙龈、口底及舌前 2/3 的黏膜和舌下腺
	下牙槽神经	8-1|8-1 及其牙周膜、牙槽骨
	颏神经	1-4|1-4 的唇颊侧牙龈及下唇黏膜

第二节　口腔局部麻醉

局部麻醉（local anesthesia）是用局部麻醉药或其他方法暂时性阻断机体一定区域内神经末梢和纤维的感觉传导，从而使该区疼痛消失。实际上，只是局部无痛，即除痛觉消失外，其他感觉如温度觉、触压觉依然存在，患者意识清醒。

一、常用局部麻醉剂

局部麻醉药物的种类很多，临床上选择的局部麻醉药物应该是麻醉效果好、作用快、维持时间长、安全范围大、被吸收后无明显毒副作用、易溶于水、性质稳定的药物。其麻醉效果、产生麻醉作用的时间、维持麻醉作用的时间、对局部组织的刺激性、毒副作用、安全使用的范围以及药物本身的理化性质各不相同。口腔常用的局部麻醉药物有普鲁卡因、利多卡因、布比卡因、丁卡因等。另外，近些年阿替卡因因其用量少，麻醉效果好，在临床上广泛使用。

1. 普鲁卡因

普鲁卡因（procaine）又称奴佛卡因（novocaine），具有良好的局部麻醉作用，毒副作用小，局麻时效短，一般仅能维持 45～60 min，性能较稳定，耐高温消毒。普鲁卡因是临床上应用较广的一种局麻药，但其水溶液在碱性时不稳定，易分解失效。

普鲁卡因的穿透性和弥散性较差，不适宜用于表面麻醉。局部浸润麻醉和阻滞麻醉时可用 1%～2% 溶液，每次用量不超过 1 g。由于其扩张血管的作用较明显，临床上常加入少量的肾上腺素（1：100 000），使局部血管收缩，以减慢药物吸收，延长作用时间。普鲁卡因有时会出现过敏性休克，目前发达国家和地区已放弃使用此类药物。

2. 利多卡因

利多卡因（lidocaine）又称赛罗卡因（xylocaine）。局部麻醉作用比普鲁卡因强，维持时间也较长，毒性也相应较大，用于局麻时，用量应比普鲁卡因小。由于其穿透性和扩散性强，亦可用于表面麻醉，药物浓度是 2%～4% 溶液。浸润麻醉为 0.25%～0.5% 溶液，阻滞麻醉为 1%～2% 溶液。临床上主要以含 1：100 000 肾上腺素的 1%～2% 的利多卡因行阻滞麻醉。利多卡因还有迅速的抗室性心律失常作用，因而常作为心律失常患者首选的局部麻醉药，但严重房室传导阻滞患者禁用利多卡因。它是目前口腔科临床应用最多的局部麻醉药物。

3. 布比卡因

布比卡因（bupivacaine）又称麻卡因（marcain）。局部麻醉作用比利多卡因强 2～3 倍。0.5% 溶液加上少量肾上腺素（1：200 000）用于阻滞麻醉，其作用时间可维持 6 h。此药物在血液内浓度低，体内蓄积少，是一种较安全长效的局部麻醉药，毒副作用小，术后镇痛作用时间较长。

4. 丁卡因

丁卡因（tetracaine）又称地卡因（dicaine）、潘托卡因（pantocaine）。局部麻醉作用比普鲁卡因强 10 倍，作用迅速，穿透力强，毒性较大，主要用于黏膜表面麻醉。由于其毒性较大，临床上不用于浸润麻醉和阻滞麻醉，即使用于表面麻醉，亦应注意剂量。

5. 阿替卡因

阿替卡因的商品名叫碧兰麻，该药为阿替卡因肾上腺素注射液，该药的组织穿透性和扩散性较强，特别适用于涉及骨组织的手术，给药后 2～3 min 出现麻醉效果。含 1：100 000 肾上腺素的阿替卡因对牙髓的麻醉时间为 60～70 min，软组织麻醉时间可达 3 h 以上，适合成人及 4 岁以上儿童。

二、局部麻醉方法

（一）表面麻醉

表面麻醉亦称涂布麻醉，是将麻醉剂涂布或喷射于手术区表面，麻醉药物被吸收而使末梢神经麻痹，达到痛觉消失的效果。临床上主要用于表浅的黏膜下脓肿切开引流，松动的乳牙或恒牙拔除，舌根、软腭或咽部检查，以及气管内插管前的黏膜表面麻醉。一般可用 2% 盐酸丁卡因做表面麻醉。临床上也常用 2% 利多卡因做表面麻醉，但作用不及丁卡因。

（二）浸润麻醉

浸润麻醉（infiltration anesthesia）是将局部麻醉药液注射于手术区域的组织内，以阻断用药部位神经末梢的传导痛觉而产生麻醉效果。

浸润麻醉适用于口腔颌面部软组织范围较大的手术以及牙、牙槽外科的手术。一般采用 5 号注射针头和 5 mL 注射器。因其药液用量大，故其浓度应相对较低，常用药物为 0.25%～0.5% 利多卡因或 0.5%～1% 普鲁卡因。

麻醉方法有：①皮内、皮下注射法；②骨膜上浸润法；③牙周膜注射法。

皮丘注射法是在皮下或黏膜下注射少量药液，形成皮丘，再从此沿手术切口线，由浅至深，分层注射到手术区组织中，此法除有麻醉神经末梢的作用外，由于药液的水压力，组织内张力增大，毛细血管减少，手术视野清晰，分离组织容易。

骨膜上浸润法是将麻醉剂注射到牙根尖部位的骨膜浅面，通过药物渗透作用起到麻醉效果。主要用于上颌及下颌前份牙、牙槽骨手术。牵引注射处黏膜，使之绷紧，以利于穿刺，减少疼痛。一般在拟麻醉牙的唇颊侧前庭沟进针。当注射针头抵触骨面后，退针0.2 cm左右，注射麻药0.5 ~ 2 mL。注意不要刺入骨膜下，以免引起术后疼痛和局部反应(图3 - 6 - 1)。由于上、下颌牙槽突前份的骨质疏松、多孔，药物通过骨膜，经骨面的小孔渗透至需手术的牙根尖的神经丛，产生麻醉效果。

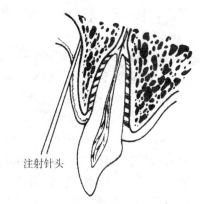

注射针头

图3 - 6 - 1　骨膜上浸润进针点位

牙周膜注射法是用短而细的注射针头，从牙齿的近中和远中侧直接刺入牙周膜，深达0.5 cm，注射药物0.2 mL。这种麻醉方法的缺点是注射时比较疼，但因注射所致的损伤很小，所以适用于对疼痛耐受力较强，血友病和类似有出血倾向或牙周膜有炎症的患者。单纯用骨膜上浸润麻醉或阻滞麻醉效果不好的患者，加用牙周膜注射，常可取得较好的麻醉效果。

(三) 阻滞麻醉

阻滞麻醉 (block anesthesia) 是将局部麻醉药物注射到神经，或其主要分支周围，以阻断神经末梢传入的刺激，使被阻滞的神经分布区域产生麻醉效果。此法能麻醉比较广泛的区域，可以避免多次注射带来的疼痛。使用药物剂量小，麻醉效果完全，麻醉作用深，维持时间长。由于可以远离病变部位进行注射，因此阻滞麻醉对整形手术和感染病例尤为适用。

进行阻滞麻醉时，必须熟悉口腔颌面部的局部解剖，特别是三叉神经的行径与分布，以及神经走行的骨孔位置，还有注射标志与有关解剖结构的关系。严格按照无菌操作要求，针头避免接触未消毒的口腔组织器官，如舌、唇、颊、牙、牙龈等，以免将污染带入深层组织引起感染。注射时应在颌面部找一个支点，推注药物之前，应回吸检查有无回血，如有回血应改变注射针的方向或进针的深度，直到回吸无血，方可注射麻醉药物。

1. 上牙槽后神经阻滞麻醉

上牙槽后神经阻滞麻醉是将药物注射于上颌结节，以麻醉上牙槽后神经，称上颌结节注射法。其有口外注射和口内注射两种方法，临床上常用口内注射法。

口内注射法的进针点一般为上颌第二磨牙远中颊侧根部的口腔前庭沟处，如第二磨牙尚未萌出，进针点则应在第一磨牙远中颊侧根部的口腔前庭沟处，如上颌磨牙缺失，则以颧牙槽嵴部的前庭沟为进针点。

注射时，患者取坐位，头后仰，半张口，上颌牙𬌗平面与地平面成45°角。术者用口镜将患者口颊向后上方牵开，以显露注射点。注射针头与上颌牙长轴成45°角，向后、上、内方向进针，使针尖沿上颌结节外后面的弧形骨表面滑动，深约2 cm，回抽无血，注入药物1.5 ~ 2 mL (图3 - 6 - 2)。注射针尖刺入不宜过深，以免刺破上颌结节后方的翼静脉丛，引起深部血肿。

此法可以麻醉除上颌第一磨牙颊侧近中根外的同侧上颌磨牙、牙槽突及颊侧的牙周膜、骨膜、龈黏膜。由于上颌第一磨牙近中颊根属上牙槽中神经支配，拔除上颌第一磨牙时，应在颊侧近中根相应部位的口腔前庭沟补充浸润麻醉。

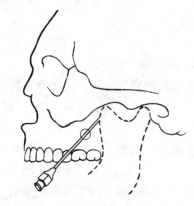

○表示穿刺部位

图3 - 6 - 2　上牙槽后神经阻滞麻醉口内注射法

2. 腭前神经阻滞麻醉

腭前神经阻滞麻醉是将局部麻醉药物注入腭大孔或其周围（一般为稍前方），以麻醉出腭大孔的腭前神经，又称腭大孔注射法（图3-6-3）。进针点为上颌第三磨牙，如上颌第三磨牙未萌出，则在上颌第二磨牙的腭侧龈缘至腭中线连线的中外1/3的交界处，软硬腭交界前约0.5 cm处，口内黏膜表面的一小凹陷。注射时，患者取坐位，头后仰，大张口，上颌牙殆平面与地平面成60°角，注射针置于对侧口角即从对侧下颌尖牙与第一前磨牙之间，注射针在腭大孔的表面标志点稍前方向刺入腭黏膜，向后上方向进针，直达骨面，进针0.3~0.5 cm，回抽无血后，注射药物0.3~0.5 mL。此处局部压力较大，应注意注射针头与注射器，可在注射点稍前方注射，如注射点过于向后或注射剂量过多，则可麻醉腭中、腭后神经，引起恶心、呕吐反应。出现此情况时可请患者张大口深呼吸，以缓解此种反应。此法可麻醉同侧上颌磨牙、前磨牙的腭侧牙龈、黏骨膜和骨组织。

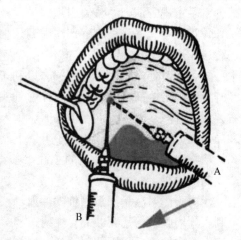

图3-6-3 腭大孔注射法

3. 鼻腭神经阻滞麻醉

鼻腭神经阻滞麻醉是将局部麻醉药物注射到切牙孔腭前孔内，麻醉出孔的鼻腭神经，又称腭前孔或切牙孔注射法（图3-6-4）。进针点为上颌中切牙的腭侧，左右尖牙连线与腭中缝的交点，上颌前牙缺失者，以唇系带为准，向后越过牙槽嵴0.5 cm，表面有菱形的腭乳头。

注射时，患者取坐位，头后仰，大张口，暴露腭乳头，针尖从侧面刺入腭乳头的基底部，然后将注射器摆到中线，使注射器与中切牙长轴平行，向后上方推进约0.5 cm，进入切牙孔。由于该处组织致密，注射药物时需较大压力，应注意勿用力过大，以防针头脱落。一旦针头脱落，应立即让患者张口低头，小心从口内取出，防止针头滑入气管或食管，造成严重后果。

此法可麻醉两侧尖牙腭侧连线前方的腭侧牙龈、黏骨膜和牙槽骨。由于在尖牙的腭侧远中有腭前神经交叉，所以在尖牙腭侧牙龈手术时应补充麻醉，如尖牙腭侧浸润麻醉或腭前神经阻滞麻醉。

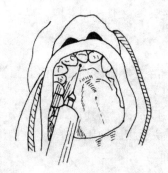
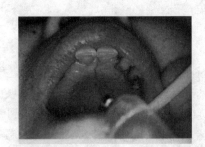

图3-6-4 鼻腭神经阻滞麻醉

4. 眶下神经阻滞麻醉

眶下神经阻滞麻醉是将局部麻醉药物注射到眶下孔或眶下管内，麻醉出孔的眶下神经，又称眶下孔或眶下管注射法。此法分口外注射和口内注射两种方法。

眶下孔的表面标志是在眶下缘中点下方0.5~1 cm处，患者两眼正视前方，瞳孔下方为眶下缘的中点，上颌第二前磨牙和颏孔的连线通过眶下孔。

（1）口外注射法：注射时，患者取坐位，上下颌牙闭合。术者左手示指扪及眶下缘下方眶下孔处，指压有明显的痛感。由于眶下孔和眶下管的方向是向前、下、内，所以进针点自同侧鼻翼外侧约1 cm处刺入皮肤，注射针与皮肤成45°，斜向上、后、外，进针1.5 cm，可直接刺入眶下孔（图3-6-5）。如针尖抵眶下孔周围的骨面，可先注射少量麻醉药物，再稳定针尖寻找眶下孔，进入眶下孔有落空突破感。

再继续进针0.5 cm，回吸无血后，可推注麻醉药物1~1.5 mL。

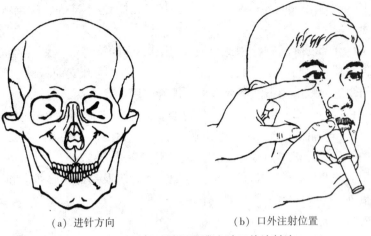

（a）进针方向　　　　　　　　　（b）口外注射位置

图3-6-5　眶下神经阻滞麻醉口外注射法

（2）口内注射法：患者头后仰，然后用示指压在眶下缘中点的下方，寻找眶下孔，用口镜牵开上唇向前向上，注射器与中线成45°，以上颌侧切牙根尖相应口腔前庭沟处为进针点，沿骨面向上、后、外方向进针可达眶下孔，但不易进入眶下管。眶下神经阻滞麻醉的范围包括同侧下睑、鼻、眶下部、上唇、上颌前牙和前磨牙以及上述牙的唇颊侧龈黏膜、骨膜和牙槽骨。

5. 下牙槽神经阻滞麻醉

下牙槽神经阻滞麻醉是将局部麻醉药物注射到翼下颌间隙内下颌孔的附近，麻醉下牙槽神经，又称下颌孔注射法或翼下颌注射法。下牙槽神经阻滞麻醉有口内注射法和口外注射法等，临床上常用口内注射法。

口内注射法的进针点在患者大张口时为颊脂垫尖或翼下颌皱襞中点外侧0.3~0.4 cm。

注射时，患者取坐位，大张口，下颌牙𬌗平面与地平面平行。注射器在对侧口角下颌前磨牙区，注射针与中线成45°，高于下颌牙𬌗平面1 cm并与之平行，向后外方刺入进针点，推进2.5 cm左右，针尖触及下颌神经后缘的骨面（图3-6-6）。如针尖触及骨面时深度不足2 cm，说明部位过于靠前，如深度超过2.5 cm还未触及骨面，说明过于靠后，需调整方向再进针，回抽无血后，可注入药物1~1.5 mL。

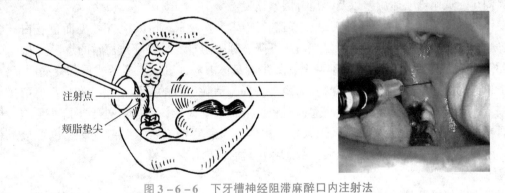

注射点
颊脂垫尖

图3-6-6　下牙槽神经阻滞麻醉口内注射法

此法可麻醉同侧下颌骨、下颌牙、牙周膜、前磨牙至中切牙的唇颊侧牙龈、黏骨膜和下唇。

6. 舌神经阻滞麻醉

舌神经阻滞麻醉是将局部麻醉药物注射到舌神经周围，麻醉该神经。舌神经在下牙槽神经的前内侧，从翼内肌与翼外肌之间穿行，进入翼下颌间隙。在相当于下颌神经沟水平，舌神经位于下牙槽神经前内1 cm处。

在进行下牙槽神经阻滞口内注射后，针退出1 cm，再注射药物0.5~1 mL；或边退边注射药物0.5~1 mL，直到针尖退至黏膜下为止，即可麻醉舌神经。麻醉范围包括同侧舌侧牙龈、黏骨膜、口底黏膜以及舌前2/3黏膜。

行下牙槽神经阻滞麻醉和舌神经阻滞麻醉 5 min 后，患者注射侧的下唇及舌尖可出现麻木、肿胀和变肥厚的感觉；如超过 10 min 仍不出现麻醉征，可能是因为注射部位不准确，应重新注射。

7. 颊神经阻滞麻醉

颊神经阻滞麻醉是将局部麻醉药物注射到颊神经周围，麻醉该神经。颊神经是在翼外肌两头之间向外，在下头时转向下，在翼外肌与颞肌之间紧贴着颞筋膜。在下颌升支前缘的内侧，相当于下颌磨牙的平面，颊神经离开颞筋膜进入颊部及下颌磨牙颊侧牙龈和骨膜。

当进行下牙槽神经和舌神经阻滞麻醉后，针尖退至黏膜下，推注药物 0.5～1 mL，即可麻醉颊神经。或在下磨牙𬌗平面与下颌升支前缘交界处的颊黏膜进针，针尖向后外方刺入 0.5 cm 后推注药物 0.5～1 mL，也可在要拔除的下颌磨牙颊侧前庭沟处直接进行浸润麻醉。

麻醉范围包括同侧下颌磨牙、第二前磨牙颊侧牙龈、黏骨膜及颊部黏膜肌肉和皮肤。

8. 下牙槽神经、舌神经、颊神经一次阻滞麻醉

本法亦称下颌支内侧隆突阻滞麻醉。

注射标志：下颌支内侧隆突位于下颌小舌的前上方，是由髁突向前下和喙突向后下汇合成的骨嵴。当大张口时，下颌支内侧隆突可随下颌骨的运动移向下前，不致被上颌骨后缘所遮挡。在此区域内由前往后有颊神经、舌神经、下牙槽神经通过。在翼下颌皱襞外侧，相当于上颌第三磨牙𬌗平面下 0.5 cm 处为刺入点；若上颌无牙，则以相当于第三磨牙槽嵴下 1.5 cm 处为刺入点。

麻醉方法：患者大张口，注射器置于对侧口角处，并尽量后推，使针体与患侧颊黏膜面接近垂直，于刺入点进针，深 1.5 cm 左右，针尖触及骨面，回抽无血时，注入药物 1.5～2 mL；然后，将注射针退回少许，再注入药物 0.5 mL；应用本法，只注射一针，即可同时麻醉下牙槽、舌、颊三条神经。

三、局部麻醉并发症及其防治

（一）全身并发症

1. 晕厥

晕厥是由于一过性脑缺血引起突发性、暂时性的意识丧失。一般是由患者精神紧张、恐惧、疲劳、饥饿、天气闷热、低血糖、体质差以及疼痛等因素诱发。

晕厥发作的前驱症状是患者感到头晕、心慌、胸闷、恶心等。临床检查可见面色苍白、全身冷汗、呼吸短促，脉搏快而弱。进一步发展可出现血压下降、呼吸困难，最终导致短暂的意识丧失。

【防治】术前检查患者的全身及局部情况，如患者身体虚弱、饥饿、疲劳或局部疼痛明显，应暂缓手术，并给予相应的治疗。在进行局部麻醉前需耐心解释，消除患者的紧张情绪。在局部麻醉操作过程中，一旦发现患者有晕厥发作的前驱症状，应立即停止注射，放平椅位，使患者处于平卧头低位。松解衣领，保证呼吸通畅，情况严重者可针刺或指压人中，用芳香胺、酒精或氨水刺激呼吸。也可给予氧气吸入，静脉推注高渗葡萄糖。经上述处理后，大多数患者可短时间内恢复正常。

2. 过敏反应

其是指患者曾使用过某种麻醉药物，无不良反应，当再次使用该药时，却出现了不同程度的毒性反应，有延迟反应和即刻反应两种类型。

延迟反应主要表现为血管神经性水肿，偶见荨麻疹、药疹和过敏性紫癜等。

即刻反应是用极少量药物后，立即发生严重的类似中毒的症状。轻者表现为烦躁不安、胸闷、寒战、恶心、呕吐等，严重者出现惊厥、神志不清、血压下降、昏迷，甚至心搏骤停而死亡。

【防治】术前仔细询问患者有无麻醉药过敏史。酯类麻醉药如普鲁卡因可出现过敏反应。对酯类麻醉药过敏者可改用酰胺类麻醉药，如利多卡因，阿替卡因等。对怀疑有过敏史者应先做皮内过敏试验。进行局部麻醉时，推注药物的速度要慢，并注意观察，如出现过敏症状，应立即停止注射，反应轻者按晕厥处理，严重者应立即抢救，给予静脉推注地西泮（安定）、给氧、解痉、升血压等对症处理，对延迟反

应可给予抗过敏药物。

3. 中毒

中毒是指单位时间内进入血液循环中的麻醉药物超过分解速度，血内达到一定的浓度时就会出现各种程度的中毒症状或过量反应。中毒反应的轻重与总的用药剂量、单位时间内注入药物剂量的多少、药物浓度的大小、注射速度以及是否直接快速注入血管内有关。

中毒反应的临床表现可归纳为兴奋型和抑制型两种类型。兴奋型者表现为烦躁不安、多语、恶心、呕吐、嗜睡、血压升高等，严重者可出现全身抽搐、缺氧、发绀症状。抑制型者上述症状不明显，迅速出现脉弱、血压下降、神志不清症状，随即呼吸、心跳停止。

【防治】术者应熟悉麻醉药物的毒性、一次最大剂量，单位时间内推注药物的速度要慢。推注药物要回抽，观察其是否进入血管内。一旦发生中毒反应，应立即停止注射。症状轻者按晕厥处理，症状严重者应立即采取给氧、输液、升血压、抗惊厥、应用激素等抢救措施。

（二）局部并发症

1. 注射区疼痛和水肿

常见的原因是：局部麻醉药物变质、有杂质或溶液不等渗；注射针头钝、弯曲或有倒钩；注射针头刺入骨膜下，造成骨膜撕裂；未严格按无菌要求操作，使感染进入深部组织等。

【防治】注射前认真检查麻醉药物和注射针头，严格按无菌要求操作，并避免在同一部位反复注射。一旦发生疼痛、水肿、炎症，可给予局部热敷、理疗、封闭，并给予消炎止痛药物。

2. 血肿

在注射过程中若刺破血管，可引起组织内出血。多见于上牙槽后神经阻滞麻醉时，刺破翼静脉丛，形成血肿；偶见眶下神经阻滞麻醉时，刺入眶下管，刺破眶下动、静脉。临床表现为局部迅速肿胀，无疼痛，皮肤或黏膜出现紫红色瘀斑，数日后转变为黄绿色，最后缓慢吸收消失。

【防治】针尖应无倒钩。注射针不弯曲，同时应正确掌握穿刺点、进针方向、角度以及深度，避免反复穿刺，增加刺破血管的概率。如发现注射区突然肿胀，应立即压迫止血，给予冷敷，48 h之后改用热敷。必要时给予止血和抗炎药物。

3. 感染

发生感染的原因主要是注射部位和麻醉药物消毒不严，注射针被污染以及注射针穿过感染灶等，将感染带入深部组织，引起颌面深部间隙感染。少数情况还可能经血液循环造成严重的全身感染。一般在注射后1~5天，注射区出现红、肿、热、痛，甚至张口受限或吞咽困难等症状。有的患者会出现全身的菌血症和脓毒血症，表现为白细胞计数增高、畏寒、发热等症状。

【防治】注射前检查麻醉药物、注射器械以及注射区消毒情况，严格遵守无菌操作原则，注射针避免接触未消毒的口腔以及避免在感染灶处注射或注射针穿过感染灶。如发生感染，按抗感染处理。

4. 注射针折断

临床上注射针折断较少见，造成注射针折断的原因有：注射针质量差、有铁锈、缺乏弹性等；折断位常见于针头与针体连接处，常见原因为术者操作不当，过度弯曲；注射针刺入骨孔、骨管或韧带时用力不当，用力方向改变；注射中患者突然摆动头位等。

【防治】术前仔细检查注射针，有问题的注射针应废弃；注射前向患者解释清楚，得到患者的配合；操作要轻柔，针尖刺入组织后，不要用力改变方向；注射针至少要有1 cm留在组织外。如发生注射针折断，嘱患者保持张口状态，勿做下颌运动，立即夹住针头外露部分并将其拔出。如折断部分完全留在组织内，应拍X线片定位后手术取出。切勿盲目探查，以免使断针向深部移位，这样更加难以取出。

5. 暂时性面瘫

暂时性面瘫一般多见于下牙槽神经口内阻滞麻醉时，由于注射部位偏向内后，超过下颌升支后缘或乙状切迹，麻醉药物注入腮腺内，麻醉了面神经而导致暂时性面瘫。注射后数分钟，患者感觉面部活动异常，注射侧眼睑不能闭合，口角下垂。

【防治】术者注意进针点的部位，进针方向，进针深度和麻醉药物的剂量。如出现面瘫，一般无须特殊处理，待药物作用消失后，可自行恢复，但需向患者解释清楚。

6. 神经损伤

注射针刺入神经，或注入混有酒精的溶液都可导致神经损伤，出现感觉异常、神经麻木或疼痛症状。

【防治】临床上，多数神经损伤都是暂时性的，故可以不作处理，等其自主恢复。但对于损伤较严重的，由于难以确定神经损伤的程度，所以对出现术后麻木症状未能自行恢复者，应尽早给予积极处理，例如针刺，理疗，给予激素、扩张血管药物等，以促进神经功能的完全恢复。

7. 其他并发症

其他并发症包括暂时性牙关紧闭、暂时性复视或失明等。发生此类并发症后要耐心向患者解释，一般在短时间内，待药物作用消失后，即可恢复正常，故无须做特殊治疗。

第三节　牙拔除术

牙拔除术简称拔牙（extraction of teeth），是口腔颌面外科门诊最基本的手术，常作为某些牙病的终末治疗手段，也是治疗口腔颌面部牙源性疾病或某些相关全身性疾病的外科措施。

一、常用拔牙器械

（一）牙钳

牙钳通常由钳喙、关节和钳柄三部分组成，牙钳的主要作用是夹持牙齿和传导力量。钳喙是夹持牙齿的部分，形态为外凸内凹，内凹侧用于夹住牙冠或牙根。根据牙冠和牙根的不同形态，设计的牙钳形状也多种多样，大多数钳喙是对称型的，上颌磨牙钳为非对称型，左、右各一。连接钳喙和钳柄的可活动部分是关节。钳柄是手术者握持的部分。钳喙与钳柄呈不同的角度以利于拔牙时的操作，上牙与下牙不同，前牙与后牙不同。夹持牙根的牙钳又叫根钳（图3-6-7）。

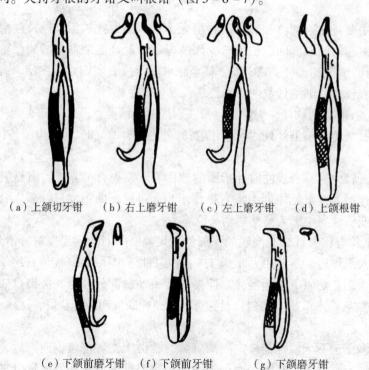

（a）上颌切牙钳　（b）右上磨牙钳　（c）左上磨牙钳　（d）上颌根钳

（e）下颌前磨牙钳　（f）下颌前牙钳　（g）下颌磨牙钳

图3-6-7　各类拔牙钳

（二）牙挺

牙挺是一些牢固的，或无法直接夹持的牙齿的首选拔牙工具，但其在使用过程中对牙槽突损伤较大，故术中要与牙钳配合使用。

牙挺由挺刃、挺杆、挺柄三部分组成。按照其功能可分为牙挺、根挺和根尖挺；按照其形状又可分为直挺、弯挺和三角挺等（图3-6-8）。牙挺的刃宽，根挺的刃较窄，根尖挺的刃尖而薄。

牙挺是按照杠杆、楔和轮轴三种原理，将撬力、楔力和扭转三种力量单独或互相结合使用，使牙或牙根出现松动、脱臼，以便拔除。牙挺常用于阻生牙、埋伏牙、残冠、残根和断根的拔除。牙挺使用时要注意：不能以邻牙为支点，必须用手指保护，用力的方向应正确，力量大小必须控制。牙挺使用不当常可导致邻牙松动，牙挺刺伤周围软组织，发生骨折，将牙根推入上颌窦或下颌神经管，甚至到口底间隙。

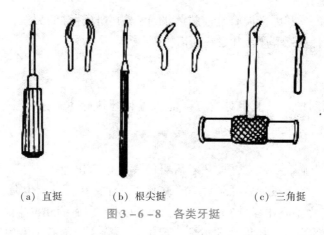

（a）直挺　　　（b）根尖挺　　　（c）三角挺

图3-6-8　各类牙挺

（三）其他器械

拔牙器械还包括牙龈分离器、刮匙、手术刀、剪刀、骨膜剥离器、骨凿、锤子、咬骨钳、骨钳以及缝合器械等。目前，临床上还逐步使用带有长钻头的涡轮钻拔除阻生牙。

二、拔牙的适应证和禁忌证

（一）适应证

拔牙的适应证是相对的，随着口腔医学的发展，口腔治疗技术的提高，过去很多属于拔牙适应证的病牙，现在也可以保留。因此，拔牙适应证的范围越来越狭窄。

1. 龋病

因龋坏过大，牙冠严重破坏已不能修复保存，利用现有的修复手段已无法恢复和利用者可拔除。

2. 牙周病

晚期牙周病，牙齿松动在Ⅲ度以上，反复感染，牙周的骨组织破坏较多，无法治疗，影响咀嚼功能和修复设计者。

3. 根尖周病

根尖周围组织病变，无法用根管治疗术、根尖切除术或牙再植术等方法来保留者。

4. 病原牙及病灶牙

如引起颌骨骨髓炎、上颌窦炎、颌面部间隙感染的病灶牙，可能与某些全身性疾病，如风湿病、肾病等有关的病灶牙，在有关科室医师的要求下拔除。

5. 阻生牙

反复引起冠周炎、引起邻牙龋坏或自身龋坏的阻生牙、位置不正而不能完全萌出的阻生牙，可以拔除。

6. 多生牙、错位牙或移位牙

形态位置异常，影响美观，造成食物嵌塞或妨碍功能、影响义齿修复者，不能用正畸方法恢复正常者可以拔除。

7. 创伤牙

牙外伤导致牙冠折断达牙根且无法修复的牙齿可以拔除，骨折线上的牙齿尤其是有骨膜相连者，可以考虑保留。

8. 滞留的乳牙

逾期不脱落而影响恒牙正常萌出的乳牙可拔除。但如果其下方恒牙先天性缺失或者异位阻生，乳牙功能良好，可不拔除。

9. 因治疗需要拔除的牙

因正畸需要进行减数的牙和因义齿修复需拔除的牙；颌骨良性肿瘤累及的牙；恶性肿瘤进行放射治疗前为减少感染和预防颌骨坏死等严重并发症而需拔除的牙。

（二）禁忌证

拔牙的禁忌证也是相对的。以上相对适应证能否进行牙拔除术，还需综合考虑患者的全身和局部情况。

1. 血液系统疾病

患有贫血、白血病、出血性疾病者，拔牙术后可能发生创口出血不止以及严重感染。再生障碍性贫血和急性白血病患者抵抗力差，拔牙后可能引起严重的并发症，甚至危及生命，应避免拔牙。轻度贫血，血红蛋白在 80 g/L 以上，血细胞比容在 30% 以上者可以拔牙。白血病和再生障碍性贫血的慢性期，血小板减少性紫癜以及血友病的患者，如果必须拔牙，要慎重对待，应与有关专家合作施行拔牙术。在拔牙前须进行相应的治疗，在拔牙术后应继续治疗，严格预防术后感染和出血。

2. 心血管系统疾病

拔牙前了解患者是否有高血压和心脏病，属于哪一类。Ⅲ度或Ⅱ度房室传导阻滞、双支传导阻滞、重症高血压、近期心肌梗死、心绞痛频繁发作、心功能Ⅲ～Ⅳ级、心脏病合并高血压时应禁忌或暂缓拔牙。

一般高血压患者可以拔牙，但血压高于 180/100 mmHg（24/13.3 kPa）者，应先行治疗再拔牙。高血压患者术前 1 h 服用镇静、降压药，麻醉药物中不宜再加血管收缩药物，可改用利多卡因做麻醉剂。术后应继续控制血压，防止拔牙后出血。

心功能Ⅰ或Ⅱ级，镇痛完全时可以拔牙。对于风湿性和先天性心脏病患者，术前、术后要使用抗生素预防术后菌血症导致的细菌性心内膜炎。冠心病患者拔牙可发生急性心肌梗死、房颤、室颤等严重并发症，术前要服用扩张冠状动脉的药物，并在术中备急救药品，以防意外发生。肺心病患者拔牙时应预防发生心肺衰竭，可用抗生素预防肺部感染，必要时给予吸氧。

3. 糖尿病

糖尿病患者抗感染能力差，需经系统治疗，空腹血糖控制在 8.88 mol/L 以下，且无酸中毒症状时，方可拔牙。术前、术后应使用抗生素预防感染。

4. 甲状腺功能亢进

此类患者拔牙因能引起甲状腺危象而危及生命。应将基础代谢率控制在 +20% 以下，静息脉搏不超过 100 次/min，才可拔牙。术前应消除患者紧张、焦虑的情绪，麻醉药中勿加肾上腺素，术前、术中和术后应监测脉搏和血压，注意预防术后感染。

5. 各种严重的急慢性疾病

各种急性肾炎均应暂缓拔牙；慢性肾病，处于肾功能代偿期，临床无明显症状，术前术后使用大量的抗生素，方可拔牙。急性肝炎不能拔牙。慢性肝炎患者需拔牙时，术前术后给予足量维生素 K、维生素 C 以及其他保肝药物，术中还应加止血药物。术者应注意严格消毒，防止交叉感染。

6. 月经期及妊娠期

在月经期可能发生代偿性出血，应暂缓拔牙。妊娠期的前 3 个月和后 3 个月不能拔牙，以免导致流产和早产。在妊娠第 4、第 5、第 6 个月拔牙较为安全。

7. 急性炎症期

急性炎症期是否可拔牙应根据具体情况而定。一般而言，急性期应首先控制炎症，等待时机，一有可能，应及时拔除患牙。如急性颌骨骨髓炎患牙已明显松动，拔除患牙有助于建立引流、缩短疗程、减少并发症，在抗生素控制下可以拔牙。所以，要根据患牙的局部及患者的全身情况综合考虑。下颌智齿冠周炎、急性传染性口炎、腐败坏死性龈炎、年老体弱的患者应暂缓拔牙。

8. 恶性肿瘤

因单纯拔牙可使肿瘤扩散或转移，位于恶性肿瘤范围内的牙应与肿瘤一同切除。位于放射治疗照射部位的患牙，在放射治疗前 7 ~ 10 天拔除。放射治疗中及放射治疗后 3 ~ 5 年内不能拔牙，以免发生放射性颌骨坏死。

三、拔牙前的准备

术前详细询问患者病史，包括既往麻醉、拔牙或其他手术史，是否有药物过敏史，术中及术后的出血情况。术前了解患者的全身情况，是否有拔牙禁忌证，必要时应进行化验以及药物过敏试验等检查。因拔牙需患者高度配合，与患者交谈和事先说明情况非常重要。

根据患者的主诉并检查要拔除的患牙，弄清为什么拔、能不能拔、怎样拔以及估计拔牙术中可能出现的情况。每次一般只拔除一个象限内的牙齿，通常先拔上颌牙再拔下颌牙，先拔后面的牙再拔前面的牙。

拔牙前口腔区及麻醉刺入区可用 1% ~ 2% 碘酊消毒，术者应戴无菌乳胶手套进行拔牙。同时还应根据患牙在牙列中的位置、牙冠大小、牙根数目和形态、牙体破坏程度选用合理、适用、效率高的拔牙器械。

四、拔牙的基本步骤

在完成拔牙前的准备，局部麻醉显效后，再次核对需拔除的牙齿，让患者做好思想准备以配合手术的进行，按照以下步骤拔牙。

（一）分离牙龈

拔牙时，必须将紧密附着于牙颈部的牙龈仔细分离，以免安放牙钳的时候夹住并撕裂牙龈。具体方法是将牙龈分离器插入龈沟内，紧贴牙面伸入沟底，沿牙颈部推动，先唇侧再舌侧，使牙龈从牙颈部剥离开（图 3 - 6 - 9）。如没有牙龈分离器，用探针也可分离牙龈。

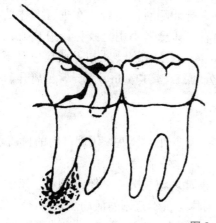
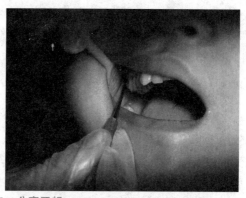

图 3 - 6 - 9　分离牙龈

（二）挺松患牙

对于阻生牙、坚固不易拔除的牙、残冠、残根、错位牙等不能用牙钳夹住的牙，应先用牙挺将牙齿挺松后，再拔除。使用牙挺的方法很多，可根据患牙的具体情况来选择最恰当的方法（图3-6-10）。

（三）安放牙钳

正确选用牙钳，将钳喙分别安放于患牙的颊舌侧，使钳喙的长轴与牙的长轴平行，紧紧地夹住患牙。置放牙钳时应注意再次核对牙位，并确认未伤及牙龈、未损伤邻牙、钳喙与所拔牙齿的长轴方向一致（图3-6-11）。

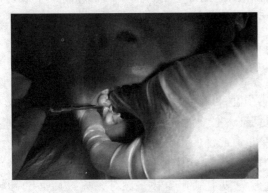
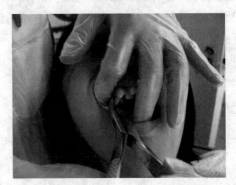

图3-6-10　挺松患牙　　　　　　　　　　　图3-6-11　安放牙钳

（四）拔除病牙

牙钳夹紧牙体后使用摇动、旋转和牵引的手法使患牙脱位，一般情况下要循序进行，在牙齿充分受力、牙周膜纤维撕裂、牙齿松动后向阻力最小的方向将其拔除。对于扁根牙、多根牙，不可使用旋动的手法。

（五）拔牙创的处理

牙拔除术后，检查拔除的患牙是否完整，牙根数目是否符合，有无断根，如发现有断根应拔除。检查拔牙创口内有无牙碎片、骨碎片、牙结石以及炎性肉芽组织。用刮匙清理拔牙创，清除根尖病变和进入牙槽窝内的异物，防止术后出血、疼痛或感染而影响拔牙创的愈合。

对过高或过尖的骨嵴、牙槽中隔或牙槽骨板，用骨凿、咬骨钳、骨锉进行修整，以利于创口愈合和后期义齿修复。对被扩大的牙槽窝或裂开的牙槽骨板，可用手指垫纱布将其复位。一般的拔牙创无须缝合。但对拔多个牙、切开、翻瓣拔牙或牙龈撕裂者，均应进行牙龈对位缝合。在进行上述处理后，拔牙创内有鲜血充满，然后在拔除牙创面上放置消毒的纱布棉卷。让患者稍用力咬住压迫止血，半小时后可自行取出。对有出血倾向的患者应观察30 min，不合作的儿童、无牙颌的老人以及残疾患者不能自行咬纱布棉卷，可由医护人员或陪同家属用手指压迫纱布棉卷几分钟，观察30 min后无异常可离开。

（六）拔牙后注意事项

拔牙后当天不能漱口，次日可刷牙，不要用舌尖舔或吸吮伤口，以免拔牙创口内的血凝块脱落。2 h后可进食温软的食物，避免用拔牙侧咀嚼。

拔牙当天口内有少量血液渗出或唾液内带有血丝，属正常现象。嘱患者不要惊慌，不要用手触摸伤口。如拔牙后有大量鲜血流出，应及时复诊。术后当日适当休息，不宜剧烈活动。

麻醉作用消失后伤口处可能有疼痛感，必要时可服用止痛药物。如术后2~3天仍有疼痛感并逐渐加重，可能发生了继发性感染，应到医院复诊检查，做相应的处理。

对于手术创伤大，时间较长或炎症期拔牙者，以及全身抵抗力较差者，可酌情给予抗生素治疗，必要时可给予输液。

留置的引流条在术后 24～48 h 内撤除或更换。创口的缝线，术后 5～7 天可拆除。

五、各类牙的拔除术

（一）上颌前牙

上颌前牙均为近似圆锥形的单根牙，唇侧骨板较薄。拔除时先做唇腭侧摇动，向唇侧的力量要大一些，然后近远中向旋转数次，使牙周膜撕裂，顺扭转方向向前下方牵引拔出（图 3 - 6 - 12）。上颌尖牙牙根粗大、长且直，唇侧骨板薄，拔牙时易将骨板折断与牙一同拔除，所以用先向唇侧再向腭侧的摇动力充分摇动后再加用旋转力并向前下方牵拉拔出（图 3 - 6 - 13）。上颌尖牙对保持牙列完整、咀嚼、修复以及美观均有重要意义，应尽量保留。

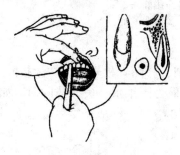

图 3 - 6 - 12　上颌中切牙拔除法

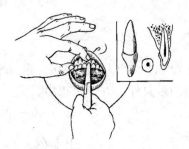

图 3 - 6 - 13　上颌尖牙拔除法

（二）上颌前磨牙

上颌前磨牙均为扁根，根尖较细，近牙颈部 2/3 横断面似哑铃状，有些上颌第一前磨牙在近根尖 1/3 或 1/2 处分为颊、腭两个根。拔牙时应向颊腭侧摇动，开始摇动的力和幅度均不能过大，反复摇动，逐渐加大颊向幅度，摇松后，顺牙长轴从颊侧方向牵引拔出（图 3 - 6 - 14）。注意避免用旋转力。

（三）上颌第一磨牙和第二磨牙

上颌第一磨牙和第二磨牙均为三个根，颊侧分为近中和远中两个较细的根，腭侧的近中根和远中根粗大。上颌第一磨牙三个根分叉大，上颌第二磨牙根较短，分叉也小，颊侧近中根和远中根常融合。拔牙时主要使用摇动的力，向颊侧的力应比向腭侧的力大，反复而缓慢地摇动，牙齿松动后可沿阻力较小的颊侧牵引拔出。上颌第二磨牙比第一磨牙易拔除。上颌第一、第二磨牙的拔除不能用旋转力，以避免牙根折断（图 3 - 6 - 15）。

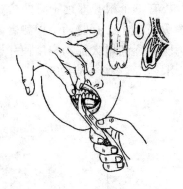

图 3 - 6 - 14　上颌前磨牙拔除法

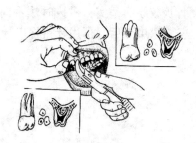

图 3 - 6 - 15　上颌第一、第二磨牙拔除法

（四）上颌第三磨牙

在拔除上颌第三磨牙之前应拍X线片，了解牙根变异情况。如发生断根，因其位置靠口腔后上，不易操作，取根很困难，所以应尽量避免断根。上颌第三磨牙牙根变异很大，大多数为锥形融合根，根尖向远中弯曲。颊侧骨板较薄，牙根后方为骨质疏松的上颌结节，而且后方无牙齿阻挡，较易拔除。一般用牙挺向远中方向挺出，可不用牙钳。如用牙钳应先向颊侧，然后向腭侧摇动，摇松后向颊侧殆面牵引拔除（图3-6-16）。

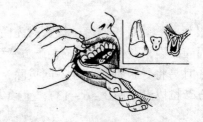

图3-6-16 上颌第三磨牙拔除法

（五）下颌前牙

下颌前牙牙冠窄小，均为单根，切牙根扁平，较短而细，唇侧骨板较薄。切牙拔除时，以唇向摇动为主，使牙齿松动后向外上方牵引拔出。尖牙根粗而长，根为圆锥形，尖牙拔除时，如摇动的力不够，可稍加旋转后向外上方牵引拔出（图3-6-17、图3-6-18）。

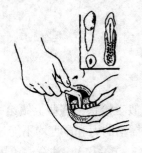 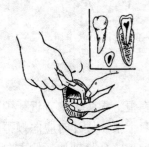

图3-6-17 下颌切牙拔除法　　　　图3-6-18 下颌尖牙拔除法

（六）下颌前磨牙

下颌前磨牙均为圆锥形单根，牙根长而细，略向远中弯曲，颊侧骨板较薄。拔除时摇动方向主要是向颊舌侧，颊侧用力可较大，可稍加旋转力，然后向颊侧方向牵引拔出（图3-6-19）。

（七）下颌第一磨牙和第二磨牙

下颌第一磨牙多为近远中根，呈扁圆形，略弯向远中，少数有三个根，即远中有两个根，下颌第二磨牙多为两个根，形状与下颌第一磨牙相似，但牙根较小，根分叉也小，有时两个根融合。下颌第一和第二磨牙颊侧骨板较厚而坚实，钳拔时颊舌向摇动需较大的力，并逐渐增大摇动幅度使牙槽窝扩大，有时可借助牙挺，挺松患牙后，再用牙钳将患牙向颊侧上外方牵引拔出（图3-6-20）。

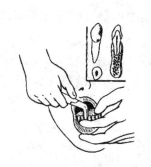
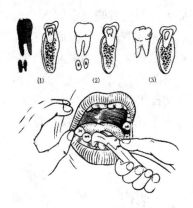

图3-6-19　下颌前磨牙拔除法　　　　图3-6-20　下颌磨牙拔除法

（八）下颌第三磨牙

下颌第三磨牙的生长位置、方向、牙根形态变异较大。正位和颊向错位的下颌第三磨牙较易拔除。舌侧的骨板薄，摇动时向舌侧多用力并拔除，也可以用牙挺向远中舌侧挺出。

六、牙根拔除术

牙根包括残根和断根两种。残根是由于龋病破坏或死髓牙牙冠折断后遗留在牙槽窝内的牙根，因时间较长，在根周和根尖存在慢性炎症和肉芽组织，根尖吸收，牙根缩短而松动，易于拔除。如残根无明显炎症，特别是单根，无松动，可经根管治疗后做桩冠。不适合做桩冠修复者，还可保留做覆盖义齿。断根是由创伤或拔牙手术造成牙根折断而遗留于牙槽窝内的牙根。断根的长短不一，断面锐利有光泽，常稳固地埋藏于牙槽骨中，拔除较困难，故术中应尽量避免牙根折断。

拔牙时折断的牙根原则上均应立即取出，否则会影响拔牙创的愈合，引起炎症和疼痛以及成为慢性感染病灶。如患者年老体弱，可延期拔除断根。如断根短小，仅为根尖部折断，取根困难，可将其留在牙槽窝内。经长期观察，这种断根在体内无不良后果，拔牙创愈合良好。

在拔除牙根之前，应了解牙根的数目、大小、部位，必要时可拍摄X线片。残根拔除一般较容易完成。拔断根时，必须有良好的照明、止血措施、清晰的视野、合适的器械及准确的操作。如果盲目操作，可导致手术创伤，甚至会将断根推入上颌窦内，造成术后出血、组织肿胀、感染、下唇麻木以及口腔上颌窦瘘等并发症。

拔除牙根的常用方法有以下几种。

（一）根钳拔除法

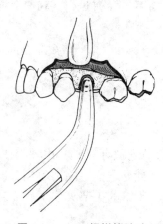

根钳拔除法适用于颈部以上折断的牙根，高出牙槽嵴的牙根或低于牙槽嵴的牙根，但去除少许牙槽骨壁后，仍可用根钳夹住的牙根，可用根钳拔除。残根上端常因龋坏，夹持时易碎，所以在安放根钳时，尽量将钳喙的尖推向根尖的方向，能夹持较多的牙根部分，夹持时不宜用力过大。圆根应用旋转力，扁根用摇动的力，缓慢用力，使牙根松动，然后牵引拔出（图3-6-21）。

（二）根挺拔除法

根钳不能夹持的牙根，可使用根挺拔除法。常用的根挺有直根挺、弯根挺、根尖挺和三角挺。根挺拔除牙根时，应将挺刃插入牙根的根面与牙槽骨板之间。如牙根断面为斜面，根挺应从断面较高

图3-6-21　根钳拔除法

的一侧插入。根挺插入一般从颊侧近中插入，上颌牙也可从牙根与腭侧骨板之间插入。如根周间隙狭窄，挺刃难以插入时，可用小骨凿增宽间隙后再将根挺插入。

前牙牙根用直根挺，后牙牙根用弯根挺，根尖折断用根尖挺。多根牙互相连接，可用骨凿分根后逐个拔除，或拔除一个牙根后，用三角挺分别拔除其他牙根。

根挺插入后，可交替使用楔力、撬力和旋转力，并逐渐将根挺深入使牙根松动，最后用撬力使牙根脱出。在拔除上下颌磨牙牙根时，注意不要垂直加力，以免将牙根推入上颌窦或下颌管内（图3-6-22）。

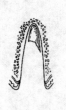 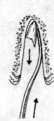 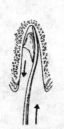 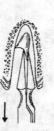 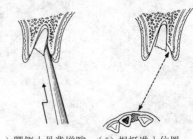

（a）根在牙槽窝内　（b）根挺从较高一侧插入　（c）挺松断根　（d）根钳拔除　　　（e）腭侧小骨凿增隙　（f）根挺进入位置

图3-6-22　根挺拔**根法**

（三）翻瓣去骨法

死髓牙的牙根、根端肥大以及牙根与牙槽骨壁粘连致牙周间隙消失等情况，用根钳、根挺均不易拔除的牙根，需应用翻瓣去骨法拔除牙根。

在牙根的颊侧牙龈做角形或梯形切口，切口深达骨面。从牙的近远中颊侧交角的游离龈处，斜行向下，龈瓣的基底要宽，下方不超过前庭沟。用骨膜剥离器翻瓣，显露颊侧骨板。用骨凿或钻头去骨，暴露部分牙根，再用牙挺将牙根取出。

七、拔牙创的愈合

牙拔除后，牙槽窝内充满血液，约15 min形成血凝块，血凝块有保护创口、防止感染、促进伤口愈合的功能。如血凝块脱落或无血凝块形成，则创口愈合延迟，并导致牙槽窝感染、疼痛等并发症。牙拔除24 h后，有毛细血管和成纤维细胞从牙槽骨壁向血凝块内延伸生长，使血块发生机化。7~8天后，牙槽窝内为肉芽组织所充满。拔牙后3~4天更成熟的结缔组织开始替代肉芽组织，至20天左右完成，术后第5~8天开始有新骨出现。大约3个月后才能形成完全的骨组织。

在拔牙创愈合过程中，同时进行着牙槽骨的改建，有骨的吸收和增生现象。骨吸收在拔牙后2个月仍然很明显，以后逐渐稳定。

临床上拔牙后1周左右牙槽窝内有肉芽组织形成，1~2个月牙槽窝即可变平。X线片检查显示，在3~6个月后牙槽窝才能出现正常的骨结构。因此，理论上义齿修复应在拔牙后3个月进行，临床上可根据拔牙多少、创伤大小、患者年龄以及创口愈合情况等灵活掌握。

八、拔牙术后常见并发症及其防治

（一）术中并发症

1. 软组织损伤

牙龈组织撕裂伤最常见。原因多为在安放牙钳之前，分离牙龈不彻底。安放牙钳时，钳喙咬住牙龈，在摇动、旋转和牵拉时牙龈仍与患牙附着而将其撕裂。使用牙挺时，未掌握好支点，用力不当，缺乏保护，导致牙挺滑脱，刺伤口腔软组织。使用牙钳夹持时，未将口角牵开，牙钳的关节夹住下唇而导致下唇损伤。行翻瓣手术时，切开的深度不够，瓣过小，导致黏骨膜瓣撕裂等。

【防治】拔牙前认真仔细地分离牙龈；安放牙钳时，将钳喙紧贴牙面推向牙颈部，避免夹住牙龈；同时注意上下唇是否被牙钳夹住，操作时用左手防护；使用牙挺时注意掌握好支点，缓慢加力，左手加以保护，防止牙挺滑脱；翻瓣手术应设计足够大小的龈瓣，切开要深达骨面。如发生软组织撕裂伤，应仔细复位缝合，防止术后出血。

2. 牙根折断

断根是拔牙术的常见并发症。牙齿龋坏严重、根尖弯曲、根分叉大、根肥大、牙根与牙槽骨粘连等牙齿本身的原因，或因术者拔牙操作不当，如牙钳安放不当、用力不当、牵引方向不当等造成断根。

【防治】术者在熟悉牙根解剖的基础上，熟练掌握正确的操作手法。对有可能存在牙根解剖异常或病理改变者，需拍摄 X 线片检查，同时向患者交代清楚。如发现牙根折断，则根据断根的情况，用适当的方法拔除断根。

3. 牙槽骨损伤

在牙槽骨薄弱的部位以及牙与牙槽骨板发生粘连时，拔牙过程中用力不当，可造成牙槽骨折断。上、下颌前牙唇侧骨板薄，上颌第一磨牙根分叉明显，摇动幅度大，上颌第三磨牙后方的上颌结节骨质疏松，下颌第三磨牙舌侧骨板薄，均为牙槽骨折的多发部位及原因。

【防治】上、下颌前牙拔除比较容易，不要过度用力，尽量避免损伤牙槽骨。上颌第三磨牙拔除使用牙挺时，如为远中阻力，不应强行用力，待拍摄 X 线片后，再决定手术方法。下颌第三磨牙拔除在劈冠和使用牙挺时，应注意用力的方向和大小，避免损伤舌侧骨板。如发现有牙槽骨折断，不要强行拉出，应先剥离黏骨膜，再将骨板取出。如骨板与牙齿无粘连，而且骨板与黏骨膜相连，可将离断的牙槽骨复位缝合。

4. 口腔上颌窦损伤

上颌第二前磨牙，第一、第二磨牙的根尖距上颌窦底很近，有的仅隔一层薄的骨板，甚至只有上颌窦黏膜相隔。当上颌后牙断根后，取根易将牙根推入上颌窦内，或根尖有炎症，拔牙后出现上颌窦与口腔交通。

【防治】当拔除上颌后牙时，术前仔细观察 X 线片，了解牙根与上颌窦的关系，尽量避免断根。如出现断根，应仔细检查断根的情况，在视野清楚的情况下插入根挺，用力的方向不要垂直，楔力与旋转力结合。如牙根与牙槽骨有粘连，薄刃的根尖挺不易插入时，可考虑用翻瓣去骨取根法。如断根被推入上颌窦内，一般很难取出。

对于有根尖病变的牙槽窝不必搔刮，需清除肉芽组织时，应用刮匙紧贴牙槽窝壁插入，轻轻地刮除肉芽组织。

如怀疑上颌窦与口腔相交通，可让患者鼻腔鼓气，测试是否出现上颌窦底穿孔而漏气。如穿孔小于 2 mm，可按拔牙后的常规处理，压迫止血，待其自然愈合。并嘱患者术后避免鼻腔鼓气和用吸管吸饮，以免压力增加使血凝块脱落。一个月后复查，一般情况下可痊愈。如穿孔未愈合，也可等待创口进一步缩小。半年后仍未愈合者可考虑行上颌窦瘘孔修补术。如窦底穿孔很大，可让患者改变头位，使断根从牙槽窝内掉出，或用生理盐水冲洗，使其流出。上段有穿孔小于 2 mm 的处理方法或牙根在窦底黏膜之外，可不做处理，术后抗炎治疗观察。

5. 其他损伤

牙拔除术中会遇到出血、神经损伤、颞下颌关节脱位以及下颌骨骨折等情况。

术中出血过多可能与患者有凝血功能障碍的疾病、拔牙术中损伤血管有关。神经损伤最多见的是下颌第三磨牙拔除时，损伤下牙槽神经，导致下唇麻木。另外，也可有舌神经、颊神经、鼻腭神经和颏神经的损伤。这些神经的损伤均与翻瓣去骨拔牙有关。有习惯性颞下颌关节脱位的患者拔牙时易发生脱位。有颌骨肿瘤特别是巨大囊肿的患者以及骨质疏松等疾病的患者，在拔除下颌阻生第三磨牙的过程中，可能出现下颌骨骨折，不过一般很少见。

【防治】拔牙术前详细了解患者有无出血史，有无拔牙禁忌证。若术中出血较多，应压迫止血，并给予相应的处理。拔除下颌阻生智齿时，应拍摄 X 线片，了解下颌管与牙根的关系，避免损伤神经。使用牙挺以及劈冠时，避免用力过大，以免引起下颌骨骨折。熟悉神经解剖，翻瓣时避免手术切断神经。如切断神经，应立即行端端吻合术。

在拔牙过程中，尽量避免过长时间的大张口。如出现颞下颌关节脱位，应立即手法复位。对可能发生下颌骨病理性骨折的患者，术前要拍摄 X 线片，一旦发生下颌骨骨折，应按下颌骨骨折的治疗原则处理。

在临床上由于工作的疏忽，可能拔错牙，所以，在拔牙之前要确定必须拔除的患牙，并向患者交代清楚。拔牙前，安放牙钳或插入牙挺时要再次核对。如拔错牙，应立即进行牙再植术，并向患者做好解释工作。

(二) 术后并发症

1. 拔牙术后出血

在正常情况下，拔牙创压迫半个小时后不会再出血。若吐出消毒纱布棉卷后仍出血不止，或拔牙后第二天再次出血，则为拔牙后出血。拔牙后当时出血未停止是原发性出血，拔牙后第二天因其他因素出血是继发性出血。出血的原因有全身因素和局部因素。全身因素包括各种血液疾病、高血压、肝胆疾病等；局部因素包括牙龈撕裂、牙槽骨骨折、牙槽窝内有肉芽组织或异物、血凝块脱落等。

【防治】术前详细询问病史，对有全身性疾病的患者应请有关科室的医师会诊，确定可以拔牙，方可行拔牙术。拔牙操作应仔细，减小创伤。拔牙创口要认真处理，向患者及其家属仔细交代拔牙后的注意事项。拔牙创伤大、有出血倾向的患者，在拔牙创咬纱布棉卷半小时后，经检查无异常方可离开。

发生拔牙后出血，首先应进行局部检查。一般可见到高出牙槽窝的凝血块，并有血液从凝血块的下方渗出。处理方法是：先清除高出牙槽窝的凝血块，检查出血部位，用生理盐水冲洗，局部外用止血药，再次压迫止血；如牙槽窝内有异物，可在局麻下彻底搔刮牙槽窝，让牙槽窝充满新鲜血液后，再压迫止血；如出血明显，可在牙槽窝内填塞明胶海绵或碘仿纱条，然后将创口拉拢缝合。在局部处理后，与全身因素有关者需进行化验和对症处理，如输鲜血或输凝血因子等。

2. 拔牙创感染

常规牙拔除后急性感染一般少见，多为牙片、骨片、牙石等异物和残余肉芽组织引起的慢性感染。

急性感染一般是由拔牙适应证掌握不恰当，特别是在炎症期拔牙引起。慢性感染的临床表现为患者感觉创口不适，检查发现创口愈合不良，局部充血明显，可有瘀血和水肿，拔牙创充满红、松软的炎性肉芽组织，触之易出血，或有溢脓。

【防治】严格控制手术适应证。拔牙术中坚持无菌操作，尽量减少手术创伤。有局部感染灶时，拔牙后严禁粗暴地搔刮，以免引起感染扩散。术前、术后给予抗生素治疗。

3. 干槽症

干槽症以下颌后牙多见，特别是下颌阻生第二、第三磨牙时。在正常情况下，即使是翻瓣去骨拔牙术，其创口的疼痛在 2～3 天后会逐渐消失。如果拔牙 2～3 天后出现剧烈的疼痛，疼痛向耳颞部、颌下区或头顶部放射，使用一般的止痛药物不能止痛，则可能发生了干槽症。临床检查可见牙槽窝内空虚，或有腐败变性的血凝块，呈灰白色。在牙槽窝壁覆盖的坏死物有恶臭，用探针可直接触及骨面并有锐痛。颌面部无明显肿胀，张口无明显受限，颌下可有淋巴结肿大、压痛。组织病理表现为牙槽窝骨壁的浅层骨炎或轻微的局限性骨髓炎。

【防治】干槽症是细菌感染所致，也和创伤、解剖及纤维蛋白溶解等因素有关，所以术中应严格遵守无菌操作要求，减少手术创伤。一旦发生干槽症，治疗原则是彻底清创以及隔离外界对牙槽窝的刺激，促进肉芽组织生长。

治疗方法是在阻滞麻醉下，用 3% 过氧化氢溶液清洗，并用小棉球反复擦拭牙槽窝，去除腐败坏死物质，直至牙槽窝干净、无臭味为止。然后再用过氧化氢溶液、生理盐水冲洗，在牙槽窝内塞入碘仿纱条。为防止碘仿纱条脱落，还可将牙龈缝合固定一针。一般 7～10 天后可取出碘仿纱条，此时牙槽窝骨壁上已有一层肉芽组织覆盖，并可逐渐愈合。一般愈合过程为 1~2 周。

4. 术后开口困难

术后的单纯反应性开口困难主要是由拔除下颌智齿时，颞肌深部肌腱下段和翼内肌前部受到创伤及创伤性炎症的激惹，产生反射性肌肉痉挛造成的。

【防治】注意在拔牙过程中，切口与翻瓣大小相适宜，尽量减少磨牙后区的损伤。明显的开口受限可用热含漱液漱口或理疗帮助恢复开口度。

5. 皮下气肿

皮下气肿的发生主要是因为拔牙过程中，反复牵拉已经翻开的组织瓣，使气体进入组织中；还可能是使用高速涡轮机时，喷射的气流导致气体进入组织；或者术后患者反复漱口、咳嗽等使口腔内不断发生正负气压的变化，使气体进入创口，导致气肿。皮下气肿主要表现为局部肿胀，无压痛，可有捻发音。

【防治】在拔牙过程中，避免翻瓣过大。使用涡轮机的时候，应使组织瓣敞开。术后嘱咐患者避免做鼓气等造成口腔压力加大的动作。

▶ 思考题

1. 临床上常用的局部麻醉剂主要有哪些？
2. 下牙槽神经阻滞麻醉口内注射法的具体步骤有哪些？
3. 局部麻醉剂常见的并发症及处理措施有哪些？
4. 牙拔除术的适应证和禁忌证分别包括哪些？
5. 牙拔除术的基本步骤包括哪些？
6. 牙拔除术后常见的并发症及预防措施有哪些？

第七章　口腔颌面部损伤

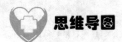
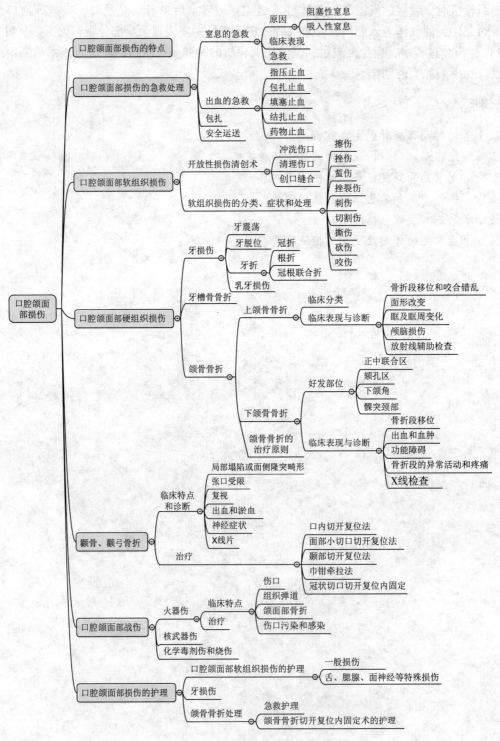

口腔颌面部处于人体暴露部位，在日常和战时极易受到损伤。作为呼吸道和消化道开口所在处和人体重要感官的集中区域，该部位的损伤不仅可引起机体组织器官不同程度的反应和功能障碍，同时可造成人体形貌的缺陷甚至损毁，给患者带来严重的心理创伤。因此，口腔颌面部损伤的正确诊治和处理尤为重要。

口腔颌面部损伤常伴有全身其他部位损伤，在救治过程中须做全面系统的检查，综合判断伤情，准确快速判定救治先后顺序、轻重缓急，首先抢救患者的生命，待生命体征平稳后及早进行专科救治，以免延误时机，造成不应有的后果。

第一节　口腔颌面部损伤的特点

（1）口腔颌面部血运丰富，组织再生修复和抗感染能力强。伤后 48 h 或更长时间的挫裂伤，如没有明显的化脓感染，仍可清创后进行一期缝合。由于血运丰富，伤后一般出血较多，易形成血肿，损伤后组织肿胀反应出现得早而明显。

（2）口腔颌面部的损伤容易引起感染。口腔颌面部有许多腔窦，如鼻腔、口腔、鼻窦等，腔窦内常存有一定量的细菌以及其他微生物。创口如与这些腔窦相通，容易引起感染，故在清创时，应尽早关闭与腔窦相通的创口，以减少感染机会。

（3）易伴有牙损伤。牙齿受到外力作用折断或脱位，牙碎片向周围组织飞溅，形成"继发弹片伤"。口腔颌面部损伤发生颌骨骨折，由于面部肌肉组织的牵拉，骨折段发生移位，引起咬合关系错乱，导致咀嚼功能障碍。咬合关系错乱是诊断颌骨骨折的重要依据之一。在治疗颌骨骨折时，以恢复正常咬合关系为骨折复位的重要标准。

（4）易并发颅脑损伤。颌面部与颅脑相邻，严重的颌面部损伤常合并颅脑伤，如颅骨骨折、脑震荡、脑挫裂伤、颅内血肿等；并发颅底骨折时，可发生脑脊液鼻漏和耳漏。

（5）易发生窒息。呼吸道上端位于口腔颌面部，损伤时，可因组织移位、血肿、分泌物堵塞而影响呼吸，甚至发生窒息。

（6）可伴有重要解剖结构的损伤。颌面部有腮腺、面神经和三叉神经等组织。如腮腺受伤，可并发涎瘘；面神经损伤，可出现面瘫；三叉神经损伤，则可引起相关区域麻木；口腔是消化道的入口，损伤后常妨碍正常进食，需选用正确的进食方法和食物，以维持机体所需营养。

（7）口腔颌面部特殊组织器官集中。鼻部、唇部、眶部、颊部开放性损伤时，如处理不当，伤口愈合后常可发生不同程度的组织和器官的移位、变形以及瘢痕挛缩畸形。腮腺、面神经、三叉神经等损伤可引起不同程度的功能障碍，造成严重的身心创伤。因此，在处理颌面部伤口时，尽量保留有可能存活的组织，进行精确地对位缝合。

第二节　口腔颌面部损伤的急救处理

急救的首要措施是对危及生命和重要器官损伤的抢救，待生命体征和重要器官得到稳妥的处理后再进行口腔颌面部创伤的救治。

一、窒息的急救

【原因】按引起窒息的原因，窒息可分为阻塞性窒息和吸入性窒息两大类。

1. 阻塞性窒息

（1）异物阻塞：如血凝块、骨碎片、牙碎片以及各类异物，进入呼吸道引起呼吸道阻塞，进而发生窒息。

（2）颌面部组织移位：如上颌骨发生开放性横断骨折时，上颌骨因重力、软腭肌牵拉、外力等因素，向后下方移位，堵塞咽腔引起窒息。再如，下颌骨双侧颏孔区骨折或下颌体部两侧同时骨折时，双侧骨折断段间的下颌骨体在降颌肌群的牵拉下，向后下方移位，发生舌后坠而堵塞呼吸道（图3-7-1）。

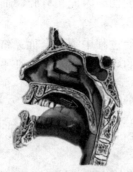 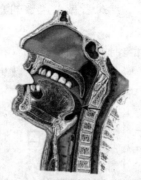

（a）上颌骨骨折后软腭堵塞咽腔　　（b）下颌骨骨折后舌后坠

图3-7-1　组织移位引起窒息

（3）肿胀：口底、颌下和颈部损伤后，组织损伤形成水肿或因出血形成血肿，当肿胀达到一定程度，则会压迫上呼吸道而发生窒息。面部烧伤的伤员还应注意可能吸入灼热气体而使气管内壁发生水肿，导致管腔狭窄而引起窒息。

（4）活瓣样阻塞：受伤的黏膜瓣盖住了咽门而引起吸气障碍。

2. 吸入性窒息

意识障碍或昏迷的伤员吞咽、咳嗽反射消失，其可直接把血液、唾液、呕吐物或异物吸入气管、支气管甚至肺泡而引起窒息。

【临床表现】早期患者烦躁不安、出冷汗，随后端坐呼吸、鼻翼翕动、吸气长于呼气、口唇发绀或出现喉鸣，严重时出现"三凹征"（吸气时胸骨上窝、锁骨上窝、肋间隙深陷），呼吸急促而表浅、脉弱、脉快、血压快速下降、瞳孔散大，对光反射消失，呼吸、心搏骤停而死亡。

【急救】窒息是口腔颌面部伤后的一种危急并发症，危及生命。应预防病因，避免发生窒息死亡，做到准确预测、早期发现、及时处理。

因各种异物堵塞咽喉部窒息的患者，应立即用手指（或裹以纱布）掏出异物，或用塑料管吸出堵塞物。同时改变体位，采用侧卧或俯卧位，继续清除分泌物，以解除窒息。

因舌后坠而引起的窒息，应迅速把舌牵向口外解除窒息，并在舌尖后2 cm处用粗丝线或别针贯穿全层舌组织，固定于口腔外，持续牵拉舌体。

上颌骨骨折块下垂移位时，应在清理口腔内异物后就地取材，将筷子、木棒等横于双尖牙处使上颌骨上提，并将两端悬吊固定在头部绷带上（图3-7-2）。

口咽部肿胀，可安置任何型式的通气管。如情况紧急，又无适当的通气管，应立即用15号以上的粗针头由环甲膜刺入气管，以解除窒息，随后行气管切开术。

如呼吸已停止，应立即行紧急气管内插管，或行紧急环甲膜切开术，待伤情平稳后再改用常规气管切开术。对于活瓣样阻塞，环甲膜切开术应将下垂的黏膜瓣缝回原位或剪掉，必要时应行气管切开术。

对吸入性窒息患者，应立即行气管切开术，迅速吸出气管内分泌物及其他异物，恢复呼吸道通畅。

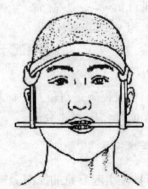

图3-7-2　上颌骨骨折块下垂移位头部绷带悬吊

二、出血的急救

口腔颌面部损伤后大出血是患者院前死亡的重要病因。对于出血的急救，应根据损伤部位、出血的性质（毛细血管渗血、静脉出血、动脉破裂出血）和现场条件而采取积极有效的措施。

1. 指压止血

在紧急情况下，用手指压于支配出血区域的动脉近心端，迫使出血区域止血，该方法为暂时止血，需用其他方法进一步止血。如头顶及颞部区域出血，可压迫耳屏前颞浅动脉，以减少出血；压迫下颌骨下缘咬肌前缘处的面动脉，以减少颜面部的出血；压迫胸锁乳突肌前缘与舌骨大角交界处稍下方颈总动脉，可减少头颈部大出血（图3-7-3），但此方法有时可引起心动过缓、心律失常，故须慎用。

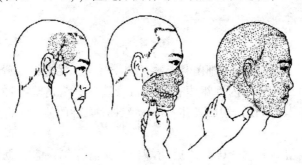

图3-7-3　指压止血部位示意图

2. 包扎止血

包扎止血适用面颈部大面积出血和面侧深区静脉渗血，如头皮、颜面等处的毛细血管和小动、静脉的出血。先将移位的组织复位，再用多层纱布敷料覆盖损伤区域，用绷带加压包扎。包扎时压力适当，避免骨折段移位，特别是在颈部，切勿压力过大造成呼吸不畅。

3. 填塞止血

填塞止血多用于颌面部腔窦出血，可用碘纱条或油纱条填塞，由深至浅呈"S"形顺序填塞，并记录填入数量，防止日后漏取。鼻道出血的患者，在明确无脑脊液漏时，可用油纱布填塞鼻道，效果不好时，可加用鼻后孔止血法。

4. 结扎止血

对开放性伤口，可直接钳夹后结扎伤口内活动出血的血管，如因创口过小等因素无法结扎止血，必要时可扩大切口，充分显露手术视野。颌面部严重出血，如局部不能妥善止血时，需结扎患侧颈外动脉。

5. 药物止血

局部应用止血粉、止血海绵、止血纱布等止血制剂，使药物与出血创面直接接触，并用纱布加压包扎。全身使用的止血药如止血敏、6-氨基己酸、安络血等均可作为辅助用药，以加速血液的凝固。此法适用于毛细血管渗血和小静脉出血。

三、包扎

正确完好的包扎是急救过程中非常重要的一个步骤，包扎有压迫止血、暂时性固定、防止骨折片移位、保护创面、缩小创面、减少污染、减少唾液外流、止痛等作用。颌面部受伤后常用的包扎方法有三角巾风帽式包扎法、三角巾面具式包扎法、头颌绷带十字形包扎法、四尾带包扎法等。

四、安全运送

快速安全地运送患者是保证生命安全的重要环节，现场解除呼吸困难和出血后，应立即组织人员和交通工具运送患者。运送患者过程中注意保持患者呼吸道通畅和严密观察其全身、局部情况，防止发生窒息和休克等危重情况。对于昏迷的患者，应采用俯卧位，额部垫高，使口鼻悬空，以利于引流和防止舌后坠。一般患者可采用侧卧位，避免血凝块及分泌物堆积在咽部。对开放性损伤，应及早清创缝合。在无清创条件时，应及时包扎伤口，以隔绝感染原。伤后应及早使用抗生素预防感染和注射破伤风抗毒素。

第三节　口腔颌面部软组织损伤

口腔颌面部软组织损伤包括开放性损伤和闭合性损伤两大类。

一、开放性损伤清创术

1. 冲洗伤口

冲洗伤口的目的是清除进入伤口内的细菌和异物，防止感染，促进组织愈合。一般认为 6~12 h 内细菌多停留在损伤的组织表面，未进入内部组织，故大量冲洗可容易清除。冲洗液不能为酒精、六氯酚、碘剂、强力肥皂液等对细胞具有杀伤作用的液体，应为无细胞毒性的盐水，冲洗开放创口。

2. 清理伤口

常规冲洗后仍有可能残留砂砾、牙碎片、玻璃等异物，需仔细探查、彻底清除。并清除坏死组织，尽可能保留带蒂组织，修整创口不规则组织，形成整齐的创缘，减少愈合瘢痕。

3. 创口缝合

局麻下彻底清创后，彻底止血，消除无效腔，对刃对线，分层缝合，皮肤无张力对合缝合，创缘外翻。

（1）颌面部的缝合要用细针细线，将组织准确地分层缝合，尤其在颜面、眼睑、鼻翼、唇红等部位。

（2）颊部较大的洞穿性缺损，可暂时将创缘处皮肤与黏膜相对缝合，消除创面，遗留的缺损以后整复。不要勉强拉拢缝合，以免造成术后张口困难。

（3）舌部创伤，宜用粗线在创缘 0.5 cm 处做深缝合。舌体有组织缺损时，要注意保持舌体的纵长，以免影响舌的活动与正常功能。

（4）腮腺损伤时，应将腮腺包膜、皮下、皮肤分层严密缝合，以免形成涎瘘。

（5）完全离体的耳、鼻、唇、舌等器官，伤后 6 h 以内经过处理缝回原处，仍可望成活。

二、软组织损伤的分类、症状和处理

1. 擦伤

面部擦伤多发生于较为突出的部位，如颏、额、颧、鼻、唇等。临床表现主要是皮肤表层破损，并有少量渗血和疼痛，创面上常附有砂粒或其他异物。治疗主要是局麻下清洗、消毒创面，去尽异物和预防感染。如果擦伤未达到真皮层，伤后不会留下瘢痕。多数情况下可任创面暴露而无须包扎，待其干燥结痂、自行愈合。

2. 挫伤

挫伤为皮下及深部组织遭受创伤而无开放性伤口，为机体受钝器撞击或摔跌致使皮下组织水肿、血肿和肌纤维断裂。较大的血肿继发感染，还可能形成脓肿。治疗主要是止血、镇痛、预防感染、促进血肿吸收和恢复功能。轻度挫伤无须特殊处理，在早期可冷敷，减少组织肿胀和血肿形成。如血肿较大或液化，可局部穿刺或引流。如血肿压迫上呼吸道或血肿继发感染，应手术切开，清除血凝块和感染物，同时用抗生素控制感染。

3. 蜇伤

蜇伤为蜂、蝎等昆虫所带毒刺造成的损伤。伤后局部红肿明显，疼痛剧烈。治疗：先用镊子取出刺入皮内的毒刺，局部用 5%~10% 的氨水涂擦，以中和毒素。也可外敷清热解毒的中药，如夏枯草等，或局部封闭，以减轻肿痛。

4. 挫裂伤

挫裂伤是较大机械力造成的钝器伤，伤口的特点是创缘不整齐，裂开较大，并有发绀色坏死组织，还可伴发开放性骨折，需清创缝合。

5. 刺伤

刺伤因尖锐的刀、锥、钉、笔尖、树枝等物刺入而导致。创口小而伤道深，多呈盲管状，也可以是穿通伤，由于伤口不易清洁，易发生感染。24 h内发生感染的患者，应配合口服抗生素，如青霉素或阿莫西林。

6. 切割伤

切割伤是被锋利的刀器、玻璃片等造成的。伤口的特点是边缘整齐，伤及大血管时可大量出血，如切断面神经，可造成面瘫。

7. 撕伤

较大的机械力造成组织撕裂或撕脱。如长发卷入机轮中，可将大块头皮撕脱。伤口的特点是边缘不整齐，皮下及肌肉组织均有挫伤，常有骨骼暴露，容易继发感染。撕脱伤伤情重、出血多、疼痛剧烈，易发生休克。

8. 砍伤

砍伤为较大机械力的利器如刀、斧等所致的损伤。伤口的特点是创口较多，深浅不等，多伴有挫伤、开放性粉碎性骨折等。

9. 咬伤

常见被犬、鼠、猪等动物咬伤，人咬伤也不罕见。犬咬伤可致狂犬病。人咬伤，常可因口内有毒力较强的厌氧菌而造成坏疽或严重感染，应常规应用狂犬疫苗，同时警惕破伤风。

第四节　口腔颌面部硬组织损伤

口腔颌面部硬组织损伤主要包括牙和颌骨损伤。牙和牙槽骨损伤，在颌面部损伤中较为常见，尤其是上、下颌前牙位于牙弓前缘突出部分，易因碰撞、跌伤、咀嚼硬物等引起损伤。

一、牙损伤

1. 牙震荡

牙齿受到外力作用导致牙周膜或牙髓受损，发生充血、水肿。临床可表现为有松动感、伸长感、咀嚼疼痛。

轻度损伤症状可自行缓解消失，较为严重者后期可出现牙髓症状，必要时行神经根管治疗。轻度牙震荡可不做特殊治疗，降低咬合，暂不使用即可。患牙需充分休息，定期复查。

2. 牙脱位

牙脱位是指牙齿受外力作用偏离或脱离牙槽窝，可分为完全脱位和不完全脱位。不完全脱位又分为挫入性脱位、突出性脱位和侧向脱位。临床上出现牙松动、倾斜、伸长和疼痛，妨碍咀嚼。牙完全脱位，则牙脱离牙槽窝，或仅为软组织连接，常同时伴有牙龈撕伤和牙槽骨骨折。

不完全脱位牙应在局麻下复位并固定4~6周，如出现牙髓坏死，则需根管治疗。对于年轻恒牙的挫入性牙脱位则需观察，由于年轻恒牙随着牙根继续发育，牙齿还可"再萌出"，因此只需定期观察，但是对于严重挫入性牙脱位，因根尖部组织损伤严重，"再萌出"可能性极小，应拉出复位并固定，追踪观察。完全性牙脱位应尽快行牙再植术，最好在2 h内再植。若能在0.5 h内再植，可大大降低牙根发生吸收的概率。牙脱位后应立即放回原位，如牙已被污染，应用大量生理盐水或自来水冲洗干净后放回空虚的牙槽窝。如不能即刻复位，则应将患牙置于生理盐水、牛奶或自来水中，或者保存于患者舌下或口腔前庭处，切忌干燥，并尽快到医院就诊。

3. 牙折

牙折可分为冠折、根折及冠根联合折断（图3-7-4）。冠折未穿髓者仅有不同程度感觉过敏，穿髓者有剧烈疼痛，根折处有明显松动感和压痛。

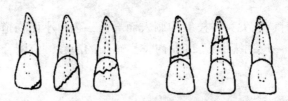

（a）冠折　　　　　　（b）根折

图3-7-4　牙折的类型

（1）冠折：牙冠发生折断称之为冠折。单纯牙釉质折或轻微折损，无临床牙髓刺激症状，可不做特殊处理或调磨过锐边缘。如牙髓有明显的刺激症状，根据具体情况，选择脱敏治疗或根管治疗，并完善治疗后牙冠修复。如冠折已穿通牙髓，根据牙根是否发育完全和感染程度，选择活髓切断术、根尖诱导成形术或根管治疗冠修复等。年轻恒牙需牙根发育完善行根管治疗后，行牙冠修复。

（2）根折：牙根发生折断称之为根折。颈1/3根折，应尽快进行根管治疗，通过冠延长术或正畸牵引，获得足够的生物学宽度后，行桩冠修复；根中部的折断，应视具体情况治疗断根后修复或拔除；根尖1/3折断、牙松动，应及时结扎固定，必要时行根管治疗。

（3）冠根联合折：如有条件可行牙髓或根管治疗，通过冠延长术或正畸牵引获得足够的生物学宽度后，行桩冠修复。如条件差，拔除断根，后期修复。

4. 乳牙损伤

对乳牙损伤的处理有其特殊性，乳牙的保留对以后恒牙萌出、颌面部的发育意义重大。如判定其对恒牙胚有损伤，则应尽早拔除；如无影响，则应尽量保留受伤的乳牙。对于4岁以上牙齿缺失的患儿，应做缺隙保持器，以防止邻牙向近中移动致恒牙萌出障碍或错位。

二、牙槽骨骨折

牙槽骨骨折是外力直接作用于牙槽骨所致，多见于上颌前部。牙槽骨骨折常伴有唇和牙龈的肿胀和撕裂伤，同时还可出现牙折或牙脱位，摇动损伤区某一牙时，邻近数牙及骨折片随之移动，并存在或无咬合错乱。

治疗时，应在局麻下将牙槽突及牙复位到正常位置，并利用非骨折区牙齿进行结扎固定或用正畸方法固定。

三、颌骨骨折

1. 上颌骨骨折

【临床分类】Le Fort 根据骨折的好发部位将上颌骨骨折分为Ⅰ、Ⅱ、Ⅲ型（图3-7-5）。

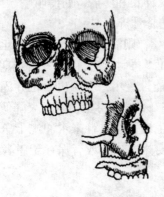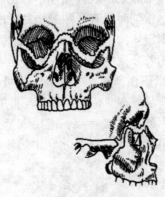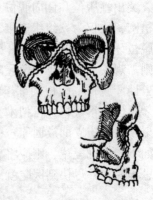

（a）Le FortⅠ型骨折　　　　　（b）Le FortⅡ型骨折　　　　　（c）Le FortⅢ型骨折

图3-7-5　上颌骨骨折类型

（1）Le Fort Ⅰ型骨折：是低位或水平骨折。典型的骨折线从梨状孔外下缘，沿两侧牙槽突底部向后延伸，至上颌结节，止于翼突。

（2）Le Fort Ⅱ型骨折：又称中位或锥形骨折。骨折线经过鼻骨、泪骨、眶底、颧颌缝区达上颌骨翼突缝处。

（3）Le Fort Ⅲ型骨折：是高位骨折或称颅面分离。骨折线经过鼻梁、眶部及颧骨上方达翼突，造成完全性颅面骨分离。

由于暴力的种类和方向不同，临床的上颌骨骨折线不都是如上所述的对称性骨折。其可单侧发生，也可两侧骨折线不在同一水平，也可发生上颌骨纵行骨折，即腭中缝裂开。

【临床表现与诊断】

（1）骨折段移位和咬合错乱：上颌骨骨折，骨折块多随外力方向而发生移位，多为上颌骨的后下向移位，进而出现后牙早接触，前牙开𬌗，软腭也随之移位接近舌根，使口咽腔缩小时，还可影响吞咽和呼吸。

（2）面形改变：高位骨折可发生颅面分离，使整个面形变长及面中部凹陷。伤后肿胀使患者面容大为改变。

（3）眶及眶周变化：上颌骨骨折后，可出现"眼镜征"，由于眼睑周围组织疏松，眶周容易水肿，皮下淤血、青紫，呈蓝色眼圈，故称眼镜征。骨折累及眶骨时，可致使眼球移位，并发生复视。

（4）颅脑损伤：严重的上颌骨骨折如伴有颅前窝骨折常出现脑脊液鼻漏；如合并颅中窝骨折，可发生脑脊液耳漏。高位骨折，常合并颅脑损伤。

（5）放射线辅助检查：除上述临床表现外，可通过X线片和CT检查辅助确诊，以明确骨折的类型及骨折段移位情况，同时了解有无邻近骨骼的损伤，必要时可进行三维重建，辅助制订诊疗计划。注意对合并有严重颅脑损伤的患者，仅做一般的平片检查，切忌过多搬动而使伤情加重，待伤情平稳后再做进一步检查。

2. 下颌骨骨折

【好发部位】

（1）正中联合区：为胚胎发育时两侧下颌突连接处，并处于面部突出部位，外伤时易先接触地面或外物。

（2）颏孔区：位于前磨牙区的下颌体部。双侧颏孔区可同时发生骨折，亦可单侧发生。

（3）下颌角：下颌骨体和下颌升支交界处。

（4）髁突颈部：此处较细弱，无论是直接暴力还是间接暴力均有可能导致骨折。

【临床表现与诊断】

（1）骨折段移位：下颌骨升颌肌群和降颌肌群附着，当骨折发生后，骨折段因受肌力失去平衡，发生不同程度的骨折段移位。

①颏部正中骨折：可为单一骨折线，也可为多骨折线和粉碎性骨折。单发的正中骨折，由于骨折线两侧肌牵引力量基本相等，常无明显错位；如为双骨折线，正中骨折段由于颏舌肌和颏舌骨肌的牵引，骨折片可向下后移位；如为粉碎性骨折或有骨质缺损，两侧骨折段由于下颌舌骨肌的牵引而向中线移位。双骨折线和粉碎性骨折都可使舌后坠而引起呼吸困难，甚至有窒息的危险。

②颏孔区骨折：单侧颏孔区骨折，骨折线多垂直，将下颌骨分成长短不同的两个骨折段，短骨折段在以全部升颌肌（咬肌、翼内肌、颞肌）为主的牵引力的作用下，向上、向内移位。长骨折段与健侧下颌骨保持连续，在以降颌肌群为主的牵引力的作用下，向下、向后移位并略偏向患侧，同时又以健侧关节为支点，骨稍向内旋而使前牙开𬌗。

③下颌角部骨折：骨折线位于咬肌和翼内肌附着之内，骨折段可不发生移位；若骨折线在咬肌附着之前，则体部向下、内移位，升支部向上、前移位。

④髁突骨折：单侧髁突骨折，患者下颌支受升颌肌群的牵拉向上移位，出现患侧后牙早接触。双侧髁突颈部骨折时，两侧髁突均被翼外肌拉向前内方，双侧下颌升支被拉向上方，可出现双侧后牙早接触，

前牙开𬌗。

（2）出血和血肿：由于牙龈附着在牙槽骨上无黏膜下层，故其弹性和移动性差，因此，绝大多数的下颌骨骨折致使牙龈撕裂和黏膜挫裂，引起局部出血和肿胀。如果下牙槽动、静脉也断裂，血液可流向疏松的口底组织，形成血肿，严重者可使舌上抬、舌后坠，发生呼吸困难或窒息。如下牙槽神经发生断裂或受压，可致使患侧下唇麻木。

（3）功能障碍：可出现咬合紊乱、张口受限、水肿、疼痛等，致使咀嚼、呼吸、吞咽、语言等功能障碍。

（4）骨折段的异常活动和疼痛：骨折后，骨折线部位可出现异常动度，同时伴有异常摩擦音和摩擦感，患者疼痛明显。绝大多数患者可出现骨折段的异常活动。但少数患者在无明显移位时，无明显活动。

（5）X线检查：髁突骨折的患者应加拍颞下颌关节片，必要时拍摄颞下颌关节断层片，从而明确骨折类型、范围、性质，以及有无邻近骨骼的损伤。

颌骨骨折的诊断，需要详细询问病史，了解致伤因素，认真检查，结合临床症状，一般并不困难。在诊治过程中，不能忽视骨折后的一些并发症，如髁突区受到严重创伤，可同时伴有颞骨骨板的损伤，致使此区肿胀明显，外耳道流血；如合并颅中凹骨折，可出现脑脊液耳漏。

3. 颌骨骨折的治疗原则

颌骨骨折的治疗原则是尽早进行复位和固定，恢复正常的咬合关系，预防感染，镇痛，合理营养，增强全身抵抗力等，为骨折的愈合创造良好条件。一定要在全身情况稳定后，再进行口腔颌面部局部处理。

颌骨骨折的复位固定：颌骨骨折正确复位是固定的前提。恢复患者外伤前的咬合关系是颌骨骨折正确复位的标志。

（1）复位方法：根据骨折的不同情况，可选用手法复位、牵引复位和手术切开复位。新鲜的单纯性骨折可直接进行手法复位。对于复杂性骨折或陈旧性骨折，手法复位较难成功，需进行牵引复位或手术复位。上颌骨血供丰富，骨折愈合快，骨折的复位固定应争取在两周内进行，下颌骨应争取在三周内复位固定，否则易发生错位愈合，影响疗效。

（2）固定方法。

①牙间结扎固定法：将骨折线两端的一对或两对牙分别用钢丝拴结在牙颈部，然后再将骨折线前后的钢丝末端分别拴结在一起。也可以利用牙间的结扎钢丝做颌间固定，方法是选择上下颌相对的几组单个牙分别结扎复位后，再将上下相对牙的结扎丝扭结在一起，必要时也可交叉结扎固定。

②单颌牙弓夹板固定法：利用骨折段上的牙齿与颌骨上其余的稳固牙齿，借金属弓杠或夹板将复位后的骨折段固定在正常的解剖位置上。此法操作简便，对语言、进食、口腔清洁妨碍小。此法适用于牙槽突骨折，无明显错位或复位后稳定的单纯骨折。

③颌间固定法：采用患者健康的颌骨来牵引和固定折断的颌骨，使咬合关系恢复正常。本法是最常用的可靠的固定方法之一，既适用于单纯下颌骨骨折、单纯上颌骨骨折，也适用于上、下颌骨联合骨折。缺点是张口受限，进食不便，也不利于口腔清洁。固定时间在上颌骨一般为3～4周，在下颌骨为6～8周。

临床上最常用的方法是带钩牙弓夹板颌间弹性牵引固定法，即用有一定强度和可弯曲的成品带钩金属夹板（也可用铝丝临时制作），分别将不锈钢丝拴结在上下颌牙齿上，再利用橡皮圈套在上下颌夹板的挂钩上，做弹性牵引复位和固定（图3－7－6）。

④手术复位内固定：在骨折线区切开皮肤，逐层分离软组织，暴露骨折断端，或切除已愈合的纤维组织，或凿开已形成的骨性愈合，然后通过手或器械撬动使其复位，再用钢丝或钢板螺钉等进行内固定。该法骨折复位准确，固定可靠，恢复咀嚼功能快，是临床常用的颌骨骨折复位固定技术。

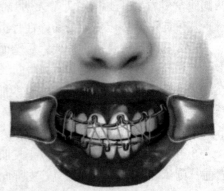

图3－7－6　颌间牵引复位法

⑤骨间结扎固定法：在骨断端的两侧钻孔，用不锈钢丝穿过骨孔做交叉固定，也可采用微型钢板固定。该法适用于新鲜骨折、陈旧性骨折、粉碎性骨折和无牙的颌骨骨折。由于钢丝存在弹性和延展性，骨间固定不是很稳定，一般需要用颌间固定或颌间弹性牵引来辅助固定。

（3）儿童颌骨骨折治疗原则如下。

①尽早复位。儿童期为生长发育期，组织损伤后愈合能力强，复位时间一般不得超过一周，固定时间也应缩短。

②儿童咬合关系的恢复可不必像成人那样严格，因儿童期恒牙尚未完全萌出，随着恒牙的逐渐萌出，咬合关系尚可自行调整。

③对于必须做切开复位的患者，术中注意尽量避免损伤恒牙胚。对儿童期骨折尽可能采用保守疗法，牙面贴钩颌间固定、颅颌弹性绷带固定是常用的固定方法。

④儿童期髁突颈部骨折多为"青枝"骨折，不会导致关节强直，可采用开口板治疗，效果良好。

第五节 颧骨、颧弓骨折

颧骨、颧弓属于面部较为突出的部位，受外力打击时极易发生骨折。颧弓细长呈弓状，颧骨结实而宽大，因此颧弓骨折较为多见。

【临床特点和诊断】

1. 局部塌陷或面侧隆突畸形

在外力的作用下颧骨、颧弓骨折段向内移位，或因颧骨体粉碎骨折，造成面部塌陷。少数情况下骨折向外移位致使面部畸形。

2. 张口受限

颧弓骨折段内陷压迫颞肌并阻碍喙突运动而出现张口受限。内陷不明显者，可不出现张口受限或轻微受限。

3. 复视

颧骨构成眶外侧壁和眶下缘的大部分，当颧骨发生骨折移位后，眼球失去支持，眼肌撕裂及嵌入骨折线中，致使眼球运动受限而发生复视。

4. 出血和瘀血

如骨折伴有上颌窦黏膜破裂出血，血液可由患侧鼻腔流出。颧骨眶壁损伤后局部出血，可浸入眶周皮下、眼睑和结膜下。眶周皮下组织疏松，在眶周可形成明显瘀斑。

5. 神经症状

伤及眶下神经，可导致其所支配区域皮肤麻木。

6. X线片

X线片常采取鼻颏位和颧弓切线，可明确骨折的部位、骨折块移位情况及邻近组织改变情况。

根据外伤史、上述临床特点及X线片，诊断并不困难。

【治疗】

颧弓骨折无移位，无须特别治疗；如骨折造成张口受限或面部畸形，应尽早复位（图3-7-7）。常用方法如下。

（1）口内切开复位法：从上牙槽平面沿下颌支前缘处做长1.0 cm左右的纵向切口，切开黏膜和黏膜下组织，沿咬肌深面分离到颧骨体和颧弓下，然后用骨膜分离器，用力向外上方撬起移位的骨折段，使之复位。

（2）面部小切口切开复位法：在颧额突和颧颞突转折处做弧形切口，注意避开面神经颧支，切开皮肤、皮下组织，直达颧骨、颧弓后上缘，然后用一钩形或杆状器械，将骨折段拉回或撬回原位，在颧额缝或颧弓骨折处用微型钢板固定。

（3）颞部切开复位法：在患侧颞部发际内，做长约 2.0 cm 的切口，切开皮肤、皮下组织及颞筋膜，用骨膜分离器或牙挺伸至颧弓和颧骨下方，在颞部置纱垫做支点，利用上撬的杠杆原理，将移位的骨折段复位。

（4）巾钳牵拉法：局麻下，用巾钳刺入皮肤，钳住下陷的颧弓，由后向外上牵拉复位。此方法简单易行，无须做切口，适用于单纯颧弓骨折。

（5）冠状切口切开复位内固定：在复杂的颧骨、颧弓复合体骨折，可经单侧冠状切口充分显露颧额突、颧颌突、颧弓及颧骨体的骨折线，实施坚强内固定，切口隐蔽，面部不留瘢痕。常需配合口内切口做颧牙槽突方向的固定。

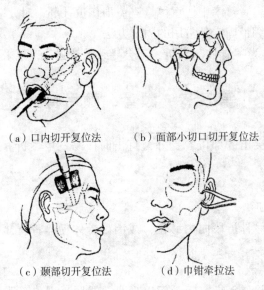

（a）口内切开复位法　　　（b）面部小切口切开复位法

（c）颞部切开复位法　　　（d）巾钳牵拉法

图 3-7-7　颧骨、颧弓骨折复位法

第六节　口腔颌面部战伤

口腔颌面部战伤主要分为火器伤、核武器伤、化学毒剂伤和烧伤。

一、火器伤

火器伤是指以燃料为动力进行发射或引爆投射物所造成的损伤。投射物以破片为主，其次是枪弹。致伤原理主要是投射物直接撞击，造成机体组织撕裂、离断。投射物可贯穿组织，也可停留于体内，这取决于投射物的动能大小。由于投射物不规则，其伤口和伤道变化大，是火器伤复杂的原因之一；高速投射物所产生的压力波可传递给周围组织，致使周围组织瞬间向四周膨胀，形成大于投射物体积的空腔，但组织的弹性、投射物能量改变和投射物后方的低压效应，又使空腔发生萎缩，致使周围组织反复挤压、牵拉和震荡，同时异物和细菌被吸入伤道深部，组织的损伤和细菌的深入是火器伤感染的重要原因；二次弹片伤，当投射物撞击牙齿等硬组织时，使硬组织破碎向四周飞溅，对周围组织形成间接损伤。

【临床特点】

（1）伤口：火器伤中贯通伤较为多见。伤口呈点状或撕裂状。高速高能投射物形成的伤口入口大于出口，中速以下的则是入口小于出口。

（2）组织弹道：以伤道为中心向四周可分为坏死区、挫伤区、震荡区。伤道空腔可大于投射物直径 10 多倍，盲管伤伤道内有投射物，可通过 X 线片、CT、B 超等检测，确定数目和部位。

（3）颌面部骨折：投射物损伤不同部位，则出现不同的临床症状。如损伤牙槽骨，可导致牙齿移位或脱落；如损伤颌骨，则导致异常骨动度、张口受限、骨段移位等；如累及面部诸骨，则导致面部塌陷、面部变形。此外，面中部骨折常伴有颅底骨折，出现脑脊液耳漏或鼻漏。

（4）伤口污染和感染：火器伤伤口常见沙土、异物污染，如未及时清创可出现化脓，脓性分泌物从创口流出，严重者可出现蜂窝织炎。

【治疗】火器伤的治疗首先应保证生命体征平稳，防止出现呼吸困难等危及生命的病症，然后再进行软组织清创。由于伤员数量较多，不应用过多时间清理一处异物，置引流条，包扎、固定，及时转运伤员至条件较好的二级医院，再根据具体情况进行骨组织或复合组织大面积缺损的处理。

二、核武器伤

核武器伤是指核爆炸时产生的光辐射（热辐射）、冲击波、早期核辐射和后期放射污染对机体产生的损伤。

面部是爆炸时光辐射烧伤的好发部位，可表现为水肿、渗出多，易感染，急性期可造成呼吸困难，治疗同一般烧伤。而冲击波造成的面部含气骨（上颌窦、筛窦、眼眶）可发生"内爆效应"骨折，处理同一般创伤。而核辐射或放射性污染造成的血液系统、消化系统、神经系统的损伤，则需对症处理。对于骨折，切记不可应用金属接骨板固定。

三、化学毒剂伤和烧伤

神经性毒剂如沙林、梭曼等，使神经系统传导阻滞，轻则出现肌无力，重则呼吸肌麻痹，导致窒息死亡；糜烂性毒剂如芥子气、路易斯剂等，通过皮肤、黏膜、呼吸道等途径使人中毒，致使细胞损伤、组织糜烂、继发感染等；窒息性毒剂损伤呼吸道引起肺水肿，造成窒息。化学毒剂伤的处理原则为先处理全身症状，然后进行抗毒治疗和对症治疗。

烧伤类型分为火焰烧伤、热灼烧伤、烫伤和化学烧伤。颌面部血运丰富，烧伤后疼痛剧烈，常伴有高热和水、电解质紊乱。面部较突出部位伤情较重，口咽鼻腔黏膜烧伤可快速形成水肿，影响呼吸甚至引起窒息。烧伤治疗同大临床处理原则，轻中度急性期用冷水清洗、湿敷，减轻疼痛和渗出。10～14 天之内切痂植皮。重度烧伤应在 10～14 天时在局麻下切除焦痂，移植大片中厚皮片，如有感染应术前 1～2 天湿敷，清洁创面后植皮。

第七节　口腔颌面部损伤的护理

一、口腔颌面部软组织损伤的护理

1. 一般损伤

护理常规：需手术者，尽快建立静脉通道，观察生命体征，合理安排体位；感染伤口不宜缝合者，需创面湿敷及清洗，控制感染，适度加压包扎；保持口腔卫生，选择恰当漱口水和适宜的口腔护理。

营养支持：进流食或半流食，食物应营养丰富、热量足够；无颌骨骨折和口内伤口者可进食普食，如果有伤口或张口受限，可以用汤勺或吸管进食，必要时可通过胃管进食。

心理护理：根据患者不同心理状态如恐惧或焦虑，对症疏导。

2. 舌、腮腺、面神经等特殊损伤

①注意观察舌损伤患者是否存在呼吸困难，舌体、口底肿胀程度，是否出血。保持口腔清洁，进食后漱口。

②观察腮腺和腮腺导管损伤患者术后是否出现肿胀、出血，包扎绷带松紧度，是否影响呼吸。

③嘱腮腺和腮腺导管损伤患者应禁食辛辣刺激食物，并在进餐半小时服用阿托品，抑制唾液分泌。

④观察面神经损伤患者面神经各支的功能情况，遵医嘱给予营养神经的口服药物。

二、牙损伤

牙震荡：轻度者只需要观察，避免使用该牙，待其自行恢复。如有牙髓症状，及时行根管治疗或根尖诱导成形术。

牙脱位：发生脱位的患牙复位后，应降低高度，减少创伤，避免使用，及时观察，出现症状及时对症处理。

牙折：牙髓暴露者需行根管治疗，再修复牙冠。

三、颌骨骨折处理

1. 急救护理

①做好接收患者的准备工作，协助医师进行抢救和创口的清创缝合。

②观察患者的生命体征，确保呼吸通畅。

③止血，对休克和颅脑损伤进行急救，及时建立静脉通路。

④包扎。

2. 颌骨骨折切开复位内固定术的护理

（1）术前护理

①按照口腔颌面外科常规术前护理，检查各项检查是否完善，进行针对性防护。

②清洁耳部和眼部。皮肤准备按骨折部位不同进行备皮。

（2）术后护理

①全麻术后常规护理，保持呼吸通畅，可鼓励患者半卧时排痰，降低肺部感染概率，必要时雾化吸入。

②遵医嘱用药，密切观察反应。术区24 h内可冰敷，缓解肿胀。

③保持口腔卫生，如发现异常，及时与医师沟通。

▶ 思考题

1. 简述面部外伤与全身其他部位外伤的不同之处。

2. 简述下颌骨骨折的主要特点及治疗原则。

第八章 口腔颌面部肿瘤

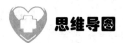 **思维导图**

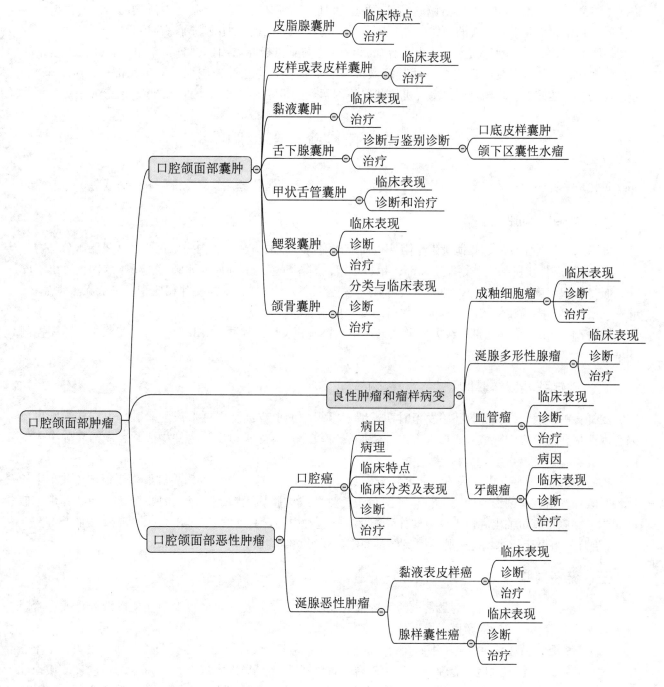

　　肿瘤（tumor）是人体组织细胞在内部和外界多种致病因素的作用下，使细胞的遗传物质发生突变，细胞的生长和分裂、分化失去控制，进而导致组织发生异常增生和功能失调的一种疾病。口腔颌面部聚集着人体多个重要器官，颌面部组织来源多样性，解剖结构复杂性，肿瘤类型繁多，生物学特性各异等特点，并且肿瘤易早期侵犯邻近重要器官和组织如眼、颅底、颈部等。

　　口腔颌面部肿瘤包括囊肿和瘤样病变，以良性病变居多，良性肿瘤以牙源性及上皮性肿瘤为多见，常见的有乳头状瘤、血管瘤、淋巴管瘤等；恶性肿瘤以鳞状细胞癌和肉瘤较为常见，其中以鳞状上皮细胞癌最多。口腔癌原发部位以舌癌为最多。类肿瘤性疾病有囊肿、牙龈瘤、嗜伊红淋巴肉芽肿等。有些肿瘤虽为良性肿瘤，但具有局部浸润性生长和恶变倾向，诸如成釉细胞瘤、涎腺混合瘤、乳头状瘤等，临床上将之称为"临界瘤"。牙源性和腺源性肿瘤是口腔颌面部所特有的肿瘤。对肿瘤的治疗要根据肿瘤的性质、临床表现并结合患者的身体情况具体分析，制订一个比较合理的序列综合治疗措施。治疗原则：①良性肿瘤以外科手术治疗为主，如为临界瘤，切除范围应包括肿瘤周围部分正常组织，并做快速冰冻切片病理检查，如有恶变，还应按恶性肿瘤做进一步处理；②恶性肿瘤应根据其生长部位、组织来源、分化程度、发展速度、临床分期、患者机体状况等因素全面研究后，再选择适当的综合治疗方法。

第一节　口腔颌面部囊肿

　　囊肿是一种内含流体或半流体的病理性囊腔。口腔颌面部囊肿包括软组织囊肿和颌骨囊肿。

一、皮脂腺囊肿

　　皮脂腺囊肿是指皮脂腺排泄管发生阻塞进而形成潴留导致的囊肿。囊内为白色凝乳状皮脂腺分泌物。

　　【临床特点】皮脂腺囊肿始发于面部，生长缓慢，周界清楚，呈圆形或卵圆形，位于皮内，突出于皮肤表面。囊壁与皮肤紧密粘连，肿物中央可有一色素点，以此可与表皮样囊肿相鉴别。一般无自觉症状，继发感染时可有疼痛和化脓症状。极少数可恶变为皮脂腺癌。

　　【治疗】局麻下沿颜面部皮纹方向做梭形切口，将囊肿及粘连皮肤一并切除。有继发感染时需先控制感染再手术。

二、皮样或表皮样囊肿

　　皮样囊肿或表皮样囊肿为胚胎发育时期遗留于组织中的上皮细胞发展形成的囊肿；表皮样囊肿也可因手术或损伤使上皮细胞植入而形成。皮样囊肿囊壁较厚，由皮肤和皮肤附件构成。表皮样囊肿中无皮肤附件。

　　【临床表现】多见于儿童及青少年。皮样囊肿好发于口底、颏下，表皮样囊肿好发于面部皮肤。生长缓慢，表面光滑，呈圆形或卵圆形，与周围组织、皮肤或黏膜均无粘连，触诊时囊肿坚韧而有弹性，似面团样。穿刺检查可抽出乳白色豆渣样分泌物。皮样囊肿中还含有毛发、脱落的上皮细胞及皮脂腺等。

　　【治疗】麻醉下手术摘除囊肿，避免伤及周围重要组织结构。

三、黏液囊肿

　　黏液囊肿（mucous cyst）为最常见的涎腺瘤样病变。口腔黏膜下的黏膜腺损伤使黏液外渗或导管阻塞，进而发生腺体分泌物滞留而形成囊肿。

　　【临床表现】黏液囊肿多发于下唇及舌尖腹侧。囊肿位于黏膜浅层时，表面覆盖一薄层黏膜，呈半透明、浅蓝色小疱，状似水疱；囊肿位于黏膜较深层时，可见黏膜局部隆起，存在一定的活动度。质地软而有弹性。囊肿被咬破或刺破，可流出蛋清样透明黏稠液体，囊肿变小或消失，破裂处愈合后，被黏液充满，再次形成囊肿。

　　【治疗】非手术治疗：抽净囊液后，向囊腔内注入2%碘酊0.2～0.5 mL，等待2～3 min，再将碘酊抽出。目的是破坏上皮细胞，使其失去分泌功能而不再形成囊肿。手术切除治疗：局麻下，做纵向切口，在黏膜下分离并取出囊肿，将囊肿以及相连的腺体一并切除（图3-8-1）。

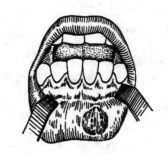

图3-8-1 下唇黏液腺囊肿切除示意图

四、舌下腺囊肿

舌下腺囊肿（sublingual gland cyst）常见于青少年，可分为三类。①单纯型：占大多数。囊肿位于舌下区，呈浅紫蓝色，扪之柔软，可有波动感，常常位于口底一侧。囊肿较大时可将舌体抬起，状似"重舌"。囊肿内为黏稠而略带黄色或蛋清样液体。②口外型：又称潜突型。其特点为下颌下区有肿物，囊肿在口底的表现不明显。触诊柔软，与皮肤无粘连，不可压缩。③哑铃型：是上述两种类型的混合，即在口内舌下区及口外颌下区都可看到囊性肿物。

【诊断与鉴别诊断】舌下腺囊肿需与口底皮样囊肿及颌下区囊性水瘤相鉴别。

1. 口底皮样囊肿

口底皮样囊肿多位于口底正中，呈圆形或卵圆形，边界清楚，表面黏膜及囊壁厚，囊腔内含半固体状皮脂性分泌物，因此扪之有面团样柔韧感，无波动感，可有压迫性凹陷。肿物表面颜色与口底黏膜相似而非浅紫蓝色。

2. 颌下区囊性水瘤

临床上颌下区囊性水瘤常见于婴幼儿，做穿刺检查可见囊腔内容物稀薄，无黏液，淡黄清亮，涂片镜检可见淋巴细胞。

【治疗】局麻下或全麻下切除舌下腺和囊肿。口外型舌下腺囊肿，可经口内全部摘除舌下腺后将囊液吸净，然后在颌下区加压包扎。

五、甲状舌管囊肿

胚胎发育过程中，甲状舌管未闭合退化消失，继而残存上皮分泌物聚积形成先天性甲状舌管囊肿（thyroglossal cyst）。

【临床表现】甲状舌管囊肿多见于1~10岁的儿童，亦可见于成年人。囊肿可发生于舌盲孔至胸骨切迹间的颈正中线上任何部位，但以舌骨上下部为最常见。囊肿生长缓慢，呈圆形，位于颈正中部位，有时微偏一侧，质软，周界清楚，与表面皮肤及周围组织无粘连。位于舌骨以下的囊肿，舌骨体与囊肿之间可以扪及坚韧的条索与舌骨体粘连，囊肿还可随吞咽及伸舌等动作而上下移动。若囊肿感染破溃，则形成甲状舌管瘘。

【诊断和治疗】甲状舌管囊肿可根据其部位和随吞咽移动等而做出诊断。有时穿刺检查可抽出透明、微混浊的黄色稀薄或黏稠性液体。对甲状舌管瘘，还可行碘油造影以明确其瘘管行径。治疗方法为手术切除囊肿或瘘管，除囊肿或瘘管外，一般应将舌骨中份一并切除，否则易复发。

六、鳃裂囊肿

多数认为鳃裂囊肿（branchial cleft cyst）由胚胎鳃裂残余组织所形成。鳃裂囊肿囊壁厚薄不一，含有淋巴样组织，内衬多为复层鳞状上皮，少数为柱状上皮。

【临床表现】临床上最多见的是来源于第二鳃裂的囊肿。第二鳃裂囊肿常位于颈上部，大多在舌骨水平、胸锁乳突肌上1/3前缘附近，有时附着于颈动脉鞘的后部，或自颈内、外动脉分叉之间突向咽侧壁。囊肿表面光滑，但有时呈分叶状。囊肿生长缓慢，患者多无自觉症状，如发生上呼吸道感染，囊肿可骤然增大。鳃裂囊肿破于皮肤表面，可以长期不愈，形成鳃裂瘘。

【诊断】鳃裂囊肿可根据病史、临床表现及穿刺检查结果做出诊断。

【治疗】治疗方法为手术切除，避免损伤重要组织结构；彻底切除可避免复发。

七、颌骨囊肿

颌骨囊肿是颌骨肿瘤中最常见的一种，以牙源性囊肿常见。

【分类与临床表现】牙源性颌骨囊肿的发生与成牙组织或牙有关，主要分为根尖周囊肿、始基囊肿、含牙囊肿和角化囊肿。其中根尖周囊肿是炎症性的，其余三者为发育性的。

1. 根尖周囊肿

根尖周囊肿是由于根尖肉芽肿在慢性炎症的刺激下，牙周膜内的上皮残余增生，增生的上皮团中央发生变性与液化，周围组织液不断渗出，逐渐形成囊肿，故又称根端囊肿。

2. 始基囊肿

始基囊肿发生在成釉器发育的早期阶段，牙釉质和牙本质形成之前。在炎症或损伤刺激后，成釉器的星形网状层发生变性，并有液体渗出，蓄积其中而形成囊肿。

3. 含牙囊肿

含牙囊肿又称滤泡囊肿，发生在牙冠或牙根形成之后，在缩余釉上皮与牙冠面之间出现液体渗出而形成含牙囊肿。可来自一个牙胚（含一个牙），也有的来自多个牙胚（含多个牙）。

4. 角化囊肿

角化囊肿来源于原始的牙胚或牙板残余，有人认为其是始基囊肿的囊壁上皮角化。角化囊肿发于下颌第三磨牙区及下颌支部。

牙源性颌骨囊肿生长缓慢，初期患者多无自觉症状。角化囊肿可表现为骨质向周围膨胀，表面骨质吸收变薄呈骨板，扣诊有乒乓球样感觉，发出折羊皮纸样脆裂声，当薄的骨板也被吸收后，可触及波动感。

根尖周囊肿在口腔常伴有深龋、残根或死髓牙。始基囊肿、含牙囊肿及角化囊肿则可伴先天缺牙或有多余牙。如拔牙、损伤使囊肿破裂，可以见到囊内有草黄色或草绿色液体流出，如为角化囊肿，则可见似皮脂样物质。囊肿如有继发感染，则出现炎症表现，患者有胀痛、发热、全身不适等表现。

【诊断】可根据病史及临床表现进行诊断。根尖周囊肿在X线片上显示为清晰的圆形或卵圆形的透明阴影，边缘整齐，周围常有一明显白色骨质反应线（囊肿周围致密骨板的阻射影像），角化囊肿可见单房或多房，边缘可不整齐。X线检查有助于颌骨囊肿与成釉细胞瘤等牙源性肿瘤相鉴别。

【治疗】应采用外科手术摘除。角化囊肿的手术治疗应彻底，因存在微小子囊，所以在刮除囊壁后，可用石炭酸或硝酸银烧灼骨壁，或加冷冻治疗，必要时应在囊肿周围切除部分骨质。如伴有感染，须先用抗生素或其他抗菌药物控制炎症后再做手术治疗。术前应行X线、CT或三维CT检查，以明确囊肿的范围及其与邻近组织的关系。

第二节　良性肿瘤和瘤样病变

一、成釉细胞瘤

成釉细胞瘤（ameloblastoma）为颌骨中心性上皮肿瘤，为牙源性肿瘤常见疾病。

【临床表现】成釉细胞瘤多发生于青壮年。多发于下颌骨体及下颌骨角部。生长缓慢，初期患者无自觉症状，进而颌骨膨大，造成面部畸形，左右面部不对称。如肿瘤侵犯牙槽突，牙齿可松动、移位或脱落；如肿瘤持续增大，使颌骨骨板变薄，乃至吸收，这时肿瘤可以侵入软组织内。肿瘤的侵犯可以影响下颌骨的活动度，甚至可能发生吞咽、咀嚼和呼吸障碍。如果肿瘤表面接触或压迫对颌牙，咀嚼时易发生创伤性溃疡，可能造成继发性感染、化脓、溃烂、疼痛。当肿瘤压迫下牙槽神经时，患侧下唇或颊部可有麻木不适感。如肿瘤病变范围过大，骨质破坏过多，还易发生病理性骨折。

【诊断】根据病史、临床表现、X线特点，可做出初步诊断。典型成釉细胞瘤的X线表现：早期呈蜂房状，以后形成多房性囊肿样阴影，单房比较少。成釉细胞瘤因为多房性及有一定程度的局部浸润性，故周围囊壁边缘常不整齐，呈半月形切迹。在囊内的牙根尖可有不规则吸收现象。

【治疗】主要为外科手术治疗。因成釉细胞瘤有局部浸润的特点，需最少将肿瘤切除至周围骨质0.5 cm处，必要时植入人工骨或自体骨。如治疗不彻底将导致复发，而多次复发后又可能变为恶性。

二、涎腺多形性腺瘤

涎腺多形性腺瘤（pleomorphic adenoma）又名混合瘤（mixed tumor）。其生物学特性不同于一般良性肿瘤，包膜常不完整，包膜以外的腺体组织中也可有瘤细胞存在，如采用单纯的剜除术或手术中肿瘤破裂，易造成种植性复发。该肿瘤可发生恶变，因此该瘤也是"临界瘤"。

【临床表现】最常见于腮腺，其次为腭腺及颌下腺，舌下腺极少见。发生于小涎腺者，以腭部最为常见。任何年龄均可发生，但以30~50岁为多见，女性多于男性。肿瘤生长缓慢，常无自觉症状。肿瘤界限清楚，质地中等，扪诊呈结节状，一般可活动。当肿瘤长期处于缓慢生长过程，突然出现生长速度加快，并伴有疼痛、面神经麻痹等症状时，应考虑恶变的可能。

【诊断】根据病史及临床表现，并结合B超、CT等影像学表现，可做出初步诊断。可采用细针吸取活检以辅助诊断，但大涎腺肿瘤不宜切取部分组织活检，以免造成肿瘤种植。

【治疗】治疗方案为手术切除，在肿瘤包膜外正常腺体组织内切除，切忌行剜除术。腮腺多形性腺瘤手术应保留面神经，颌下腺多形性腺瘤应将颌下腺一并切除。

三、血管瘤

血管瘤（hemangioma）可以是先天性良性肿瘤，也可以是血管畸形，多见于婴儿出生时或出生后不久。

【临床表现】血管瘤根据临床表现和病损的形态学特征可分为毛细血管瘤、海绵状血管瘤、蔓状血管瘤和颌骨中心性血管瘤（血管瘤发生在颌骨中心者），以前两者较为多见，先天性血管瘤占多数，少数为后天性。

1. 毛细血管瘤

毛细血管瘤多发于颜面部皮肤，口腔黏膜较少，女性患者多于男性，一般在婴儿时或出生后发现，是由扩张、错杂交织的毛细血管构成，呈鲜红或紫红色，与皮肤表面平，质软，周界清楚。压迫肿瘤表面，颜色减退，解除压力，表面恢复原有大小及色泽。这种类型的大面积者称为葡萄酒斑型血管瘤。另一类型突出皮肤，高低不平，形似杨梅，称为杨梅状血管瘤。

2. 海绵状血管瘤

海绵状血管瘤由衬有无数大小不等内皮细胞的血窦所组成，血窦大小形态不一，状似海绵结构。海绵状血管瘤好发部位为面颊、颈项、眼睑、唇、舌或口底部。海绵状血管瘤一般无自觉症状，位置深浅不一，如果位置表浅，肿瘤则呈现蓝色或紫色；位置较深，则表面皮肤或黏膜颜色正常。肿瘤边界不清，扪之柔软，体积可以被压缩，有波动感。当头低位时，肿瘤瘤体充血膨大，恢复正常体位后，肿块恢复原来的大小和形状，此现象称为体位移动试验阳性。穿刺可抽出能凝固的血液。海绵状血管瘤生长过大时可引起局部畸形和功能障碍，继发感染时可引起疼痛、肿胀、溃疡和出血。

海绵状血管瘤若与毛细血管瘤同时存在，则称为混合型血管瘤。

3. 蔓状血管瘤

蔓状血管瘤又称为葡萄状血管瘤，是一种迂回弯曲、极不规则且有搏动性的血管瘤，主要由血管壁扩张的动脉与静脉吻合而成。

蔓状血管瘤主要发生于成年人，幼儿较少见，好发部位为颞浅动脉分布的颞部或头皮下组织。扩张的血管呈念珠状，皮肤色泽不变或呈红斑状，表面温度较正常皮温高。患者可感觉到搏动，扪诊有震颤感，听诊有吹风样杂音，如把供血动脉压闭，肿瘤的搏动和杂音消失。蔓状血管瘤可侵蚀基底的骨质，也可突入皮肤，使其变薄，甚至坏死出血。蔓状血管瘤还可与毛细血管瘤或海绵状血管瘤同时存在。

4. 颌骨中心性血管瘤

颌骨中心性血管瘤是原发于颌骨内的以血管增生、扩张为特征的良性血管瘤，以年轻女性多见，好发于下颌骨体部，可侵及升支部。病变可表现为颌骨膨胀，多于拔牙后或自发性出血时发现，大出血时可危及生命。X线片可见骨小梁破坏，呈蜂窝状或肥皂泡样阴影。

【诊断】根据患者临床症状、体征可做出诊断，位置较深的血管瘤应做体位移动试验和穿刺来确定。X线检查有助于明确颌骨中心性血管瘤的范围，海绵状血管瘤可用瘤腔造影检测，蔓状血管瘤可以采用动脉造影或磁共振血管成像来协助诊断，并为治疗做参考。

【治疗】血管瘤应根据肿瘤类型、所在位置及患者的年龄等决定采取相应的治疗方法或多种方法结合治疗。目前的治疗方法有药物治疗、外科切除、硬化剂注射治疗、冷冻治疗、放射治疗、激光治疗等。对婴幼儿生长发育的影响相对稳定的血管瘤可考虑先行观察，如血管瘤发展迅速，应及时给予治疗。

四、牙龈瘤

牙龈瘤（epulis）是指发生于牙龈组织上的一组肿瘤或类肿瘤病变，来源于牙龈、牙周膜及颌骨牙槽突结缔组织。牙龈瘤虽具有肿瘤样的外形及生物学行为，但并无肿瘤特有的组织结构，故非真性肿瘤。

【病因】大多数学者认牙龈瘤为机械刺激及慢性炎症刺激形成的反应性增生，牙龈瘤与内分泌也有关，妇女在妊娠期间易发生牙龈瘤，分娩后牙龈瘤则缩小或消失。根据病理组织结构及发生原因可分为肉芽肿型牙龈瘤、纤维型牙龈瘤和血管型牙龈瘤。

【临床表现】牙龈瘤多见于青壮年。常发生在牙龈乳头部，最常见的部位是前磨牙区及前牙区，位于唇、颊侧者多见。肿块呈圆球形或椭圆形，有时呈分叶状，颜色与病理组织结构有关，可呈红色、粉红色或与牙龈组织颜色相近，大小不一，直径由几毫米至数厘米。肿块有蒂如息肉状，无蒂者基底部较宽。一般生长较慢，但在女性妊娠期可增长迅速。瘤体较大时可遮盖部分牙面及牙槽突，表面可见齿痕，易被咬伤而发生溃疡、继发感染。有时可发现局部残根、牙石、不良修复体等刺激因素存在。随着瘤体的增长，可侵犯牙槽骨壁，甚至引起牙松动、移位。X线摄片可见骨质吸收、牙周膜增宽的阴影。

【诊断】根据病史、临床表现及检查结果可直接做出诊断，病理检查能确诊并区别类型。

【治疗】以手术切除为主。切除不彻底易复发。手术时一般应在围绕肿瘤的正常组织上做切口，将肿瘤完全切除，拔除肿瘤所涉及的牙齿，用刮匙或骨钳将肿瘤波及的牙周膜、骨膜和牙槽骨去除或用石炭酸做局部处理。妊娠性牙龈瘤只有在分娩后仍未消退时，才行手术治疗。

第三节　口腔颌面部恶性肿瘤

在我国口腔颌面部恶性肿瘤中，癌最为常见，肉瘤等其他恶性肿瘤较少。在癌中以鳞状细胞癌最多，占80%以上，多发生于40岁以上中老年，男性多于女性；其次是腺性上皮癌及未分化癌；基底细胞癌及淋巴上皮癌较少见，多发生在面部皮肤。

一、口腔癌

口腔癌是指发生于口腔黏膜，来自上皮组织的恶性肿瘤。我国的口腔癌患者，部位以舌癌最多，其次是牙龈癌、颊黏膜癌、唇癌、腭癌、口底癌。

【病因】口腔癌的发病原因主要有：慢性刺激，牙尖锐利缘以及龋齿锐缘，不良修复，高温饮食。口腔中慢性炎性溃疡，如长期不愈，在各种刺激因素的作用下也可发生癌变。有不良生活嗜好（如长期饮酒、吸烟过量等）者，其发病率较正常者高。口腔癌变的病因与遗传、理化刺激以及口腔卫生不良等因素均有关。

【病理】口腔鳞状细胞癌主要由口腔黏膜鳞状上皮异常增生分化转变而成。癌细胞突破基底膜向深层浸润，形成不规则的团块或条索状癌细胞巢。有时可在癌巢中发现角化性癌珠，低分化鳞状细胞癌无角化珠形成，甚至缺乏细胞间的间桥，癌细胞呈典型的异型性改变，且可见有较多的核分裂象。

鳞状细胞癌的扩散主要通过淋巴转移和血性转移。常累及的颈淋巴结主要有下颌下淋巴结、颈浅淋巴结及颈深淋巴结，还可以转移至颏下淋巴结、耳前淋巴结、耳后及锁骨上淋巴结。

【临床特点】口腔各部位鳞状细胞癌共同的临床特点如下。

（1）多数癌瘤突出于表面呈外生性生长，并较早地出现疼痛、糜烂、溃疡和继发性感染。

（2）有的向周围呈浸润性生长，牙龈癌、腭癌侵犯牙槽骨使牙松动、疼痛，舌癌、颊癌、口底癌的周围有浸润性硬结，晚期可转移侵犯颌骨，但不是原发的中央性颌骨癌。

（3）癌瘤可以发生淋巴结转移和远处转移。

（4）多数癌瘤早期就会出现咀嚼、进食、吞咽、语言、美观等功能障碍。

【临床分类及表现】口腔癌按组织结构、恶性程度及部位的临床分类如下。

1. 唇癌

唇癌主要发生于下唇的唇红部位，位于皮肤黏膜交界处。45岁以上年龄发病，男性多于女性。唇癌生长缓慢，在早期为疱疹状结痂的肿块，或为局部黏膜增厚，一般无自觉症状，可进一步向深层组织浸润生长。唇癌为外生性生长时形成乳头状，向深部组织浸润形成溃疡或硬结。晚期可侵及口腔前庭及颌骨。下唇癌主要向颏下及颌下淋巴结转移；上唇癌则向耳前、颌下及颈深淋巴结转移，但转移较少且迟。

2. 舌癌

舌癌是最常见的口腔癌，主要发生于舌缘、舌背、舌尖、舌根等处。溃疡型舌癌多见，其次为浸润型。由于舌体不断运动，其浸润性和转移性均较高，故其恶性程度高。癌累及舌肌可致舌运动受限，甚者妨碍说话、进食。当继发感染时疼痛很明显。

3. 牙龈癌

牙龈癌在口腔癌中较多见，下牙龈比上牙龈多发，男性比女性多发。龈癌多属高分化型鳞癌，生长较慢，以溃疡型癌最多见。早期便可向牙槽突及颌骨浸润，牙槽骨破坏后可出现牙齿松动，当累及牙槽神经时可引起疼痛。下颌龈癌多向病侧颌下及颏下淋巴结转移，并侵犯颈深部淋巴结。

4. 口底癌

口底癌与前几类相比发病相对较少，癌发生部位早期常在口底舌系带的一侧或两侧。男性患病较多，局部呈局限性溃疡，以后向深层组织浸润，出现疼痛、唾液增多、舌运动受限、吞咽困难等。因此，口底癌极易被误诊为口底溃疡或慢性炎性感染，耽误诊治。

5. 腭癌

腭癌在60岁以上男性患病率高。癌灶可发生于软腭或硬腭，也可见软腭和硬腭同时受累。硬腭癌以唾液腺来源者多见，鳞癌多分化程度较高，乳头状型或溃疡型鳞癌多见，常位于中线一侧。癌组织向深部浸润，随着时间增加，浸润可引起腭穿孔，晚期可侵入上颌窦、鼻腔、筛窦等处。软腭癌较硬腭癌的恶性程度高，常快速浸润至邻近组织，转移也较早，有时可发现双侧颈淋巴结转移。

6. 颊癌

颊癌多为分化中等的鳞状细胞癌，呈外生型或溃疡型。常发生在磨牙后区附近的颊黏膜。颊癌可能与磨牙长期刺激颊黏膜致反复损伤有关。肿瘤生长较快，并向深层浸润。以下颌下及颈部淋巴结转移为主，腮腺淋巴结也可转移，但远处转移少见。

【诊断】根据病史、临床表现、X线表现和特殊检查结果等可做出临床诊断和临床分期，最终确诊需经病理诊断。

【治疗】应根据癌瘤的组织来源、生长部位、分化程度、发展速度、临床分期和患者的全身状况等综合分析、全面考虑，制订合理的方案，及时治疗。目前，多以手术为主，综合治疗，特别是化疗＋手术＋放疗的联合疗法等，常可获得比较满意的疗效。

二、涎腺恶性肿瘤

涎腺恶性肿瘤约占涎腺肿瘤的25%，其中以黏液表皮样癌、腺样囊性癌最为常见。

（一）黏液表皮样癌

黏液表皮样癌可分为高分化和低分化两类，分化程度不同，肿瘤的生物学行为和预后也不同。

【临床表现】 可发生于任何年龄，但以 30 ~ 50 岁居多。女性多于男性，多发生于腮腺，其次是腭部和下颌下腺，也可发生于其他小涎腺，特别是磨牙后腺。高分化者在临床上与混合瘤相似，无痛性生长，表面可呈结节状，质地中等偏硬，生长缓慢，肿瘤体积大小不一，界限清楚但无包膜，很少出现面瘫症状。如手术切除不彻底，术后易复发，颈部淋巴结转移率低，血液转移更为少见。

与高分化者相反，低分化黏液表皮样癌生长较快，可有疼痛，边界不清，与周围组织粘连。腮腺肿瘤常累及面神经，颈淋巴结转移率较高，且可出现血行性转移。术后易复发，患者预后差。

【诊断】 根据临床表现，结合细针吸取活检、CT、B 超等检查结果进行诊断。

【治疗】 以手术治疗为主，高分化者应尽量保留面神经，如手术切除彻底，可不加术后放疗。低分化者宜采用综合治疗。此外，低分化者还宜考虑行选择性颈淋巴结清扫术。

（二）腺样囊性癌

腺样囊性癌又称"圆柱瘤"。根据其组织学形态，可以分为腺样/管状型及实性型，前者分化较好，后者分化较差。

【临床表现】 腺样囊性癌最常见于腭部小唾液腺及腮腺，其次为下颌下腺。发生于舌下腺的肿瘤，多为腺样囊性癌。肿瘤一般生长较慢，近期可生长加速。早期易浸润神经，引起感觉异常、麻木和疼痛，发生在腮腺者，可导致面神经麻痹。肿瘤浸润性极强，与周围组织无界限。肿瘤易侵入血管，血行性转移率高达 40%，转移部位以肺最为多见。腺样囊性癌可直接侵犯周围淋巴结，但淋巴转移少见。

【诊断】 早期出现疼痛、麻木症状，必要时行细针吸取活检。

【治疗】 外科手术切除是主要的治疗手段。在不影响功能的前提下应尽可能局部大块切除，一般不做选择性颈淋巴结清扫术。术后常规辅以放疗，以减少复发，为预防远处转移可选用化疗。

▶ 思考题

1. 颌骨囊肿如何分类？其治疗原则是什么？
2. 腮腺混合瘤的临床表现及治疗原则是什么？

第九章　口腔预防保健

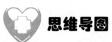 **思维导图**

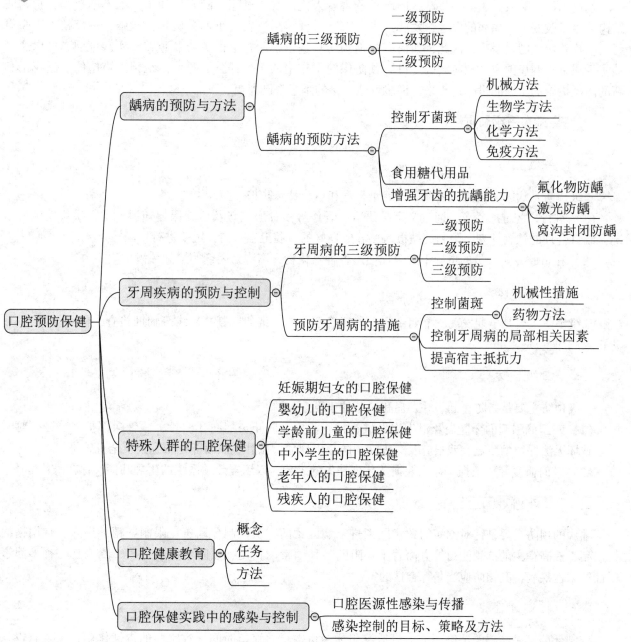

口腔预防保健
- 龋病的预防与方法
  - 龋病的三级预防
    - 一级预防
    - 二级预防
    - 三级预防
  - 龋病的预防方法
    - 控制牙菌斑
      - 机械方法
      - 生物学方法
      - 化学方法
      - 免疫方法
    - 食用糖代用品
    - 增强牙齿的抗龋能力
      - 氟化物防龋
      - 激光防龋
      - 窝沟封闭防龋
- 牙周疾病的预防与控制
  - 牙周病的三级预防
    - 一级预防
    - 二级预防
    - 三级预防
  - 预防牙周病的措施
    - 控制菌斑
      - 机械性措施
      - 药物方法
    - 控制牙周病的局部相关因素
    - 提高宿主抵抗力
- 特殊人群的口腔保健
  - 妊娠期妇女的口腔保健
  - 婴幼儿的口腔保健
  - 学龄前儿童的口腔保健
  - 中小学生的口腔保健
  - 老年人的口腔保健
  - 残疾人的口腔保健
- 口腔健康教育
  - 概念
  - 任务
  - 方法
- 口腔保健实践中的感染与控制
  - 口腔医源性感染与传播
  - 感染控制的目标、策略及方法

口腔预防保健是通过各种预防手段与措施，达到减少口腔疾病的发生和发展，促进口腔组织健康及功能恢复的目的。通过研究人群的集体预防措施，以研究个人保健方法为基本要素，发现口腔疾病发生、发展的规律，并采取有效预防措施，提高整个社会口腔健康的水平。口腔疾病的发病率高，日常生活中的不良习惯以及某些疾病的病理改变，对人类的健康造成很大的影响。

第一节　龋病的预防与方法

龋病不仅影响人类生活的质量，还严重危害着人们的身心健康。随着生活水平的不断提高，食物的结构发生了改变，为龋病的发生、发展提供了有利条件。龋病发展迅速且破坏性较强，治疗技术不断更新，治疗费用也随之增高，因此，如何有效地预防龋病已引起社会的关心和重视。实践证明，可以通过预防手段来控制患龋率。预防龋病是口腔预防保健工作中的主要任务。随着传统预防措施的广泛应用和新的防龋措施的不断问世，近年来，许多发达国家的龋患率已大幅度下降。

一、龋病的三级预防

（一）一级预防

一级预防是病因学预防，包括口腔健康教育和口腔特殊防护措施。

（1）进行口腔健康教育，通过文字、语言、音像等多种形式普及口腔保健知识，了解疾病发生的情况，制订合理的饮食计划，限制蔗糖摄入，养成良好的口腔卫生习惯，定期进行口腔检查。

（2）在口腔专业人员的指导下，合理使用各种氟化物、窝沟封闭剂等增加牙齿抗龋能力。

（二）二级预防

二级预防主要是早期发现、早期诊断、早期治疗，包括定期检查、X线等辅助检查，做到及时充填，防止龋病加重。

（三）三级预防

三级预防主要是指防止龋病并发症和口腔的康复。

（1）对龋病引起的牙髓炎及根尖周炎进行根管治疗，防止炎症向牙槽骨、颌骨深部扩展蔓延。对于严重破坏无法保留的残冠、残根应及时拔除，防止出现牙槽脓肿、颌面部化脓感染及全身感染。

（2）及时修复牙体缺损、牙列缺损及牙列缺失的患牙，以恢复牙颌系统的生理功能，保持身体健康。

二、龋病的预防方法

龋病的预防主要是针对龋病的致病因素进行病因预防，从控制牙菌斑、限制蔗糖的摄入、食用糖的代用品、提高宿主的抗龋能力等方面着手，阻断各种因素的作用，预防龋病的发生。龋病是一种多因素慢性细菌性疾病，其预防应当是综合性的。

（一）控制牙菌斑

控制牙菌斑是防龋的关键环节，包括控制牙菌斑数量、滞留时间、致龋菌的毒性作用，主要有以下几种方法。

1. 机械方法

去除牙菌斑，通过牙刷、牙线、牙间清洁器等清除存在于口腔内的牙菌斑。

2. 生物学方法

利用抗菌剂抑制致龋菌，利用抗附着剂抑制吸附的作用，抑制菌斑黏多糖形成，阻止致病菌在牙面附着，并且使已吸附的菌斑（黏多糖）脱离。

3. 化学方法

近年来，洗必泰（氯己定）已被广泛应用，为广谱杀菌剂，对革兰氏阳性菌、阴性菌及真菌均有较强的抑菌作用，对变形链球菌、放线菌作用显著。但长期使用可使舌背及牙齿着色。此外，还有多种抗生素都有较大的抑制菌斑形成的效果。

4. 免疫方法

通过致龋菌特异性抗原和特异性抗体以主动免疫方式及被动免疫方式预防龋病的发生。

（二）食用糖代用品

蔗糖有很强的致龋作用，因此应尽量限制蔗糖的摄入量，尤其是软而黏性大的食物，通过食用糖的代用品（如木糖醇、山梨醇、甘露醇等），使致龋菌的葡聚糖产量减少，降低龋齿的发生率。

（三）增强牙齿的抗龋能力

1. 氟化物防龋

主要使用氟液涂擦、含氟液漱口、含氟凝胶及含氟食品等。

2. 激光防龋

激光与氟化物结合，促使氟通过牙本质、牙本质小管，促进钙化，封闭牙本质小管，提高防龋效果。

3. 窝沟封闭防龋

窝沟封闭不破坏牙体组织，在𬌗面、颊面或舌面的点隙裂沟处涂布一层黏结性树脂，保护牙釉质不受细菌及其代谢产物侵蚀，是一种有效的防龋方法。

第二节　牙周疾病的预防与控制

牙周病是口腔常见病之一，是指牙龈、牙周膜、牙槽骨的炎症和感染。牙菌斑为牙周病的始动因子，早期常常表现为牙龈炎，因症状不明显易被人们忽视而延误治疗的时机，发展到不可逆阶段为牙周炎，是导致成年人牙齿丧失的主要原因之一，故牙周疾病的预防尤为重要。

一、牙周病的三级预防

（一）一级预防

一级预防又称初级预防，是指在牙周组织结构受到损害前防止致病因素的侵袭，或致病因素已侵袭到牙周组织结构，但未引起牙周病损前立即将其去除。一级预防主要是采取干预预防的手段，减少人群中新病例的发生，对大众进行口腔健康教育和指导，帮助人们建立良好的口腔卫生习惯，掌握正确的刷牙方法，同时提高人们的抗病能力，定期检查和维护口腔健康，清除菌斑和其他刺激因子。

（二）二级预防

二级预防的对象是已患有牙周病的患者。早期发现、早期诊断、早期治疗，减轻并控制已经发生的牙周病的严重程度。对于局限在牙龈的病变，及时采取专业性洁治，去除牙石和菌斑，控制其进一步发展。采用 X 线检查法定期追踪观察牙槽骨的变化情况并采取适当的治疗措施，如龈上洁治术、龈下刮治术、根面平整术和牙周手术治疗等。去除刺激因素，如去除不良修复体、充填邻面龋损、治疗食物嵌塞等，牙周组织的健康状况可得到明显的改善。

（三）三级预防

三级预防的对象是晚期牙周病患者。通过药物和牙周手术最大限度地治疗牙周组织疾病，预防功能障碍，通常以义齿修复失牙，重建功能，并通过随访、精神疗法和口腔健康的维护，维持其疗效，预防复发。同时，还应该治疗相关的全身性疾病，如糖尿病，增强牙周组织的抵抗力。

二、预防牙周病的措施

（一）控制菌斑

菌斑是牙周病的主要刺激物，在除去几小时后又会重新在牙面上形成，因此必须每天坚持彻底地清除菌斑，才能预防牙周病的发生和复发。

控制牙菌斑的方法主要有以下几种。

1. 机械性措施

主要包括刷牙，用牙线、牙签、间隙刷去除牙菌斑。对于已形成牙结石的患者，采取龈上洁治术、龈下刮治术和根面平整术。

2. 药物方法

在机械性控制菌斑的基础上，配合药物有效地控制菌斑。常用的药物有氯己定、甲硝唑、抗生素等。

（二）控制牙周病的局部相关因素

去除与牙周病相关的刺激因素，是控制及预防牙周病必不可少的有效措施。主要包括：改善食物嵌塞、调𬌗、纠正不良习惯、预防和矫治错𬌗畸形、制作良好的修复体等。

（三）提高宿主抵抗力

全身性疾病也是加重牙周病的主要原因之一，影响着牙周组织的破坏程度和修复能力，所以提高宿主的抵抗力，降低全身因素对牙周病的影响尤为重要。合理营养，积极治疗和控制与牙周病有关的全身性疾病，如糖尿病等，加强对高危人群的检测等。

第三节　特殊人群的口腔保健

不同的人群有不同的口腔疾病特点，口腔保健的方法和需求也不一样。口腔保健必须针对每个特定的群体，制订不同的方案，才能起到更好的预防和保健作用。

一、妊娠期妇女的口腔保健

妊娠期妇女在怀孕期间体内激素是有变化的，这种变化可以引起组织的反应，口腔内的软组织易发生炎症反应；有些孕妇的妊娠反应较明显，发生妊娠呕吐，影响口内唾液的 pH 值，可引起牙釉质酸蚀与脱矿，加之孕妇自身自洁不够或可加重口腔的炎症反应。

妊娠期妇女口腔保健的方法如下。

（1）坚持口腔健康教育：掌握正确的刷牙方法，彻底去除牙菌斑。

（2）定期进行口腔健康检查：要做到早发现、早治疗，避免延误病情的情况发生。

（3）建立良好的生活习惯。

（4）产前咨询教育：教育孕妇维护儿童口腔的健康。

（5）合理营养。

二、婴幼儿的口腔保健

婴幼儿的口腔保健主要是无龋坏和牙龈健康。婴幼儿出生后头 6 个月有患龋病和口腔黏膜感染的可能，所以应引导父母了解婴幼儿的口腔情况。幼儿补充氟，一般以氟滴剂为宜，在出生 6 个月开始补充，可以达到局部与全身的双重效果。

三、学龄前儿童的口腔保健

随着儿童年龄的增长，家长应注意儿童已经萌出的乳牙的健康状况，预防龋病，做好口腔清洁指导。在学龄前后期恒牙逐渐萌出，乳牙患龋率增高，要定期复查，预防龋病及早期治疗。主要的保健方法分为：①家庭口腔保健，父母在医生的指导下帮助孩子选择适合他们的牙刷，教会他们刷牙，起到很好的示范作用；②幼儿园口腔保健，幼儿园儿童集中，适合开展群体预防保健，通过幼儿园老师与医生的配合，定期组织口腔检查及局部用氟的预防措施；③营养和饮食习惯。

四、中小学生的口腔保健

中小学生的口腔保健又称为学校口腔卫生保健。

在学生时代，学生处于几个非常重要的时期，分别包括牙颌系统的快速增长期，口腔疾病的高发期，口腔健康观念与行为的形成期。首先，需要对全体学生的口腔状况做全面的调查研究，针对存在的问题，采取对应的措施，并进行追踪与评价。口腔医生通过氟化物、窝沟封闭等协助学生选择有效的口腔预防保健的措施，有效地去除牙菌斑，促进学生口腔健康。

五、老年人的口腔保健

随着经济发展，科学技术不断更新，人类的寿命普遍延长，老龄化程度日益加深。研究口腔组织与器官的衰老过程，消除加速衰老的因素，老年人口腔疾病的防治、修复和护理等保健问题，对老年人保持身心健康、延长寿命、提高生活质量具有重要意义。与老化相关的主要的口腔问题是牙根面龋、无牙颌和不健康的黏膜与牙周组织，若老年人缺失牙齿达全口牙的四分之一以上，会影响口腔行使功能，主要是咀嚼功能，进而影响食物的消化与吸收。

老年人的口腔保健方法如下。

（1）提高自我口腔保健能力：刷牙、洁牙、剔牙、纠正不良生活习惯与生活方式、保护基牙。

（2）改善膳食营养状况。

（3）定期进行口腔健康检查。

（4）恢复口腔基本功能：及时修复缺失牙，减轻余牙的负担，恢复口腔的基本功能。

六、残疾人的口腔保健

口腔健康是残疾人最基本的生存与生活需求之一，由于残疾人生活不能自理，需要他人帮助，所以更需要家人与社会的帮助。残疾主要分为精神障碍与身体残疾两种类型，无论是哪种，都不同程度地需要监护人帮助。

残疾人口腔保健的方法如下。

（1）早期口腔卫生指导：为了使患者能较好地维护口腔健康，参加社会性活动，早期就应该对其进行教育；指导其进行功能训练。

（2）口腔保健用品的选择：根据患者的能力选择适合他们的方法，例如电动牙刷、牙签、牙线、菌斑显示液等。

（3）特殊口腔护理：缺乏生活自理能力的人，应至少每天为其彻底清洁口腔一次，选择一种易操作、患者舒适的体位与姿势。

（4）氟化物的适当应用：饮用含氟的自来水、使用氟片或含氟牙膏等进行窝沟封闭。

（5）减少糖与甜食的摄入。

（6）定期进行口腔健康检查。

第四节　口腔健康教育

我国城乡比例差别大、农村人口覆盖面积大，改善农村人口腔卫生状况任务艰巨。因此，如何控制口腔疾病的发生，提高人们的口腔保健意识，建立良好的口腔卫生习惯，预防口腔疾病，是我国口腔医学的任务。口腔健康教育（oral health education）是口腔预防保健的重要途径，能使人们真正掌握维护口腔健康的方法。

（一）概念

口腔健康教育是指通过教育使人们主动采取有利于口腔健康的行为，达到建立口腔健康行为习惯的目的。通过各种干预措施、经济支持和组织保证等，促进人们树立维护口腔健康的意识，改善口腔的环境。例如，调整自来水含氟浓度、食盐加氟等。

（二）任务

口腔健康教育是口腔公共卫生工作的基础，是推行口腔预防措施、实现自我口腔保健、建设精神文明所必需的。

口腔健康教育的主要任务包括以下方面。

（1）提高社会人群口腔预防保健的知识水平，破除不卫生、不文明的旧观念，建立口腔健康行为习惯，不断提高生活质量，促进全民族的口腔健康。

（2）传递最新的科学信息，积极促进新的口腔保健措施的应用与推广。

（3）争取各级行政领导与卫生行政领导的支持，以便合理分配有限的资源。制定方针、政策，推动防治方案顺利进行。

（4）深化口腔健康内容，扩大教育面。提升卫生、医疗人员的口腔预防知识水平，强化口腔健康教育意识，提高口腔健康教育的能力。

（5）引起社会各方人员对口腔健康问题的关注，为寻求口腔预防保健资源做准备。

（三）方法

健康教育既要传播信息，也要考虑影响健康行为的社会、文化及心理因素，如传统的观念和习惯，人们对口腔健康的要求、兴趣等，一般采取四种教育方法。

（1）个别交谈。

（2）组织小型讨论会。

（3）借助大众传媒。

（4）组织社区活动。

第五节　口腔保健实践中的感染与控制

在口腔诊疗的过程中，被患者的血液、牙体切割组织污染的器械是造成血源性感染性疾病的主要危险因素之一，由于一些传染病的传播性强，加上口腔临床工作的特殊性，给疾病的传播提供了便利条件，所以要加强口腔器械的消毒，有效预防和控制医源性感染，保证医疗安全。

一、口腔医源性感染与传播

在口腔的诊疗中可能经由空气与接触传播的主要疾病有 HIV 感染与艾滋病、乙肝、结核病、梅毒。传播的方式是经污染器械伤害传播、经术者手部伤口传播、经空气飞沫传播，因此口腔科的相关人员一定要做好自我防护，佩戴口罩及面罩，诊室内通风应良好，嘱患者治疗前漱口，在诊室内安装紫外线灯进行照射消毒等。

二、感染控制的目标、策略及方法

预防暴露是避免致病菌传播的重点。教育是预防、降低传播危险性、使用安全措施和行为及正确处理暴露的基础。工作人员必须规范操作，加强预防意识，适时地方式预防、记录和处理损伤，必须意识到 HIV 与 HBV 的危险性。凡是接触患者伤口、血液、破损黏膜的口腔器械必须达到灭菌合格率，灭菌的方法首选高压蒸汽灭菌法；接触患者完整黏膜、皮肤的口腔器械必须达到消毒合格率。

控制感染的具体步骤与方法如下。

1. 患者检查与评价

首先采集病史，了解患者的既往史、现病史、过敏史等，主要是了解患者的感染性疾病史；其次是了解患者的个人史，患者是不是感染性疾病的高危人群，有无注射毒品，是不是感染 HIV 母亲的子女等；口腔软组织检查，对感染性疾病的早期及病毒携带者进行鉴别检查。

2. 个人保护

佩戴口罩、眼罩、手套等，能起到屏障保护作用；避免尖锐器械刺伤自己。

3. 无菌术与表面消毒

要加强无菌观念意识，减少物品污染的机会。防止血液及唾液的污染，术区不要放置不用的器械，术中污染的物品应放置在固定的区域并覆盖，预防污染扩散，被污染的表面必须清洁消毒；防止飞沫及碎片污染，术前要求患者刷牙漱口可以降低飞沫的浓度，配置吸引器可减少飞沫污染，及时通风，保证空气流通；使用一次性物品；每天清洁诊室。

4. 消毒及消毒剂

理想的消毒剂应该具有广谱抗微生物、起效快、不会受到物理因素影响、无毒无味无不良反应、表面相容性好、受处理表面无残留、易操作、价格低等特点。临床上常用的消毒剂有醛类（戊二醛）、含氯消毒剂（次氯酸钠溶液）、酚类、碘伏、酒精等。

5. 器械的灭菌

器械的灭菌分为四个阶段：灭菌前预清洁、包裹器械、灭菌、无菌保存。牙科常规使用高压蒸汽灭菌、化学熏蒸灭菌、干热灭菌炉灭菌、玻璃球/盐灭菌，其中高压蒸汽灭菌的安全系数最大，可以在高温高压下破坏细菌和芽孢。

6. 牙科设备消毒

对牙科设备及周围的环境都应清洁消毒。

7. 临床废物处理

使用过的尖锐器械不应用手直接折断，应该用专门工具处理，尖锐的器械应放置在有标识的容器内；沾有血液的材料应放进专门的容器内，不要污染容器外层或周围，在容器装满2/3时运走，处理废物时应佩戴厚手套。

▶ 思考题

1. 简述牙周病的三级预防。
2. 特殊人群的口腔保健指的是什么？简述其主要内容。

参考文献

[1] 葛坚. 眼科学 [M]. 2 版. 北京：人民卫生出版社，2010.

[2] 马涛. 五官科学 [M]. 西安：第四军医大学出版社，2006.

[3] 刘家琦，李凤鸣. 实用眼科学 [M]. 2 版. 北京：人民卫生出版社，2003.

[4] 朱勇，肖跃群. 眼耳鼻咽喉口腔科护理学 [M]. 北京：人民卫生出版社，2010.

[5] 陈燕燕. 眼耳鼻喉口腔科护理学 [M]. 2 版. 北京：人民卫生出版社，2007.

[6] 席淑新. 眼耳鼻咽喉口腔科护理学 [M]. 北京：人民卫生出版社，2006.

[7] 惠延年. 眼科学 [M]. 6 版. 北京：人民卫生出版社，2004.

[8] 李凤鸣. 中华眼科学 [M]. 2 版. 北京：人民卫生出版，2005.

[9] 迟立萍. 眼耳鼻咽喉口腔科护理学 [M]. 西安：第四军医大学出版社，2007.

[10] 刘祖国. 眼科学基础 [M]. 2 版. 北京：人民卫生出版社，2011.

[11] 徐国兴. 眼科学基础 [M]. 北京：高等教育出版社，2005.

[12] 李文生，瞿佳. 循证眼科学 [M]. 北京：人民军医出版社，2006.

[13] 赵堪兴，杨培增. 眼科学 [M]. 7 版. 北京：人民卫生出版社，2008.

[14] 马涛，薛正毅. 五官科学 [M]. 2 版. 西安：第四军医大学出版社，2010.

[15] 樊明文. 牙体牙髓病学 [M]. 4 版. 北京：人民卫生出版社，2012.

[16] 张志愿. 口腔颌面外科学 [M]. 7 版. 北京：人民卫生出版社，2012.

[17] 陈谦明. 口腔黏膜病学 [M]. 4 版. 北京：人民卫生出版社，2014.

[18] 黄玮，郭丹. 眼·耳鼻咽喉·口腔科学 [M]. 2 版. 郑州：郑州大学出版社，2008.

[19] 王美青. 口腔解剖生理学 [M]. 7 版. 北京：人民卫生出版社，2012.

[20] 医师资格考试指导用书专家编写组. 2016 国家医师资格考试实践技能指导用书—口腔执业助理医师 [M]. 修订版. 北京：人民卫生出版社，2015.